작업치료를 위한

알렌인지모델

Occupational Therapy Treatment Goals for the Physically and Cognitively Disabled

작업치료를 위한

알렌인지모델

Claudia Kay Allen · Catherine A. Earhart · Tina Blue

【한국알렌인지연구회 역】

편집위원장
정 민 예 (연세대학교 작업치료학과)

편 집 위 원
김 선 호 (영광재활병원)
김 새 남 (국립새활원)
김 지 예 (연세대학교 대학원 작업치료학과)
문 미 숙 (국민복지재단 단양다사랑노인요양원)
박 지 혁 (연세대학교 작업치료학과)
박 흥 석 (삼성서울병원)
백 선 웅 (서남병원)
오 윤 택 (세브란스 재활병원)
이 유 나 (경복대학교 작업치료학과)
이 인 선 (경인의료재활센터병원)
이 주 현 (연세대학교 대학원 작업치료학과)
정 윤 주 (충청남도광역치매센터)
정 준 식 (서울의료원)
정 해 인 (국민복지재단 단양다사랑노인요양원)
(가나다순)

dh 대한나래출판사

DaehanNarae Publishing, Inc.

#903 IS Biz Tower
147 Sungsu 2-ro
Sungdong-gu
SEOUL 133-120, KOREA
TEL: +82-2-922-7080
FAX: +82-2-922-0841
E-mail: nrpub@naver.com
Website: www.dhpub.com

Title of the English edition:
Occupational Therapy Treatment Goals for the Physically and Cognitively Disabled
by Claudia Kay Allen · Catherine A. Earhart · Tina Blue

ISBN 978-89-5741-401-9

Printed in Korea

서문

치료의 목표들은 건강 문제로 손상된 클라이언트의 활동 수행을 향상시키는 데 있어 얼마나 향상시키고 중재할 수 있는지를 기초로 한다. 이러한 향상은 치료사가 무엇을 알고 있는지, 클라이언트가 할 수 있는 것과 무엇을 배울 것인지에 의해 결정된다. 작업치료 현장에 있어 가장 어려운 부분은 인지손상으로 인하여 배우는 데 문제가 있는 사람들에게 현실적인 치료 목표들을 설정해 주는 것이다. 본 책은 치료사들이 인지장애가 있는 클라이언트들을 위해 재활의 잠재성을 예측하는 데 도움이 되고자 고안되었다. 또한 질병의 과정에서 정신적인 징후가 나타났을 때 재활 서비스에 지불해야 하는 작업치료 수가를 결정하는 건강보험이나 사보험에 의해 사용될 수도 있으며 기술 연구, 대조군과 같은 임상 연구와 치료의 효과를 나타내기 위한 지침으로 활용될 수 있다.

치료 목표들은 건강 문제들로 인해 남아 있는 결과들을 깨닫는 패러다임 안에 놓여 있음을 암시한다. 클라이언트의 의학적 상태가 변하는 동안에 기능적 변화에 대한 평가와 결과를 설명하는 것이 목표로 여겨진다. 의학적 상태가 안정화되면 치료사들은 장애나 핸디캡을 감소시키기 위해 클라이언트 및 보호자와 함께 협력할 수 있다. 이러한 장애와 핸디캡의 감소는 잔존 능력을 안전하게 사용하여 어떻게 남아 있는 손상들로부터 자유로울 수 있는지를 클라이언트와 보호자에게 교육함으로써 실현될 수 있다. 제1장에서는 일시적이거나 영구적으로 인지장애를 겪는 사람들에게 제공되는 재활 서비스의 가치를 설명한다.

본문에는 정신의학적 질환이 언급된 이전의 출판물을 추가하였다(Allen, 1985). 이 출판물과 함께 정신의학적 또는 신경학적 영향을 미치는 모든 진단 범주를 포함해서 인지 단계에 의해 설명될 수 있다. 제5장에서 여섯 가지 기본 인지 단계는 52가지 수행 모드로 확장되었다. 확장된 등급은 여러 인지 단계 안에서의 변화에 더욱 민감하고, 어느 한 단계에서 다른 단계로 변화되는 것이 설명될 수 있다. 책을 통해 제시된 치료의 목표들은 수행의 52가지 수행 모드들을 다루고 있으며 혼란을 피하기 위해 수행 방식의 순서를 추가한 소수점 체제의 여섯 가지 인지 단계를 유지하였다.

뇌의 기능이 제대로 발휘되지 못할 때 클라이언트들은 자신에게 발생하는 문제를 관리하기 위해 법적인 해결책을 모색하며, 법원은 클라이언트의 역량을 결정하기 위한 책임을 갖는다. 치료사들은 법적인 결정을 위해 데이터베이스의 부분이 되는 수행의 관찰 사항들을 설명하도록 요구받는다. 법적인 정의들은 수행의 기준을 넘어 사회적으로 인정되는 것을 나타낸다. 제2장에는 인지적으로 문제가 있는 사람들에게 도움을 주는 데 있어 영향을 미칠 수 있는 미국, 영국의 법적 정의들이 포함되어 있다. 기능적 활동들을 수행하는 데 있어서의 독립성과 독립적으로 기능하기 위한 부수적인 능력에 관해 추가적인 조사를 제안하는 것에 대해 질문을 제기하고 일반 대중들에게 인지장애를 교육하는 데 사용할 수 있는 여섯 가지 인지 단계를 간단하게 설명한다.

도구 개발에 있어서의 과정은 제3장에 나타나 있다. 일상 과제 목록: Routine Task Inventory (RTI)에 대한 새로운 분류 체계가 있고, 모든 활동들은 여섯 가지 본래의 인지 단계에 의해 분석된다. 또한 Theressa Burn이 RTI로부터 표준화된 활동 수행을 개발했던 작업이 나와 있다. 초기 평가의 확장 버전, 알렌 인지 단계: Allen Cognitive Level(ACL), 검사는 Kathy Kehrberg에 의해 소개된다. 치료사들은 제3장에서 검사를 수행하기 위해 필요한 모든 정보를 확인할 수 있다.

재활 가능성은 질병이 어느 단계에 있느냐에 따라 달라진다. 급성기, 급성기 후, 재활 그리고 장기요양으로 정의된다. 제4장에는 이러한 단계들에서 기대되는 결과와 그러한 결과에 도달하기 위해 사용되는 방법들이 제시되고, 제5장에서는 이러한 체계에 대한 모델이 나와 있다.

제6장에는 다양한 수공예와 작업 과제를 완료하는 과정이 52가지 수행 모드에 따라 분석된다. 이 설명을 통해 그룹을 반복하여 입증할 수 있는 치료 효과에 대한 연구는 불가능하며, 그룹을 반복하는 것은 치료 과정의 세부적인 설명을 필요로 한다. 그렇기 때문에 제6장에서는 치료 효과 검사에 대한 전제 조건으로서 치료 과정의 신뢰도와 타당도를 검증할 수 있도록 하는 것을 목적으로 한다.

52가지의 수행 방식과 부합되는 치료 목표들은 제7장에 나타나 있다. 제3장에 제시되어 있는 RTI 유형 분류 체계는 활동들을 분류하는 데 사용된다. 클라이언트와 보호자의 요구에 부합하며 안전하고 효과적인 수행을 위한 치료 목표들이 제안된다. 뿐만 아니라 어려움에 직면할 수 있는 것과 예상되는 이차적 효과에 대한 주의사항들이 포함된다. 제7장은 운동 시스템에 다소 영향을 미치는 정신적 손상을 목표로 하는데, 마비, 부전마비, 실행증은 중증 정도까진 나오지 않는다. 신경학과 정신의학 사이의 전통적인 흐름은 같은 곳에 놓여 있다. 보통의 흐름은 비록 우리가 겹치는 것을 볼 것이라 예상되어도 지속된다. 이 장에서는 현재 임상 실태를 간단하게 반영한다.

인지장애에 따른 신체장애는 제8장에서 Tina Blue에 의해 논의된다. 독자는 일반적으로 치료사가 참고하는 장애인의 문헌에 대한 접근 권한을 가지고 있다고 가정한다. 또한 새로운 신체적 장애는 클라이언트 및 보호자에게 몇 가지 새로운 학습이 필요하다는 것을 전제로 한다. 치료 목표를 설정하는 데 있어 언제, 어떻게 수행해야 되는지에 대한 지침을 제공한다. 이 장은 개인관리장애, 신체의 기질장애, 손재주뿐만 아니라 다른 신체적인 장애들에 따라 구성된다.

신체적인 장애가 안정화될 때 치료사들은 적응할 수 있는 장비를 사용할 수 있도록 치료를 지시한다. Tina Blue는 적응장비를 안전하고 효과적으로 사용하는 것을 배우기 위해 필요한 클라이언트의 부분적인 인지능력 수준을 확인한다. 적응장비는 이러한 재료 객체와 클라이언트가 구성해야 하는 인지적 보상 유형에 의해 생성된 인지적 요구에 따라 분석된다.

다양한 클라이언트 및 치료 세팅에서 일한 경험이 있는 치료사의 사례 연구는 제10장에 설명되어 있다. 사례 연구는 다양한 연령의 집단, 진단 부분, 사회 경제적 조건과 문화에서의 적용을 설명하기 위해 사용되었다.

책의 대부분은 정보를 처리하기 위한 클라이언트의 현재 능력을 최대화시키는 치료 목표를 설정하기 위해 치료사들을 돕는 것을 목적으로 한다. 마지막 장에서는 목표의 선택, 치료 및 챕터 형식을 이끌 이론적 맥락을 다루며 사회, 보건과학과의 일부 관계들은 추후 연구와 함께 확인된다.

• 참고문헌

Allen, C.K. (1985). *Occupational therapy for psychiatric diseases: Measurement and management of cognitive disabilities.* Boston: Little, Brown.

Claudia Kay Allen, MA, OTR, FAOTA

역자 서문

알렌인지모델은 인지장애에 대한 작업치료에 있어 매우 중요한 자산이다. 많은 작업치료 전문 서적에 소개되어 우리나라에서도 알렌인지 평가도구를 중심으로 알려져 있었지만, 알렌인지모델은 평가뿐만 아니라 인지재활의 전반적 개념을 아우르고 있다. 이러한 알렌인지모델의 광범위하고 구체적 내용들은 Claudia Kay Allen 선생님께서 쓰신 "Occupational Therapy Treatment Goals for the Physically and Cognitively Disabled"에 담겨져 있는데, 본 역서를 통해 우리나라에 소개하게 되었고, 우리나라 인지장애작업치료에 큰 기여를 할 것이라고 생각한다.

한국알렌인지연구회(Korean Allen Cognitive Group)는 2014년 연세대학교 원주캠퍼스에서 미국 Allen Cognitive Group의 Linda Riska-Williams 회장님, Catherine A. Earhart 이사님, Deane B. McCraith 이사님께서 국제강좌를 열었을 때 참여한 수강생들을 중심으로 구성되었다. 한국알렌연구회는 Allen Cognitive Group과 긴밀한 연계를 가지고 있다. 평가도구 매뉴얼 한글화에도 기여를 하였으며, 우리나라에서 알렌인지모델에 대한 교육도 여러 차례 열었다. 교육이 진행되는 동안에도 알렌인지모델을 전반적으로 알려 줄 번역 서적이 우리나라에 없어 어려운 점이 많았다. 이번 역서로 많은 사람이 알렌인지모델을 이해하는 데 큰 도움을 받을 수 있을 것이다.

본 역서는 많은 사람의 도움으로 세상에 나오게 되었다. 편집에 노력을 아끼지 않은 한국알렌연구회의 편집위원과 박지혁 교수에게 감사를 전한다. 출판을 위해 지원을 아끼지 않으신 대한나래출판사 최용원 대표와 원고를 세심하게 살펴 주신 대한나래 편집부에도 감사를 표한다. 책이라고 하는 것은 지적 산물의 결정체이다. 이번 역서로 우리나라 작업치료사와 인지재활에 관심 있는 여러 전문가에게 많은 도움이 되었으면 하는 바람이다.

2016년, 매지리 연구실에서

편집위원장 **정 민 예**

차례

서 문 v

역자 서문 viii

01 _ 전문적인 평가 ······ 1
Claudia Kay Allen, MA, OTR, FAOTA

02 _ 활동의 독립성과 도움 ······ 7
Claudia Kay Allen, MA, OTR, FAOTA

03 _ 작업치료 서비스 제공 기록 ······ 25
Claudia Kay Allen, MA, OTR, FAOTA

04 _ 평가 도구 ······ 39
Claudia Kay Allen, MA, OTR, FAOTA,
Kathy Kehrberg, OTR, MSW,
Theressa Burns, OTR

05 _ 인지 딘계 내에시의 수행 모드 ······ 113
Claudia Kay Allen, MA, OTR, FAOTA

06 _ 수행 행동의 분석 ······ 137
Catherine A. Earhart, OTR

07 _ 활동 분석 ······ 167
Catherine A. Earhart, OTR

08 _ 신체장애를 가진 경우의 교육 ······ 257
Tina Blue, OTR

09 _ 보조도구 사용 배우기 ······ 293
Tina Blue, OTR

10 _ 사례 연구, 소개 ······ 319

11 _ 재활과 학습 ······ 365
Claudia Kay Allen, MA, OTR, FAOTA

찾아보기 ······ 381

제 1 장

Professional Judgment

전문적인 평가

Claudia Kay Allen, MA, OTR, FAOTA

이 책에 있는 작업치료와 재활에 대한 정보들은 다른 책에서 찾을 수 있는 흔한 정보들과는 차별된 내용을 담고 있으며 치료사들이 원하는 많은 정보들을 제공해 준다. 이번 장에서는 정보들에 대한 차이점과 정보들을 어떻게 사용하는지에 대한 가이드라인뿐만 아니라 전문가적인 의무에 관하여 제안하고 있다.

프로페셔널(전문가)은 한 직업에 필요한 지식을 전문적인 수준으로 가지고 있는 사람을 말하며, 이러한 전문가의 모든 판단은 지식으로부터 나온다. 치료사는 그들이 갖고 있는 지식과 관련된 클라이언트의 상황에 기초하여 의견, 평가 및 결론을 도출하게 된다. 치료의 질은 치료사가 얼마나 책임감을 가지고 상황을 판단할 수 있는지에 따라 달라진다.

가장 최악의 상황은 치료사가 "의료계나 클라이언트들은 우리가 무엇을 하고 있는지 잘 이해하지 못한다."고 말하는 것으로, 이렇게 말하는 이유는 어렵다는 것을 확실하게 글로 설명할 수 없고 치료사들 또한 제대로 설명할 수 없기 때문이다. 많은 치료사들은 제대로 설명하지 못하고, 책에 있는 정보들도 틀린 것들이 많다.

확실하지 않은 정보들은 돌려 말하거나 특수한 용어들을 사용해 굉장히 이해하기 어렵게 서술되어 있다. 돌려 말한다는 것은 다시 말해 간접적으로 설명하는 것이다. 학생들은 이렇게 서술되어 있는 본문을 읽으면서 혼란스러워한다. 교수들은 책의 저자가 불분명한 설명을 하면서 쓸데없이 많은 단어들을 사용한다고 생각한다. 학생들은 이러한 정보들을 왜 배워야 하며, 이 정보들을 배워서 어디서 사용하기 위해서 배우는지에 대해 의문을 가진다. 이러한 상황에서는 교육이 잘못되었다고 생각할 수도 있다. 하지만 결정적 문제는 교육에 있는 것이 아니라 불분명한 설명에 있는 것이다.

본문에 있는 정보들은 치료사들을 이러한 불확실한 정보들로부터 해방시켜 주기 위한 것들이다. 자세한 설명들은 정보를 있는 그대로 받아들이도록 가장 쉽게 만들어 주었다. 일반적인 사전에 있는 일상적 용어를 사용해서 설명하여 좀 더 쉽게 이해할 수 있도록 하였다.

주의사항

지식이 더 명확해짐에 따라 치료사들이 가져야 하는 책임감의 크기도 더 커져야 한다. 특정한 기능장애에 대해 정의를 사용해서 설명하게 되면 치료사들은 장애라는 것에만 의미를 두게 될 수도 있다. 장애에 대한 일반적인 설명들도 마찬가지이며 널리 사용되기도 하는데, 스트레스, 정체성의 혼란, 왜곡된 신체 이미지, 슬픔, 기능장애, 역할혼동, 동료로부터 인정받지 못함 등이 그 예라고 할 수 있다. 일반적인 설명은 클라이언트가 어떤 특징을 갖는 경향이 있다거나, 클라이언트에게 장애가 있다/없다로 기술된다. 많은 사람이 이러한 문제를 가지고 있지만, 치료사가 얼마나 필요하며 치료사들의 역할과 책임이 무엇인지는 명확하지 않다. 이러한 일반적 설명들은 치료사가 어떤 서비스를 제공할 수 있도록 실마리를 주지만, 중요하게 여겨지진 않는다.

회복되어 가는 정도는 수치로 표현하는 것과 밀접한 연관을 가지고 있다. 6개의 인지 단계를 통해 치료사는 사람들에게 인지 기능에 대한 주의를 줄 수 있다(Allen, 1985). 이러한 주의사항을 통해 발생할 수 있는 나쁜 상황들이나 상태에 대해서 사람들에게 조언해 줄 수 있다. 가능성이라는 것은 똑같은 상황에서 일어날 수도 있다는 것이다. 주의사항은 사람들에게 위험한 상황에서 경각심과 신중함을 갖도록 한다. 치료사들은 6개의 인지 단계를 통해서 위험한 상황을 판단하고 사람들이나 그들의 보호자들에게 알려 준다.

본문에 적힌 52가지 수행 모드는 치료사들이 사람들에게 어떻게 경고를 해야 하는지 알려 준다. 경고는 어떠한 위험이나 원하지 않는 상황을 말해 준다. 경고는 그저 조심하라는 말보다 더 강하고, 하지 말라는 의미를 가지고 있다. 경고라는 의미는 단순한 위험 상황에서부터 원하지 않는 상황까지 폭넓게 포함하고 있다. 치료사의 조언들은 치료사가 예측할 수 있는 범위에서 클라이언트들에게 주어져야 한다. 사람들의 행동을 예측한다는 것은 날씨를 예측하는 것과 같이 과학적인 접근법을 이용해 이루어지는 것이다. 치료사들은 그 동안 본 행동들로부터 어떤 일이 일어날 수 있으며, 자연스럽게 무엇이 따라올 것인지 알 수 있다. 하지만 치료사들은 어떤 일이 일어난다는 것에 대해 확신하면 안 된다. 사람들은 때때로 불을 끄지 않을 수도 있지만, 치료사들은 사람들이 불을 끄지 않는다고 가정을 하면 안 되는 것이다. 치료사들은 원치 않는 일들이 일어날 수도 있다고 경고를 줄 수 있지만, 확실하게 그 일들이 일어난다고 말할 수는 없다. 경고들은 치료사들에게 앞으로 일어날 수 있는 일들을 예측할 힘을 준다. 그렇기 때문에 치료사들은 더 큰 책임감을 가져야 한다.

어떠한 수행 방식은 클라이언트들과 보호자들에게 더 많은 의무를 부여할 수 있다. 클라이언트가 조심해야 하는 모든 것들은 클라이언트의 차트에 기록되어 있어야 한다. 이러한 경고의 목록들은 길기 때문에 제7장에서는 새로운 항목을 만들어 조심해야 할 목록들을 적어 놓았다. 임상에서 이러한 목록들은 가장 기본 활동을 위한 체크리스트로 활용이 된다. 이러한 체크리스트들은 개인의 삶에 맞게 적용되며 그에 따라 조언들이 이루어져야 한다. 기록 시에는 대상자들의 기본적인 생활에 대해서 치료사의 의견을 기록해 두는 것이 중요하다.

생활을 하면서 가족들이나 보호자들과 함께 보내는 시간이 많아질 수 있다. 제10장에서는 이러한 상황에서 발생 가능한 예시들을 소개하고 이때 어떻게 대처할지 설명해 준다. 경고문이나 조심해야 할 사항을 클라이언트에게 알려 줄 때 치료사들은 많은 부분에서 불이익을 받을 수 있다. 하지만 많은 임상 사례들에서는 이러한 일들이 일어날 때 솔직하게 대해야 오히려 이익을 얻을 수 있다는 것을 보여 준다. 행동들을 규정하게 되면 사람들은 자신의 생활에서 무엇을 교정해야 되고 왜 교정해야 되는지를 보다 잘 이해하게 된다.

재활 능력(Rehabilitation potential)

클라이언트의 재활 능력은 치료를 하면서 자연스럽게 예상될 수 있다. 이 책에서는 치료의 궁극적인 목표가 행동에 대한 규정과 치료 목표가 일치되는 것이라고 설명하고 있다. 이렇게 함으로써 치료사가 무슨 일을 해야 하는 지 읽고 적는데 용이하기 때문이다. 하지만 이러한 방식은 직접 치료사가 경험하고 시행하였을 때 달라질 수도 있다. 클라이언트의 재활 능력은 많은 것들(진단명, 사건이 있고 난 시간, 가지고 있는 약물 반응 문제 그리고 사회적인 복지 시스템)의 영향을 받을 수가 있다. 행동을 규정하는 것은 그저 하나의 요소이지만 가장 중요한 요소라고 할 수 있다. 치료사들은 치료를 장기적으로 보았을 때 무엇에 중점을 둬야 하고 또 다른 요소가 어떻게 작용될지를 알고 목표를 세워야 한다. 병이 아급성 단계에 있을 때 6개의 인지 단계를 정확하게 아는 것은 재활 능력을 정확하게 예측하는 것과 같다고 할 수가 있다.

수행 방식은 짧은 기간 동안 이룰 수 있는 치료 목표를 찾는 데 가장 큰 도움이 된다. 왜냐하면 클라이언트가 지금 무엇을 해야 하고 무슨 상황에 놓여 있는지 가장 잘 설명하기 때문이다. 수행 방식은 현재 환자가 할 수 있는 것을 각 상황에 따라서 규정해 준다. 환자의 수행 방식에 따라 활동의 여러 복잡성을 맞춤으로써 현실적인 단기 목표가 달성될 수 있다.

치료사가 환자의 수행 방식을 바꾸기 위해 무엇을 해야 하는지 하는 것은 매우 중요한 질문이다. 치료사들은 항상 무엇에 변화를 줄지 생각해야 한다. 치료사들은 다음 단계의 수행 방식에 관한 감각적 단서를 제공하여 더 높은 단계의 수행 방식을 제시한다. 모든 정보들을 알아내었을 때 다음 규정들을 위해 단기 목표에 변화를 줄 수가 있다. 하지만 이 정보들이 혼란을 초래하거나 적절치 않을 때는 지금 현재의 단기 목표를 그대로 유지한다. 치료사들은 현재 목표로부터 나온 정보들이 혼란을 일으킬 때는 클라이언트에게 더 낮은 인지 단계의 수행 방식을 적용해서 치료한다. 단기적인 목표들을 아래 단계로 낮추고 인지 단계에 아무런 변화가 없을 때에는 현재의 단기 목표를 유지한다.

예를 들면 현재의 인지 단계가 4.4일 때 치료사들은 4.6이거나 그 이상의 단계를 찾으려고 노력할 것이다. 단기적인 목표는 더 높은 단계에서 성공을 했을 때 바뀔 것이다. 4.4단계에서 문제가 생길 때는 더 낮은 단계로 치료하는 것이 낫다고 판단할 것이다. 이때 치료사는 4.2의 정보로 클라이언트를 치료하기로 판단하고 그래도 문제를 일으킨다면 4.0단계로 낮출 것이다. 치료사는 더 높은 단계를 찾음과 동시에 더 낮은 단계로 갈 가능성에 대비해야 한다.

치료를 하고 있는 동안에 수행 모드를 평가할 수 있고 현재의 모드를 측정할 수 있다. 평가가 이루어지는 빈도는 언제 변화가 이루어지는지와 조그마한 변화에 얼마나 중요성을 두는지에 따라 달라진다. 보통 치료 세션 1시간 동안 평가하게 된다. 이 과정 속에서 클라이언트가 가장 어려움을 겪는 활동은 평가에 가장 객관적이고 정확한 정보를 제공한다. 하루, 몇 주, 몇 달 또는 몇 년이 되었든 간에, 치료가 효과적이었는지 아니면 역효과가 났는지 결정하는 것은 그 기간 동안 대상자의 수행 방식의 평균단계로 알 수 있다.

수행 방식 단계는 환자가 동의한 활동을 할 때만 평가할 수 있다. 환자가 동의한 다양한 활동들에 대한 수행 평가는 치료사에게는 명확하지 않을 수도 있다. 이러한 다양한 활동들에 대한 창의력은 자주 요구된다. 제6장에 나오는 평가 과정은 평가에 대한 치료사들의 신뢰도를 높이는 데 도움이 될 것이다.

치료사의 평가를 무효화시키는 요소 중에 동기부여만 있는 것은 아니다. 얼마나 훈련을 받았는지도 충분히 고려될 수 있다. 치료사와 클라이언트가 어떤 활동을 하든 반복적으로 하게 되면 충분히 훈련이 되고 그 효과가 나타날 수 있다. 만약 사람들이 인지 단계 3, 4 또는 5에서 활동을 할 경우 그들의 성과는 당연히 향상될 것이다. 하지만 어느 활동에서 향상된 성과로는 다른 활동에서의 성과를 예측할 수가 없고 변화를 정확하게 측정하지 못한다. 가장 믿을 수 있는 평가는 훈련 효과를 배제하고 평가를 하는 방법이다.

어떤 때는 말도 안 되는 수치를 가진 성과가 나올 때도 있다. 그럴 때는 이 성과들을 그저 한 수치로 보고 평균값을 구할 때 포함시키지 않는다. 이러한 수치들이 나오는 데는 많은 이유가 있다. 치료사들이 해야 할 일은 어느 행동이 이 수치에 영향을 미치는지 알아내는 것이다. 이러한 수치들은 복용하는 약물의 변화 또는 질병이 자연스럽게 변화하는 바에 따라 예측될 수가 있다. 예를 들어, 클라이언트가 높은 단계의 우울증을 앓고 있음에도 어떤 일을 할 수 있다면, 이 단계의 우울증 클라이언트가 어떤 범위 내의 능력을 아직 사용할 수 있다고 제안할 수 있게 된다. 이 클라이언트가 복용하는 약물이 이 능력에 도움을 주는 것이다. 반대로, 생물학적인 변화나 약물의 과다 복용이 일어났을 경우에는 능력이 낮은 단계로 떨어질 수도 있다. 이 수치들은 가끔 클라이언트의 교육 상태나 직업 환경으로 설명될 수도 있다. 클라이언트가 과거에 가장 많이 한 활동들은 그 클라이언트가 가장 잘할 수 있는 활동들이기 때문이다.

판별평가로 ACL(Allen Cognitive Level)을 사용할 수 있다. 1990년대의 모델은 수행 모드를 보여주는 데 더 적합하도록 설계되어 있다. 큰 사이즈의 ACL은 제4장에서 소개하겠다. 치료사들은 이러한 판별도구들을 먼저 사용한 후 클라이언트들의 행동들을 지켜봐야 한다. 이런 클라이언트들의 활동들은 ACL을 통해 점수를 받게 되고, 이것으로 어떻게 하면 이 클라이언트를 치료할 수 있는지 알 수 있게 되기 때문이다.

ACL을 수행하기 전에 먼저 클라이언트와 인터뷰를 하여 교육, 직업 환경, 취미, 흥미, 최근에 있었던 일 또는 사회적 지지 시스템에 대해 알아봐야 한다. 치료사들은 이러한 정보를 통해 성과에 점수를 매길 때 성과와 클라이언트 상태에 대한 관계를 성립시킬 수가 있다. 하지만 ACL 사용을 꺼려하는 클라이언트들이 있다. 이러한 일이 발생하면 치료사들은 클라이언트의 인지능력을 추정하는 수밖에 없게 된다. 손을 사용할 수 없는 척수손상이나 관절염과 같은 병의 사람들은 그들의 언어적 수행을 기초로 인지 단계를 추측한다. 컴퓨터를 사용할 수 있으면 손을 사용하지 못하는 클라이언트를 평가하는 데 더 큰 도움을 받을 수 있을 것이다.

자신의 손을 사용할 수 있는 사람들에게 ACL 수준 1.2를 줄 수 있다. 만일 손을 사용할 수 있는데 물건을 잡지 않고 시도도 하지 않을 때는 ACL 점수 1.2를 주게 된다.

ACL의 점수는 더 많은 평가가 필요한 초기 평가 점수라고 할 수가 있다. ACL은 몇 분이면 평가를 내릴 수 있다. 짧은 관찰을 통해 수행 방식 단계를 예측하기 때문에 정확하지 않을 수도 있다. ACL이 집단의 수행 방식 단계도 예측한다는 것은 놀랄 만한 일이다. 치료사들은 절대로 ACL 점수 하나로 클라이언트들을 평가해서는 안 된다.

변화에 대한 직업 의무

치료사는 클라이언트가 더 높은 인지 수준을 가지도록 클라이언트에게 힘든 훈련을 시키는 것을 전문적 판단으로 혼동할 수 있다. 클라이언트들의 평소 행동들보다 더 높은 단계의 행동들을 추구할 때 치료사가 클라이언트들에게 요구할 클라이언트의 현재 능력보다는 더 높은 수행 모드로부터 정보를 받아 클라이언트에게 제공하는 가이드라인은 다음과 같다.

1. 짧은 기간 동안 다음 모드로부터 정보를 처리할 수 있는 기회를 제공한다.
2. 혼돈, 좌절 또는 다른 불편함이 있는 어떤 모드에서 기능을 지속하도록 강요하지 않는다.
3. 클라이언트들이 원할 시 그 단계에서 클라이언트들이 더 높은 단계로 올라가기 위해 노력하는 것을 수용해야 하며, 그들이 원하는 모든 것을 할 수 있다고 상기시켜 주어야 한다.
4. 클라이언트들이 더 나아지는 것을 치료사의 자존심과 엮으면 안 된다. 치료사들은 클라이언트들이 더 나아질 수 있게 기회를 주고 그것에 대한 평가를 내리는 것이다. '적당한 도전'이 클라이언트의 모든 능력을 사용하게 하는 것을 인지하고 있어야 한다. 치료사들이 가끔씩 클라이언트들에게 좀 쉬운 과제를 주어도 클라이언트들은 자연스럽게 기회가 왔을 때 모든 능력을 사용하게 된다.

'고통 없이 얻는 것은 없다'는 말은 뇌가 손상된 사람들에게는 적용되지 않는 말이다. 클라이언트들에게 지금보다 더 높은 능력을 사용하여 생각하고 인지하는 것은 강요하기 굉장히 어려운 일이다. 클라이언트들의 탓으로 돌릴 수도 있지만 이때는 그렇게 강요한 치료사들이 문제이다. 이러한 상황들은 오히려 클라이언트들에게 안 좋은 영향을 미칠 수 있기 때문에 자제해야 한다.

치료사들은 자신들이 배운 지식들을 갖고 클라이언트들을 리드한다. 클라이언트는 질병의 과정 동안 상태가 향상되어 안정화되거나 또는 안 좋아질 수도 있다. 하지만 이것들이 치료사들의 치료 방법을 바꾸진 않는다. 치료사들이 뇌가 손상된 사람들의 현재 능력을 알고 현재 가지고 있는 능력을 어떻게 안전하게 사용하는지 기회를 주는 것이다. 치료사들의 책임감은 그저 클라이언트를 치료하는 데만 있는 게 아니라 클라이언트들에게 기회를 주고 상황이 벌어지지 않도록 하는 것까지 포함한다.

참고문헌

Allen, C.K. (1985). *Occupational therapy for psychiatric diseases: Measurement and management of cognitive disabilities.* Boston: Little, Brown.

제 2 장

Independence and Assistance in Doing Activities

활동의 독립성과 도움

Claudia Kay Allen, MA, OTR, FAOTA

독립성, 보조에 대한 필요의 정의는 가치관 판단, 문화적 기준, 개인의 질병과거력과 개성에 의해 혼돈스러워지기 쉽다. 일상적 활동을 다루는 것은 결과물의 다양한 기준을 고려하게 한다(예: 집이 얼마나 깨끗해야 깨끗한 것이고, 얼마나 더러워야 더러운 것인가?). 기능적 활동을 하는 데 있어서의 독립성은 법적으로 정의되, 사회가 무엇을 허락하고 허락하지 않을 것인지 하는 사회적 맥락에서 일어난다.

최근 몇 년 동안 미국의 법체계는 개인이 자신의 일을 해 나갈 수 있는 데 관한 능력 및 능숙도를 결정하는 데 적극적이었고, 이로 인해 일어난 변화는 치료사들에게 영향을 미쳤다. 치료사들은 이 능력에 관해서 법적 보호자 또는 후견인이 필요한 정도에 대한 평가를 종종 요구받는다. 다른 문제들은 법률적 조치에 관한 것인데, 생리학적 부모에게서 아이들을 격리할 때 보육원이 좋을지 보육부모에게 보내야 하는지의 문제, 혼자 살게 해야 할지 또는 양로원이나 폐쇄시설에 넣어야 할지의 문제, 직업 서비스로 새 직업을 의뢰할지 또는 전직 복귀를 해야 하는지의 문제, 그리고 운전면허 취소에 관한 문제가 이에 해당한다. 클라이언트와 사회 모두에게 공정한 평가를 하는 것은 어렵다. 이 장은 기능적 활동을 하기에 자주적이라고 판단되는 평범한 미국 국민에 대한 현재 사회적 기대가 어떤지 확실하게 하는 것을 목표로 한다. 현재의 사회적 기대치를 최대한 객관적으로 하기 위해 "블랙법률사전"(1979)이 사용되었다. 대부분의 독자가 영국과 미국의 전통적 법률 내에 있는 서비스를 제공받고 있을 것임을 가정하였다. 다른 법률적 배경에서는 당연히 다른 사회적 기대치가 필요할 것이다. 보조에 대한 필요 정도는 인지적 단계 각각과 관련된 행동의 묘사를 통해 제의될 것이다.

자신의 일을 처리할 능력이 있는 것과 재판에 설 능력이 있는 것은 법적으로 구분되어 있다. 재판에 설 수 있는 능력은 여기에선 다루지 않는 재판 중에 자신의 대변인과 협력하는 것이 포함된다. 재판에 설 수 있는 능력은 지난 재판 기록의 긴 역사를 갖고 있지만, 개인의 일을 처리할 수 있는 능력은 그에 비해 최근의 이슈이다. 이런 활동을 하는 데 있어 다른 정도의 역량이 필요하다는 보편적 인식은 존재한다.

자유로운 사회는 활동을 정하고 결과물의 질을 결정하는 데 상당한 자유를 허락한다. 개인의 다양성은 달라도 괜찮다는 사회적 틀 안에서 보호받는다. 그러나 사회는 받아들여질 수 있는 개인의 다양성 정도에 어느 정도의 제약을 건다. 여기서 문제는 이것이다. 우리는 어디에 선을 그을 것인가? 객관적 평가 척도가 필요할 것이고, 현재 접근 가능한 최고의 정보에 기반을 두어 법적 선택이 이루어져야 한다. 다음의 토의에선 법률은 사회과학적 정보의 요약으로 간주된다. 그 정보는 허용된 개인의 다양성을 지배하는 규칙들에 의해 일상에 적용된다.

인지의 여섯 가지 단계는 기능적 활동을 하는 데 있어서의 독립성의 이론적 표준을 나타낸다. 이 단계와 관련된 행동 패턴은 공정되는 감각운동 정보에 의해 묘사되고 동일한 정보에 대한 묘사를 따라온다. 법적 정의는 인지의 6번째 단계의 정의가 능력, 타당한 행동, 과실, 특이함, 건강 경고와 사회적 보조에 대한 권한과 어떻게 부합하는지 보기 위해 검토된다. 법이 무엇이 정상인가에 대한 최종 정의를 내린다고 추정하진 않는다. 법은 타당한 기대치에 대한 더 명료한 해설이 나타날 때마다 바뀔 수 있기 때문이다. 법학의 이점은 법이 개인의 일을 처리하는 것의 현재 사회의 기대치에 대한 대략적인 관점을 제시하기 위해 지나친 단순화가 가능하다는 것이다.

인지의 6단계

종종 기능적 독립성의 한 부분이라 간주되는 어떤 특정 행동들이 있다. 이런 기대들의 타당성은 시험되지 않았다는 점은 이해하고 넘어가 달라. 모든 시민에 대한 이런 기대들의 타당성은 심각하게 이의가 제기된 바 있다. 이러한 기대치를 나타내는 이유는 우리 중 많은 사람들이 몇몇 클라이언트들에게는 불공평한 기대치를 사용하고 있을 수 있다는 의심이며, 교육적 편견에 대한 폭넓은 의문, 그리고 어쩌면 엘리트적 편견이 이런 법적 표준을 향할 수 있기 때문이다. 완벽과는 거리가 멀지만 법은 표준을 지정하려는 최선의 노력이다. 다음의 기술은 기능적 독립성에 대한 우리의 추정에 대한 질문과 탐구를 지지하기 위함이다.

기능적 유동성은 지도를 읽고, 표지판과 말로 제시된 방향을 따라가고, 전에 가 본 적 있는 길을 기억할 수 있는 기능을 포함한다. 신체적 제약에 대한 조정은 학습되어야 하고, 떨어짐과 길을 잃는 것과 같은 문제를 방지하기 위한 예방책 역시 이해하여야 한다. 약물, 비정상적인 해부학적·생리적 구조 또는 인내가 유동성에 미치는 영향은 사전에 예상하고, 이해하고 있어야 한다.

기능적 소통 능력은 대화를 이해하는 능력과, 미래 일을 계획하고 구성하는 데 새로운 정보를 사용하는 능력이 포함된다. 교육된 사회에선 구두적 표현을 할 때 개인이 들을 것을 기대하고, 안전 위험을 고려하기를 기대한다. 소통은 다른 이들의 경험과 필요를 고려하고 다른 사람의 삶의 영향을 줄 수 있는 사건을 예견하는 한 사람의 개인적 경험에서 더 나아간다. 글쓰기는 정리된 구성과 객관적인 입장에서, 시기적절한 방식으로, 그리고 예견된 독자들에 대한 고려와 함께 행해질 수 있다.

집에서 개인은 식량, 옷, 보호와 개인 건강을 얻는 루틴을 형성하고 따를 수 있다. 미래에 대한 계획은 경제적 안정, 퇴직, 가끔 생기는 지출, 주택관리와 계절의 변화에 따라 세워야 한다. 공동체에서 개인은 버튼식 전화기, 전화 자동 응답기, 자동 현금지급기, 신용카드와 청소, 미용을 위한 물품의 겉에 적힌 경고문 등과 같은 변화에 적응해야 한다.

일터나 사회 상황에서 개인은 추측을 사용해 활동을 계획하고, 정밀한 결과를 얻으며, 낭비를 피하고, 가장 효율적이면서 효과적인 절차를 따르는 등의 복잡한 일을 해내야 한다. 스케줄은 다른 이들의 요구, 우선순위와 시간 제약 등에 따라 조정되고 계획되어야 한다. 말로 전달되고 쓰인 형태 또는 그림으로 그려진 설명들을 따라야 한다. 더 명확한 설명, 확인 또는 간접적으로 결과에 영향을 미칠 관련된 추가적 정보 등을 요구하는 진취성은 자주적으로 생성되어야 한다. 일, 가족 또는 사회적 단위의 전체적 기능을 확립하기 위한 융통성 있는 역할 수행을 통한 협력이 존재해야 한다. 개인은 위험을 예견해야 하고, 안전 절차를 계획해야 하며, 위급상황에서 행동에 우선순위를 두어야 한다는 것을 이해해야 한다.

실적/결과를 안내하는 데 필요한 정신적 절차는 다음과 같이 요약된다. 활동 행위 전에는 시간을 들여 여러 가능성을 고려하고 최선의 행동을 선택하는 작업이 일어난다. 계획된 활동에 의한 효과는 예견되고, 이런 예견은 실수, 사고, 부상과 문제를 방지하는 데 사용된다. 글, 그림과 도표로 나타낸 기호는 전체적인 행동 과정의 의미를 이해하는 데 사용된다. 이전의 경험과 사전 지식은 이전 경험을 바탕으로 일반화시켜 현재 상황에 대한 판단을 내리는 데 사용된다. 현재의 감각과 인지된 것은 선택적으로 그쪽으로 주의가 기울여지고 받아들여진다. 주의력은 하려고 한 행동의 과정이 끝날 때까지 지속된다.

능숙함/역량(Competence)

독립성은 개인이 자신의 일을 자존적, 자급적으로 처리할 수 있다는 행위의 기준이다. 법률적 맥락 안에서 능숙함/역량은 자신의 일을 관리할 수 있는 권한이다. 18세가 지난 성인에겐 법적으로 이런 권한을 지닐 만한 정신적 능력이 없다고 지정되지 않는 한, 자신의 일을 관리할 수 있는 권한이 주어진다. 수용력에 대한 법적 자격은 인지적 능력에 크게 좌우된다. 법적 목적에 사용될 행동 관찰 보고를 할 때 치료사들은 법적 용어와 최신 법적 기준에 대해 알고 있어야 한다.

능력(ability), 역량, 능숙도(competence)는 호환성 있게 사용되고, 유서 작성을 하며, 증인이 되고, 투표를 하며, 결혼하고, 범죄에 대한 책임을 지며, 돈거래를 하고, 일반적인 비즈니스를 할 때 적용되는 법적 용어이다. 지정된 인지적, 신체적 능력은 활동이 요구하는 사항과 맞아떨어져야 한다. 지적 역량 또는 능숙도는 법 관련 일에서, 활동과 활동의 인지적 요구사항을 연결하는 것으로 정의된다. 지적 역량이란 그 사람이 관여하고 있는 일 또는 거래하고 있는 비즈니스의 성질과 효과를 이해하는 능력이다. 능숙도는 자신의 행동의 성격을 이해하게 할 특정 거래와 관련된 지능, 이해력, 기억력과 판단력의 척도이다.

역량은 누군가의 행동의 성격과 효과를 이해하는 능력이다. 역량이 부족한 사람은 "정신적 병, 정신적 결핍, 신체적 질병 또는 장애, 고령, 약물의 지속된 사용, 지속적으로 약물, 술에 취한 상태 등의 이유로(소수를 제외하면) 자신과 관련된 책임감 있는 선택을 하거나 표현하지 못할 만큼 이해력과 판단력이 부족한 장애를 가진"(블랙법률사전, 1979, pp.684-685) 사람을 일컫는다. 치료사들은 신체적 장애는 역량이 부족함을 판단하는 기본이 아니란 걸 알아야 한다. 이해력, 판단력 또는 소통 능력에 손상이 있어야 한다. 능력, 역량과 능숙도는 일반인의 정신 의식을 함축하는 법적 용어이다.

역량의 대부분 결정 요인은 활동에 대한 정신적 이해에 초점을 둔다. 노동자의 보상의 법칙 안에서 수입 능력은 신체적 능력과 거의 상관이 없다. 소득 역량이란, "노동자가 자신의 사고, 이전의 장애, 직업, 부상 시 나이, 부상의 성격과 부상 전후의 급여 이력 등을 고려하여 자신의 노동력과 서비스를 접근 가능한 시장에 파는 능력"(블랙법률사전, 1979, pp.456-457)이다. 소득 역량은 부상을 입은 한 사람이 부상의 영향이 지속되는 시기에 번 돈을 의미하는 것은 아니다. 소득 역량은 훈련, 경험, 갖고 있는 비즈니스 지식 등에 기반을 두며, 인지적 기틀에 신체적 능력을 적용한다. 유언과 소득 역량은 특정 활동을 하는 데 필요한 인지적 이해력을 우선으로 간주한다. 치료사들은 신체적 능력은 이에 관해 우선순위가 낮다는 것을 알아야 한다. 치료 목적에 있어서는 신체적 장애가 이와 같이 낮은 우선순위를 취한다. 클라이언트의 실제적 치료 목적의 주된 결정 요인은 클라이언트의 인지능력이다.

인지의 수준은 한 사람의 자기 일을 관리하는 능숙도를 결정하는 정보의 일부가 될 수 있다. 결정을 내리는 데 필요한 정해진 양은 없다. 능숙도는 개인이 하고자 하는 일과 관련되어 있다. 개인에게 제공될 수 있는 사회적 지원은 고려되어야 한다.

타당한 행동(Reasonable conduct)

법은 '일반적'이라는 단어를 평균적 사람에 대한 기본적 기대치를 지정하기 위해 사용한다. Care(주의 또는 염려)는 자신 또는 상대방에게 걱정을 표현하고, 그들의 필요를 돌보아 주는 정신의 상태이다. 일반적인 주의는 평범한 시민에겐 피해 등의 상황이 일어날 때 행동으로써 상대방에 대한 염려를 보여야 할 의무가 있다는 것을 규명한다. 법률적으로 피해란, 사람에게 또는 그 사람의 권리, 명성, 소유에 행해진 잘못이나 손상 등을 광범위하게 포괄한다. 피해(injury)는 법적으로 보호된 무언가에 대한 침해이다. 이는 당연히 의학적으로 쓰이는 용어보다는 더 넓은 의미를 지니고 있다. 필자는 이 장 전체에서 이 넓은 의미를 사용하도록 하겠다.

"일반적 주의란 적절히 신중한 사람이 피해를 예방하기 위해 자신의 일이나 소유 또는 다른 사람과 다른 사람의 일에 신경 써서 보살피는 것이다"(블랙법률사전, 1979, p.193). 인지의 6번째 단계는 일반적 주의를 뜻한다.

높은 수준의 주의는 일반적 주의의 법적 동급이 아니다. 높은 수준의 주의/보살핌은 위험 요소가 큰 경우에 필요하다. 이는 아주 조심스럽고, 주의 깊으며, 신중한 사람이 위험하고 리스크가 큰 상황에 사용하는 것이다. 평범한 사람은 사고나 피해의 잠재성이 있을 때 높은 수준의 주의를 행할 수 있다고 간주된다. 6번째 인지의 단계는 일반적 주의를 뜻하고, 5번째 단계는 일반적이거나 높은 수준의 주의를 행할 수 있는 단계를 의미한다.

가장 높은 수준의 주의는 보통 시민에겐 요구되지 않는다. 가장 높은 수준의 주의는 전문적임을 요구하기 때문이다. "가장 높은 수준의 주의 또는 궁극적 주의는 인간의 안전이 달려 있을 때 똑같은 또는 유사한 일에 종사하고 있는 사람이 행하는 것이다"(블랙법률사전, 1979, p.193). 치료사들은 의학 전문가 모두와 같은 가장 높은 수준의 주의를 행사해야 한다. 건강 전문가들은 사고, 피해 또는 의료적 문제를 방지하는 유사한 지식을 공유하고 있고, 이는 아주 조심스럽고 능숙하며 성실한 태도로 실전에서 사용되어야 한다. 가장 높은 수준의 주의는 의학 전문가들에게 요구되지만 일반 시민에게는 요구되지 않는다. 인지의 6번째 단계는 가장 높은 수준의 주의를 포함하지 않는다.

최소의 주의는 이 일직선의 반대쪽에 위치하며 가장 덜 중요한 자신의 일과 관련이 있다. "최소의 주의는 부주의하고 소홀한 보통의 신중함을 가진 사람 또는 보통 이하의 신중함을 가진 사람이 행할 수 있다"(블랙법률사전, 1979, p.193). 법은 최소의 주의가 필요한 상황과 일반적 주의가 필요한 상황을 구분하지 않는다. 자신과 상대방에게 피해의 위험이 없다면 최소한의 주의면 충분하다. 인지의 4, 5단계는 클라이언트들에게 안전 위험에 대해 경고할 때 치료사들이 걱정하는 최소의 주의에 의해 특정지어진다.

다른 정도의 주의를 요구하는 상황들은 인지적 장애를 겪는 사람들의 활동에 대한 분석을 할 때 고려된다. 제3장에 명시된 일상 과제 척도(routine task inventory; RTI)에 추가된 것들은 평범하지 않은 사건, 안전 수칙을 따르기와 응급 대처 사건 세 가지로 나뉜다. 일반적이지 않은 사건은 최소한의 주의를 요구하고, 안전 수칙을 따르는 것은 일반적인 주의, 그리고 응급 대처 사건은 가장 높은 수준의 주의를 필요로 한다. 치료사들은 우리가 생각지도 못한 사건들을 마주할 테고, 클라이언트와 가족들에게 타당한 행동을 임의로 추정하지 말아야 할 상황에 대해 경고할 때 전문적 판단력이 필요할 것이다.

타당한 행동이 필요로 하는 주의의 정도는 존재하는 위험성과 비례해야 한다. 위험성이 커짐에 따라 행위자는 위험성에 따른 더 높은 수준의 주의를 행해야 한다. 주의의 양과 정도는 현재 상황에 존재하는 위험성의 양과 정도에 비례한다. 주의와 위험성의 연관은 결과 모형에 제시되어 있는 능력과 일의 요구의 연관과 유사하다. 여기서 주의해야 할 점은 본문에 제시된 재활 행위는 법적인 시각에서의 주의와 위험성에 부합한다는 것이다.

과실(태만, 부주의, negligence)

법적으로 과실은 일반적 주의와 조화를 이루지 못하는 행동을 말한다. 과실은 한 사람이 상황에 맞는 최소한의, 일반적인 또는 가장 높은 수준의 주의를 행하지 못했을 때의 법적 비행을 의미한다. "과실은 부주의, 무심함과 태만 또는 무경험에서 비롯되는 실수, 흥분 또는 혼란 등의 성격을 띤다"(블랙법률사전, 1979, p.931). 인지적 장애를 가진 사람은 상황에서 제시된 모든 정보를 처리할 수 없기에 실수를 한다. 과실 행위는 예상 가능하고 피해에 대한 보호가 필요하다.

"일부러 행한, 고의적인, 신중하지 못한 행동은 알려진 확률 높은 리스크의 존재를 무시하고 행한 타당치 못한 이유의 고의적 행동이다"(블랙법률사전, 1979, p.932). 의도된 과실은 대부분 결과가 일어나기를 의도했거나 이에 가까운 것을 의도했다는 것을 암시하는 결과에 대한 의식적 무시를 암시한다. 의도적 행동은 정당한 변명 없이 행해진다. 여기서 법률은 사람이 하지 않을 것과 할 수 없는 것을 구분한다. 의도된 과실은 행위자가 자신의 행동에 따른 결과를 알고 있다고 여기고, 인지적 장애를 가진 사람은 자신이 이해하는 효과에 한해서 책임을 진다. 행동에 대한 효과를 이해하지 못한다면 인지적 장애를 가진 사람은 의도된 과실 관련법의 영향을 받지 않는다. 이 문제를 해결하기 위해선 법적 전례를 설정하여야 한다.

타당성(Reasonable)

'타당함'이란 단어는 일반 시민에게 요구되는 생각의 질을 이해하는 또 하나의 열쇠를 제공한다. 타당함은 이성에 맞게 생각하고, 말하며, 행동하는 것이다. 법학에서 이성은 "진실과 거짓을 구분하고, 선과 악을 구분하며, 사실과 명제로부터 추측을 해낼 수 있는 정신적 능력"(블랙법률사전, 1979, p.1138)으로 정의한다. 요구되는 생각의 질은 행동, 사실 그리고 상황을 둘러싼 정황을 분석하기 위한 연역적 사고와 관념적 사고를 포함한다. 상황을 둘러싼 정황에 기울이는 주의는 사람이 행할 수 있는 타당한 주의/보살핌을 객관적으로 평가하는 데 주요 요소이다. 연역적 사고와 관념적 사고는 6번째 인지의 단계에서 다루지 않고, 높은 학습 능력으로 간주된다.

법이 일반 시민에게 무엇을 기대하는지에 대한 더 나아간 설명은 배심원의 의무를 위한 인지적 요구 사항에서 찾을 수 있다. 배심원은 합리적 의혹에 기반에 두어 결정을 내린다. 무죄 선고를 정당화할 합리적 의혹은 "증거물이나 증거물의 빈약함에서부터 나오는 이성을 기본으로 한 의혹이고, 합리적인 사람이 가질 수 있는 의혹이며 상상되거나 생각해 낸 의혹이 아니고, 불쾌한 일과 의무를 피하기 위해 배심원이 생각해 낸 의혹이 아니다"(블랙법률사전, 1979, p.1138). 합리적인 추측에 대한 규칙은 진실을 심문하는 자가 진술과 재판에서 제시된 진짜 증거물만을 증거로 삼을 수 있는 것이 아니라, "합리적으로 이끌어 낸 추측, 추측이 아닐 수도 있는"(블랙법률사전, 1979, p.1138) 것도 증거로 삼을 수 있다는 점을 규명한다. 배심원은 명제, 이론, 가설, 확률 또는 때때로 진실의 윤리적 확실함을 적절히 고려한 뒤 결정을 내릴 의무가 있다. 배심원으로서의 의무는 배심원에게 설명된 추측을 통해 이끌어 낸 상황에 대한 연역적 사고를 요구한다. 생각의 이러한 성격은 인지의 6번째 단계의 범주를 능가한다고 간주된다.

법 집행 임원들은 사람을 체포하거나, 유치장에 가두거나, 합리적이고 개연성 있는 원인, 합리적 확신, 합리적 권력, 합리적 의혹과 합리적 배경의 범주 안에서 힘을 행사할 때 일반적이고 합리적인 정의를 따라 행동한다. 사실, 상황과 정보 제공자의 신뢰성을 염두에 두어 내린 결정은 행동이 취해지기 전에 의심의 범주 안에서 결정되어야 한다. 법 집행 임원들의 결정은 과도하고 지나치지 않게 재검토된다. 공정하고 적절하다고 판단된 결정은 이제 사실과 주어진 상황에 대한 임원의 지식과 그 정보에 대한 임원의 해석을 바탕으로 한 것이 된다. 일반적인 생각에 대한 사회적 표준은 여기서 또다시 현재 상황에 대한 해석을 포함하는 것이다. 이 정보의 일부는 인지의 6번째 단계에서 다루어지나, 여러 의혹 중에서 신뢰성을 평가하는 것은 추가적인 정보 처리를 요구한다.

평범한 시민에게서 기대되는 인지능력을 명확히 하기 위한 법률 용어가 2개 더 있다. 이는 신중함과 성실함이다. 신중하기 위해 사람은 행동 방침을 결정하기 위한 실질적 맥락의 예리한 정신적 안목을 갖거나 보여야 한다. 기능적으로 사람은 목표를 달성하기 위해 도구와 자원을 적용해 나가는 데 신중하다. 신중함과 관련 있는 생각의 성질은 지혜로움, 판단력, 조심스러움 그리고 합리성이다. 성실함은 방심하지 않는 행동을 향한 주의의 지속 기간과 강도를 뜻한다. 주의 깊고 지속되는 활동과 관련된 용어에는 꾸준히 가함, 활동적, 정성을 다함, 부단함과 지치지 않음 등이 있다. 성실한 행동은 계획되었고, 몇 가지 선택지 중 최선의 행동 방침을 선택하기 위한 연역적 사고를 요구한다. 성실한 행동은 계획된 일을 끝마치기 위해 필요한 기간 동안 지속된다.

타당성, 신중성과 성실성은 인지적 장애를 가진 사람의 입장에서 보면 아주 높은 수준의 요구 사항으로 느껴진다. 사람이 사회에서 안전하게 생활하기 위해 필요한 최소한의 주의와 법적 관점의 합리성 사이에는 큰 격차가 존재하는 것처럼 보인다. 어떤 사람들은 4번째 인지 단계로 혼자 거주한다. 옛 모형과 새로이 성립된 관계에 의지하는 것은(4단계) 유연하지 못한 행동을 만들어 내고, 일반적이지 않은 사건을 마주했을 때 최소한의 주의를 행하기 어렵게 한다. 새로이 성립된 관계에 대한 기대로 새로운 모형을 만드는 것은(5단계) 이차적인 효과를 무시하며, 가능성 높은 위험성에 대한 고려를 어렵게 한다. 6단계에선 추측에 근거한 감각운동 모형이 추가되며 일반적인 주의의 일부가 된다. 합리적이고 과실을 피하기 위해 요구되는 생각의 패턴들은 6단계를 능가한다. 필자는 이런 높은 수준의 능력이 평범한 시민에게 유효한지 의문이 든다.

특이성(Eccentricity)

영국과 미국의 법학은 특이함과 개인의 개성을 정신적 역량에 영향을 미치는 것에서 제외하도록 많은 노력을 한다. 자유사회는 사전적으로 특이하고 개성 있는 행동을 허용한다. 재활치료사의 특정 관심사에는 정신이상의 결정 요인에서 제외된 것들이 있다. 불청결함, 단정치 못함, 사람과 옷매무새에 대한 무관심, 모욕적이거나 불쾌한 습관 등은 그 자체적으로 정신의 이상을 규명하지 못한다. 이러한 행동을 하지만 자신의 일을 관리하고 처리할 수 있는 능력이 존재할 수 있기 때문이다. 더럽고 불결한 것은 능숙함에 대한 의의가 제시되었을 땐 전혀 문제가 되지 않는다. 이러한 행동은 자주 의학적 문제가 있을 때를 나타내는 지표이긴 하지만 언제나 그런 건 아니다. 이러한 행위들은 능숙함을 결정하는 요인이 될 수 없다.

유서를 쓰는 것과 생계를 유지하는 능력/능숙함에 대한 긍정적 법상 명시는 잘 정리되어 있다. 유언을 할 수 있는 역량은 "법에서 인정된 지능적으로 자신이 연루된 일을 이해하고 자신의 처리하려는 재산을 구성하는 소유의 범위와 성질을 알고, 자신의 보상금을 기억해낼 만한 충분한 정신적 능력과 기억력"(블랙법률사전, 1979, p.1322)을 뜻한다. 사람은 "자신의 소유의 범위와 성질, 유서 속 인물들과의 관계, 상속 받지 못하는 인물들과의 관계, 유서가 무엇인지와 간단한 비즈니스 거래를 이해할 수 있을 때"(블랙법률사전, 1979, p.1322) 자격을 갖추게 된다. 비정상적인 환각, 이상함, 개인의 개성과 무언가에 열광함 등의 성질은 유언할 수 있는 역량에 영향을 미칠 수 없다고 간주된다. 이렇게 선을 긋는 것은 현재 중요한 활동에 증상들이 영향을 미치지 않는 한 이와 같은 성질은 사람을 능력이 없게 만들지 않는다는 걸 암시한다. 증상 자체도 역량을 좌우하기엔 충분치 못한 요소들이다.

어떤 활동을 하는 능력을 평가하는 것은 자유 사회에서 복잡한 문제이다. 어떤 활동에 실패하는 것은 능력 부족, 동기 부족 또는 개인적 선호도에 의해서 벌어질 수 있기 때문이다. 자유로운 사회는 이 모든 설명들을 인정한다. 제일 먼저 생각나는 설명은 동기이다. 어쩌면 그 사람은 제대로 옷을 입고 싶지 않은 건지도 모른다. 한 사람이 기능적인 활동을 거부할 때 능력은 측정될 수 없다. 이에 대해 확정할 수 있는 것은 그 사람이 기능적 임무 수행에 대한 표준을 받아들이기 거부한다는 것 밖에 없다. 예를 들면 칼(Carl)은 사람이 많은 복도를 걸어갈 때 뒤가 트인 병원 환자복을 입는 것으로 제대로 옷을 입는 것을 거부한다. 이런 행동 예시를 통해선 그가 제대로 옷을 입는 능력을 평가할 수 없다. 기능할 수 있는 능력을 평가하기 위해선 측정자는 필요한 물질과 이를 제대로 사용하고 싶은 표명된 욕구가 있어야 한다. 칼은 목욕가운이 있고 습관적으로 이를 입는 데 동의할 것이다. 인지적 장애인에게 이런 동의는 중요하다. 동의가 없으면 장애에 대한 평가는 동기 관련 의혹에 취약하다. 능력을 평가하는 데 있어서 정당하고 객관적이기 위한 노력은 클라이언트의 거부와 가족의 동기 때문에 망쳐지게 마련이다. 가끔 동기 부족이 능력 부재로 잘못 분석되기도 하고, 이 반대의 케이스도 나타난다.

자유로운 사회는 개인의 취향과 이상한 행동을 분출하는 걸 허락한다. 평범함을 벗어나는 것은 개인의 자유를 표현하는 것일지도 모른다. 칼은 복도에 나타나는 것으로 인해 술렁이는 사람들을 보는 걸 즐기는 걸 수도 있다. 평범함을 벗어나는 몇몇 행동은 기능적 독립의 한 부분으로서 받아들여질 수 있다. 건강관리 치료사들이 종종 갖고 있지만 클라이언트들에겐 없는 가치관이 몇 있다. 자유로운 사회는 최소의 주의를 필요로 하는 광범위한 일반적이지 않은 사건을 감당할 수 있다. 자신이나 타인에게 피해가 가지 않는 한에선 평범하지 않은 행동은 수용되고 법적으로 보호 받는다.

건강 경고 신호(Health warnings)

자신의 건강을 유지하기 위해 어떤 노력을 하는지는 개인의 선택이다. 건강관리 전문가들은 건강 위험 요소에 대해 클라이언트들에게 경고하고 충고한다. 우리의 의무는 정보를 제공하는 것이다. 클라이언트가 그 정보로 무엇을 하는지는 클라이언트의 선택이다. 이런 법칙은 인지적 장애를 고려하기 전까지는 간단해 보인다. 클라이언트가 정보를 잘 처리하지 못할 때 전문가들의 의무는 무엇인가? 본문 안 많은 클라이언트의 권리 대변인들은 정신장애 클라이언트들의 정보 처리 어려움은 무시하고 모든 선택지를 제공할 것을 요구한다. 선택지에는 치료를 위한 허가, 치료 거부, 연구 참여 허가, 재산 포기 동의, 집이 없을 권리, 건강문제와 기대수명 저하를 각오할 권리 등이 있다. 문제는 그들의 선택이 보통의 일반적인 주의를 행하여 결정되지 않는다는 것이다. 인지의 단계는 기능적으로 인지장애를 겪는 사람이 위험 요소가 있는 상황에서 행할 수 있는 주의의 정도를 정의하려 노력한다. 필자는 이를 전통적인 작업 요법 목적(클라이언트를 보호하기 위해 할 수 있는 한 최대의 능력, 선택과 개인 차이를 사용하는 것을 권장)의 연장선으로 본다.

인지적 관점에서 보면 증거법에선 능숙도와 신뢰도를 구분한다는 것이 한 가지 흥미로운 점이다. 능숙도는 증인의 개인적 자격을 나타내고 증거가 제시되기 전에 법원에서 결정된다. 신뢰성은 증언의 진실성이고 증언을 한 후 배심원에 의해 결정된다. 현재로서는 정신이상에 대한 법률에서 숙도와 신뢰도가 구분되어 있지 않다. 정신이상에 대한 판단을 위해선 더 명확한 구분이 도움이 될 것이다. 상황을 이해할 수 있는 능력/능숙도는 클라이언트의 승인 또는 거부의 신뢰도를 듣기 전에 성립되어야 한다.

활동에 대한 사회적 보조(Social assistance)

자신의 일을 관리할 수 없는 사람을 위해 사회가 제공해야 하는 사회적 보조의 양은 법이 결정한다. '일'의 정의를 내리기 위해 법은 가능한 활동의 목록을 제시한다. 이 목록은 생활보조 및 지원성 돌봄의 범주에 속해 있다. 생활보조(maintenance)란 개인이 합법적으로 다른 사람에게 제공할 의무가 있는 최소한의 보조이다. 이는 부자 관계와 부부 관계처럼 한 사람이 다른 사람에게 경제적 지원을 할 의무가 있는 법적 관계가 있을 때 자주 사용된다. 식량, 옷과 쉼터가 대표적 요소들이지만 "합리적이고 필요성이 있는 이동 또는 차비, 의료적 목적과 약을 사는 데 쓰인 지출, 전기, 가스, 수도 요금 등의 생활 지출"(블랙법률사전, 1979, p.859) 등의 요소들도 포함되어 있다. 생활보조는 자신을 보살피는 것과 공동체 안에서의 생활 과업을 포함하고 특히 자기 관리를 강조한다.

'지원'이라는 용어는 개인의 사회적 지위에 맞는 편안함의 정도로 살 수 있게 하는 것이라는 넓은 의미를 함축한다. 지원은 "주택 공급, 식량 제공, 옷, 건강, 적절한 오락, 휴가, 여행 경비와 다른 적절한 유사한 목적을 위해 사용되는 지출, 그리고 적절한 보살핌, 간호와 병에 걸렸을 때 치료, 마지막으로 사망 시 적절한 장례"(블랙법률사전, 1979, p.1291)와 같은 모든 것에 보조를 제공한다. 지원적 보조는 특히 재산과 같이 특별한 이점을 가진 특례적인 사람의 삶의 질(quality of life)을 고려한다. 이러한 사전적 정의는 사회복지 시스템이 생활보조 활동과 함께 보조를 제공할 의무는 가지나 지원적 활동에 대한 의무는 가지지 않는 것을 암시한다.

지지적 치료 활동은 법적 필요성을 넘어 삶의 질에 대한 고려를 포함한다. 이에는 오락 활동, 종교 활동, 문화적 쾌락과 공동체 활동 등이 포함된다. 선택된 지지적 치료 활동은 개인의 가치관과 문화적 배경에 따라 영향을 받는다. 지지적 치료 활동에 참여할 수 있는 기회의 폭을 결정하는 데엔 개인의 경제적 지위가 크게 작용한다. 치료사들은 기회와 욕구가 존재할 때 지지적 치료 활동을 최대화시키는 것을 목표로 한다. 이 책은 대부분의 클라이언트들에게 우선순위이기에 적절한 자기관리와 생활지원 활동을 강조한다.

공중보건과 사회복지 정책은 생활지원에 대한 가족의 의무의 대체이다. 민간보험들의 방침도 생활지원 활동을 대체로 다루고 있다. 일반적으로 활동의 넓은 범위의 의미는 개인적 또는 가족적 자원이 있을 정도로 운이 좋은 사람들에게 해당한다. 이런 정의를 실천으로 바꾸기 위해선 오락, 휴가와 여행 활동을 개선하는 데 목표를 둔 치료들에 개인 비용으로 돈을 지불해야 할 것이다. 사비로 비용을 지불하는 클라이언트들은 그들의 고유 상황에 맞춰진 보조를 요구할 수도 있다. 건강보험 정책은 생활지원 활동을 합리적이고 필요한 것으로 간주하는 경향이 있다. 대부분의 케이스에서 치료사들은 다음과 같은 생활지원 활동을 개선하는 서비스에 대한 요구를 들어 줄 수 있다. 즉, 목욕, 미용, 옷 입기, 용변, 식사, 산책, 운동, 비타민과 약 먹기, 방 청소, 빨래, 식량을 얻고 준비하는 것, 주기적으로 여행하기, 쇼핑, 전세, 전기, 가스, 수도세, 의료비와 같은 지출 관리, 자녀, 부모, 배우자 등을 보살피기 등이다.

기능적 활동을 하는 독립성은 자신의 일을 관리할 수 있는 능력을 필요로 한다. 생활지원 활동은 개인이 관리할 수 있어야 할 최소한의 업무를 규명한다. 이 활동의 대부분은 제4장에서 자기 인식과 상황 인식 장애 항목 아래 적혀 있다. 직업 역할의 보조에 대한 필요와 사회적 역할장애는 법률 안에서 덜 확실하게 명시되어 있다. 보조 필요에 대한 객관적인 평가 척도를 문서화하는 것은 재활치료사들이 도와야 할 일일 것이다.

법학에는 생활지원 활동의 질에 대한 자세한 설명이 부족하다. 인지장애를 겪는 사람들에게 보조를 제공하는 간호인들에겐 사회적 의무를 다하는 동안 개인적 차이를 보호할 수 있는 자세함이 필요하다.

최근 미국 장애인보호법(Americans with Disabilities Act; 이하 ADA, 1990)의 항목들은 치료사들에게 다양한 법적 수요를 요구하는 경향이 있다. ADA는 시민권 보호를 장애인에게 다섯 가지 분야로 확장하는데, 이는 고용, 공공시설, 이동수단, 주와 지방 자치정부 서비스와 전기통신이다. 이 목록은 신체적 장애에 대한 인식을 반영하나 인지적 장애 역시 포함될 수 있다. 인지장애를 반영하도록 권장하는 데 있어서 큰 어려움은 인지장애는 보이지 않는다는 점이다. 이 어려움은 종종 인지 4단계와 같이 간주되곤 하는데 이는 장애인들이 자신의 장애를 인지하지 못하기 때문이다. 가능한 최대의 능력이 4단계인 사람들은 치료사의 도움으로 노동인구가 될 수 있다. 이 목표를 이루기 위해선 치료사들은 분명 다른 사람들에게 장애인에게 무엇을 예상해야 할지에 대해 많은 교육을 해야 할 것이다. 인지의 6개 단계는 많은 사람들을 적절히 이해시킨 것으로 보인다.

기능적 활동의 보조

누군가가 정상적 생활을 하지 못하고 일반적 활동을 안전하게 할 수 없을 때 보조가 필요하다. 대중들과 많은 건강관리 전문가들을 인지장애인들이 보조를 필요로 한다는 것을 이해하지 못한다. 간호인들과 대중을 교육하는 것은 치료사들의 중요한 업무가 되었다.

이 책에는 인지 단계에 대한 두 가지 설명이 있다. 이 장에서 제시하는 보편적인 설명은 보편적 교육적 목적에 사용되는 인지 단계에 대한 기본적인 이해를 제공한다. 단계들은 행동의 제약과 같이 질병과 얽매여 있다. 제약은 질병에 의한 부정적 영향을 의미한다. 남은 능력은 활동 중에 처리할 수 있는 정보에 의해 정의된다. 이러한 정의는 이전의 출판물(Allen, 1982, 1985, 1988, Allen & Allen, 1987)과 부합한다.

1단계: 무의식적인 행동

몇몇 사람들은 떨어지는 걸 방지하기 위해 병원 침대의 가드레일을 올리고 있다(1단계). 자극이나 고통을 느끼는 게 아니면 그들은 허공을 바라보며 가만히 누워 있곤 한다. 고통에 대한 반응으로 신음소리나 울음소리가 들릴 수도 있다. 외부 자극에 대한 몇몇 반응도 이끌어 낼 수 있다.

유해한 자극으로부터 후퇴하는 것은 혼수상태에서 깨어날 때 가장 처음으로 보이는 반응이다. 자극의 위치를 확인하기 위해 고개를 돌리는 행동이 이를 따른다. 고개를 돌리는 것은 씹는 행위나 삼키는 행위와 관련이 있기도 하므로 부드러운 음식을 시도해 볼 수 있다. 질식과 사레를 방지하기 위해 액상의 음식보다는 간 음식을 먼저 먹인다. 음식을 먹는 데 도움이 필요할 수도 있고, 자신의 손가락으로 부드러운 음식을 먹거나 손에 쥐어 준 컵으로 뭔가를 마시는 게 가능할 수도 있다.

이 클라이언트들은 중력으로부터 자신의 몸을 지탱할 수 없기 때문에 앉은 상태에서의 어떠한 활동은 문제가 되게 마련이다. 그들은 침대든, 의자든, 휠체어든, 욕조든 앉아 있는 어떤 것에서도 앉은 상태를 유지하지 못할 것이다. 그들을 앉은 상태로 유지시키기 위한 많은 장치가 존재한다. 목욕, 미용과 옷을 입히는 것은 엄청난 양의 간호의 손길이 필요하다. 이끌어 낼 수 있는 협조 정도의 변화가 감지될 수 있다. 몇 초 동안은 그 클라이언트가 가만히 있거나, 손 또는 발을 들고 있거나, 옆으로 구를 수도 있다. 클라이언트는 소변을 봐야 할 필요를 인식하지 못할 수도 있지만 간호인들이 클라이언트로 하여금 이뇨 및 배변 활동을 돕는 움직임을 하는 시간을 지정할 수 있다.

인지 1단계의 본래 정의에 포함되어 있던 걷기는 2단계로 옮겨졌다(Allen, 1985). 외상으로 인한 뇌손상을 다루는 치료사들은 1단계와 2단계를 정확히 규명하는 데 많은 도움이 되었다.

클라이언트의 정보처리는 아주 느리며 치료사는 신호로부터 반응을 얻어 낼 때까지 몇 분을 기다려야 할 수도 있다. 신호에 대한 응답은 아마도 한순간 정도만 지속될 것이다. 신호를 계속 주는 것으로 몇몇 클라이언트로부턴 치료의 부담을 줄일 수 있을 정도의 몇 분 동안 지속되는 협조를 얻을 수 있을 것이다.

움직임의 패턴을 파악하기 위해 치료사들은 반복되는 간단한 자극과 반응 패턴에 맞춰져 있는 머리와 몸통의 움직임을 관찰한다. 이런 움직임은 일정하지 않다. 말은 소리 지르는 것과 우는 것과 같은 비언어적인 것에 국한된다. 고통은 참는다.

운동반응은 자율신경계의 변화를 동반할 수 있다. 저장된 감각운동 모형을 되찾을 수 있고, 되찾은 모형은 대부분 먹고 마시는 것과 같은 본능적인 성격을 지닐 것이다. 인지 1단계는 외부 자극에 거의 열려 있지 않은 시스템이다. 흥분 정도의 변화는 생존을 위한 본능적 욕구와 관련된 자극이 주어졌을 때 변한다. 1단계와 2단계를 구분 짓는 것은 1단계에서의 운동반응은 타인이나 고통에 의한 것이라는 점이다. 2단계에선 운동반응이 자기 의지적으로 일어난다.

2단계: 자세에 관한 행동

첫 번째 자기 의지적인 운동반응은 앉은 곳에서 미끄러져 내려가지 않게 중력을 거슬러 몸을 위로 미는 앉아 있으려는 행동이다. 이 사람들이 앉을 때를 조심하라. 뒤에 의자가 있는지 확인하지 않고 앉으려는 경향이 있다. 미용, 옷 입기와 목욕은 아직도 많은 간호의 손길이 필요하지만, 클라이언트가 앉아 있기에 수월할 것이다. 클라이언트들은 서 있을 수 있지만 몇몇 클라이언트들은 샤워 속에서 서 있는 것이나 욕조 안 의자에 앉아 있는 것을 격하게 거부하기도 한다. 그들은 욕조에 맞춰 특별 제작된 의자를 더 잘 받아들일 수도 있다. 옷을 입는 대부분은 클라이언트가 앉아 있는 상태에서 행해져야 한다.

바지를 끌어 올릴 때 앉아 있거나 서 있는 상태의 균형을 잡아 주는 데 도움이 필요할 수도 있다. 클라이언트는 간호인의 손길을 의식하고 있으며, 미용, 옷 입히기와 목욕 도중에 소매 끝을 향해 고갯짓을 하는 것과 같은 사지와 머리의 움직임이 불쑥불쑥 나타날 수 있다. 손을 집어넣고 팔 위로 소매를 끌어올리고 옷의 뒤쪽을 정리하는 것과 같은 나머지는 간호인이 해야 한다.

뇌의 운동 피질에 손상이 없다면, 인지 2단계의 기능을 하는 사람들은 아주 천천히 걸어 다닐 수 있다. 그들은 문을 통과하거나 큰 가구를 지날 때 외부 환경을 조금 의식하긴 하지만, 보통은 그들 자신이 어디로 가고 있는지 모른다. 화장실이 어딘지 모른 채 화장실을 가고 있다고 말하는 것이다. 충분한 시간과 지도 밑에서 그들은 화장실이 어딘지 정확히 알고 걸어가는 것을 배울 수도 있다. 소변을 보는 것과 참는 것의 필요를 인식할 수 도 있지만 몇몇 사고도 발생할 수 있다. 밖이나 저녁 식탁과 같은 다른 장소로 천천히 걸어가는 것은 그들에게 큰 성과로 느껴질 것이다.

음식을 먹는 것은 식탁에 앉아서 숟가락이나 컵을 사용하여 성취한다. 먹는 것은 걷는 것처럼 느리고, 다 먹을 때까지 그들이 먹는 중이었다는 걸 종종 상기시켜 줄 필요도 있다. 먹는 것은 지저분할 것이고, 이 결과물을 제어할 방도가 있어야 한다. 보통 인지 2단계에서 기능하고 있지만 먹을 수 없는 물건을 먹으려 하는 몇몇이 있다. 그들은 눈앞에 보이는 모든 것을 삼키려는 경향이 있다.

치료사들은 중력의 효과를 극복하려는 몸체의 자발적인 움직임 패턴을 관찰하였다. 위쪽과 아래쪽 사지의 움직임 패턴은 자발적인 것일 수도 있고, 그렇게 하면 기분이 좋기 때문에 하는 것처럼 보였으며 일정하지 않았다. 말은 언어적과 비언어적인 예/아니요 표현과 자신의 이름, 침대나 화장실과 같은 한 단어를 포함하기도 한다.

중력의 효과에 대한 본능적 감각 연관성이 생겨난다. 걷기와 같은 큰 운동 행동에 관한 저장된 감각운동 모형이 되살아난다. 처리된 정보는 몸 일부를 움직이거나 가만히 있는 것과 관련이 있다. 시스템은 움직임을 방해하는 문, 계단, 가구와 결속용 옷과 같은 정보에 열려 있다. 클라이언트는 안정성을 위해 물건을 잡을 수도 있지만 안전하지 않을 수 있다. 사회문화적 맥락은 아직 처리하지 못하며, 이 사람들은 돌아다니다 길을 잃고, 이상한 자세를 취하고 옷가지를 잡아당기는 경향이 있다. 2단계와 3단계의 차이는 2단계에서는 움켜쥐는 행동이 자세의 안정을 위한 것으로 제한되어 있다는 점이다.

3단계: 손을 사용하는 행동

3단계에서 사람들은 물건을 움켜쥐고 움직이기 위해 손을 사용한다. 그들 앞에 물건을 놓아두고 그들에게 무엇을 해야 하는지 설명하거나 그 동작을 직접 보여 줌으로써 자극이 주어진다. 비누나 샤워타월, 칫솔, 빗, 음식과 옷이 앞에 놓이면 그들은 필요한 행동을 취할 것이다. 행동하기에 필요한 단계를 연속적으로 생각하지 않기 때문에 행동의 질적인 우수함은 기대할 수 없다.

목욕 시에 그들은 욕조나 샤워 시설 안과 밖으로 도움 없이 이동할 수 있고, 목욕 기구를 사용할 줄 안다. 물의 온도를 조절하고, 몸의 모든 부위에 목욕 기구를 사용하여 헹구고, 흙과 먼지를 털어낼 정도로 세게 문지르며, 민감한 부위에 지나친 압력을 가하는 것을 막고, 몸의 모든 표면에서 물기를 제거하는 데는 도움이 필요할 것이다. 이 모든 것이 제대로 되었는지 확인하기 위해 목욕을 할 때 누군가가 같이 있어 줘야 한다.

옷을 입을 때도 비슷한 패턴이 나타난다. 그들은 상의, 바지, 치마, 속옷, 양말과 신발과 같은 기본적인 옷을 입을 수 있다. 하지만 누군가가 그들에게 옷을 입으라고 지시하고, 옷을 골라 주어 앞에 펼쳐 줘야 할 것이다. 옷을 입는 행동은 그들이 무엇을 하고 있는지에 집중하지 않고 있다는 것을 보일 것이다. 그들은 옷을 거꾸로 입고, 뒤집어 입고, 속옷을 위에 입는 등 순서를 바꾸고, 발에 잘못된 짝의 신발을 신을 것이다. 그들이 무엇을 하든 간에 끝나기 전에 그들은 행동을 멈출 것이고, 계속해서 끝내라는 신호가 필요할 것이다.

이보다 낮은 모든 단계에서 가장 잘 행해지는 행동은 아마도 식사일 것이다. 3단계에서 클라이언트들은 종종 식탁에 앉아 계속 먹으라는 신호 없이도 음식을 잘 먹는다(4단계). 먹는 것은 뇌에 강력하게 저장되어 있는 행동으로 보이며, 다른 행동에서의 패턴과 가장 다른 패턴을 보인다. 3단계의 사람들은 고기를 써는 데 도움을 청할 수도 있다. 활동 분석(activity analysis) 척도에 따르면 도움을 청하는 행위는 4단계에서 일어난다. 하지만 임상 경험이 이에 대해 틀렸음을 제시했다. 이에 따라 RTI2는 식사와 관련된 임상 경험을 반영하여 개정되었다.

화장실을 가는 것은 활동 분석 척도와 더 맞아떨어진다. 그들은 화장실에 가서 하의를 내리고 앉아서 이뇨나 배변을 하지만 거기에서 멈춰 있기도 한다. 화장지를 사용하라고 신호를 주고 변기에서 일어나라는 신호를 주는 것이 필요할 것이다. 손을 씻고, 지퍼를 올리고, 셔츠 뒷부분을 바지에 집어넣는 것은 보통 상기시켜 줘야 할 일이다.

걷는 것이 보통 가장 큰 문제인데, 정처 없이 돌아다니다 길을 잃는 경향이 있기 때문이다. 클라이언트들은 무방비 환경에서 돌아다니다 발견한 물건들을 집어 사용해 보려 한다. 그들이 발견한 물건으로 무엇을 할지는 예상 불가하고 종종 아주 재미있기도 하다. 그들이 사는 환경에서 위험 요소를 제거하여 'disability proof(장애 방어 또는 장애 교정)을 하는 데 신경을 써야 한다. 사는 환경 밖으로 나갈 때에는 동행자가 필요하다.

그들 앞에 그들에게 익숙한 물체를 놓고 표면을 닦거나 채소 껍질을 벗기거나, 침구를 개는 등의 반복적인 행동을 취하도록 지시하면 그들이 가사 노동에 참여하도록 할 수 있다. 3단계에서의 가사 노동은 행위의 완성도가 떨어지거나 속도가 느려서 집안일에 실질적으론 아주 작은 도움밖에 되지 않기에 대부분 선택적이다. 이에 진짜 목적은 장애인에게 할 일을 주는 것에 있다. 그렇지 않다면 공예, 음악 또는 산책을 더 선호할 수도 있다. 3단계의 사람이 무엇이든 하도록 하기 위해서는 특별한 노력이 필요하다. 이 노력이 없다면 이 사람들은 그냥 앉아서 아무것도 안하거나, TV를 쳐다보거나, 정처 없이 헤매고 다닐 것이다.

치료사들은 그들 바로 앞에 있는 물건을 잡거나 움직이려는 손의 움직임을 관찰했다. 외부 물체를 손에 들고 움직일 수 있도록 신경이 연결된 것이다. 손으로 하는 행동을 위한 감각운동 모형이 되살아나고, 이는 반복된 동작의 형태로 표출된다. 손으로 하는 행동의 물체에 대한 영향은 그들이 손을 아프게 하는 무언가를 잡지 않는 한 인식되거나 확인되지 않을 수도 있다. 말은 보통 혼란스럽지만 몇 가지 물체나 행동의 이름을 알고 있을 것이다.

외부 물체를 사용하여 자신에게 또는 다른 외부 물체에 행동을 하는 도구 사용은 3단계에서 나타난다. 어쩌다 발견한 물건을 손으로 집어 사용하려는 본능이 3단계 사람들에게 존재한다. 처리되는 정보는 행동 자체를 위한 것이나, 행동의 순서를 생각하지는 않는다. 사회문화적 흐름은 다른 사람이 쓰던 칫솔과 같은 물건 흔적으로 공급될 수 있다. 사람들은 이런 물건을 알아보고 사용하긴 하지만 나중에 사용할 목적으로 보존하진 않는다. 물건은 그것을 치워야 한다는 필요성을 고려하지 않고 그냥 그 자리에 다시 놓인다.

3단계와 4단계의 차이는 3단계에선 어떤 일이 끝난 이후에만 목적 달성을 인식한다는 점이다. 일을 하는 도중엔 누군가가 필요한 절차를 거치도록 지도해 주어야 한다. 완료의 감각은 내면적이며 일의 종료에 대한 사회적 표준에는 못 미칠 수도 있다.

4단계: 목적 지향 행동

머릿속에 목적이 있는 것은 4단계에서 큰 차이를 만드는 데, 이는 4단계의 사람들이 그 일을 해내기 위해 필요한 행동의 단계를 이행할 수 있기 때문이다. 대부분의 자기관리 행동은 크게 문제될 것 없는 작은 실수를 동반하지만 독립적으로 행해질 수 있다. 그들의 겉모습이 조금 이상하게 보일 수도 있지만 수용될 만한 정도이다. 약을 먹는 것은 그들이 약이 자신에게 무엇을 하고 무엇을 안 하는지 혼동하기 때문에 주요 자기인식 문제가 될 수 있다. 약 먹기를 거부하거나 약을 구분하지 못해 해로운 반응을 보인다는 것을 간호인에게 알려 오는 것은 4단계에서 기능하는 사람들에 대한 가장 큰 걱정거리이다.

가사일을 하는 데서 장애가 더욱 두드러지게 나타난다. 집이 지저분하거나 더러워질 수 있고, 빨래가 자주 안 되어 있을 수도 있다. 그들의 식사는 약간의 준비나 전혀 준비가 필요하지 않은 간단한 음식 몇 가지로 국한되어 있을 것이다. 돈을 쓰는 것은 취약한 행동이 되는 경향이 있다. 하루치 생활비를 매일 제공하는 것이 돈을 관리하는 가장 안전한 방법이다. 돈과 수표는 잃어버리거나 도둑맞곤 한다. 청구서는 쉽게 처리하지 못하며, 그것에 대해 지나치게 걱정하거나 아예 무시하거나 한다. 예산이란 개념은 그들에게 큰 의미를 갖지 않는다.

많은 4단계의 사람들이 공동체 안에서 혼자 살아갈 수 있다. 그들은 보통 평범한 위험을 피하는 방식의 가사 노동 루틴을 따른다. 장애는 그들이 보통 일을 하는 방법에 부합하지 않는 사건이 생겼을 때 문제가 된다. 그들은 명확히 눈에 보이는 변화를 알아채고 도움을 요청할 것이다. 도움을 요청받은 사람은 장애인이 짐이라고 생각하거나 귀찮게 군다고 생각할 정도로 자주 이러한 도움 요청을 받았을 수도 있다. 장애인들의 도움 요청은 종종 그들이나 다른 누구에게도 큰 위협이 되지 않는 사소한 것 때문이다. 걱정되는 부분은 많은 진짜 위협을 장애인들이 알아채지 못한다는 것이고, 그들이 혹시나 사고나 부상을 당하지 않을까 걱정하게 된다. 자주 그들의 집을 방문하여 위험한 물건이나 도구를 제거하는 것은 좋은 예방책이다.

집에서는 허용되는 낮은 수준의 업무 수행 능력은 공동체에서는 그리 잘 받아들여지지 않는다. 생산 연령의 사람들은 그들을 위한 특별한 상황이 만들어지지 않는 한 일자리를 갖기가 어렵다. 하지만 특별한 상황이 만들어진다면 그들은 일에 전념할 것이고 일의 루틴을 학습한다면 이에 순응할 것이다. 그들은 누군가가 그들을 상기시켜 주거나 활동을 계획해 주지 않는 한 여과 활동을 하지 않는다.

사회적 역할에는 보통 제약이 걸려 있다. 소통되는 것으로는 타인의 일을 방해하는 것으로 표현하는 도움 요청이 유일하다. 흔치 않은 상황에 적응하는 방법은 한 단계씩 설명해 줘야 한다. 전화 통화로 전해지는 구두적 지시 사항이나 글로 쓰인 해야 할 일의 목록으로 주어지는 지시 사항은 그들을 혼란스럽게 만들거나 무시당한다. 그들에게 새로운 것을 가르치는 것은 그들이 습득할 때까지 수개월의 반복이 필요하다. 만약 그들에게 신체적 장애가 있다면, 그들에게 장애에 따른 보조 기구 사용법을 배우는 것은 지루한 일일 수도 있다.

가족들이 그들이 할 일을 구성해 준다면, 가족활동에 계속 참여할 수 있도록 간단한 일을 맡길 수 있다. 부양가족을 위해 틀에 짜인 일을 할 수는 있지만 가족을 위해 문제를 해결해 줄 수는 없다. 장애인을 위해 다른 사회적 접촉이 종종 마련되기도 한다. 대화는 단답형의 대화로 제한되거나 같은 이야기를 반복하는 성격을 가진다. 최신 시사에 대한 지식은 희박하므로 그들에게 이에 관련된 대화는 통하지 않을 것이다.

치료사들은 클라이언트들이 특정한 일을 하기 위해 필요한 물건을 가져오게 하기 위한 동작을 대신 시작해 줘야 할 수도 있다. 행동의 영향은 인식되어 그들이 기억하고 있는 보통 이 행동으로 인해 나오는 결과나 샘플로 보여 준 이 행동에 맞게 조정된다. 움직임은 일을 처리하기 위해 자발적으로 정리된 연속적 행동 단계들을 거친다. 이런 동작들은 일정하며 보통 한 시간, 최소한 하루 안에는 그 일을 끝마치기를 원한다. 이 클라이언트들은 평소에 조용하나, 실수를 고치는 데 도움을 청하거나 물건을 요구하는 등의 요청을 한다.

신경은 물건의 두드러진 성질을 인식할 수 있을 정도로 연결되어 있다. 두드러진 성질이란 일직선 방향, 색깔, 모양과 4까지의 숫자를 말한다. 되찾아진 감각운동 모형은 틀에 짜인 행동이나 행동의 간단한 단계들에 대한 기억이다. 운동행위가 물질에 미치는 영향은 4단계 클라이언트들이 인식할 수 있고, 물건이 어떻게 되어 있어야 하는지에 대한 기억을 벗어난 실수 역시 알아볼 수 있다. 공예 과제의 물리적 완성본 샘플과 일치하지 않는 실수도 곧잘 알아차린다. 기억이나 샘플을 떠나 다른 것을 하는 데는 유연성이 부족하며, 이는 특히 동기가 강할수록 더 심하다.

많은 생각을 요하지 않는 틀에 짜인 활동을 하는 습관 패턴은 사용되지만, 4단계에선 습관 패턴을 실행해 내는 데 더 많은 노력을 필요로 한다. 4단계 클라이언트들은 저장된 감각운동 모형에 집요하게 의지한다.

처리되는 정보는 특정 활동을 어떻게 하느냐에 관한 정보이다. 일의 질의 대한 사회문화적 기준을 의식하고 있으며, 보통은 이런 기준과 맞추기 위해 노력한다. 문화적 이해는 명확하고, 당장의 선택, 활동의 경험과 대부분 관련이 있다. 개념화, 추상화와 논리적 사고는 손상됐지만, 클라이언트가 추상적인 뜻을 가지는 단어를 알고 있는 경우에는 그러한 사고에 손상이 없다고 오해하게 될 수도 있다.

4단계와 5단계의 차이는 4단계에서의 학습은 암기에만 국한돼 있다는 것이다. 암기란 새로운 활동을 하기 위한 동작을 단계별로 기억하는 것으로 이해하고, 확인하며, 단계를 변형할 정도의 사고의 유연성은 존재하지 않는다.

5단계: 탐구 활동

동작의 단계를 바꿀 수 있는 유연성은 5단계에 존재한다. 첫 번째 변형은 압력과 힘과 같은 신경근육적 효과의 연속적인 조정이다. 시행착오를 거치며 해 보는 것을 통해 학습하게 된다.

5단계에서 자기관리는 거의 완벽하며, 미용, 옷 입기, 목욕, 식사와 배변 활동은 어려움 없이 행해진다. 5단계에서도 약을 먹는 것은 어려움일 수 있지만, 이는 4단계에서와는 달리 그들이 약의 부작용과 약을 먹었을 때 나타나는 일시적인 불편함 같은 의학적 개념을 이해하지 못하기 때문이다.

가사 활동은 4단계에서보다 더 잘 수행된다. 그들이 거미줄, 음식 부스러기, 머리카락, 지문과 같이 덜 두드러지는 더러움을 인식하고 제거하기 때문에 청소의 질이 개선된다. 그들은 또 뭔가를 문지를 때 적절한 압력이 들어가도록 조절할 수 있기 때문에 잘 지워지지 않는 얼룩도 지워 낼 수 있다. 먼지나 얼룩이 보이기 때문에 세탁도 더 자주 행해진다. 옷은 세탁과 드라이클리닝을 할 때 색깔에 따라 분류한다. 따뜻한 식사를 먹고 다양한 음식을 섭취한다. 종종 문제를 일으키는 활동들은 쇼핑, 돈을 쓰는 것과 전화기로 너무 오래 통화하는 것이다. 지나치게 확장된 신용 한도, 사치품을 구입하는 행동 또는 생활에 어려움을 겪을 정도로 지출을 충분히 하지 않는 현상이 일어날 수 있다.

사건, 상황을 예견하지 못하는 것은 5단계에게 가벼운 짜증의 원인이 되기도 한다. 그들은 미리미리 무언가를 해두는 것을 '잊어버린다'. 떨어져 가는 약을 다시 타 오는 것, 우표를 사 놓는 것, 옷을 세탁소에 맡겨 두는 것, 생일 카드를 사 놓는 것, 사야 할 물품 목록을 적어 놓는 것과 장보러 갈 때 이를 들고 가는 것, 오븐을 예열시켜 놓는 것, 주차 제한 시간이 끝나는 때를 확인하는 것과 고기가 다 구워지는 시간을 확인하는 것과 같은 일들을 까먹는 것이다.

감독하에 공동체에서 주요 역할 활동에 참여하는 것이 가능하다. 시계, 달력, 손목시계와 다이어리 등이 스케줄을 따르는 데 활용될 수 있다. 개인 스케줄과 선호도에 초점을 맞추면 주요 역할과 여가 활동을 지도할 수 있을 것이다. 활동의 스케줄을 짜는 것에는 그들의 활동이 타인에게 주는 영향과 제시간에 의무를 다할 수 있도록 고려하기 위한 감독이 필요하다. 규칙적인 스케줄을 따르는 여가 활동이나 즉흥적으로 하는 행동들이 미리 계획이 필요한 활동보다 더 수월하게 진행될 것이다.

'벌어질 것을 기다리는 사고(벌어질 게 뻔한 사고)'라는 표현은 5단계에서 기능하는 사람들을 위해 생겨난

말일지도 모른다. 그들은 안전 수칙을 학습할 수 있지만 이를 꾸준히 따르는 것은 하기 어려워한다. 그들은 결과를 생각하지 않고 충동적으로 행동할 수도 있다. 학습은 어떤 동작의 즉각적인 영향에 초점이 맞춰져 있고, 그 동작의 이차적인 영향은 예견하지 못한다. 이 사람들이 심각한 피해나 사고 위험이 높은 행동을 하는 것을 피하도록 경고를 해 주어야 한다. 파급효과를 생각하지 않고 지름길을 택할 수도 있다. 응급상황이 막상 닥치면, 이 사람들은 우선순위를 정하고 이차적 효과를 고려하여 그들의 노력이 타인의 노력과 부합하게 조정하는 데 어려움을 겪게 마련이다. 그들의 노력을 타인의 노력과 맞추는 것에 어려움을 겪는 것이 그들의 사회적 역할장애의 가장 곤란한 부분이다. 그들이 표현하고자 하는 것들은 타인의 관점을 생각하지 않고 오로지 그들에게만 말이 되는 것들이다 그들은 가족들의 이익을 자신의 이익보다 우선으로 두지 않을 수도 있고, 기브 앤 테이크를 품위 있게 행하지 못하기도 한다. 협조하고, 협력하며, 타인의 권리를 생각하지 못해 몇몇 사람들은 사회에서 종종 소외를 겪는다. 그들이 만약 다른 사람들을 감독하는 역할을 맡게 된다면, 그들은 거만하고 거들먹거리는 두목이 되기도 한다. 시민으로서 그들은 시사에 대한 개인의 관점을 갖고 있기도 하다.

치료사들은 개인이 물건에 행하는 신경근육적 영향의 변화를 발견하였다. 신경근육의 변화는 오감을 사용해서 느낄 수 있는 물질에 다른 영향을 준다. 동작과 도구, 동작 단계의 변화를 탐구하며 시행착오를 거친다. 개인적 취향이 얻고 싶은 효과를 선택하는 것을 지배한다. 일하는 동시에 말을 하는 것이 관찰될 수 있다.

물질의 미묘한 신호를 감지하도록 신경의 연결이 형성된다. 미묘한 신호란 물질의 표면적, 공간적 요소를 말한다. 동작 행동의 영향은 인식되고 새로운 감각운동 모형을 탐구하기 위해 변형된다. 해 보는 것을 통해 학습된 새로운 감각운동 모형은 저장되고 나중에 사용하고자 할 때 정보를 불러온다.

우수 운동 협조 기능과 민첩함은 5단계 사람들에겐 집중을 요구한다. 변하지 않는 탐구, 발견과 놀이에 대한 본능적 관심은 새로운 동작의 길을 만들어 내도록 한다. 외부 환경의 모든 물리적 요소들은 탐구될 수 있다. 사회적 또는 문화적 규범보다는 개인의 가치관과 선택이 더 중요하게 여겨질 수 있다. 그들의 생활에서 순간의 개인적 쾌락을 위해 사는 쾌락주의 성격이 나타나기도 한다. 5단계와 6단계의 차이점은 5단계에서 앞으로 할 동작을 계획하는 것과 이차적인 효과를 이해하는 것은 대상이 앞에 있어야만 가능하다는 것이다.

6단계: 계획된 행동

대상 물건 없이도 이차적인 효과를 예견하고 계획하는 것은 6단계에서 가능하다. 치료사들은 6단계에서 기능하는 사람들이 행동을 하기 전에 멈추고 생각하는 것을 관찰하였다. 일어나는 문제를 해결하기 위한 집요함은 존재하지만, 많은 실수는 사전에 예견하여 예방된다. 실수는 행해지는 특정한 동작과 관련되므로 사회적 상황의 맥락 안에서 조정된다. 실수를 수용하고 조정하는 데에 있어 개인적 우선순위가 표출되곤 한다.

참고문헌

Allen, C.K. (1988). Cognitive disabilities. In S. Robinson (Ed.), Focus. Rockville, MD: American Occupational Therapy Association.

Allen, C.K. (1985). *Occupational therapy for psychiatric diseases: Measurement and management of cognitive disabilities.* Boston: Little, Brown.

Allen, C.K. (1982). Independence through activity: The practice of occupational therapy (psychiatry). *American Journal of Occupational Therapy,* 36, 731-739.

Allen, C.K., & Allen, R.E. (1987). Cognitive disabilities: Measuring the social consequences of mental disorders. *Journal of Clinical Psychiatry, 48,* 185-191.

Americans with Disabilities Act of 1990, Public Law 101-336, July 26, 1990.

Black's Law Dictionary(5th ed.) (1979). St. Paul, MN: Western Publishing.

제 3 장

Reporting Occupational Therapy Services

작업치료 서비스 제공 기록

Claudia Kay Allen, MA, OTR, FAOTA

1990년대에 작업치료가 사람들의 생활에 실질적으로 변화를 줄 수가 있는 기회가 있었다. 우리가 항상 치료사가 줄 수 있는 서비스에 대해서 강조를 했지만, 1970년대와 80년대에는 치료의 목적으로만 쓰였다. 작업치료사들은 장애나 증상을 기록하고 측정하는 데에만 그쳤다. 마침내, 뇌에 문제가 생긴 클라이언트들은 더 이상 증상이나 장애를 측정하고 기록할 수 없다는 결과가 나왔다. 그래서 우리도 더 이상 증상이나 장애를 측정하고 기록하는 데 그치지 않고 사람들이 어떻게 생활하는지에 더 중점을 두게 되었다.

이렇게 직접적으로 사람들의 삶에 관여하게 됨으로써 치료사들이 클라이언트들을 대하는 방법이 많이 달라졌다. 많은 클라이언트들이 이 변화에 대해서 질문을 던졌다. 이번 장은 미국에서 가장 많은 돈을 지불하는 보험회사의 관점에서 이렇게 실용적인 작업치료를 이야기할 것이다. 여기서 말하는데, 보험회사는 이렇게 실용적으로 바꾸는 것을 매우 환영했다.

>> Blue Cross of California가 설명했듯이 실용적인 결과는 반드시

- 의미가 있어야 하고
- 공동체를 위한 것이고
- 시간이 지나도 계속할 수 있는 것이어야만 한다.

'의미가 있는' 결과라는 것은 클라이언트가 중요시 여기고, 보호자들이 옆에서 클라이언트를 안전하게 도와줄 수 있는 활동들을 포함한다. '공동체를 위한' 결과라는 것은 가장 경제적이고, 효율적 그리고 효과적인 활동들을 사람들의 생활환경과 사회적인 직업에 따라 부여하는 것이다. '시간이 지나도 계속할 수 있는 것'은 클라이언트들이 병원이 아닌 혼자 집에서도 시간이 지나도 할 수 있는 활동들을 말한다.

이렇게 실용적인 결과들은 반드시 개인들을 위해서 만들어져야만 한다. 클라이언트들에게 미리 예정된 활동들이라는 것은 없다. 당신은 클라이언트들이 무엇이 필요하고 사회적인 생활 패턴이 무엇이고 그것과 관련된 활동들을 클라이언트들에게 줄 필요가 있다. 또한, 클라이언트들의 몸 상태와 질병이 앞으로 어떻게 실용적인 결과에 영향을 미칠지 뿐만 아니라 이 치료가 얼마만큼의 시간이 필요하고 또 비용이 얼마나 들지도 생각할 필요가 있다. 인지능력, 즉 뇌손상이 있는 클라이언트들이 필요로 하는 활동들을 정할 때는 의료기록을 통해서 앞으로 무슨 활동이 좋을지 결정하게 되는데, 이때 얻을 수 있는 결과는 굉장히 복잡하다.

의학적 필요성과 숙련된 기술은 보험회사의 언어로, 얼마나 클라이언트가 서비스를 필요로 하고 서비스의 질을 따지는지를 설명하는 말이다. 이 단어들은 얼마나 보험회사들이 많은 서비스의 범위를 보험으로 커버하고 있는지를 설명해 준다.

의학적 필요성은 클라이언트들의 전체적인 안전과 운동 능력이 눈에 띄게 향상될 수 있을 것이라고 예측할 수 있을 때 나타난다. 일반적으로 의학적 필요성은 질병이나 사고의 후유증을 낮춰 준다. 이때 추가적으로 나타날 수 있는 합병증의 가능성도 줄여 준다. 하지만 의학적으로 현재 장애를 유지하여 지금 가지고 있는 능력들을 유지하는 것은 보험회사에서 커버해 주지 않는다.

숙련된 기술은 치료사, 간호사 그리고 일반적인 사람들의 차이점을 분명하게 말해 준다. 어떠한 활동들이 안전하고 효과적으로 이루어지기 위해서는 기술이 없는 보호자들의 도움이 필요가 없다. 기술은 치료사가 질병으로 인한 클라이언트의 부작용 감소와현재 가지고 있는 운동 능력들을 극대화시키고, 클라이언트를 안전하게 활동에 참여할 수 있도록 하는 지식들이다. 따라서 치료사의 목적을 달성하는 것은질병의 과정을 이해하고 앞으로 클라이언트가 참여할 활동들을 분석하는 것이 포함된다.

의학적 필요성과 숙련된 기술의 필요성은 서비스의 가치를 부여하는 것이다. 치료사의 질에 대한 정당성은 가끔 치료사가 받는 수당에 의해서 결정되기도 한다. 그러므로 이번 장의 목적은 의학적 필요성과 그 다음으로 필요한 숙련된 기술이 정신적인 질환이 있을 때 어떻게 사용되는지 설명하는 것이다.

치료사들에겐 질병은 네 가지 단계가 있다. 'Acute phase'는 클라이언트가 의학적으로 어느 활동이든지 간에 참여할 수 없는 단계, 'Postacute phase'는 클라이언트가 의학적으로 어느 활동을 참여할 수 있는 단계이다. 'Rehabilitation phase'는 의학적으로 클라이언트가 할 수 있는 활동에 참여하는 단계이며 'Long-term care phase'는 남아 있는 장애가 클라이언트들을 사회에서 불이익을 받을 수밖에 없게 하는 단계이다. 이러한 단계들에는 각각 치료하는 과정이 있고 이 과정에서 무엇에 중점을 두는지를 치료사들이 판단해야 한다.

급성기 단계(Acute phase)

후유증의 관점으로 보면, 급성기 단계는 클라이언트가 의학적으로 어느 활동이든지 참여할 수 없을 때 일어난다. 치료사들은 이때 질병의 증상을 평가하거나 치료하고 장애를 줄이려고 한다. 의학적인 모델은 목표와 치료 효과의 대해서 보고한다. 예시들은 관골류나 위치를 잡는 기구, 부종을 막거나, 운동 범위를 유지하거나, 클라이언트가 위험에 처했을 때 인식 능력에 대한 변화 평가를 기형을 막는 데에 쓴다. 이 단계에서는 클라이언트의 상태가 계속 변화한다. 그러므로 어느 부분에서 이러한 운동 능력이 있을 거라고 예상을 할 수가 있다. 클라이언트의 상태에 따라 클라이언트의 몸 안이나 바깥에서 치료가 계속될 수가 있다. 이 단계에 대해 치료사가 지식을 가지고 있으면, 지속되는 장애는 계속 지속될 것이고 부작용을 줄일 수 있다. 이 단계에서의 치료는 장애를 줄이거나 지속시키고 부작용을 없애는 것이 효과적이다.

급성기 후 단계(Postacute phase)

이 단계는 클라이언트가 의학적으로 어느 활동에 참여할 수 있을 때를 말한다. 클라이언트의 상태는 계속 향상되고 있고, 이 향상되는 것을 소수점으로 표현한 것은 제5장에서 설명하겠다. 이 단계에서 평가를 내리는 것은 치료사와 클라이언트의 접촉을 통해서 이루어진다. 부작용을 막는 것도 이 단계에서 이루어진다. 인지능력이 어느 정도 안정이 되었을 때 치료사들은 클라이언트들에게 도움이 되는 것들을 하나둘씩 수행한다. 이 단계에서 치료의 효과성은 부작용을 막는 것과 평가의 정확성, 그리고 클라이언트들에게 필요한 것들을 얼마나 정확하게 실행했는지에 달려 있다.

치료사의 기대 사항

예정된 결과물은 클라이언트가 최소한으로 제한된 환경에서 안전하게 활동할 수 있는지를 추천하는 것이다. 이 결과는 이렇게 얻을 수 있다.

1. 인지능력의 제한선을 정하고 떠날 때 인지능력이 어떤지 예측한다. 이 예측은 장기적인 목표에 사용되고 단기적인 목표는 지금 어떤 활동을 해야 하는지 정하고 지금 현재 능력과 다음 단계에 필요한 능력을 맞추는 데 쓰인다.
2. 병명을 보고해 다른 진단된 병을 가진 클라이언트들에게 도움이 된다.
3. 증상, 장애의 변화를 측정한다.
4. 운동 능력이 안정화되었을 때의 시간을 찾아낸다.
5. 남아 있는 증상이나 장애를 치료 팀에게 설명하고 어떤 치료 방식을 택해야 하는지 알려 준다. 그리고 퇴원 후에도 어떤 도움이 필요할지 설명한다.

참고 범주

의학적인 필요성은 인지능력의 변화와 운동 능력의 평가를 평가해 퇴원을 계획한다.

숙련된 기술은 인지능력의 조그마한 변화들을 정확하게 알아낼 수 있고, 그것에 대해서 알맞은 지식 능력을 가지고 있는 것이다. 충분한 의학적 지식을 인지능력의 변화와 치료의 변화에 맞추고, 질병의 자연스러운 과정에 맞춘다면 이 과정의 분석이 클라이언트의 인지능력 분석에 도움이 되고, 나중에 클라이언트가 퇴원을 하였을 때 무엇에 흥미를 가지고 활동을 할지에 도움이 된다.

가장 우선순위가 되는 클라이언트는 퇴원 후에 생활 패턴이 바뀌게 되는 클라이언트들이다. 이러한 변화들은 새로운 육체적 또는 정신적 장애로부터 생기는 것들이다. 이러한 변화, 예를 들면 가족 없이 혼자 살아가는 것이 기준상 질문이다. 법적인 상태로서 가령 변호사의 위치 또는 법적인 변호사도 우선순위가 된다. 이러한 상황들이 개인의 삶의 큰 변화를 주게 되는 것들을 고려해야 한다. 이러한 변화들은 사람들이 재활에 들어가기 전에 먼저 제안되기도 한다.

항정신제에 변화가 있을 경우 인지능력은 약물의 효과성을 평가하는 데 쓰일 수 있다. 우울증에 걸린 사람들은 아무런 활동에도 흥미를 느끼지 않기 때문에 이걸 어렵게 만든다. 더 나아가 이 사람들은 어떠한 활동들이나 프로젝트도 자신의 증상을 좋게 만들 것이라고 믿지 않는다. 이러한 사람들을 활동에 참여시키기 위해서 그들의 능력을 최고치로 이끄는 것도 치료사들이 해야 하는 고된 일 중에 하나이다.

의학적으로 정신지체가 있는 클라이언트들은 새로운 운동감각 모델과 기존의 운동감각 모델을 같이 사용할 수 있다. 치료와 퇴원의 가능성은 새로운 장애에 의해서 조정될 수도 있다. 가족 구성원들과 그동안의 클라이언트의 성과를 관찰하는 것이 매우 중요하다. 만약 클라이언트의 안전이 계속 걱정될 경우에는 재활센터로 보내야 한다.

알츠하이머 치매가 있을 때에는 장기적으로 운동 능력이 떨어진다고 예측할 수가 있다. 목표와 퇴원 계획을 현재 능력과 앞으로 떨어질 운동 능력을 대비해 준비해야 한다.

뇌졸중이나 뇌에 손상이 있을 때에는 운동 능력이 앞으로 향상될 것이라고 보아야 한다. 보통 사고 이후 1년 이후에 능력이 향상된다고 보아야 한다. 현재 능력과 앞으로 향상될 능력을 보며 퇴원 일정을 잡아야 한다. 보행 능력이나 손, 발 능력이 인지능력의 제한으로 인해 현저히 떨어졌기 때문에 현재의 목표를 잘 정하는 것이 매우 중요하다. 앞으로 몇 주 몇 년 동안 현실적으로 얼마만큼 클라이언트가 회복할 수 있는지 고려하는 것이 필요하다. 향상되는 패턴들을 잘 기록해 앞으로 클라이언트들이 어떻게 회복할 지 예측하는 정확도를 높여야 한다. 이러한 패턴들은 보험회사가 앞으로 클라이언트가 얼마나 회복할 수 있는지 예측하는 데 쓰인다.

모든 치료계획들은 진단명과 건강 요소들을 보여 주게 된다. 하지만 ICIDH의 엄청난 양의 장애는 어려움을 초래한다. 급성기 후 단계에서는 비실용적이지만 전체적인 평가를 통해 개인의 퇴원 절차를 고려하는 것은 비교적 쉬운 일이다. 하지만 이렇게 긴 평가는 비싼데다가 필요가 없을 때도 있다. 당신은 이 클라이언트를 위해 어떤 장애를 선택할지 고려한 후에 클라이언트의 퇴원 절차를 고려해야 하고 이것을 정당화해야 한다.

급성기 후 단계에서는 매주 인지능력을 가능하면 소수점으로 표현하게 된다. 자주 하는 평가가 더 정확하고 능력의 변화를 파악하기에 더 적합할 수 있기 때문이다. 소수점의 숫자가 변할 때마다 단기적인 목표가 변하는 것이고 장기적인 목표의 정확도를 다시 한 번 확인해 보아야 한다.

만약 인지능력이 일주일이 지나도 변하지 않는다면 진단, 시간, 약물반응 그리고 평가와 관련이 있다고 판단해야 한다. 하지만 퇴원을 할 때 정당한 사유가 없을 시 퇴원을 미뤄야 한다. 치료사들은 클라이언트들이 병원에 있음에도 불구하고 치료를 그만둘 수도 있다.

많은 클라이언트들은 급성기 후에 인지능력 3, 4단계에 있다. 그리고 클라이언트의 장애가 가족들에게 새로울 때는 가족들이 행동들을 조정해야 한다. 클라이언트들이 많은 능력들을 잃어버리고, 성격 이 변했을 때 가족들은 슬퍼하지만 급성기 후 단계에서는 그러지 않아도 된다. 가족은 클라이언트의 안전을 위해서 짊어져야 할 짐들을 도와주려고 노력해야 한다. 장애를 거부하는 기록과 기록된 경고문을 제공하는 것도 치료사가 해야 할 일 중 하나이다. 가족들에게 장애를 설명하고 개인에게 적합한 설명을 해줘야야 한다. 만약 사람들이 다른 병원을 찾아간다면 그 병원에 클라이언트의 기록을 전달해야 한다. 최대한 많은 정보를 끌어모으고 앞으로 장기적인 클라이언트들을 위해 인지능력의 장애를 잘 기록하는 것도 중요하다.

문서화(Documentation)

클라이언트의 기록은 평과, 과정, 그리고 퇴원하는 과정의 요약을 포함해야 한다.

>> 클라이언트평가: 클라이언트를 평가하는 데는 의학적 필요성과 숙련된 기술이 전부 필요하다.

- 진단의 증상들은 초기 평가 시 활동 중에 나타난 것이다. 정신적 질환을 가진 클라이언트를 우선순위로 둔다.
- 다른 의학적 증상과 클라이언트의 성과를 연결해 다른 진단된 병들의 치료를 돕는다.
- 추천 시 인지 단계: ACL 점수가 옳다고 생각한다면 당신은 보고할 수 있다. 만약 그렇지 않다면 당신의 임상적 견해를 보고하여라.
- 과거 치료의 반응, 평소 급성기 후 단계의 과정과 개인의 의료 기록을 참고해 앞으로 클라이언트의 능력이 어떻게 향상될지 예측한다.
- 가장 제한되지 않은 환경에서 클라이언트가 어떻게 생활하는지 기록하고 퇴원 날짜를 정한다.

>> 과정 기록: 클라이언트의 인지능력이 어떻게 향상되고 증상이나 장애가 어떻게 호전되었는지 기록한다. 변화의 의미와 평소에 예측했던 인지능력의 변화와의 관계도, 퇴원할 때의 인지능력의 예측 그리고 당신의 퇴원 추천서가 이 안에 포함된다. 만약 변화가 없다면 왜 변화가 없는지 당신의 의견이 무엇인지 기록한다. 앞으로 필요한 안전 수칙들과 보호자들의 노력들을 적는다.

>> 퇴원 기록: 원래 측정된 인지능력과 퇴원추천서가 이 안에 들어가 있어야 하고 원래 측정된 기록들과 클라이언트가 현재 가지고 있는 능력을 비교하여 보호자들에게 정보를 주어야 한다.

재활(Rehabilitation)

재활 단계는 클라이언트들이 의학적으로 양호한 상태에 있고 모든 활동에 참여할 수 있는 상태가 되었을 때 도달한다. 의학적인 상태가 안정화되었을 때 증상, 장애들이 호전되는 것을 보게 되기는 매우 힘들다. 치료사들은 활동의 질을 높이면서 클라이언트들이 적응할 수 있는 장비를 주고, 환경을 클라이언트를 위해 바꾸어 놓고, 클라이언트를 도와줄 수 있도록 보호자를 가르쳐야 한다. 예측하기 쉬운 결과는 클라이언트들이 안전한 생활을 하는 것이다. 치료의 효과는 개인이 활동을 더 많이 하고, 할 수 있는 시간이 늘어나고, 도움을 얼마나 필요로 하는지로 설명될 수 있다.

재활의 단계는 작업치료의 능력을 더 필요로 하는 단계이다. 의학세계에서 재활이라는 것은 '유지할 수 있는 프로그램'을 만드는 것이다. 의료계는 보험회사에게 기준을 정해 준다. 안전한 활동을 한다는 것은 치료사가 항상 걱정하는 일들 중 하나이다.

이 재활 단계를 더 잘하기 위해서 작업치료사들은 향상되는 것을 다르게 생각해 보아야 한다. 급성기와 급성기 후 단계에서는 호전되는 증상들이 확실하게 보인다(세로축). 하지만 이 단계에서는 더 이상 호전되는 것을 볼 수가 없을 것이다(가로축). 세로축은 치료사가 클라이언트의 능력을 극대화하는 단계이다. 치료사는 클라이언트가 무엇을 할 수 있고 무엇을 할 수 없는지를 알아야 한다. 하지 못하는 능력을 더 이상 클라이언트에게 강요해서는 안 되고, 클라이언트가 할 수 있는 능력들을 더 잘할 수 있도록 도와주어야 한다. 클라이언트가 4.4의 단계에서 활동하고 있을 때에는 4.4의 능력과 그 밑 단계의 능력들은 다 할 수가 있다고 보아야 한다. 변화는 클라이언트가 할 수 있는 능력 범위 안에 있는 능력을 전부 다 할 수 있을 때 변화를 보였다고 할 수 있다. 클라이언트의 안전은 클라이언트들을 경고해 주고 보호자들에게 클라이언트들의 능력을 가르쳐 주는 것이다.

이 책을 쓴 이유는 재활과 장기적인 보호(long-term care)의 질을 더 향상시키기 위해서이다. 사람들의 가장 큰 걱정은 그들의 건강 문제이다. 현재의 많은 치료 방법들은 급성기와 급성기 후 단계에만 치중되어 있다. 최근에는 장애를 가진 사람들의 삶에 대해서 쓴 책을 더 이상 찾아 볼 수가 없다. 이러한 무심함이 클라이언트들의 활동의 변화를 측정하는 데 어려움을 주고 있다. 또 다른 무심함은 클라이언트들을 위한 치료를 더 이상 어떻게 향상시킬 수 있는지 모르는 것이다. 그리고 이러한 활동들을 향상시키기 위해서는 작업치료사들이 활동들을 분석해야 한다. 제6, 9장에서 보면 많은 활동이 Earhart와 Blue에 의해서 분석되었다는 것을 알 수가 있다. 하지만 치료사들은 꾸준히 활동을 분석해 클라이언트들에게 어떻게 도움이 될 수 있을지 알아내야 한다. 제5장에서는 어떻게 정확한 분석을 할 수 있는지 설명하고 있다. 우리의 직업은 재활과 장기적으로 보호를 해 주는 것이기 때문에 작업치료사들은 활동과 질병의 단계들이 어떻게 되어 있는지 숙지하고 있어야 한다.

치료사의 기대사항

치료사들이 클라이언트들에게 기대하는 것은 클라이언트들이 남아 있는 능력들을 가지고 장애를 뛰어넘어 그저 정상적인 사회적 활동에 참여하는 것이다. 클라이언트들이 현실적으로 무엇을 필요로 하는 것인지가 우선순위로 알아야 할 일이고, 또한 부작용을 막아 장애가 퍼지는 것을 막아야 한다.

>> 이러한 결과는

- 클라이언트들로부터 활동 기록을 구해 장애와 다른 불편함들을 안다.
- 라이프사이클에 무슨 변화가 있는지 발견하고 변화에 우선순위를 클라이언트와 주변 사람들과 의논한다.
- 클라이언트가 할 수 있는 활동과 없는 활동을 구분해 분석한다.
- 클라이언트가 활동을 하는 동안 클라이언트가 무슨 능력을 잃어 버렸는지 알아내고 그것을 분석해 사회에서 어떻게 사용할지 분석한다.
- 정신적으로 장애가 있을 때 법적으로 무슨 권리가 있는지 알아낸다.
- 사회복지의 혜택을 클라이언트와 주변 사람들에게 가르쳐 준다.
- 사회복지 혜택에 무슨 변화가 있으면 클라이언트와 주변 사람들에게 가르쳐 준다.

참고 범주

클라이언트들은 DSM나 ICD9에 따라 진단을 받고 장기적인 인지능력장애에 대처한다.

- 이때 의학적인 필요성은 무엇에 도움이 필요하고 주변 환경이 어떻게 바뀌고 활동을 얼마나 안전하고 효과적으로 하는지에 달려 있다.
- 숙련된 기술은 클라이언트들이 무슨 활동을 할 때 의학적인 지식을 통해 어떤 현실적인 주의를 줄 수 있는지를 말한다. 클라이언트가 무엇에 흥미를 가지고 활동에 임하고 또 어떤 활동을 할 수가 있는지 알려주는 것이다. 주변 환경에 대해서 충분한 지식을 가지고 장애가 있는 사람들을 위한 환경을 만들고, 주변사람 또는 보호자들을 클라이언트들이 어떻게 안전하게 생활할 수 있는지 가르쳐 주어야 한다.
- 많은 재활 프로그램들은 인지능력 단계 6에 있는 몸이 불편한 사람들을 위한 것이다.
- 많은 치료 프로그램들도 인지능력이 5인 클라이언트들을 타깃으로 삼는다. 현장에서 옆에서 도와주어야 하는 인지능력 3, 4단계에서는 사회의 충분한 도움이 필요하다. 클라이언트들 중 인지능력 3, 6에서는 재활 서비스를 통해 안정화가 된다. 그리고 장애가 있을 때 가장 최근에 어떤 변화가 있었고, 어떤 장애의 변화가 있었으며, 어떤 도움이 필요했는지 알려줄 필요가 있다.

장애인들이 어디서 살아야 하는지에 대한 질문은 항상 클라이언트들이 질병의 어느 단계에 있는지에 따라서 결정되었다. 지금은 클라이언트들이 도움을 받거나 안전을 확보하기 위해 장애인의 직업에 따라 주거환경이 정해져야 한다. 통원 치료는 인지능력이 6단계에 있는 클라이언트와 주변 사람들에게는 효과적이지만 그 외의 인지능력 단계에 있는 사람들에게는 아니다. 치료사는 이러한 어려움 때문에 인지능력 5단계에 있는 사람들을 위해 가정방문, 직업 방문 또는 동네 방문을 해야만 한다. 인지능력 3 또는 4단계는 장기적인 도움이 필요하기 때문에 주변에 항상 도움을 줄 사람들이 필요하고 재활활동을 할 수 있는 환경이 갖추어져야 한다. 클라이언트가 움직일 때마다 주변에서 보호해 줄 기구가 필요하고, 새로운 재활 과정이 필요할 것이다.

재활 단계에 있을 때는 클라이언트가 자율적으로 움직이는 것과 치료사들이 시켜서 하는 활동의 차이가 매우 크다. 치료사들은 이러한 활동이 어떻게 만들어지고 어떻게 능력이 향상되었는지 알기 위해 활동을 조정해야 한다. 치료사가 중간에 개입을 하기 때문에 클라이언트들의 상태가 호전되고 있는 것이다. 이러한 개입은 장기적인 재활에 도움을 주는 사람들이 알아야 할 사항이다.

숙련된 기술들은 인지능력에 장애가 있는 사람들의 능력을 극대화하기 위해 꼭 필요한 사항이다. 하지 않는 것과 못하는 것의 차이점을 클라이언트의 관점에서 설명할 수가 있어야 한다. 정확한 목표의 구분이 없으면 클라이언트와 치료사의 갈등이 빚어질 수도 있다. 나중에 설명을 하여도 클라이언트와 치료사 간의 갈등은 쉽게 없어지지 않는다.

약물로 육체적 장애나 뇌손상에 의해 생긴 장애들이 호전된다면 정확하게 어떻게 약물이 장애를 극복하는 데 도움이 되었는지 평가되어야 한다. 가끔 정신적으로 장애가 있는 사람들은 자신이 장애가 있다는 것을 부정하고 항정신제 복용을 거부한다. 이럴 때 사회복지 시스템이 클라이언트들의 협조를 요구하고 협조하지 않았을 경우의 부작용을 설명해 주어야 한다.

어떤 재활 프로그램을 할지 정하는 것은 클라이언트와 보호자에겐 굉장히 큰 문제일 수도 있다. 아무 의미가 없는 활동들은 아무 의미 없는 치료가 된다. 이러한 치료가 의미가 있게 하기 위해서는 치료사는 활동들을 분석할 줄 알아야 하고 클라이언트들에게 무엇이 중요한지 확실하게 알아야 한다. 활동들은 RTI를 통해 분석 되어 시작한다. 자주 인터뷰와 클라이언트들과 의논을 통해 클라이언트들이 무엇을 하고 싶고 무엇이 필요한지 알아내어 활동을 정한다.

클라이언트와 보호자에서 가끔 어떤 활동이 중요한지에 대해 갈등이 생길 수도 있다. 정신적으로 장애가 있는 클라이언트들은 자신들의 치료 거부에 따르는 부작용 자체를 이해 못할 수도 있다. 반대로, 무엇에 좋은지 이해하지도 못한 채 치료를 무작정 따르고 있는 경우도 많다. 치료사들은 말로 무엇에 좋고 안 좋은지 주의를 주어야 한다. 가끔씩 심각한 사고가 나지 않도록 하기 위해 클라이언트들이 소량의 고통을 느낌으로써 위험을 감지하는 방법을 쓰기도 한다. 하지만 이렇게 해도 클라이언트가 주의를 듣지 않는 경우가 많기 때문에 보호자는 주의해야 한다.

아마 가장 어려운 상황은 정신적으로 장애가 있는 사람들이 정신적으로 장애가 있는 보호자를 가지고 있는 것이다. 둘 다 사회적으로 보호를 받아야 하는 상황이다. 만약 가족이나 다른 사람들이 도와줄 수가 없다면 사회복지센터에 연락하거나 공공복지 보호자에게 연락해야 한다.

클라이언트와 보호자들이 장애를 가지고 사는 것에 적응을 해 가는 동안 우선순위의 변화가 일어난다. 이러한 변화들은 다른 활동들을 하는 것으로부터 활동에 조그마한 변화를 주는 것까지 이루어질 수 있다. 클라이언트가 안전하게 활동하고 다른 보호자들을 필요할 때는 더 이상 숙련된 기술이 필요하지 않다.

재활 프로그램은 육체적과 정신적으로 매우 힘든 일이다. 만약 클라이언트가 치료하는 동안에 불평하거나 잠에 들면 치료 세션의 레벨을 낮추는 것이 클라이언트에 도움이 될 것이다.

클라이언트와 가족들과 보호자들에게 충분한 시간이 지났는데도 더 이상 배우려고 하지 않거나 배우지 않는다면 가르치는 것을 중단해야 한다.

기록

» 클라이언트 기록: 이 평가의 목적은 의학적으로 무엇을 필요로 하고, 어떤 기술이 필요하며, 어떤 것을 정해야 하는지 적는 것이다.

- 장애가 있기 전 클라이언트의 기록
- 클라이언트의 삶의 변화와 클라이언트와 보호자가 그것을 알고 있는지에 대한 유·무
- 사회 복지 시스템이 클라이언트에게 도움이 되는지 안 되는지에 대한 것
- 현재 진단명의 증상
- 현재 얼마나 많은 정신적인 도움을 필요로 하고 얼마나 클라이언트가 많이 변할 수 있는지에 대한 것
- 클라이언트나 보호자에게 중요한 활동
- 장기적으로 치료 목표에 도움이 되는 활동을 고르고 퇴원할 때 얼마나 많은 도움이 필요한지 여부
- 단기적으로 보았을 때 어떤 방법을 사용하고 어떤 활동을 하면서 얼마나 많은 위험을 감수해야 하는지에 대한 것

» 과정 기록: 클라이언트들이 얼마나 활동을 통해서 능력이 향상됐는지와 예측했던 큰 범위의 목표가 기록된다. 앞으로 얼마나 숙련된 기술이 필요한지와 치료 과정에서 조정해야 될 부분을 적는다.

>> 퇴원 기록: 원래 얼마나 도움이 필요했는지와 클라이언트가 앞으로 어떻게 치료를 받아야 하는지에 대한 기록. 치료 목표(treatment goal)에 대한 변화가 있는지에 대한 기록

장기적인 보호(Long-term care)

재활의 관점에서 보았을 때 장기적인 보호는 장애를 가진 사람이 남아 있는 능력들로 혼자서 활동들을 할 수가 없을 때 나타난다. 장기적인 보호는 사회적인 프로그램에서 디자인되어 인지능력이 3, 4단계에 있는 사람들을 위해서 만들어졌다. 이러한 활동들은 작업에서 핸디캡이 없고, 개인의 능력을 극대화시켜 부작용을 없애는데 목적을 둔다.

치료사의 기대 사항

치료사들이 기대해야 할 결과물은 사회 안에서 현재 능력을 가지고 활동을 하며 부작용을 막는 것이다. 또한 건강과 사회복지의 향상을 기대한다. 이러한 결과는 다음 방법으로 얻을 수 있다.

- 과거에 클라이언트들이 했던 기록들을 가지고 클라이언트들이 아직도 그 활동들을 할 수 있는지 알기 위해 기록을 확보한다.
- 클라이언트들이 할 수 있는 활동들을 준비하고 거절할 만한 활동들은 피한다.
- 클라이언트가 하지 못하는 것을 인지하고 활동들을 할 때 과정에 필요한 조정을 한다.
- 클라이언트가 사회의 문화를 그대로 접할 수 있도록 그 문화를 그대로 복제한다.
- 사회적으로 받아들여지지 않을 행동들을 사회적으로 맞는 행동으로 고친다.
- 사회적으로 평상시에 하는 이벤트들에 참여한다.
- 사용할 수 있는 사회복지 시스템을 사용해 클라이언트가 할 수 있는 것들과 할 수 없는 것들을 정한다.
- 사회복지 시스템과 의료보험 시스템을 사용할 수 있을 때 사용한다.
- 다른 보호자들을 도와 클라이언트들의 운동 능력이 향상될 수 있게끔 도와주고 사회에서 도와줄 수 있는 부분들에서는 도와주게끔 한다.
- 장기적인 보호가 필요할 때 장애에 대한 얼마나 많은 보상이 있을지에 대한 것을 알아낸다.

참고 범주

클라이언트들에게 DSM이나 ICD9의 조건에 맞는 인지능력을 부여한다.

>> 의학적인 필요성은 다음 조건을 맞출 때 생긴다.

- 클라이언트들 중 육체적이나 정신적으로 장애가 있지만 6개월 이상 동안 변화가 없을 경우 약물과 의학적으로 고치려고 한다.
- 장애가 있으면서 사회에서 적응을 하지 못하는 클라이언트들은 평소 사회에서 사람들이 어떻게 생활하는지 알아야 한다.

- 침대에 누워 있는 와상 클라이언트만큼 심하지 않은 클라이언트, 또는 다른 활동을 할 수 없는 클라이언트(전체 또는 최고 수준의 인지 도움이 필요한 사람)와 함께 활동을 하는 파트너로 장애인을 받아들일 수 있는 사람
- 약물이나 알코올 남용을 삼가는 클라이언트
- 클라이언트 자신이나 다른 사람에게 위험한 행동을 보이지 않는 클라이언트

>> 숙련된 기술은 충분한 의학적 지식으로 부작용을 막고, 충분한 지식을 통한 활동 분석을 통해 클라이언트가 가지고 있는 능력으로 수행 가능한 활동을 선정해 주어야 한다. 활동을 하는 동안 클라이언트들이 무엇을 필요로 하고 클라이언트들이 다른 클라이언트들과 활동하는 것에 대한 흥미를 느끼게끔 유도한다.

ICIDH에 있는 작업 핸디캡 도표는 전체적으로 장기적인 케어에 도움이 되는 내용을 담고 있다. 활동의 질과 활동에 사용되는 시간도 이 도표에 포함된다. 시간은 측정하기 쉽지만 질적인 정보가 없으면 잘못된 방법으로 수행할 수 있다. 기록을 통해 출석과 클라이언트가 얼마나 활동에 참여하는지에 대해서 알 수가 있다.

사회적인 활동에 참여하는 것은 자발적이며, 장애가 있는 클라이언트의 동기부여와 협력이 필요하다. 개인의 흥미와 성취감, 잔존 기능에 적절한 활동을 제공하는 것은 숙련된 서비스이다. COTA는 활동들을 분석하고 잔존 기능을 이용해 활동에서 과제들을 하게끔 한다. 작업치료사는 이럴 때 부작용을 막기 위해서 의학적인 지식과 사회복지 시스템, 클라이언트의 건강 그리고 보호자와 같이 클라이언트가 못하는 것과 하지 않는 것이 무엇인지에 대한 지식을 가지고 있어야 한다. 만약 활동들을 장애인에게 수행한다면 어떤 활동들은 다른 집단보다 더 선호될 수도 있을 것이다. 프로그램이 계획되고 기록되는 것은 모두 클라이언트의 흥미를 고려해서 된 것이다. 활동이 거부가 되었을 때는 대체할 것을 만들어 놓아야 한다.

활동의 빈도나 시간은 클라이언트가 할 수 있는 범위 내에서 정해야 한다. 기록은 클라이언트가 활동들을 얼마나 할 수 있는지 그리고 어느 시간을 넘어 가게 되면 능력이 오히려 떨어지게 되는지 보여 주어야 한다.

클라이언트가 활동에 대해서 지루함을 느끼거나 장애 때문에 더 이상 활동에 참여하지 못할 수도 있다. 클라이언트가 활동에 반드시 참여할 수 있도록 서비스의 필요와 적절성을 고민해 보아야 한다. 이러한 치료법이 계속되면 클라이언트들은 더 활동에 참여할 것이고 퇴원에 가까워지게 된다. 퇴원이 가능하거나 치료가 필요 없다고 느끼는 기준은 다음과 같다.

- 장애가 심해, 누워 있거나 더 이상 활동을 할 수 없을 때
- 능력이 많이 향상되어 지역사회 내에서 보통의 작업에 참여가 가능할 때
- 더 이상 다른 클라이언트들을 친구로 받아들이지 않을 때
- 약이나 술을 남용하는 경우
- 다른 클라이언트들에게 위험이 되는 경우

기록

>> 클라이언트 기록: 클라이언트들이 필요로 하는 의학적인 치료와 거기에 걸맞는 기술 그리고 재활할 때의 평가에서 얻은 정보들로 이루어진다.

» 과정 기록: 안정화가 된 후, 그동안 클라이언트가 보인 증상들 중 일어날 줄 알았던 증상들과 다른 증상들을 기록한다. 장애가 치료가 되든 더 악화가 되든 기록하고 그 변화를 가족과 클라이언트들에게 알린다. 이러한 기록들은 활동들에 대한 클라이언트들의 반응을 기록해야 하고 클라이언트의 기호를 기록해야 한다.

» 퇴원 기록: 퇴원하는 사유를 정확하게 기록해야 하고, 클라이언트가 장기적인 보호가 필요한지 또 그것에 대한 클라이언트의 반응을 기록해야 하며, 의료보험과 사회복지에 대한 기록도 있어야 한다.

코드(Codes)

의료보험에서 문제에 대한 코드, 또 치료 결과를 기록하게 한다. 급성기 단계에서는 ICD에서 나오는 사인과 증상을 보여 주는 코드가 적용된다. 급성기 후 단계에서는 international classification of impairments, disabilities and handicaps(ICIDH)라는 코드를 적용한다. 클라이언트들은 이 단계에서 활동을 하게 되며 자신의 건강 문제에 직면하게 된다. 손상은 활동 수행을 제한한다. 장애를 보여 주는 코드들은 활동을 제한하는 이유와 문제를 알 수가 있다. 클라이언트가 급성기 후의 끝에 직면했을 때 치료사들은 퇴원 추천서를 만드는 것을 고려할 필요가 있다. 약물로 도울 수 있는 코드는 [표 3-1]에 수록되어 있고 일반적인 예측들을

표 3-1 Medicare Intermediary Manual Part Ⅲ의 신체 및 인지적 도움 코드, 1990; 각각의 신체적, 인지적 도움 코드*

완전한 도움(total assistance)은 외부 자극으로부터 기능적인 반응을 이끌어 내기 위한 인지적 도움과 모든 신체적 활동을 수행하기 위해 한 사람 이상이 100%로 도움을 주는 것이다.

문서에 청각자극에 대한 반응이나 삼킴과 같은 자동적인 행동들을 끌어내기 위해 외부적 자극이 필요하다고 기록되어 있으면 인지적으로 손상된 클라이언트들은 완전한 도움이 필요하다.

최대한의 도움(maximum assistance)은 지시에 대한 반응으로 대근육을 움직일 수 있게 하는 인지적 도움과 기능적 활동의 부분을 신체적으로 수행하기 위해 한 사람이 75% 정도로 도움을 주는 것이다.

환경 안에서 물체들과 다른 사람들의 인식 부족 때문에, 클라이언트를 움직이기 위해서는 자기 수용적 자극과 일대일 설명이 필요하다.

중등도 도움(moderate assistance)은 간단하고 반복적인 활동들을 안전하게 수행/유지하기 위해 지속적으로 인지적 도움을 주는 것과 신체적 활동들을 수행하기 위해 한 사람이 50% 정도로 도움을 주는 것을 말한다.

클라이언트들은 활동을 완료하거나 순서대로 나아가기 위해 부분적으로 일대일 힌트(신체적 또는 구어적)를 필요로 한다.

불규칙적이거나 예상하지 못한 행동들과 위험을 예방하거나 집요하게 반복하는 행동들을 중단시키기 위해 지속적 관찰이 필요하다.

최소한의 도움(minimal assistance)은 안전하게 기능적인 활동들을 수행하기 위해 시각적으로 힌트가 되는 인지적 도움과 신체적 도움을 25% 정도로 제공하는 것이다.

만약 문서에 예상하지 못한 위험 문제들을 해결하는 것, 안전절차를 준수하는지 확인하는 것과 반복되는 실수를 바로잡기 위해 알고 있는 활동에 대한 안에서의 도움이 필요하다고 기록되어 있으면, 인지적으로 손상된 클라이언트들은 최소한의 도움이 필요하다.

도움 대기(standby assistance)는 클라이언트가 치료사들에 의해 설정된 새로운 활동에 대한 절차를 안전하고 효과적으로 수행하기 위해 한 사람의 감독을 필요로 하는 것이다. 클라이언트가 실수나 안전주의를 하지 않을 때 도움 대기가 필요하다.

독립적인 상태는 기능적인 활동을 수행하는데 신체 또는 인지적 도움이 필요하지 않은 것을 의미한다. 이 단계에 있는 클라이언트들은 친숙하거나 새로운 상황에서 발생할 수 있는 위험사항을 예측하고 발생할 수 있는 실수를 고려할 수 있으며 생각한 대로 행동을 조절할 수 있다.

* Medicare Intermediary Manual Part Ⅲ, 1990

볼 수가 있다. 이 코드들은 육체적과 정신적인 장애를 담고 있고 임상에서 사용할 때 혼란을 줄 수 있다. 여기서 육체적인 치료와 정신적인 치료를 나눌 필요가 있다. WPPA는 육체적인 치료에 적당한 도움을 준다.

재활은 장애에 초점을 맞춘다. 장애 코드는 대부분의 활동을 수록해 놓았고, 얼마나 클라이언트들이 도움이 필요로 하는지 기록해 놓았다. 이 책에서는 이 코드를 수정할 것을 권고하고 있다. 장기적인 보호는 일을 할 때 핸디캡을 줄이는 데 초점을 맞춘다. 정신적인 장애는 살아가는 데 핸디캡을 주지만 장기적으로 보았을 때 이러한 핸디캡을 줄일 수가 있다[표 3-2].

표 3-2 Occupational handicaps (ICIDH, 1980)

관례적으로 작업은 이러한 활동들을 하기 위해 예정된 시간과 수행의 질에 대한 일반적 사회 기준을 고려하였을 때 일상적인 과제, 학교, 일, 놀이/여가 그리고 사회적 활동을 포함한다.

간헐적으로 비작업은 질병의 증상과 단기적 신호들에 의해 유발되는 습관적인 활동들을 포함한 일시적인 방해이다. 일시적인 두통처럼 습관적인 행동들은 시간이 지날수록 완화될 수 있다. 또한 제한된 활동은 간질과 운전처럼 위험한 활동들의 등급을 제거하는 데 도움이 될지도 모른다.

축소된 작업은 비록 이러한 활동들에 제한되는 참여를 관리할 수 있음에도 불구하고 희망하는 모든 활동들에 대해 전반적인 수행의 질을 감소시킨다.

수정된 작업은 희망하는 활동 안에서 완전한 참여를 위해 환경적 적응에 의존하는 것이다. 환경적 적응들은 넓게 사람과 사물들을 포함하는 것으로 정의된다. 사물들에는 적응 장비, 보철, 보장구, 특별한 구입품들과 안전하고 효과적인 참여를 위해 직장과 집을 변화시키는 것이 포함된다. 사람은 특별한 보조를 위해 보호자에게 의존하는 것이 포함된다. 장소에 대한 수정이 있다면 개인은 지역사회의 보통 범위 내에서 하루 종일 작업에 참여할 수 있다.

축소된 작업은 개인이 통상적인 활동들을 할 수 있는 시간에서의 감소를 말하며 참여의 질은 제한되지 않는다.

제한된 작업은 장애인의 잔존 능력을 강화시키기 위해 수정된 활동에 참여하는 것이다. 특별한 상황은 안전 및 효과적인 참여와 통상적인 시간을 유지하기 위해 만들어진다.

한정된 작업은 활동의 질과 시간의 감소를 말한다. 특별한 환경은 감소된 시간을 위해 만들어진다.

작업의 부재는 특별한 상황에 참여하지 않으려 하는 것, 참여할 수 없는 것과 특별한 상황이 존재하지 않기 때문에 안전하고 효과적인 활동에 참여가 없는 것을 말한다(pp. 195-198).

결과

급성기와 급성기 후 단계에서는 수직으로 클라이언트의 향상을 측정할 수 있다. 인지 레벨도 수직으로 향상한다. 제5장에서는 인지 레벨의 변화와 수직선의 변화를 측정할 수 있는 것에 대해 다루고 있다. 자가적인 치유와 의학적으로 개입을 했을 때 치료가 되는 것을 더욱 더 촉진시킨다. 자연스럽게 생기는 부작용 이외에는 클라이언트의 동기나 인지능력 또는 사회적인 능력으로 인해 치료가 되지는 않는다. 이렇게 향상된 능력들을 확실하게 알기 위해서는 클라이언트들의 협조를 필요로 한다. 하지만 협조가 어렵다고 해서 클라이언트의 능력이 향상되지 않는 것은 아니다. 지식이 많은 치료사들은 클라이언트가 좋아하고 클라이언트의 능력을 충분히 측정할 수 있는 활동을 제안해야 한다. 세로축에서는 치료 목표와 효과가 기록될 수 있고 사회적이나 정신적인 요소들에 의존하지 않고서도 좋은 결과를 볼 수 있다고 한다. 이 점에서 이 부분들이 중요하지 않다는 것이 아니라 더 좋은 결과를 볼 수도 있다는 가능성을 말하고 있다. 물론 이 요소들로 좋은 결과를 볼 수도 있고, 퇴원을 설계할 때 중요한 부분을 차지하기도 한다.

모든 좋은 결과들은 정신적이고 사회적인 요소들이 재활 단계와 장기적인 보호 단계에서 잘 이루어질 때 발생한다(가로축). 기능의 향상은 활동 성과들이 의미가 있고, 공동체적이고, 유지될 수 있다는 점에서 이루어진다. 개인의 차이를 인지하고 치료 목표, 클라이언트가 필요로 하는 것과 변화해야 되는 부분, 활동을 조정해야 하는 부분을 결정해야 한다. 클라이언트와 클라이언트에게 도움을 줄 수 있는 사회적인 부분에 대한 평가를 마친 후 성공적인 치료가 이루어졌다고 할 수 있다.

클라이언트의 활동기록은 클라이언트가 할 수 있는 최고의 활동들을 기록해야 한다. 예를 들면, 클라이언트들의 교육, 직업 기록들과 장애가 있기 전의 라이프스타일을 기록한다. 클라이언트들의 자신의 상태에 대한 이해와 자신들이 이루어야 하는 목표들을 평가하고 가족들과 보호자들도 똑같은 요소들로 평가를 받아야 한다. 클라이언트들과 클라이언트들의 공동체를 보호하기 위해선 지금 상황과 주변 환경을 맞춘다. 친구, 자원봉사자, 동기들, 다른 건강 자원 단체, 법조인, 그리고 사회복지단체는 각각의 클라이언트들 상황을 인지해야 한다. 장애를 가진 사람들의 삶을 바꾸기 위해서는 정신적, 사회적인 영향이 반드시 클라이언트에게 미쳐야 한다. 예정된 퇴원 날짜에 어느 곳으로 갈지는 클라이언트와 클라이언트 가족의 태도와 계획에 의해 결정되도록 한다.

참고문헌

Dougherty, P.M., & Radomski, M.V. (1987). *The cognitive rehabilitation workbook.* Rockville, MD: Aspen Publishers.

Medicare Intermediary Manual Part III. (September 1990). Claims Processing, Transmittal #1487, Section 3906. Baltimore: Health Care Financing Administration.

Western Physical Performance Analysis. Western Neurocare, PO Box 170, Tustin, CA 92681-0170.

World Health Organization. (1980). *International Classification of Impairments, Disabilities, and Handicaps* (ICIDH). Geneva: Author.

제 4 장

Evaluation Instruments

평가 도구

Claudia Kay Allen, MA, OTR, FAOTA,
Kathy Kehrberg, OTR, MSW,
Theressa Burns, OTR

표준화된 평가를 시행하기 전에 치료사는 클라이언트에 대해 알아야 하고 클라이언트와 보호자가 요구하는 서비스가 무엇인지 파악해야 한다. 가장 흔한 방식은 기능적인 인터뷰이다. 인터뷰의 목적은 클라이언트의 기능적 병력과 병의 후유증이 일상적인 활동에 어떠한 영향을 미치는지 알아보는 것이다. 인터뷰에서 제시되는 질문은 질병의 단계에 영향을 받는다. 여기에는 클라이언트의 기능적 병력과 건강 문제로 초래되는 결과가 명확히 적혀 있어야 한다.

치료사는 클라이언트가 동의한 활동을 수행하는 동안 인지 기능을 평가할 필요가 있다. 미숙한 수행 때문에 표준화된 검사를 거부할 수도 있다. 클라이언트가 활동을 하고 싶다는 가정하에 타당하고 객관적인 인지 기능 평가가 이루어진다. 치료사는 개인이 흥미로워하는 활동을 제공할 수 있어야 한다. 그러기 위해서 치료사는 활동을 분석할 준비가 되어 있어야 한다. 이번 장에서는 제5, 6, 7장과 함께 활동을 분석하는 방법을 배울 것이다.

인지 단계를 평가하도록 개발된 두 가지 표준화된 평가 도구가 이번 장에 서술되어 있다. 알렌 인지 단계(ACL) 검사는 사람의 현재 학습 능력을 빠르게 판단한다. 클라이언트는 세 가지 가죽 끈 바느질(leather lacing stitches)을 수행한다. ACL의 가장 최근 버전은 부록 A에 제시되어 있다. Kehrberg는 본 장 Part Ⅱ에서 설명하고 있는 더 큰 버전을 개발하였다.

일상 과제 척도(routine task inventory; RTI)는 클라이언트가 활동을 하는 동안 관찰될 수 있는 행동을 기술한다. 인지장애가 있는 클라이언트에게 어려울 수 있는 평범한 과제가 제공된다. 이러한 활동들을 하는 동안 일어날 수 있는 행동이 부록 B의 여섯 가지 인지 단계에 따라 서술된다. 자가 보고를 하는 동안 질문하는 것이 권장된다. 보호자 보고(caregiver report)를 위해 같은 포맷을 쉽게 바꿀 수 있다.

일상 과제 척도(RTI)는 지역사회에서 일어날 수 있는 다양한 활동을 평가한다. 병원이나 외래환자 환경에서 행해지는 평가는 일상적인 환경을 정확히 나타내지 못한다. 몇몇 활동 수행의 표준화된 관찰은 자연스러운 환경에서 수행 능력을 측정하는 현실적이고 객관적인 방법이다. 본 장의 Part Ⅲ에서 약 45분 동안 실행될 수 있는 표준화된 수행 측정이 제시된다(부록 C).

본 장은 도구 개발과 도구에 관한 새로운 정보와 평가를 자유롭게 공유해서 클라이언트 또는 보호자에게 의미 있는 활동이 직접적으로 평가되도록 하는 것이 목적이다.

Part Ⅰ: 알렌 인지 단계(ACL)와 일상 과제 척도(RTI)

Claudia Kay Allen

ACL은 기능 수준 3~5의 클라이언트에게 시행하는 초기 수행 측정 도구이다. 가죽 끈 묶기(leather lacing)를 하기 전에 클라이언트와 이야기를 함으로써 서로 협력할 수 있다. 초기 인터뷰는 어떤 종류의 서비스가 제시되어 있는지, 개인의 기능적 병력이 어떠한지 치료사가 이해할 수 있도록 돕는다. 차트 검토는 보통 인터뷰 전에 행해지고 이는 의학적 병력을 제공한다. 교육, 일, 다른 주요 역할들 그리고 여가 시간 사용의 히스토리는 개인의 클라이언트를 이해할 수 있도록 도와준다. 클라이언트는 서비스를 받음으로써 어떠한 혜택을 받길 원하는지 질문을 받을 수도 있다(Allen, 1985).

초기 인터뷰 동안에 교환된 정보는 클라이언트의 인지 단계에 크게 영향을 받는다. 수준 3에서는 매우 적은 정보가 교환된다. 클라이언트는 교육과 일 히스토리(history)에 관해 몇 가지 질문만 대답할 수도 있다. 그들이 하는 말을 이해하기는 어려울 수 있다. 수준 4에서 클라이언트는 보통 일관적인 기능적 히스토리를 제공할 수 있다. 몇몇 사실은 왜곡되거나 망상적일 수 있으며, 이야기는 반복되기 쉽다. 서비스를 통해 어떤 혜택을 기대하는지에 대한 질문에 클라이언트는 자신에게 문제가 없다고 이야기할 수도 있다. 신체적 문제가 있을 때 클라이언트는 신체적 문제가 유일하다고 말할 수도 있다. 미래에 대한 비현실적인 목표가 흔히 나타난다. 좀 더 현실적인 치료 목표가 수준 5에서 언급된다. 인지장애에 대한 인식이 나타나며, 클라이언트가 인지장애에 적응하는 것이 힘들 수 있다.

인터뷰는 치료사와 다른 보호자 사이의 공식적인 만남일 수도 있다. 인지 단계가 안정화되었을 때 클라이언트의 요구보다 보호자의 요구가 더 중요할 수 있다. 외래 클라이언트 클리닉에서 일하는 치료사는 보호자와 인터뷰 스케줄을 잡는 것이 특히 치료 목표를 잡는 데 도움을 줄 수 있다.

알렌 인지 단계(Allen cognitive level; ACL)

ACL 검사는 클라이언트의 현재 학습 능력을 빠르게 측정한다. 이 수행 검사는 주로 초기 인터뷰의 마지막에 시행된다. 현재 성취할 수 있는 치료 목표의 가이드라인으로 치료사는 ACL 점수를 이용한다. 1973년부터 ACL 검사는 임상에서 사용되어 왔다. 이전에 출판된 세 가지 버전의 신뢰도와 타당도가 확인되었다[Allen Cognitive Level-Original(ACL-O), Allen Cognitive Level-Expanded(ACL-E), Allen Cognitive

Level-Problem Solving(ACL-PS)].

첫 번째 버전(ACL-O)은 간단한 5점 척도이고 수준 2-6을 측정한다. 평가자 간 신뢰도는 pearson-product correlation을 이용하였고 r=.99(range of levels 2-6, N=32)(Allen, 1985)로 분석되었다. 인지 단계에 맞춰진 작업치료 그룹에 클라이언트를 배치하기 위해 ACL을 사용한 타당도는 r=.76으로 설정되었다(N=23). Brief Psychiatric Rating Scale은 병원 입원 시에 동시 타당도를 조사하기 위해 시행되었고(r=-.53), 퇴원 시 조사되었다(r=.43)(Allen, 1985). Block Design of the Wechscler Adult Intelligence Scale(WAIS) 또한 입원할 때 r=.46으로 동시 타당도를 위해 사용되었고(N=32), 퇴원할 때 r=.40으로 사용되었다(N=32) (Allen, 1985). 50명의 비장애인 대상으로의 연구는 교육(r=.50), 직업(r=.53), 그리고 사회적 위치(r=.51) 간의 유의한 상관성이 발견되었다. Hollingshead Two Factor Index of Social Position은 교육, 직업 그리고 사회적 위치를 위해 사용되었다(Allen, 1985). 이스라엘에서 조현병, 우울증과 통제군 사이에 유사하게 평균 ACL-O 점수와 차이가 발견되었다(Katz & Heimann, 1990). 65세 이하 성인 인구에서 나이와 성별은 검사 점수에 영향을 주지 않았다. ACL-O의 예측 타당도는 3주 직업 전 평가 이후에 조사되었다. 유의한 연관성이 발견되었다. Chi square=33, 54, p<.001., N=32. 점수 3이 아닌 사람들이 직업에 추천되었다. 수준 4는 정부 후원 직업과 보호 작업에 추천되었다. 더 높은 수준은 공개 직업/교육과 지원 고용으로 나누어졌다(Katz & Heimann). 다른 단점과 함께 민감도의 부족은 ACL-O가 다른 두 버전으로 교체되도록 하였다.

인지 단계의 아주 적은 변화가 있는 대상의 조사는 점수 기입표를 늘리도록 하였다(ACL-E). 수정하는 동안 가능성을 위해 꼬는 것을 남겨 두는 것보다 모든 클라이언트를 위해 가죽 끈 꼬기를 추가하였다. Newman(1987)은 95%의 평가자 간 신뢰도를 확립하였다(N=21). 검사-재검사 신뢰도는 스피어만 상관관계를 이용하여 r=.75로 확립하였다(N=22)(Newman, 1987). WAIS의 개정판은(WAIS-R) 학습 잠재력 간의 관계를 연구하였다(N=40, 점수 범위 3.0~6.6). 스피어만 상관관계 지수를 이용하여 하위 검사 간에 상당한 상관관계를 발견하였다(Block design r=.62, object assembly r=.55, Picture arrangement r=.59, Digit symbols r=.59, Digit span r=.54, performance scale IQ r=.55, verbal scale IQ r=.41, and Full-scale IQ r=.47). 다른 하위 검사와의 상관관계는 유의하지 않다(Picture completion r=.28, Vocabulary r=.23, and Arithmetic r=.39). 이 연구의 결과는 ACL-E와 '정보를 조직하고 처리하기 위해 필수적으로 여겨지는 요인, 즉 학습' 간의 연관성을 증명한다(Mayer, 1988, p.183). 보다 민감한 측정 도구를 이용한 신뢰도와 타당도 검수가 장려된다.

Josman와 Katz(1991)는 클라이언트가 바느질(stitch)을 보고 각 바느질을 시도하도록 하는 ACL-PS를 개발하였다. 만약 클라이언트가 보고 수행하지 못하면, 다음에는 언어적 지시를 주고, 마지막으로 시연을 해준다. ACL-O의 천장효과는 정상 청소년 통제군의 ACL-PS에 의해 제거되었다. 코도반 바느질을 하도록 학습된 정보의 형태는 다양한 점수를 제공한다. 다소 더 혼란스러운 것은 정신과 입원 청소년 또한 감침질과 홈질을 하기 위해 다른 정보의 유형을 이용한다는 것이다(Josman & Katz, 1991; Katz & Heimann, 1990). ACL-PS는 뇌졸중(stroke) 클라이언트 10명의 연구, 손상 후 3개월 그리고 치료 2달 후 외상성 뇌손상 클라이언트 10명의 연구에 사용되었다. 평균점수는 감침질이었고 독립적으로 수행하였다. 검사 전과 후의 유의한 변화는 발견되지 않았다. 손상과 장애 사이의 연관성에 관한 몇 가지 단서가 이 연구에서 이용 가능하였다. 다양한 손상을 측정하는 LOTCA 평가가 사용되었다. ACL-PS와 LOTCA 사이의 유의한 상관성이 있었다. ACL-PS와 LOTCA의 시운동 조직 간의 높은 연관성 r=.69가 있었다(Katz & Heimann, 1990).

제5장을 개발하는 도중 ACL의 개선이 필요하다고 판단되었다(부록 A 참조). 이 도구를 계속 변화시키고 있기 때문에 이 버전의 개정이 1990년에 되어서 ACL-90이라고 불렸다. Leather lacing을 측정할 수 있는 것과 좀 더 논리적으로 연관 지어서 점수 범위는 3.0~5.8이다. ACL-E는 1.0~6.6 범위이지만 길이(length)는 본문에서 만들어진 개선 사항과 일치하지 않는다. 두 가지 바느질 대신 세 가지의 바느질을 포함시켰다. 왜냐하면 몇몇 클라이언트는 운이 좋아서 수행할 수 있었기 때문이다. 궁극적으로 바느질 방법을 학습한 것은 아니다. ACL-PS에서 지시를 주는 방법은 코도반 바느질 그리고 점수지에 포함되었다. 점수지는 다양한 언어를 사용하는 사람을 검사하는 임상적 경험에서 나오는 요인인 '언어적 지시' 대신 'prompts'를 허용하였다. Prompts는 실수(error)를 지적하는 것을 포함할 수 있다. ACL-PS 지시는 감침질 또는 홈질에서는 추가되지 않았다. 왜냐하면 얼마나 많이 추가할 것인지 또는 점수지 어디에 적용할지 불확실했기 때문이다. ACL-90은 N. Kats(personal communication, 1990)가 검토하였고 향후 연구에서 사용될 것이다. 이 글을 작성하고 있을 때 이전 버전이 출판되지 않았기 때문에 시간 지연이 예상된다. ACL-90의 검사 매뉴얼과 킷(kit)은 상업적으로 이용 가능하다(Allen, 1990).

ACL을 사용하는 데 가장 큰 임상적 문제는 시각장애이다. 만약 가죽 끈을 보지 못한다면 실수를 정정하거나 학습하지 못할 것이다. 큰 버전은 이러한 문제점들에 대한 해결책이다. 왼손잡이, 한손잡이 그리고 손 떨림이 있는 클라이언트에 대한 검사의 타당성에 질문을 제기할 수 있지만 시각 문제에 의한 것보다는 크지 않다. 청각장애 또는 언어적 지시를 이해하지 못하는 클라이언트는 시연과 제스처를 통해서 대신할 수 있다. 이러한 어려움이 발생할 때 치료사는 검사를 시행하지만 검사 점수에 대해서 신뢰가 떨어지게 된다. 뇌졸중/외상성 뇌손상 연구에서 스스로 잡고 있지 못하는 클라이언트들을 위해 ACL을 바이스(vise)에 두는 또 다른 수정을 하였다. 평가자가 제기한 수정은 도구를 고침으로써 그 복잡함을 줄일 수 있었다(Katz & Heimann, 1990). 다른 가능성은 가죽을 회전하는 개조된 패턴 고리로 위치시킨 것이다(T. Blue, personal communication, August 1991).

손을 쓰지 못하는 클라이언트를 위해서 언어 검사가 필요할 수 있다. Class Inclusion(CI)에 대해 Kats가 하고 있는 작업이 문제를 해결해 줄 수 있다. Class Inclusion은 classes 간(between)과 내(within)에 집중한다. 입력은 시각적, 청각적이고 출력은 언어적이다. Kats는 CI, ACL 그리고 Risk Object Classification(ROC) 검사 사이의 관련성을 검사하였고, 클라이언트와 통제군의 수명에 걸친 패턴을 검사하였다. 유형(classification)과 일상생활동작은 여전히 모호하다(Kats & Heimann, 1990). 제5장에 제시된 상세한 인지 단계의 분석은 분류된 정보가 중요한 사항임을 알려 준다. 정신과 클라이언트는 꽃을 분류하지 않지만 색깔과 모양에 의해 분류를 한다는 William의 발견은 그러한 환경(맥락) 안에서 설명 가능하다(Allen, 1985).

ACL은 다른 시운동 과제를 학습하는 개인의 능력을 측정하는 시운동 과제이다. 다른 과제들과 연관성의 장점은 시운동 정보를 처리하기 위한 필수 요소와 관련이 있다. 감각운동 체계가 추가적인 정보를 처리하는 것이 확실하다. 저자는 다른 종류의 정보와 미미한 관련성이 있다고 예상한다. 블라인드를 위한 타당성을 가진 초기 검사가 도움이 될 수 있다.

일상과제척도(Routine task inventory)

대부분의 심리학 검사는 시각운동이나 분류와 같은 뇌 기능에 초점을 맞춘다. 손상의 측정은 다양하고 많은 장애가 발견될 수 있다. 보다 소수의 검사 도구들이 장애를 측정하고 대부분의 문헌에서는 신체적 장애에 중점을 둔다(Feinstein, 1987; McDowell & Newell, 1987; Reed, 1991). 이것의 문제점은 활동의 실행이 손상에 초점을 맞췄다는 것이다. 손상의 향상이 검사될 수 있지만 그 향상이 정말 개인에게 차이가 있을지는 의문이다. 개인에게 의미가 있다는 것은 개인이 활동을 하는 동안 두드러지게 된다. 활동 수행의 평가는 손상의 평가보다 더 중요하게 여겨진다.

1984년 전에는 치료사들이 만든 변화를 발견할 수 있는 민감도와 평가자 간 신뢰도를 측정할 수 있는 충분한 도구가 존재하지 않았다. 본래 RTI는 기초 과학 문헌에서 중증 손상을 극복하기 위해 시작되었다. 심리학, 사회학, 인류학에서 평범한 활동의 논의는 너무 범위가 넓고 일반적인 경향이 있다. 특정 분류를 평가하지 못한다는 것은 치료 효과를 연구하지 못한다는 것을 의미하기 때문에 상황이 어려운 것이다. 1984년에 Earhart, Heyings, Heimann과 저자는 클라이언트의 행동을 서술하기 위해 경험에 의존하기로 결정했다. 본래 활동의 목록은 Lawton과 Brody(1969)에서 가지고 왔다. Earhart와 저자는 행동을 기술하기 위해 임상 경험에 계속 의존하였다. 우리의 목표는 작업치료가 활동 수행을 평가하기 위해 다양한 평가 도구를 개발하도록 준비하게 하는 것이다.

이러한 목표가 성취 가능하다는 생각은 Heyinings, Heimann 그리고 Wilson에 의한 작업에서 크게 성장하였다(Heyings in Allen, 1985; Heimann, Allen, & Yerxa, 1989; Wilson, Allen, McCormack, & Burton, 1989). Heyinings는 대부분 무시해 왔던 인지적 어려움에 초점을 둔 알츠하이머 기능 평가의 반응을 기록한 작업의 선구자였다(Allen, 1985). Heimann은 RTI의 초기 신뢰도와 타당도 연구를 하였다. 유의한 평가자 간 신뢰도(r=.98)와 검사-재검사 신뢰도(r=.91)가 연구되었다. 가장 유망한 결과는 알파 지수 .94(N=41)의 내적 일치도이다. 활동 간의 피어슨 상관관계 검사는 활동의 인지 복잡성을 평가하기 위한 준거로 신뢰도의 향상이 있었다.

내적 일치도에서 RTI의 모든 활동들 중에 과제 동등성을 검사하였다. 피어슨 상관관계는 두 가지 활동 사이의 분석이다. 클라이언트가 하고 싶어하는 활동을 치료사가 분석할 수 있다면 가능하면 내적 일치도가 반드시 분석되어야 한다. 다른 대안은 겉보기에는 끝이 없는 활동들의 목록을 위한 행동을 구체적으로 서술하는 일을 개발하는 것이다. 동시 타당도를 위한 ACL-O와 RTI 간의 스피어만 상관관계는 r=.54(범위 3~6, x=4.39, 표준편차=.86)이다(Heimann, Allen, & Yerxa, 1989).

두 번째 연구에서 ACL-O와 RTI 간의 상관관계는 r=.56이었고 이것은 다른 인구에서 나타낼 수 있는 타당도를 나타낸다(N=20). 검사=재검사 신뢰도 또한 r=.99에서 정확히 모사되었다. 노인성 치매를 겪는 인구에서 MMSE 또한 실시되었다. MMSE와 RTI의 스피어만 상관지수 r=.61이었고, 이는 인지 손상은 기능적 활동의 감소와 연관이 있다는 점을 지지한다.

활동의 수행을 평가하는 세 가지 방법은 자기 보고, 보호자 보고, 수행 관찰이다. 모든 연구에서 데이터를 수집하는 수단으로 보호자 보고를 사용하였다. 수준 1~4 클라이언트의 신뢰도는 의심스러울 수 있다. 보호자의 신뢰도는 개인정보, 클라이언트와의 관계 정도, 개인 목표, 간병 스타일에 영향을 받을 수 있다. 행동을 객관적으로 서술하는 수행의 관찰은 보통 상당한 신뢰도가 있다. 세 접근법 모두 다양한 근거로 시행되고 있다. 여기서 목표는 치료사가 세 가지 접근법으로 평가를 개발할 수 있도록 하는 것이다.

하나의 활동 수행을 관찰하는 것은 문제가 있다. 형편없는 수행은 장애보다는 활동의 문제일 수 있다. 클라이언트에게 활동이 의미가 없다면, 형편없는 수행은 활동에 대한 동기나 흥미 부족으로 설명될 수 있다. 안면 타당도의 부족이 그 원인일 수 있다. 클라이언트에게 설명이 되었다 하더라도 공예 활동과 퇴원 계획 간의 연관성에 대해 이해하지 못할 수 있다. 인지적 장애가 있는 사람들은 안면 타당도에 의존한다. 몇 가지 활동의 수행을 관찰하는 것은 장애의 패턴이 설명되었을 때 신뢰도가 높을 수 있다.

수행 관찰의 신뢰도는 자연적인 환경에서 가장 높게 나타나는 경향이 있다(가정 또는 직장에서). 자연적 환경에 접근이 불가능하다면(병원 또는 외래 클라이언트 클리닉) 최대한 자연스럽게 환경을 만들어 주는 노력이 필요하다. 비용, 시간, 교통수단이 자연스러운 환경에서 수행을 관찰하는 것을 어렵게 한다. 병원이나 외래 클리닉에서 관찰은 필요하다. Burn의 작업(이 챕터)은 표준화된 과제를 이용함으로써 이러한 많은 어려움을 극복하는 수단이다.

보호자로부터 얻는 정보는 아주 신뢰할 만하다. 활동 수행의 패턴을 평가하는 가장 빠른 방법은 보호자를 인터뷰하는 것이다. 보호자가 하는 말을 클라이언트가 못 듣는 방식으로 인터뷰를 행한다. 외래클라이언트 클리닉에서 근무하는 치료사는 이러한 방법이 치료 목표 계획에 가치 있는 방법이라는 것을 알 수 있다.

자신의 장애를 인식하지 못하는 수준 4 정도의 클라이언트는 자기 보고가 도움이 될 수 있다. 클라이언트가 할 수 있다고 말하는 것에 따라 자기 보고 점수를 매긴다. 클라이언트가 하는 것을 관찰하고 점수를 매기고 나서 비교를 한다. 이 접근법은 합법적인 의사 결정을 해야 할 때 사용하고 클라이언트에게 공정한 것으로 보인다.

현재 시점에서 인터뷰를 하는 것이 중요하다. 활동의 수행은 간단할 수도 있지만 아주 복잡한 방식으로 행해질 수도 있다. 다음 활동들의 정의는 치료사가 인터뷰나 활동을 관찰할 때 가장 연관 있는 요소를 생각하도록 도와준다.

활동과 행동장애

ICIDH 포맷은 장애의 정의 안에서 여덟 가지 활동을 서술하고 있다. 대다수의 사람들에게 가장 중요한 활동들이 포함될 수 있도록 하였다. [표 4-1]은 선택된 활동들을 보여 준다. 인지장애에 의해 영향을 받을 수 있는 과제들이 정리되어 있다.

1. 행동장애(Behavior disability)

행동장애는 일상적인 활동을 안전하게 수행하지 못하는 정보 처리 능력 부족으로 인한 인지장애이다. 활동들은 자기 인식, 상황 인식, 작업 역할 그리고 사회적 역할의 분류로 나누어진다.

10. 자기인식장애(Self awareness disability)

자기인식장애는 신체의 자연적 욕구 충족을 포함하는 자조 관리 활동 능력장애이다. 자기 인식은 자기 몸을 깨끗하게, 안전하게, 건강하게, 편안하게 그리고 매력적으로 유지하는 활동들을 포함한다. 개인이 사용하는 물건들은 상당히 표준화되어 있고 여러 문화가 섞여 있다. 이러한 활동들의 일반적인 특성은 각각의 과제를 완성하기 위해 요구되는 단계를 리스트화할 수 있도록 해 준다.

» 10.0 몸단장(grooming)은 빗질, 솔질, 세팅, 머리 고르기, 실 땋기 그리고 머리 곱슬곱슬하게 만들기. 씻기, 면도하기, 족집게 사용하기 그리고 얼굴에 화장하기. 청소, 자르기, 쉐이핑(shaping), 손톱 바르기. 치아 닦고 치실 하기. 버리기, 위생 정리 그리고 틀니 끼우기. 씻기, 말리기 그리고 손에 로션 바르기. 머리 감고 말리기. 그리고 몸의 다른 부분은 제외되었다. 얼굴과 손의 피부 관리는 제외될 수 있지만, 목욕 시 몸의 다른 부분 관리는 포함되어야 한다.

» 10.1 옷 입기(dressing)는 시간, 온도, 계절, 편안함 그리고 다양한 옷에 어울리는 옷을 선택하고 입는 것을 포함한다. 옷 입기는 옷 보관함에서 옷을 가지고 오기, 순서적으로 옷 입고 벗기, 옷과 신발을 입고 조정하기, 보조 또는 적응 기구, 보철을 입고 벗는 활동을 포함한다.

» 10.2 목욕하기(bathing)는 비누, 물, 타월을 사용하는 것과 몸과 머리를 씻고, 헹구고, 말리고, 촉촉하게 하고 악취를 없애는 것을 포함한다. 목욕하기는 모든 장소에서 행해질 수 있다(예: 침대, 화장실, 욕조 또는 샤워실). 이 분류는 몸단장을 제외한다.

» 10.3 걷기와 운동하기(walking and exercising)는 공간에서 정상적인 몸을 다른 장소로 또는 다른 움직임 패턴으로 움직이는 방법을 지각하는 것을 포함한다.

» 10.4 먹기(eating)는 책상에 앉기, 음식을 입으로 가져가기, 먹기 좋은 크기 조각으로 음식 자르기, 음식을 흘리지 않고 씹고 삼키기, 얼굴, 손, 옷 또는 입 주위의 음식 제거하기, 속도 조절하기, 음식 온도에 따라 순서 조절하기, 간 맞추기 그리고 익숙하지 않은 포장 풀기를 포함한다.

» 10.5 화장실 이용(toileting)은 소변 또는 대변을 볼 필요성을 인식하기, 화장실 가기, 문 닫기, 옷매무새 바로잡기, 앉기, 변 보기, 몸 깨끗이 닦기, 옷매무새 다시 바로잡기, 물 내리기, 손 씻고 말리기, 화장실 나오는 과정을 포함한다.

» 10.6 약 복용(taking medication)은 약 복용 이유 알기, 복용 시간과 방법 알기, 약 복용 기억하기, 용기를 열고 잠그기, 적절한 양 획득하기, 삼키기 그리고 의사에게 부작용을 보고하는 활동을 포함한다.

» 10.7 보조 기구 사용하기(using adaptive equipment)는 신체적 장애를 인식하기, 물건이 정상 능력을 대체한다는 것을 인식하기, 기구를 받아들이고 사용하는 방법을 학습하는 활동을 포함한다.

» 10.8 기타(other)

표 4-1 행동장애로서 RTI2에서 분석되는 활동들

10.	자기인식장애	12.	작업적 역할장애
.0	몸단장하기	.0	주요 역할 활동들 계획/이행하기
.1	옷 입기	.1	여가 시간 활동들 계획/이행하기
.2	목욕하기	.2	행동 속도와 시간 맞추기
.3	걷기/운동하기	.3	노력하기
.4	먹기	.4	결과 판단하기
.5	화장실 이용하기	.5	말하기
.6	약 복용하기	.6	안전 예방 따르기
.7	보조 기구 이용하기	.7	응급상황에 반응하기
		.8	기타
		.9	명시되지 않은 분류
11.	상황인식장애	13.	사회적 역할장애
.0	집안 돌보는 일	.0	의사 전달하기
.1	음식 준비하기/얻기	.1	지시 따르기
.2	돈 쓰기	.2	가족 활동에 기여하기
.3	쇼핑	.3	부양가족 돌보기
.4	세탁하기	.4	다른 사람과 협력하기
.5	여행하기	.5	독립적인 사람 감독하기
.6	전화하기	.6	정보 유지하기
.7	변화에 적응하기	.7	정직한 시민 되기
.8	기타	.8	기타
.9	명시되지 않은 분류	.9	명시되지 않은 분류

>> 10.9 명시되지 않은(unspecified) 분류

11. 상황인식장애(Situational awareness disability)

상황인식장애는 일상생활에서 물건들 간의 관계를 이해하는 능력의 장애이다. 상황 인식은 개인이 가정에서 하는 활동들 그리고 사회적 그룹에서 하는 기초적인 활동을 포함한다. 활동들은 평범하며 여러 문화가 섞일 수 있다.

>> 11. 0 집안 돌보기(housekeeping)는 먼지·흙·잡동사니 쌓인 것 인식하기, 용품 깨끗이 하기, 쓸기·대걸레질하기 또는 바닥 진공청소하기, 가구·창문·거울·자그마한 장식품 닦고 먼지 털고 광내기, 화장실·욕조·샤워기·화장실과 부엌의 싱크대·카운터 청소하기, 서랍·벽장 그리고 찬장 깔끔하게 하기, 물건 버리기, 수리·교체 또는 폐기 필요성 결정하기, 쓰레기 버리기를 포함한다. 이 분류는 음식 준비하기와 가족들과 활동 공유하기는 제외한다.

>> 11.1 음식 준비하기/얻기(preparing/obtaining food)는 가지고 있는 식품 품목 적기, 균형 있는 영양 계획하기, 식료품 목록 준비하기, 식품 구하기, 식품 저장하기, 조리법 따라 하기, 그릇 정리하기, 테이블 세팅하기, 음식 대접하기, 음식 준비한 영역과 용기를 깨끗이 하기, 접시와 테이블 닦기, 상한 음식 또는 먹지 않은 음식 버리기를 포함한다. 이 분류는 먹기, 그리고 가족 활동 공유하기는 제외한다.

- 11.2 돈 쓰기(spending money)는 지역 통화 가치 이해하기, 제품과 서비스 지불 상황 인식하기, 현재 가격·비용 계산, 잔돈과 남아 있는 돈 인식하기, 돈 지불을 설명하기, 개인 수입 변화와 가격 변화 적응하기, 미래 구매 예상하기, 계산서 지불하기, 신용카드 사용하기, 수표장 잔액 맞추기, 경제적 안전성 계획하기. 이 분류는 쇼핑을 제외한다.
- 11.3 쇼핑(shopping)은 필요한 항목 결정하기, 제품을 확인하기 위해 가게나 쇼핑 몰 방문하기, 통신판매 카탈로그나 광고 세일 또는 특별 할인 확인하기, 사려고 하는 목적 기억하기, 가게 안에 제품 놓기, 제품과 가격 비교하기, 예산 인식하고 지불할 수 있는 범위에 따라 구매하기, 지불 방법 결정하기, 통화·수표·신용 카드 절도 당하지 않기를 포함한다. 돈 쓰는 것은 제외한다.
- 11.4 세탁하기(doing laundry)는 옷이 더러운지 인식하는 것, 더러운 옷을 세탁바구니에 넣기, 세탁 방법과 색깔에 따라 분류하기, 세탁기에 채우기, 건조시킬 옷 분류하기, 건조기에 옷 넣기, 건조하기 위해 옷 걸고 편평하게 놓기, 옷을 다리미질하기, 옷 걸고 접기, 단추 대체를 위한 간단한 수선, 손세탁·기계세탁 그리고 드라이클리닝이 포함된다.
- 11.5 여행하기(traveling)는 운송 수단 이용하기를 포함한다. 운송 수단은 카트, 화물기차, 휠체어, 자전거, 자동차, 버스, 기차 그리고 비행기를 포함한다. 여행하기는 목적지 선정하기, 교통수단·경로·가고 돌아오는 시간 결정하기, 여행을 위해 필요한 물건 모으기, 길 찾기와 돌아오기를 포함한다. 이 분류는 걷기와 주요 역할장애는 제외한다.
- 11.6 전화하기(telephoning)는 전화기 사용법 이해하기, 전화 걸기, 숫자 보고 누르기, 메시지 남기기, 전화기 대답하기, 메시지 전달하기, 타임 존 변화 설명하기, 응급상황 인식하기, 응급 번호를 이용하기와 전화기 청구서 지불하기를 포함한다. 이 분류는 말하기는 제외한다.
- 11.7. 일상 변화 적응하기(adapting to change in routine)는 물건에 의해 제시되는 특이한 상황을 인식하는 것을 포함한다. 해로움 또는 응급 상황으로부터 변화 구별하기, 적응하는 다른 방식을 확인하기, 개인의 보통의 운동 행동 패턴 조정하기, 행동의 순서를 평가하고 개선하기를 포함한다. 안전 프로토콜은 이미 개인이 알고 있는 것은 제외하였다.
- 11.8 기타(other)
- 11.9 명시되지 않은(unspecified) 분류

12. 작업 역할장애(Occupational role disability)

작업 역할장애는 “일의 수행에만 국한된 의미가 아니라 작업의 시간과 연관된 일상적인 활동의 조직 그리고 참여하는 능력의 장애”이다(ICIDH, 1980, p.152). 작업 역할은 홀로 행해질 수도 있고, 사회적 규범에 의해 행해질 수도 있다. 작업 역할의 한 부분으로 사람들이 하는 활동들의 목록은 다양하다. 다양한 활동을 하는 데 인지 능력은 필수적 요소이다.

» 12.0 주요 역할 활동 계획하기/행하기(planning/doing major role activities)는 직장 또는 집에 가기 그리고 주부되기와 같은 주요 의무를 성취하는 개인의 시간 조직화이다. 주요 역할은 스케줄 따르기, 알리기, 협상하기, 스케줄 변화에 대해 다른 사람과 협력하기, 스케줄화된 활동들의 변화가 다른 사람들에게 부수적인 효과가 있는지 고려하기를 포함한다.

» 12.1 여가시간 활동 계획하기/행하기(planning/doing spare-time activities)는 일정표와 관계없이 선택된 활동들을 개인이 하는 시간이다. 다른 사람과 하는 활동들은 주요 역할 활동과 같이 인지적인 부담이 필요하다. 혼자 하는 활동들은 자신의 시간 조정하기와 다른 사람을 방해하지 않기와 같은 활동들을 포함한다.

» 12.2 활동의 속도 그리고 시간 정하기(pacing and timing actions)는 주어진 시간 안에서 속도와 에너지를 조절하는 것이다. 속도는 시간을 아껴 쓰기, 시간을 쏟기 또는 이용할 수 있는 시간의 제안 안에서 이용 가능한 에너지 소진하기를 포함한다. 시간 정하기는 조절하기, 계산하기, 관리하기 또는 반복된 행동의 빈도율 시간 설정하기, 단계의 순서 그리고 몇몇 단계 완성하기를 포함한다.

» 12.3 노력하기(exerting effort)는 어떤 것을 하기 위해 노력하는 신체적 그리고 정신적 에너지이다. 움직이기는 어떤 행동을 하는 동안의 근력의 정신적 조절, 관절가동범위, 협응, 자세 그리고 공간 위치를 포함한다. 시도하기(trying)는 어떤 행동을 하는 동안의 집중의 정신적 조절, 집요함, 관련 기억력 되돌리기를 포함한다.

» 12.4 결과 판단하기(judging results)는 사회적 규준에 따라서 사물과 다른 사람에 대한 개인의 행동의 효과를 비교하는 행동이다. 물건 제자리 놓기의 효과는 지정된 장소, 배치에 따라 판단할 수 있다. 양을 결정하는 효과는 액체 측정, 선 측정, 등가성 또는 완결성에 따라 판단할 수 있다.

» 12.5 말하기(speaking)는 음량, 속도, 발음의 명확성, 정확한 어휘 그리고 이해할 수 있는 문장을 포함한다. 말하기의 내용은 자기, 상황, 사물 인식을 포함한다. 말하기는 언어의 사회적 규칙을 따른다. 의사소통 의미는 제외한다.

» 12.6 안전 예방 따르기(following safety precautions)는 사고와 손상을 예방하기 위한 알려진 위험을 대비해 프로토콜을 따르고 인식하는 것과 안전, 효율성 또는 편안함을 향상시키기 위해 프로토콜을 개정하는 것을 포함한다. 분류에서 변화 적응하기, 응급 상황에 반응하기, 부양가족 돌보기는 제외한다.

» 12.7 응급상황에 반응하기(responding to emergencies)는 갑작스럽고, 예상치 않은 응급 상황 발생, 즉각적인 반응에 대응하는 것을 말한다. 응급 상황은 갑작스러운 변화를 알아차리고, 건강 또는 재산 손상에 심각한 위협이 되는 잠재적인 심각성을 평가하는 것을 포함한다. 응급 상황은 도움이 필요할 때 행동을 취하고, 추후의 사고 또는 손상을 줄이도록 행동하며, 도움을 제공하는 것을 말한다. 분류에서 변화에 적응하기는 제외한다.

>> 12.8 기타(other)

>> 12.9 명시되지 않은(unspecified) 분류

13. 사회적 역할장애(Social role disability)

사회적 역할장애는 다른 사람들과 상호작용할 때 사회적 기대감을 충족시키지 못하는 개인의 능력장애이다. 사회적 역할은 다른 사람과 함께하는 활동들이다. 이러한 활동들의 의미는 사회적 맥락에 의해 정의된다.

>> 13.0 의사 전달하기(communicating meaning)는 개인의 언어 사용이 다른 사람에게 주는 영향을 받아들이고, 인정하며, 확인하고, 감지하는 행동이다. 의미(meaning)는 발언, 몸짓, 신호와 언어로 의사소통함으로써 전달되고, 드러나고, 나타나거나 이해되는 의도와 효과를 아는 것을 포함한다. 이 범주에서 말하기는 제외된다.

>> 13.1 지시 따르기(following instructions)는 다른 사람들이 자신에게 주는 지시를 인식하고, 확인하며, 인정하고, 받아들이는 행동이다. 지시는 발언, 몸짓, 신호 또는 언어로 의사소통될 수 있다. 지시는 교수, 연습 또는 훈련의 체계적인 방법이다. 주입식 교육과 계몽사상은 재활 영역을 넘어선 분야이고 이는 제외된다.

>> 13.2 가족 활동에 기여하기(contributing to family activities)는 가족 단위에 바람직한 과제에 시간과 노력을 주는 것이다. 가족 단위는 개인이 생활하는 가정의 구성원이다. 클라이언트가 혼자거나 가족이 없다면 가장 가까운 사회적 모임을 이용하면 된다. 포함되는 것은 정해진 데 비해 요구된 시간과 노력을 위한 고려 사항이다. 이 범주에 살림, 세탁하기, 먹기, 음식을 획득하고 준비하기, 쇼핑, 그리고 논 쓰기는 제외한다.

>> 13.3 부양가족 돌보기(caring for dependents)는 다른 사람을 위험, 사고 또는 손상으로부터 보호하는 양심적인 노력이다. 부양가족은 아이, 아프거나 장애가 있는 성인 그리고 동물을 포함한다. 돌보기는 위험을 인정하기, 위험한 상황에 접근하지 않기, 다른 사람에게 주의를 주기, 그리고 안전한 절차 가르치기를 포함한다. 이 범주에 변화에 적응하기, 안전 절차 따르기 그리고 응급 상황에 반응하기는 제외된다.

>> 13.4 다른 사람과 협력하기(cooperating with others)는 상호 혜택을 위해 받아들일 수 있는 방식으로 다른 사람과 일하고 행동하는 것을 포함한다. 이 범주는 부양가족을 보살피고 독립적인 개인을 감독하는 것을 제외한다.

>> 13.5 독립적인 사람 감독하기(supervising independent people)는 활동들을 계획하고 종업원, 하급자 그리고 동료에게 영향 주는 것을 포함한다. 이것은 부양가족과 독립적인 사람 사이의 차이를 포함한다.

>> 13.6 정보 유지하기(Keeping informed)는 자신의 활동들을 관습과 기대의 사회적 체계에 관련된 지역과 세계에서 일어나는 사건에 관한 새로운 정보를 획득하는 것을 포함한다. 이것은 선한 시민 되기와 여가 시간 활동에 참여하는 것은 제외한다.

>> 13.7 선한 시민 되기에 참여하기(engaging in good citizenship)는 사회에서 기대되는 도덕적, 법률적 의무를 성취하는 것이다. 시민권은 평범하고 타당한 돌봄으로 손상을 예방하는 것이다. 여기에 변화에 적응하기, 응급 상황 절차 따르기, 응급 상황에 반응하기 그리고 부양가족 돌보기는 제외한다.

>> 13.8 기타(other)

>> 13.9 명시되지 않은(unspecified) 분류

활동 분석(Activity analysis)

재활 문헌은 주로 신체적 장애에 영향을 받는 활동들을 짧게 서술한다. 하지만 인지장애의 영향은 전반적으로 나타나기 때문에 더 긴 설명이 필요하다. 치료사가 클라이언트 및 보호자와 함께 치료 목표를 의논할 때 이러한 설명이 도움이 될 수 있다. 공통의 문제를 확인한 후, 개인의 우선순위를 정할 수 있다. 치료사는 설명에 포함되지 않는 추가적인 문제점에 맞닥뜨릴 수 있다. 이러한 상황에서 치료사는 클라이언트가 중요하게 생각하는 활동에 대한 인지적 능력을 분석할 줄 알아야 한다.

치료사가 해야 하는 분석의 양을 줄이기 위해 본문에서 두 가지 분석 유형이 제공된다. 여섯 가지 인지 단계에 의한 일반적인 분석과 수행 방식에 의한 구체적인 분석이다. RTI-2(부록 B)는 일반적인 분석을 포함하고, 제7장은 자기 인식과 상황 활동의 구체적인 분석을 설명하고 있다. 다른 목적은 이러한 두 가지 설명의 종류에 따라 나타날 수 있다. 건강관리 계획 목적을 위한 장애의 결과를 설명하는 종단적 연구는 RTI-2를 이용하기 위해 선택될 수 있다. 치료 효과 측정은 수행 방식에 따라 달라질 수 있다.

책의 나머지 부분에서는 작업과 사회적 역할장애에 초점을 맞추지 않고 있다. 가장 구체적인 역할장애의 설명이 RTI-2에 되어 있다. 과제가 복잡하고 문화적 차이에 따라 많은 영향을 받기 때문에 역할 활동을 분석한 적은 없었다. 역할 수행 활동을 분석하기 위해 치료사는 제5장에 설명되어 있는 수행 방식을 이용해야 한다. 제6장에 설명된 과정과 제7장에 설명된 활동들이 수행 방식에 따른 활동 분석을 행하는 방법의 예로 사용될 수 있다. 그러고 나서 활동의 각 단계의 인지적 장애를 발견하기 위해 활동의 수행 방식을 적용한다.

대안적 접근법은 제6, 7장에 서술된 모든 것을 기억하는 것과 같이, 설명된 모든 단계와 행동을 기억하도록 하는 것이다. 인간의 뇌는 모든 정보를 유지하기 어렵다. 학생들이 활동을 하는 동안 관찰된 행동의 목록을 기억하도록 노력할 때 전체 시스템으로 방식의 개념을 잊는 경우가 주로 있다. 정확한 수행의 평가는 행동의 단위로서 방식의 이해가 요구된다. 학생들이 활동의 단계와 방식을 기억하려고 할 때 주로 통합된 구성 단위를 전체 시스템으로 이해한다.

활동 분석을 하는 방법을 배우기 위해 쉬운 자료부터 시작한다. 이미 알고 있는 자기 인식과 상황 인식

활동들의 설명을 배우도록 한다. 4.4와 같은 수행의 방식을 선택하고 4.2와 4.6 같이 그러한 방식이 근접 방식과 다른 것에 관해 생각한다. 자기 인식 활동에서 보고 싶은 걸 적고 제7장의 설명과 비교한다. 먹기는 하나의 인지 단계가 5.4와 같이 높다고 예상할 수 있다는 것을 기억한다. 제6장의 초기부터 활동을 선택하고 같은 방식을 취한다. 평가하고 싶은 것을 적고 설명과 비교한다. 모든 방식, 활동 그리고 행동들의 학습 과정을 반복할 수 있다. 이 책은 클라이언트에게 중요한 활동을 분석하고, 활동 분석에 대한 피드백을 주기 위해 만들어졌다.

참고문헌

Allen, C.K. (1990). *Allen cognitive level test manual(with kit included).* Colchester, CT: S & S/Worldwide.

Allen, C.K. (1985). *Occupational therapy for psychiatric diseases; Measurement and management of cognitive disabilities.* Boston: Little, Brown.

Allen, C.K. (1982). Independence through activity: The practice of occupational therapy *(psychiatry). American Journal of Occupational Therapy,* 36, 731-739.

Earhart, C.A., & Allen, C.K. (1988). *Cognitive disabilities: Expanded activity analysis.* Colchester, CT: S & S/Worldwide.

Heimann, N. E., Allen, C. K., & Yerxa, E. J. (1989). The routine task inventory: a tool for describing the functional behavior of the cognitively disabled. *Occupational Therapy Practice,* 1, 67-74.

Josman, N., & Katz, N. (1991). Problem solving version of the Allen Cognitive Level (ACL) test. *American Journal of Occupational Therapy, 45,* 331-338.

Feinstein, A.R. (1987). *Clinimetrics.* New Haven, CT: Yale University Press.

Katz, N., & Heimann, N. (1990). Review of research conducted in Israel on cognitive disability instrumentation. *Occupational Therapy in Mental Health,* 10, 1-15.

Mayer, M.A. (1988). Analysis of information processing and cognitive disability theory. *American Journal of Occupational Therapy,* 42, 176-183.

McDowell, I., & Newell, C. (1987). *Measuring health: A guide to rating scales and questionnaires.* New York; Oxford University Press.

Newman, M. (1987). Cognitive disability and functional performance in individuals with chronic schizophrenic disorders. Unpublished master's thesis, University of Southern California.

Reed, K.L. (1991). *Quick index of occupational therapy.* Gaithersburg, MD; Aspen Publishers.

Wilson, D.S., Allen, C.K. McCormack, G., & Burton, G. (1989). Cognitive disability and routine task behaviors in a community based population with senile dementia. *Occupational Therapy*

Practice, 1, 58-66.

World Health Organization. (1980). *International classification of impairments, disabilities, and handicaps.* Geneva, Switzerland: Author.

Part Ⅱ. The Large ACL

Kathy Kehrberg

ACL은 노인 클라이언트의 인지장애(cognitive disability)를 선별하는 유용한 도구이다. ACL은 클라이언트의 기능적 능력과 장애의 초기 평가로 미니애폴리스 재향군인 의료센터의 노인 연구와 임상 센터(GRECC)에서 이용되었다. 또한 일상생활의 자기 관리 또는 그룹 활동 회기에서 입원 클라이언트의 잠재적인 수행을 예상하기 위한 빠른 평가 도구로 이용되어 왔다. ACL은 클라이언트의 언어적 능력에 의존하지 않는다. 실어증과 단어 찾기 장애가 있는 사람이 자신의 인지 기능 수준을 입증할 수 있다. 반대로, 잘 보존된 언어적 기술이 ACL로 발견될 수 있는 기능적 장애를 모호하게 하지 않는다.

이 시설에서 일하는 작업치료사는 치매로 확인된 클라이언트와 매 6개월마다 추적조사 예약으로 재방문하는 사람의 인지 변화를 감시하고 완전한 평가를 제공하기 위해 ACL 선별 검사와 인지 수행 검사(CPT)를 모두 사용한다. 초기 방문과 추적조사 예약 모두, 클라이언트는 전형적으로 신경학자, 사회복지사, 간호사, 심리학자 그리고 작업치료사를 만난다. 진단적 질문에 응하기 위해 필요하다면 의학적이고 심리학적인 검사가 처방된다. 클라이언트와 가족에게 영향을 주고 클라이언트에 의해 경험되는 인지적 변화를 대처하기 위한 지속적인 지지를 위해 클라이언트와 보호자는 정보를 받는다. 자동차 운전, 농장 장비 또는 위험한 장비나 기계의 사용에 대한 질문일 수 있다.

일단 알렌 기능 수준이 결정되면, 치료사는 클라이언트가 일상 활동을 하기 위해 필요한 도움의 양과 형태를 알려 줄 수 있다. 치료사는 GRECC 클리닉 팀, 클라이언트 그리고 가족 구성원에게 치료적 접근을 추천해 주고 안전에 위협을 줄 수 있는 상황을 얘기해 줄 수 있다.

ACL을 이용할 때 치료사가 경험하는 문제점 중의 하나는 노인 클라이언트의 시력 감퇴, 백내장으로 인한 시력 저하, 그리고/또는 관절염 또는 감각 손상으로 인한 미세운동 과제의 어려움을 경험한다는 것이다. 클라이언트는 ACL의 갈색의 넓적한 끈의(brown flat lace) 양쪽 면을 구분 못할 수 있고, 감침질과 코도반 바느질을 시도할 때 꼬인 끈을 풀지 못할 수 있다. 홈질은 노인들에게 별로 문제가 안 되지만, 구멍이 잘 안 보일 수 있고, 날카로운 바늘을 입으로 넣는다든가 빈 구멍 뒤로 손가락이 위치할 때 바늘에 찔리는 심각한 손상이 클라이언트에게 문제가 될 수 있다.

이러한 문제점이 노인을 위한 큰 ACL 또는 LACL(large Allen cognitive level)의 개발을 유도했다. LACL은 [그림 4-1]에서 보이듯이, 더 큰 구멍이 있는 확대된 가죽 틀과 함께 코도반 바느질, 감침질을 위해 반대면 위에 흰색이 칠해진 더 넓은 1개의 끈, 홈질을 위한 갈색 신발끈이 사용된다. 본래 틀에서 1.41배 확대된 것이다. 그리고 구멍은 [그림 4-2]에서 나타난 패턴을 따랐다. 점수지와 지시 사항은 ACL-E에 있다.

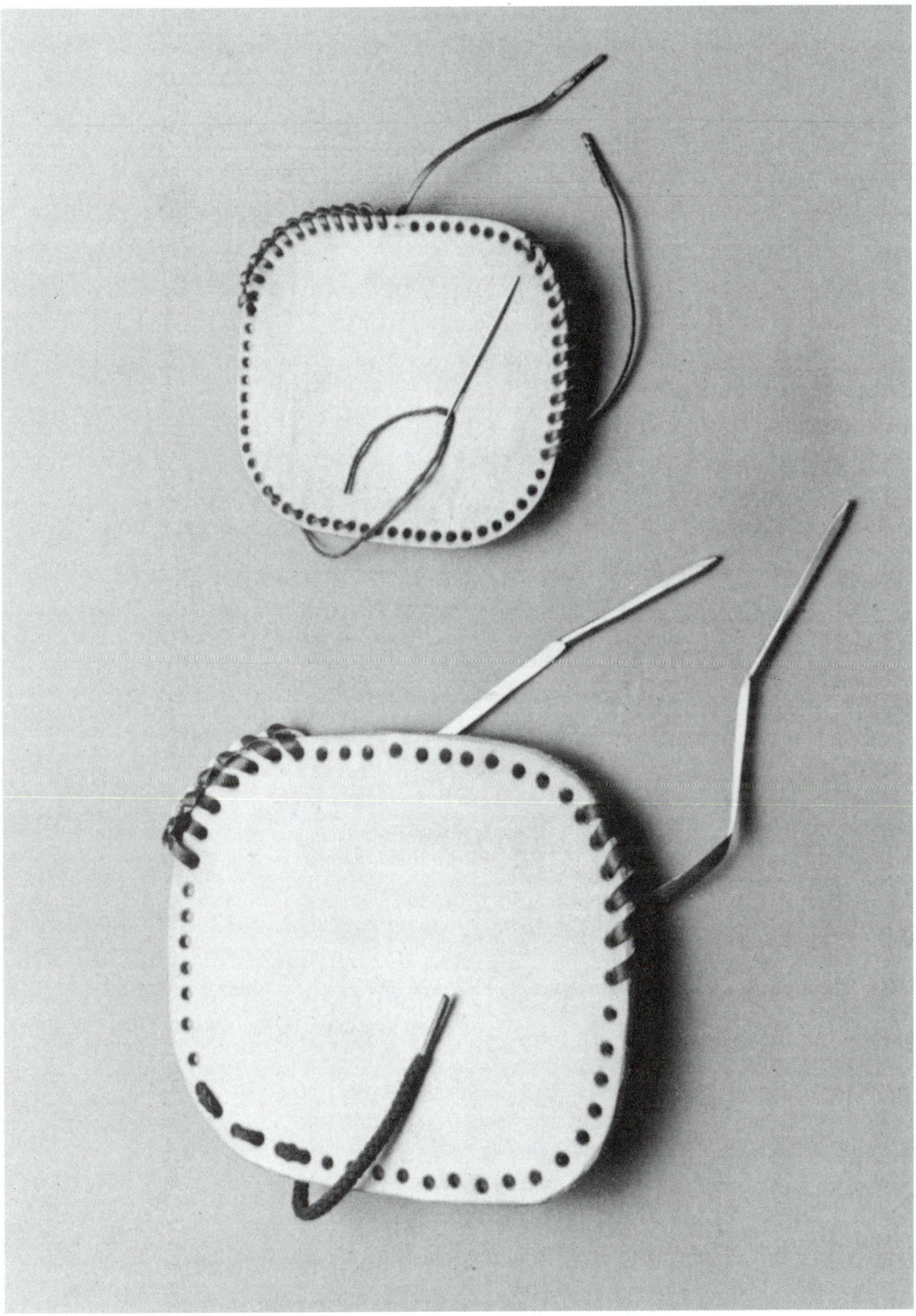

그림 4-1 LACL의 홈질에서 사용되는 갈색 구두끈.

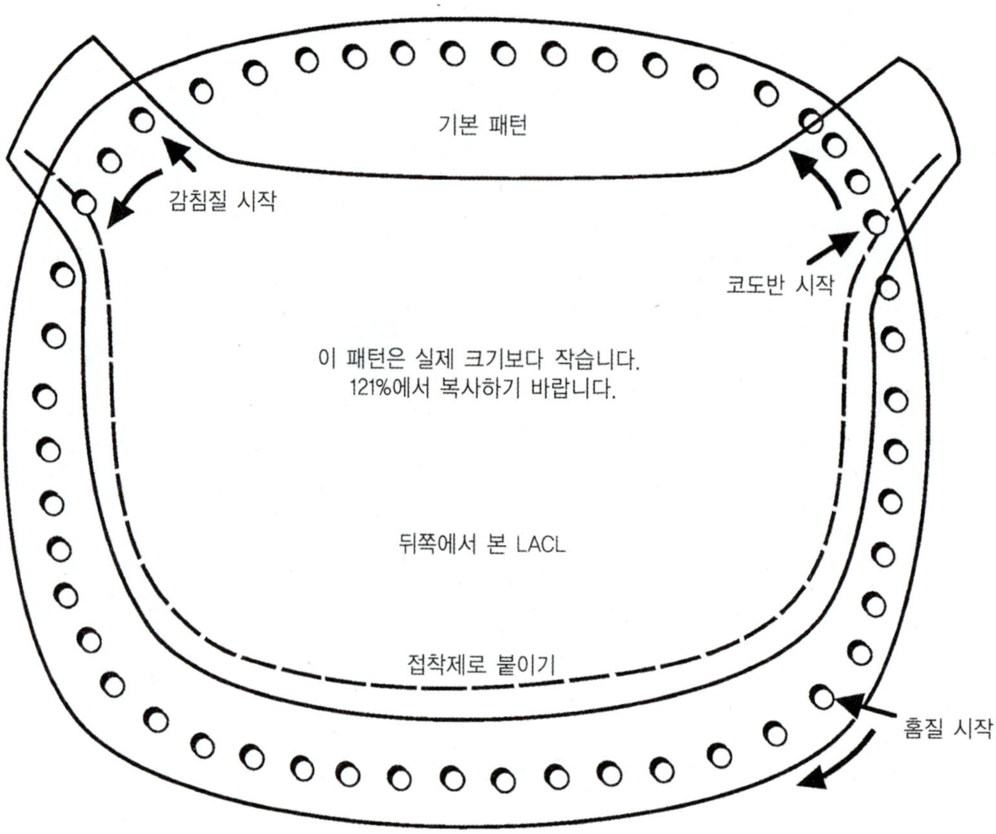

그림 4-2 확대된 ACL.

재료

- 6~8온스(oz) 베이스를 위한 소가죽(1/8인치 두께)
- 뒷주머니에 적합한 매우 얇은 천연 송아지 가죽
- 36인치 어두운 갈색 피렌체 레이스 2조각: Tandy #5006*
- 'life eye' 래티고 가죽끈 바늘 2개: Tandy #1213
- 27인치 어두운 갈색 라운드 브레이드 신발 끈 1개
- 흰색 코바 염료의 작은 항아리: Tandy #2041
- 11/64인치 드라이브 펀치(5 사이즈) 관: Tandy #1768, handle #1767

(*Tandy Leather Company, PO Box 2934, Fort Worth, Texas 76113.)

조립

흰색 염료의 면 2개로 넓은 레이스의 뒷면을 덮는다. 작은 스텐실 브러시나 Q 팁을 사용하면 작업하기에 쉽다. 소가죽과 레이스 갈색 측면의 전면은 Tandy의 Neat Shene과 같이 명확하게 마무리하여 덮을 수 있다. Barge나 고무 시멘트를 사용하여 주머니 전체의 아래 가장자리를 따라 가죽 뒷주머니를 붙인다. 거의 다 마르면 뒤에 있는 주머니를 누르는데, 포켓의 상단 부분이 키트 높이에 맞도록 하면 안 된다. 주머니 판을 잡아당겨 구멍을 맞춘다. 주머니의 하단 끝에 갈색 신발 끈을 부착한다. 키트와 붙어 있는 2개의 주머니 판 구멍에 끈을 부착한다. 주머니를 접을 수 있도록 주머니의 윗부분에 작은 벨크로 조각을 부착한다.

더 큰 도구의 타당성은 나이와 성이 짝지어진 49명의 대상자를 대상으로 연구되었다(Kehrberg, Mortimer, Kuskowski, & Shoberg, in prepartion). 대상자 모두에게 연습 효과를 조절하기 위해 나눠진 형태(split format)로 ACL-E와 LACL 검사를 나눠 주었다. 동시 타당도는 MMSE와 RTI로 확립되었다. LACL과 ACL-E 점수는 MMSE 점수와 RTI의 신체적 그리고 지역사회 하위 항목 점수와 유의하게 연관성이 있었다

(P <.001). 연습 효과와 성별을 위한 조절에서 ACL-E와 LACL 점수 간의 유의한 차이는 발견되지 않았다. ACL-E와 LACL 점수는 알츠하이머 치매 클라이언트(r=0.95, p <.001)와 대조군 그룹(r=0.58, P <.001)에서 모두 유의한 상관관계를 나타냈다. 알츠하이머 치매 대상자는 나이, 성별 효과 그리고 검사 순서가 통제되었을 때도 끈 묶기 검사에서 대조군과 비교해서 상당한 손상이 있었다.

알츠하이머 클라이언트 그룹에서 ACL-E 평균점수는 나이 그룹에 걸쳐 통계학적으로 다르지 않았다(for ACL-E, t(47)=1.04, n.s.; for LACL, t(47)=0.29, n.s.). 대조군에서, 나이는 ACL-E(r=-0.52, p <.01)과 LACL (r=-051, p <.01) 모두 통계적으로 상관성이 있었다. 대상자의 75세 전·후로 비교했을 때, ACL-E와 LACL 둘 다 평균점수는 통계학적으로 차이가 있었다. 나이가 많은 대상자는 ACL-E(t(33)=2.11,p <.05)와 LACL(t(33)=2.45,p <.02) 모두 젊은 대상자들만큼 잘 수행하지 못하였다.

오리지널 ACL-O 연구는 60세 나이까지의 성인을 대상으로 시행되었다. 치매 또는 감소된 능력이 없었기 때문에 이 연구의 대조군 대상자로 선택되었지만, 이 노인 대조군은 ACL-E 또는 LACL에서 일관적으로 최고 점수는 받지 못하였다. 75에 이하 대조군의 ACL-E와 LACL 평균점수는 75세 이상 평균점수보다 낮았다. 그룹에서 '정상' 노인들이 장애가 없음에도 과제를 잘 수행하지 못한다고 생각할 수 있다. 예를 들어, 노인들은 여전히 스스로 음식을 준비하지만 예전과 같은 규모가 크고 정성을 들인 식사는 더 이상 시도하지 못할 수도 있다. 노인의 경미한 손상은 감소된 속도나 수행의 효율성과 같은 요인을 포함할 수 있다.

ACL-E는 가장 복잡한 바느질인 코도반을 배우기 위해 누 번의 시연만 허용한나. 노인의 학습 속도와 반응 비율과 관련된 연구에서 나이가 듦에 따라 이러한 요인에서 감소가 있었다(Hale, Myerson, & Wagstaff, 1987; Rabbitt, 1980). 노인 인구의 사용을 위한 인지 선별 도구를 검토하는 논문에서, Ritchie(1988)은 노화와 몇몇의 질병 과정의 상호작용 효과를 경험하지 않는 80세 이상의 노인은 아주 희박하다는 것을 지적하였다.

사례

다음의 사례는 더 큰 선별 도구의 중요성을 보여 준다.

K 씨는 치매 평가를 받기 위해 1991년에 GRECC 클리닉에 방문하였다. VA 의료 센터의 의료 클리닉을 통해 의뢰되었다. 클라이언트는 80세로, 아내가 11년 전 루게릭병으로 사망한 뒤 혼자서 살고 있다. K 씨는 작은 마을에서 살고 있고, K 씨를 매일 보살피고 경제적인 일을 도와주는 결혼한 아들이 근처에 살고 있다. 아들은 GRECC 클리닉 방문 약 1년 전에 아버지의 기억력 문제를 알아챘다. 아버지는 질문을 반복했고, 물건을 제자리에 두지 않고, 지인의 이름을 잊기 시작했다. 공간적 지각의 어려움과 함께 단어 찾기 어려움도 있었다. 그러나 K 씨는 자신이 특별히 문제가 있다는 것을 느끼지 못했다. 현재 우울 증상, 환각 또는 특이한 행동은 없었다. K 씨는 잠을 잘 자고, 식욕 문제가 없었으며, 몸무게도 안정적이었다.

과거의 의학 기록에 고혈압, 성인 발병 당뇨병이 있었지만 이미 치료가 끝났고 현재는 문제가 없었다. 정신과적 병력 또는 신경학적 문제는 없었다. 척골신경손상으로 인한 오른쪽 손 무감각 증상은 이차 세계대

전 당시 파편 손상 때문이었다. 1980년에 담낭 적출술을 하였고, 1980년에 양쪽 손목 복원술을 받았으며, 1984년에 양쪽 무릎 관절 성형술, 1990년에 왼쪽 홍채절제술을 하였다. 수년 동안 관절염을 앓았다. 현재 안전 난간을 이용해서 욕실을 이용하며, 셔츠 버튼을 잠글 때 버튼 후크를 사용한다.

클라이언트의 아버지가 75세의 나이로 사망하기 전에 중증 치매로 시설생활을 한 가족력이 있었다. K 씨는 뇌졸중, 심장마비 또는 암으로 죽은 4명의 형제가 있었다. 2명의 여동생은 아직 살아 있고 좋은 건강 상태를 유지하고 있다.

신체검사상 경증에서 중등도 호흡곤란이 발견되었고, 약물 복용이 필요한 약간 높은 혈압이 있었다. K 씨는 현재 처방 약이 없다. 잠재적으로 정형외과적 문제와 일차 퇴행성 치매가 있었다. ACL-E를 포함하는 치매 검진 처방이 났다.

신경심리학적 검사에서 점진적으로 일반화되는 치매에 반대되는 다초점 기능장애의 가능성이 보였고, 재검사가 1년 뒤에 다시 추천되었다.

작업치료평가

K 씨가 ACL-E 평가를 받았을 때, 갈색 끈의 틀린 면(wrong side)에서 바른 면을 구별할 수 있었다. 눈에 띄는 꼬임 없이 감침질을 완성하였다. 감침질 꼬임을 보여 줬을 때 실수를 눈치챌 수 있었지만, 실수를 고치기 위해 끈을 다룰 수 없었다.

관절염이 있는 손을 위해 그 다음으로 훨씬 쉬운 LACL을 받았다. 꼬임 실수를 교정할 수 있었고 점수 4.5의 코도반 바느질을 할 수 있었다. 신체적 장애가 있었기 때문에 LACL 점수에서 벌칙 점수를 받지 않았고, K 씨의 인지 능력에서 최대한 과제를 완수하도록 하였기 때문에 정확했다.

클라이언트가 받은 4.5 점수는 CPT 배터리를 완성하는 전체 수행과 일관적이었다. 그의 총 수행 점수는 수준 4보다 약간 높았다. RTI로 그의 아들과 인터뷰했을 때 신체 하위 항목은 4.5, 지역사회 하부 항목은 4.3을 나타냈다.

LACL의 유용함을 입증하는 다른 상황은 클라이언트가 교정용 안경이 없을 때 또는 가정에서 안경을 잃어버렸을 때이다. 이 상황에서 ACL-E를 시도할 수 있지만 정확한 점수를 얻지는 못한다. 감침질과 실수를 없애기 위해 코도반 바느질을 할 때 평평한 끈의 양쪽 면을 적절하게 구별하지 못한다. K 씨는 클리닉 예약 때 안경 가져오는 것을 잊었다. 과제 전에 편평한 끈의 오른쪽과 틀린 면을 구분하지 못하였다. 검사 동안 꼬임을 교정하라고 요청 받았을 때 바느질 부분들이 붙어 있을 경우 좀 더 희미하게 양쪽 면이 보여서 진행할 수가 없었다. LACL을 받았을 때 좀 더 정확한 그의 인지능력 수준인 4.7의 점수를 받았다.

점수의 해석

K 씨의 증례

GRECC의 가족회의에서 클라이언트와 가족은 진단 검사 결과와 적절한 권고사항에 대한 정보를 받았다. 작업치료 권고 사항은 구체적으로 일상생활활동과 관련이 있었다.

K 씨는 가능하면 집에서 독립적으로 살기를 원했다. 그의 아들이 매일 그를 찾아가 살피는 데 동의하였고, 아직은 가정에서 심각한 문제점은 없었다. 아들은 대부분의 쇼핑을 대신 해 줬고, 대리인의 자격이 있었으며, 추가적으로 필요한 금액을 아버지에게 주었다. 가정부가 청소를 도와주었다. K 씨는 세탁은 가까스로 수행하였다. 아들은 가끔 옷 입기 실수와 개인위생에 대한 주의가 감소했다는 것을 알아챘다. K 씨는 아침과 가벼운 저녁식사는 스스로 준비하였다. 그는 여전히 점심식사를 위해 시니어센터로 운전해서 가길 고집하였고 종종 친구 집에 방문하기 위해 운전을 하였다. 백내장 수술 전 두 번의 자동차 사고가 있었고 현재는 시력 향상으로 운전이 안전하다고 느꼈다.

가족과 GRECC 직원은 운전을 그만두라고 권유하였다. 시니어센터는 걷거나 시내버스를 이용해서 갈 수 있었고 K 씨는 이 두 가지 사항 모두 익숙하였다. 그의 인지 손상의 전체 수준은 감독이 있는 삶이 바람직하였다. K 씨의 기능적 능력이 지속적으로 4+ 또는 대략 4.5 수준이라는 사실이 현재 일상에서의 문제점이었다. 장애와 지속적인 기능 감소의 예후로 좀 더 안전한 환경이 필요하다는 직원들의 제안이 있었다. 지역사회에서 클라이언트의 다른 옵션과 이용 가능한 가능성이 GRECC 사회복지사와 함께 조사되었다.

다른 상황들

완전 기능 battery(CPT)와 ACL 선별 도구 간의 차이가 있을 때 치료사는 그에 대한 이유를 찾을 것이다. 때때로 좋은 조작적 기술이 요구되는 직업에서 수년간 일을 한 사람들은 CPT보다 ACL을 더 잘 수행할 것이다. 그런 환경에서 전체 수행 점수는 좀 더 정확하게 여겨질 것이고 구체적인 권고 사항이 이용된다. 높은 ACL 점수를 보이는 클라이언트들은 그들이 평생 했던 공사, 목공, 자동차 정비 또는 가정 유지 보수 과업을 지속하려는 흥미나 욕망이 있다. 그들은 과정 중에 더 적은 성공과 더 많은 좌절을 경험할 수 있기 때문에 가족 구성원은 안전 문제에 대해 알려 주어야 한다.

반대로, 시공간 관계와 새로운 학습이 어려우면 좋지 못한 ACL 점수로 반영될 수 있고, ACL 선별 검사에서보다 더 나은 성공은 익숙한 매일의 과제 수행을 지속할 수 있기 때문에 더 높은 CPT 점수로 나타날 수 있다. 이 경우 더 낮은 ACL 점수가 새로운 학습과 문제 해결 상황을 다루는 클라이언트의 진짜 능력을 정확히 측정하는 경향이 있다.

요약하면 LACL과 같은 수정된 선별 도구는 많은 클라이언트에게 필요하지 않을 수도 있지만, 선별된 케이스에게는 대단히 유용할 수 있다. ACL과 LACL 모두 볼 수 있고 조작할 수 있는 몇몇 노인 클라이언트는 다루기 편하고, 보기 수월한 LACL을 선호할 수 있다. LACL이 과장된 점수로 만들어지지 않았고 두 버전이 비슷한 결과라고 연구에서 밝혀졌기 때문에, GRECC의 치료사는 자신감이 적거나 두려워하는 클라이언트에게 LACL을 사용하였다. 중대한 시각적, 조작 결함이 있는 노인 클라이언트를 위해 LACL은 정확한 인지 수행 능력의 알렌 수준 선별을 제공할 수 있다.

참고문헌

Hale, S., Myerson, J., & Wagstaff, D. (1987). General slowing of nonverbal information processing: Evidence for a power law. *Journal of Gerontology,* 42, 131-136.

Kehrberg, K.L., Kuskowski, M.A., Mortimer, J.A., & Shoberg, T.D. (in preparation). *Validating the use of an enlarged, easier-to-see Allen cognitive level test in geriatrics.* Minneapolis: Geriatric Research Education and Clinical Center, Veterans Affairs Medical Center.

Rabbitt, P.M. (1980). A fresh look at changes in reaction time in old age. In E.G. Stein (Ed.), *The psychobiology of aging: Problems and perspectives* (pp. 425-445). New York: Elsevier.

Ritchie, K. (1988). The screening of cognitive impairment in the elderly; a critical review of current methods. *British Journal of Epidemiology,* 41(7), 635-643.

Part Ⅲ: 인지 수행 검사 – 알츠하이머 치매(dementia) 인지 단계 평가 접근

Theressa Burns

서문

치매질환의 가장 흔한 형태인 알츠하이머 치매(AD)는 인지능력과 기능적 능력의 점진적 쇠퇴를 초래한다. 의료 서비스는 알츠하이머 치매 클라이언트에게 일상생활활동 도움과 감독 그리고 장애의 예방 또는 회복을 포함하는 특수한 요구를 도와주기 위해 힘쓰고 있다. 서비스는 부양 기술 훈련과 교육과 같은 내용을 가족과 보건 종사자들에게 제공하여 보살핌을 지원하고 있다.

클라이언트와 보호자의 포괄적인 평가는 현실 가능한 삶의 환경, 지원 서비스(예: 성인 데이케어, 가정 헬스 케어, meals on wheels) 그리고 후견과 관련된 의사 결정을 위한 정보를 제공한다. 평가는 변화하는 클라이언트의 상태와 이용 가능한 양육 자원에 적절한 중재를 확인하는 지속적인 절차이다.

알츠하이머 치매와 관련된 인지기능의 쇠퇴에 대해서는 MMSE가 병의 진행 평가에 가장 많이 사용된다(Folstein, Folstein, & McHugh, 1975). 연구에서 알츠하이머 치매 클라이언트들은 시간이 지남에 따라 MMSE 점수가 감소한다고 알려져 있지만, 병의 마지막 단계에서 주로 최하점에 도달하고, 아주 경증 클라이언트에게는 민감도가 떨어질 수 있다고 밝혀졌다(Maugle & Kawczak, 1989). 게다가 MMSE는 병의 임상적 영향을 직접적으로 측정하지 못한다.

알츠하이머 치매 클라이언트의 기능적 능력의 평가는 보호자 보고와 클라이언트 능력의 직접적인 관찰을 포함하는 다양한 접근법을 통해 행해지고 있다. Global Deterioration Scale, Functional Assessment Stages, Clinical Dementia Rating Scale을 포함하는 몇몇 도구들이 치매 클라이언트의 기능 단계를 구체적으로 평가하기 위해 개발되었다. 이러한 모든 평가 도구는 클라이언트의 포괄적인 관점을 위해 필수적으로 보호자를 통한 정보에 의존한다. 그러나 보호자에 의한 평가는 평가자 기반의 가능성이 개입된다. 게다가 보호자 없이 혼자 사는 클라이언트가 흔하다.

치매 대상자에게 적용하기 위한 ADL 수행 검사는 보호자 보고보다 더 객관적인 기능 측정을 제공하기 위해 개발되었다. 몇몇은 선택된 ADL 과제 또는 요소의 성공적인 수행의 완성을 평가한다. 그러나 과제의 인지적 복잡성을 평가하는 것이 주요 목적은 아니다(Lowenstein, et al., 1989; Mahurin, Debettingnies, & Pirozzoio, 1991). 다른 관찰적 ADL 척도(Kapust & Weintraub, 1988; Sandman, Norberg, Adolfsson, & Hedley, 1986)는 치매 클라이언트의 구체적인 인지 손상을 평가한다. 세 번째 접근은 명시된 과제를 완수하기 위해 필요한 도움의 형태를 평가해 왔다(Beck, 1988; Skurla, Rogers, & Sunderland, 1988). 이러한 도구들이 ADL 수행에 영향을 끼치는 특정한 인지장애의 종류 또는 특정 과제에 필요한 도움과 손상을 가려내는 데 가치가 있지만, 이러한 결과들을 기능적 손상의 전반적인 단계를 정의하고 일반화시키는 것은 쉽지 않다. 기능 단계의 기술은 변화의 측정을 촉진하고 단계-특정 활동과 보살핌 제안 사항을 위한 지침과 경계에 대한 정보를 제공한다.

인지 수행 검사(Cognitive performance test)

인지 수행 검사는 알츠하이머 치매 클라이언트의 기능 수준을 평가하기 위한 표준화된, 일상생활활동 기반의 평가도구로 개발되었다. 인지 수행 검사는 인지 단계에 의한 알렌의 정보-처리 체계에 기반을 둔 다른 일상생활활동 평가와는 차이가 있다. 이 도구는 정보 처리의 특정 손상이 일반적인 기능적 활동을 위태롭게 하는지 그 정도에 초점을 두고 있다. 선택된 과제는 표면 타당도를 가지고 있지만 클라이언트가 다양한 인지적 복잡성의 요구에 반응하는 방식보다 덜 중요하다. 알렌 모델 내에서 수행이 해석되기 때문에, CPT 과제에서 관찰된 손상은 일상생활활동의 광범위한 범위에서 의미가 있다.

CPT는 초기에 장시간에 걸쳐 기능적 변화의 종단적 연구 또는 약물에 대한 반응의 변화를 감지하기 위한 연속적인 평가 또는 환경 중재에 사용되는 연구 도구로 여겨졌다. 또한, 다양한 환경에서 클라이언트의 능력을 임상적으로 평가하는 데 아주 유용하다고 입증되었다. 선행 연구에서 치매 클라이언트에게 인지 단계를 평가할 수 있음을 제시하였고, 모델의 예측 가능한 기능을 지지하였다(Heyings, 1985; Kehrberg & Schoberg, in press; Wilson, Allen, McCormack, & Burton, 1989). CPT는 알렌 인지 단계를 평가하기 위해 정보처리의 필요조건이 체계적으로 달라질 수 있는 일반적인 일상생활 과제로 구성되어 있다. 일상활동들이 선택되는데, 친숙하지 않고 추상적인 과제를 할 때 수행 불안이 치매 클라이언트에게서 나타날 수 있기 때문이다. 게다가 동료와 가족이 일상생활활동의 직접적인 평가에 따라 일상생활활동을 추천할 수 있다. 전체적인 도구의 수행은 약 45분 걸린다.

검사는 옷 입기, 가게, 빵 굽기, 전화, 씻기 그리고 여행의 여섯 가지 과제가 포함된다. 각각의 과제는 순차적인 제거 또는 수행이 어려울 때 감각적인 신호를 포함한 표준화된 보조도구, 설치 그리고 시행 방법이 필요하다. 예를 들어, 상징적인 신호의 사용이 요구되는 전화번호, 전화번호부 찾기에 어려움이 있으면 책을 치우고 인쇄된 숫자가 주어진다. 시각적 신호의 사용이 요구되는 번호 누르는 행동을 시작하지 못한다면, 모방을 위해 특이하지 않은 번호 누르기를 보여 준다.

각 과제를 위해 특정 세트의 언어적 지시가 초기에 주어진다. 그 다음 특정 행동에 상응하는 표준화된 상호작용을 검사자가 수행한다. 본질적으로, 검사자는 과제의 정보-처리 필요조건을 조절 또는 간소화함으로써 결함 행동에 반응하여 과제 요구(사항)를 바꾼다. 완전한 과제 프로토콜과 시행 절차는 부록 C에 나와 있다.

쇼핑, 전화, 여행 점수의 CPT 과제는 수준 6이다. 옷 입기, 빵 굽기, 씻기 점수는 수준 5로, 이러한 덜 복잡한 과제의 수행은 수준 6 능력을 요구하지 않기 때문에 클라이언트 기능이 수준 5 또는 6인 사람은 이 과제를 유사하게 수행할 수 있을 것이다. 일부 대상자가 지속적으로 시각적 단서를 이용하려고 했기 때문에 3.5 점수 수준이 각각의 과제에 추가되었고 수준 4 수행의 특징인 목표-집중은 유지되었지만, 각각의 과제를 완성하거나 거의 완수하기 위해 언어적 지시와 지지가 추가적으로 요구되었다. 임상적으로 수준 3.5와 일치하는 행동은 24시간 감독의 필요를 결정하는 데 유용했다. 범위 6~33의 총 검사 점수는 개인 과제 점수의 합을 통해 획득되었다. 각각의 알렌 수준 6까지 곱하는 것 또는 CPT 과제의 수에 의한 것은 각각의 인지 단계를 위한 예상된 총 CPT 점수를 알려 준다. 수준들 사이에 있는 CPT 점수는 수준 이내에 높거나 낮은 기능을 나타내는 데 사용된다.

대상자는 6개의 모든 과제에서 같은 수준 또는 근접하게 점수를 받아야 한다. 그러나 개별적인 과제 점수가 다를 수 있기 때문에, 총 CPT 점수는 수행의 평균으로 나타난다. 참가자가 과제 간 같은 수준의 점수를 받지 못한 사실은 검사 자체의 결점 또는 열린 체계로서 알렌 모델의 재 정의와 함께 과제 행동이 일반적으로 변동이 있는 범위일 수 있다는 것을 지적한다(제1장 참조). 과제들 간 정확한 점수의 통계학적 분석은 과제가 제거되면서 CPT 감소의 타당성을 의미한다. 그러나 여섯 과제의 모든 시행은 전반적인 과제 능력의 유효한 표시를 제공한다(각 개별 과제 점수와 CPT 총 점수 간의 스피어만 상관관계는 매우 연관성이 있었다).

CPT의 개발은 알렌의 첫 번째 책과 함께 1985년에 시작되었다. 그러므로 CPT 점수화는 그 당시의 인지 단계의 설명을 반영한다. 인지 단계 1의 보행할 수 없는 상태, 인지 단계 2의 보행 상태, 인지 단계 3의 물건 잡기에서부터 조작하기까지의 범위는 CPT의 정확한 점수가 아니다. 클라이언트가 걷든 못 걷든 클라이언트는 수준 1의 점수일 수 있고 수준 2의 점수를 위하여 CPT 물건을 잡을 필요가 있다. 검사에서는 수준 1과 2의 차이점은 집중할 수 있고 움직이는 물건을 잡을 수 있는 능력이 필수적이다. 수준 2와 3의 차이점은 어떤 의미 있는 방법으로 물건을 조작할 수 있는 능력이다. Thralow와 동료(in press)는 낮은 수준의 클라이언트에게 광범위하게 CPT를 사용하였다. 그들의 연구는 네 가지 자조 관리 과제에서 알렌 인지 단계의 확인을 위한 CPT 총 점수와 간호사 관찰 점수 사이의 강한 상관관계를 입증하였다.

CPT는 수준 6 기능과 관련된 모든 범위의 능력을 나타내지는 못한다. 예를 들어, 돈 관리와 같은 수준이 높은 일상생활에 어려움을 호소하는 사람들은 실수 없이 CPT를 수행할 수 있다. 더 나아가 CPT의 개발은 수준 6 요소를 수준 5 과제로 추가, 현재 모델을 더 잘 반영하는 점수의 재정의와 확장 또는 각각 인지 단계 이내의 민감도 증진, 그리고 다른 진단 그룹에 맞는 CPT의 각색과 공식적인 연구를 포함한다.

신뢰도(reliability)와 타당도(validity) 연구

CPT 연구는 GRECC에서 시행되었다. 연구 방법과 결과의 완전한 설명은 문헌에서 참고할 수 있다(Burns, Mortimer, & Warmbler, 1991). 경증에서 중증인 77명의 알츠하이머 치매 클라이언트와 15명의 일반 노인 대조군에게 CPT가 시행되었다. 알츠하이머 치매 초기 단계인 대상자를 National Institute of Aging에서 후원 받아 장기간에 걸친 추후 검사를 포함한 종단적 연구가 행해졌다. 대조군의 대상자들은 일반 지원자였고 일상생활동작의 문제와 인지장애의 병력이 없는 사람들이었다.

77명의 알츠하이머 치매 클라이언트에서 CPT는 MMSE(r=0.67)와 보호자 - 측정 일상생활동작 측정 평가(Instrumental Activities of daily living: r=0.64; Physical self-maintenance scale: r=0.49) 간의 유의한 상관관계가 있었다. 크론바흐 알파와 항목-척도 상관관계는 균등하게 높았다. 이것은 여섯 가지 다른 일상생활동작 과제에 의해 유사한 개념이 측정되었다는 것을 의미한다.

알츠하이머 치매 클라이언트는 초기 평가 이후 4주 뒤, 1년, 2년, 3년 뒤에 추적검사를 받았다. 4주 평가에서 평가자 간 신뢰도는 0.91(N=18); 검사-재검사 간 신뢰도는 0.89(N=36)였다. 64명의 클라이언트에게 1년에 걸친 CPT 점수 변화가 연구되었다. 2년에 걸쳐서 45명, 3년에 걸쳐 26명이 연구되었다. 인원의 감소는 시설 입소 또는 사망 때문이었다. 초기 CPT 점수와 1년 후의 평균점수가 유의하게 감소되었다. 평균점수는 1년에서 2년까지 유의한 감소가 지속되었다. 4년 추적조사 기간 동안의 자료는 병의 진행과 함께 CPT 점수의 감소가 일어난다는 것을 증명하였다. 정상 대조군의 점수는 초기 점수와 비슷하였다.

CPT의 예측 타당도가 전체의 추적조사 기간에 걸쳐 시설화의 위험 요인과 관련하여 연구되었다. 연구 초기에 참가할 때 CPT 점수가 높은(>25.2) 클라이언트와 낮은(<25.2) 클라이언트로 나뉘었다. CPT 점수가 낮은 클라이언트 그룹은 50%의 클라이언트가 624일 시설 입원하였다. CPT 점수가 높은 클라이언트는 1,294일 시설 입원을 하였다. 이 두 그룹의 생존 능력의 차이는 상당히 유의하였다. 이 결과는 같은 클라이언트 표집에서 MMSE 점수에 비교할 수 있다. MMSE 점수가 17.5점보다 높거나 낮은 그룹에 클라이언트가 나뉘었을 때 발견된 생존 능력의 유의한 차이는 없었다. 어느 한 시점에 기능 지수를 제공하는 것, 장기간에 걸쳐 기능의 변화 지수를 더하는 것, 초기 CPT 점수는 시설입원의 장기간 위험의 예측 요소이다.

케이스 연구 예시

Jones 씨는 1999년 1월 17일 GRECC 기억력 상실 클리닉에서 처음 본 백인이었고 68세였다. 45세인 아내와 함께 왔다. 부부는 자택에서 살았고 각자의 가정을 가진 두 성인 자녀가 있었다. Jones 씨는 16세에 고등학교 10학년을 졸업하였다. 졸업 후 노동자로 일했고, 20년간 벽돌공 사업을 운영하였다. 자신과 같이 일하는 아들과 다툰 뒤 1989년에 은퇴하였다. Jones 씨는 반 자발적인 은퇴라고 이야기한다.

Jones 씨의 기억력 상실과 행동 변화는 평생 일할 때 사용했던 도구를 이용하고, 이름을 대고, 위치를 찾는 데 어려움이 발견된 1986년 직장에서 처음으로 나타났다. 기억력 상실은 사람들의 이름이나 장소를 기억하지 못하는 지점까지 진행되었다. 게다가 주의력과 집중력 문제가 나타났고, 텔레비전을 보거나 글을 읽지 못하였다. 그는 때때로 운전을 계속하였다.

Jones 씨 아내는 남편이 하루에 12~14시간 잔다고 하였다. 그는 사회적 행사를 피했고 아내 없이 혼자서 외출을 하지 않았다. 아내는 남편을 다양한 활동들에 참여하도록 유도했지만 번번이 실패하였다. 아내는 특별한 걱정 없이 몇 시간 동안 남편을 집에 혼자 두곤 했다. 아내는 가정의 재정, 쇼핑, 식사 준비 그리고 가정관리를 처리했다.

Jones 씨의 증상은 지속적으로 악화되었고 기억 또는 행동에서 뚜렷한 변동은 없었다. 그의 병력과 임상 증상은 알츠하이머-형태 치매와 일치하였다. GRECC의 초기 방문 때 MMSE는 22/30이었고, CPT 점수는 30/33 또는 알렌 수준 5, ACL은 4.7이었다. 정서는 둔화되기 시작했다. 말은 예전 일반적 지식 수준으로 적절했지만 제한적이었다.

GRECC의 초기 방문 후에 곧 Jones 씨는 알츠하이머 치매 초기~중기 클라이언트를 위한 일주일 3회 오전 보호 프로그램(3-morning-a-week sheltered program)인 GRECC의 개조된 직업 프로그램(Adapted Work Program)에 참여하였다. 과제가 선택되고 클라이언트의 인지 수준에 수정된다는 점에서 AWP는 알렌의 모델을 바탕으로 하고 있다. 같은 과제들의 일반성과 반복성은 프로그램의 다른 측면이다. CPT의 수행에 근거해서 Jones 씨는 병원 부서로부터 수술용 수건 검사, 병원복 측정, 밴드와 다양한 슬링 분류, 과제의 선택과 배달을 포함하는 수준 5 직업을 교육받았다. Jones 씨는 평균보다 빠른 속도로 일하였고, 매일의 스케줄을 잘 예상하였으며, 일을 잘 수행하였다. 동료들과의 사회적 상호작용은 제한적이었다. 직업 평가의 RTI 점수는 다음과 같다.

- 유지 관리 속도/스케줄 - 수준 6
- 지시 따르기 - 수준 5
- 비교적 간단한 과제 수행 - 수준 5
- 동료들과 잘 지내기 - 수준 5

Jones 씨는 1991년 7월 18일에 재평가 받았다. MMSE 점수는 22점에서 20점으로 떨어졌고, ACL은 4.7에서 4.4로 떨어졌으며, CPT 총 점수는 30에서 27점으로 떨어졌다. CPT 추적검사 수행은 다음과 같다.

- 옷 - 초기 과제 지시에 반응해서 클라이언트는 적절한 코트와 모자를 선택하고 입었다(점수 수준 4).
- 쇼핑 - 항목 선택과 지불을 위한 다단계 지시를 따를 수 있었다. 구입을 위한 돈의 액수를 결정하였지만, 지갑에서 돈을 꺼내기 위해 힌트가 필요했다. 가격표를 체크했고 사이즈와 가격에 따라 적절한 옷을 골랐다. 지불을 위한 지폐의 액수는 적절했고 동전은 부정확했다(점수 수준 5).
- 빵 굽기 - 버터 바르기로 과제를 시작했다. 토스터의 방향을 바꾼 후, 과제 순서를 정확하게 완성하였다(점수 수준 4).
- 전화 - 페인트 가격을 묻기 위해서 구체적인 지시 사항이 필요했다. 전화번호부 책의 이용은 느렸지만 기능적이었다. 전화 걸기는 정확했다. 정보를 바로 획득하고 전달하는 능력은 좋았다(점수 수준 4).
- 여행 - 검사용 지도를 따라 움직일 수 없었다. 건물에 찾아가기 위해 구체적으로 인쇄된 지시사항을 따르는 것은 정확했다(점수 수준 5).

소감(Impression)

Jones 씨의 CPT 수행은 알렌 인지 단계 4.5를 나타낸다. 이 수준의 사람은 과제 계획, 추론, 문제 해결(problem solving) 능력의 경증~중등도 손상을 나타낸다. 이러한 손상은 도움이 필요하거나 다른 사람에 의해 행해지는 높은 수준의 일상생활동작 수행(재정 관리, 식사, 약 복용, 가정 관리 등)을 실수 없이 효율적으로 수행하기 어렵다.

자조관리를 위해서 계획과 판단 영역의 최소한의 도움이 필요할 수 있다(적절한 가구 고르고 스케줄 이행하기). 잘못된 판단으로 독립적인 삶이 위험할 수 있다. 그러나 이 클라이언트에게 이것은 문제가 되지 않았다. Jones 씨는 과제 지시 사항을 이행하는 데 어려움이 있었고 충동적인 행동을 하였다. 복잡한 정보 해석장애와 충동적인 행동이 안전을 해칠 수 있다. 가까운 미래에 운전면허 박탈과 운전 감독이 추천된다. 1990년 1월 17일 마지막 평가에서 Jones 씨는 기능적 쇠퇴가 수준 5에서 4.5로 떨어졌다.

AWP의 과제 수행은 변하지 않았고 앞 항목의 RTI 직장 평가 점수는 그대로였다. AWP의 기능적 유지 현상과 다른 영역에서 나타난 동시적인 수준 하락은 많은 AWP 참가자에서 관찰되었고 추후 검사가 필요하였다. Jones 씨의 사회적 상호작용은 그가 프로그램에 참여한 이래 극적 향상이 있었다. 예를 들어, 그는 음식을 가지고 와서 대접하고 나눠 주었다. 게다가, 하루에 할 수 있는 일의 양에 따라 일을 시작하였다. 비록 집에서는 수동적이고 주로 잠을 잤지만, Jones 씨 아내는 남편의 기분이 향상되었고 그가 AWP를 기대하고 있다고 얘기했다. 프로그램 시작 이래로 Jones 씨는 거의 완벽에 가까운 출석률을 유지하였다.

결론

사회가 노화되고 알츠하이머 치매의 출현율이 증가하면서, 더 많은 보건관리와 연구비용이 알츠하이머의 원인에 대한 연구뿐만 아니라 약물학, 행동학, 환경적 중재와 같은 치료에 할당되고 있다. 그 결과, 기능적 상태의 직접적인 평가와 기능의 변화와 활동 중재의 개발 적용이 중요해지고 있다.

감사 인사

Appreciation is extended to Dianne Timmer, OTR, MBA, Joan Thralow, OTR, Peggy Merchak, OTR, and James Mortimer, PhD for assistance with the development and study of the CPT.

참고문헌

Beck, C. (1988). Measurement of dressing performance in persons with dementia. *American Journal of Alzheimer's Care and Related Disorders Research, 3,* 21-25.

Burns, T., Mortimer, J., & Warmbler, P. (in press). *The cognitive performance test: A new approach to functional assessment in Alzheimer's disease.*

Folstein, M.F., Folstein, S., & McHugh, P.R. (1975). Minimental state: A practical method for grading the cognitive state of the patient for the clinician. *Journal of Psychiatric Research, 12,* 189-198.

Heyings, L. (1985). Research with subjects having senile dementia. In Allen, C.K. (Ed.), *Occupational therapy for psychiatric disease: Measurement and management of cognitive disabilities* (pp. 339-365). Boston: Little, Brown.

Hughes, C., Berg, L., Danziger, W., Coben, L., & Martin, R. (1982). A new clinical scale for the staging of dementia. *British Journal of Psychiatry, 140,* 566-572.

Kapust, L.R., & Weintraub, S. (1988). The home visit: Field assessment of mental status impairment in the elderly. *Gerontologist, 28,* 112-115.

Kehrberg, K., & Schoberg, T. (in press). Manuscript in preparation. Minneapolis, MN: VA Medical Center, GRECC.

Lawton, M.P., & Brody, E. (1969). Assessment of older people. Self-maintaining and instrumental activities of daily living. *Gerontologist, 9,* 179-196.

Lowenstein, D., Amigo, E., & Dura, R., et al. (1991). A new scale for the assessment of functional status in Alzheimer's disease and related disorders. *Journal of Gerontology, 46,* 58-66.

Naugle, R.J., & Kawczak, K. (1989). Limitations of the mini-mental state examination. Cleveland *Clinical Journal of Medicine, 56,* 277-281.

Reisberg, B., Ferris, S., Deleon, M., & Crook, T. (1982). The global deterioration scale for assessment of primary degenerative dementia. *American Journal of Psychiatry, 139,* 1136-1139.

Reisberg, D., Ferris, S.H., & Armand, R., et al. (1984). Functional staging of dementia of the Alzheimer's type. Annals of the New York Academy of Science, 435, 481-483.

Rubenstein, L., Schairer, C., Wieland, D., & Kane, R. (1984). Systematic biases in functional status assessment of elderly adults: Effects of different data sources. *Journal of Gerontology, 39,* 686-691.

Sandman, P.O., Norberg, A., Adolfsson, R., Axelsson, K., & Hedley, V. (1986). Morning care of patients with Alzheimer type dementia. A theoretical model based on direct observations. *Journal of Advanced Nursing, 11,* 369-378.

Skurla, E., Rogers, J., & Sunderland, T. (1988). Direct assessment of activities of daily living in Alzheimer's disease. *Journal of the American Geriatric Society, 36,* 97-103.

Thralow, J. (in preparation). St. Cloud, MN: VA Medical Center, Rehabilitation Medicine Service.

Wilson, D.S., Allen, C.K., McCormack, G., & Burton, G. Cognitive disability and routine task behaviors in a community-based population with senile dementia. (1989). *Occupational Therapy Practice, 1,* 58-66.

부록 A - 알렌 인지 단계 테스트, 1990

검사 준비

가죽 끈과 아마(linen)실은 다음과 같이 검사 전에 가죽의 한 부분에 붙여 놓을 필요가 있다.

1. 가장자리에 있는 구멍의 1/3이 각각 세 가지 바느질에 이용될 것이다.
2. 아마실을 15인치로 자르고 한쪽 끝에 큰 매듭을 묶고 다른 쪽 끝에 바늘로 실을 꿴다. 왼쪽에서 오른쪽으로 작업을 하거나 시계 방향으로 작업을 해서 최소한 3번의 바느질을 완성한다.
3. 가죽 끈을 30인치 길이로 둘로 자르고 가죽 끈을 바늘에 단단히 꿴다. 다른 조각으로 최소한 3번의 코도반 바느질을 한다. 시계 방향으로 작업을 계속한다.
4. 바늘이 구멍으로 쉽게 통과하고 다른 수정이 필요한지 확인한다.
5. 선택적인 작업으로, 더러워지지 않기를 원하면 가죽 끈 끝을 넣어서 마무리할 수 있다. 이용하지 않을 때 가죽 주위 끈을 싸 놓을 수 있다. 또는 다른 가죽 조각으로 주머니를 만들 수 있다.

검사 시행 준비를 위해 다음을 해야 한다.

1. 가죽 잡는 것을 연습한다. 클라이언트가 볼 수 있게 시범을 보인다. 클라이언트의 왼쪽 또는 오른쪽에 서거나 앉아서 세 가지 바느질을 할 수 있어야 한다.
2. 언어적 지시 사항을 기억하고 난 뒤 시연과 함께 말로 지시를 한다.
3. 클라이언트에게 검사를 할 장소에 관해 생각하고 가장 최적의 조명이 있으며 방해가 없는 장소를 선택한다.
4. 검사를 하기 전에 클라이언트에 대한 정보를 얻기 위해 간단한 인터뷰를 시행할 수 있다. 클라이언트와 라포를 형성했다면, 클라이언트가 검사를 거절할 가능성은 적다. 바쁜 치료사는 클라이언트가 인터뷰 동안 일관성이 있으면 바느질을 생략할 수 있다. 놓친 것에 대해 절약되는 시간은 가치가 없을 수 있다. 클라이언트가 홈질을 쉽게 한다면 더 어려운 바느질을 시도할 수 있다. 만약에 클라이언트가 검사 후에 시각 손상에 대해 불평하면, 홈질을 어떻게 했는지에 따라 결과를 배제할 수 있다.
5. 실수를 하고 교정이 되지 않을 때 검사를 중단한다. 최고 수준에서 성취된 점수를 준다.

>> 유지. 시간이 지나면 가죽 끈이 헤질 것이다. 끈이 많이 꼬이고 더러워지며, 아마실은 헤진다. 끈/실을 교체한다.

지시 사항

클라이언트에게 가죽 끈 바느질을 보여 준다.

"과거에 이런 것을 해 본 경험이 있나요?"

- "네."라고 대답한다면 얼마나 오래 전 일인지 알아본다. 가끔, 끈 장식 경험이 많은 사람이 있을 것이지만, 새로운 문제 해결 능력을 검사하는 것은 아니다.

홈질 작업:

"나는 당신이 어떻게 지시 사항을 이행하고 집중하는지에 관심이 있습니다. 홈질 작업을 하는 방법을 보여 드릴 겁니다. 제가 하는 것을 자세히 보세요."

- 치료사는 자신과 클라이언트를 향하도록 가죽을 쥔다. 위와 바닥이 보이도록 눈높이에서 가죽을 잡는다.

"바늘을 잡고 다음 구멍을 통해 밀어 넣고 구멍을 통해 실을 당기세요. 다음 구멍을 통해 바늘을 위로 누르세요. 구멍을 통해 바늘을 당기고 꽉 조이세요. 구멍을 건너뛰지 마세요. 자 이제 당신이 해 보세요."

- 가죽과 바늘을 클라이언트에게 건네준다.

감침질 작업:

홈질 작업을 클라이언트가 수행했다면, 치료사는 감침질 작업으로 넘어간다. 감침질 작업의 언어적 지시 사항과 시연은 첫 시도에서 감침질을 완성하지 못하면 다시 한 번 반복될 수 있다.

"가죽 끈이 한쪽은 거친 면이고 다른 한쪽은 부드러우면서 어둡고 빛나는 것을 확인해 보세요. 각각의 바느질을 할 때 끈이 꼬이지 않도록 조심하는데, 항상 부드럽고 어두운 면이 위쪽으로 와야 됩니다. 이제 제가 다른 바느질을 보여드릴 겁니다. 주의 깊게 보세요. 끈을 잡고 앞쪽으로 가져와서, 가죽의 끝부분을 잡으세요. 구멍으로 바늘을 밀고 꽉 조이세요. 끈이 꼬이지 않도록 하세요. 구멍을 건너뛰지 마세요. 이제 바느질을 세 번 해 주세요."

감침질 교차와 꼬기:

교차와 꼬기가 동시 또는 단독으로 자연스럽게 일어났다면, 치료사는 이 문제를 바로잡을 필요가 없다.

"당신이 잘못된 것을 바로잡을 수 있는지 보기 위해 저는 실수(mistake)를 할 거에요."

- 치료사는 끈을 잡고 가죽 뒤의 구멍 아래로 집어넣고 앞에서 뒤로 바늘을 밀어 넣는다. 바늘이 고리를 통해 지나가고 뒤에서 교차된다. 가죽을 클라이언트에게 다시 준다.

"나의 실수를 알려 줄 수 있나요?" "고칠 수 있나요?"

- 만약 클라이언트가 틀린 사항을 지적하고 교차 실수를 정정할 수 있다면 꼬기를 보여 준다. 치료사는 감침질을 하고 두 곳을 꼰다. 두 꼬임이 또렷하게 보이도록 한다. 가죽을 클라이언트에게 다시 준다.

"나는 다른 실수를 만들었어요." "나의 실수를 알려 줄 수 있나요?" "고칠 수 있나요?"

- 시각 손상 또는 언어 이해 검사의 대안적 설명이 될 수 없기 때문에 감침질 교차와 꼬기는 점수화될 수 없다. 이러한 요인으로 4.0~4.4 점수는 혼동될 수 있다. 확신이 안 설 때는 코도반 바느질로 가서 검사를 계속한다.

코도반 바느질:

가죽을 클라이언트에게 주고 이 바느질을 가르친다.

"이 바느질 방법을 스스로 해결할 수 있나요?" "이 문제를 풀기 위해 어떻게 생각하는지 말해 주세요."

- 클라이언트의 언급에 대해 치료사의 반응은 가능한 한 비지시적이어야 한다. 클라이언트가 자신이 잘하고 있는지 물으면, "어떻게 생각하세요?"나 "당신이 결정해 보세요" 또는 "계속 시도해 보세요"라고 한다. 만약에 클라이언트가 "틀린가요?"라고 말하면 "당신이 해결해 보세요"라고 답하거나 "무엇이 틀렸는지 보여 주세요"라고 말한다.

5.6 **"도움을 원하세요?"**

- 만약에 "네."라고 하면 "첫 부분은 맞았습니다." 또는 "앞에서 뒤로 하세요."와 같은 정보의 언어적 힌트를 준다. 도움이 안 된다면 실수를 알려 준다. 클라이언트에게 문제를 해결하도록 시간을 준다. 이것은 시간을 재는 검사가 아니다. 클라이언트가 당황하거나 그만두려고 한다면 시연을 제공한다.

"어떻게 하는지 보여드릴까요?" 그렇다고 하면 계속 한다. "방법을 보여드릴게요. 주의 깊게 보세요. 가죽의 앞쪽으로 바늘을 가져오세요. 가죽의 뒤쪽을 향하여 다음 구멍을 통해 바늘을 넣으세요. 끈을 꽉 조여 당기지 마세요. 그러나 거기에 작은 고리를 남겨 두세요. 가죽의 앞쪽 위로 끈을 다시 가져오세요. 이번에는 당신이 만든 고리를 통해서 바늘을 넣고 가죽의 뒤쪽을 향해서 끈을 당기세요. 고리의 왼쪽으로 끈을 유지하세요. 뒷구멍으로부터 끈을 꽉 조인 다음 긴 끈의 끝을 단단히 조이세요. 끈이 꼬이지 않도록 주의합니다. 이제 바느질을 세 번 해 보세요."

- 모든 꼬임이 제거되고 끈의 조임 상태가 적절할 때까지 클라이언트가 지속할 수 있도록 격려한다. 클라이언트가 끈의 꼬임과 조임 상태 실수를 발견했지만 고치지 못하면 5.0~5.8 사이의 점수를 줄 수 없다.

"당신이 한 것과 제가 한 것이 같습니까?"라는 말과 지적으로 클라이언트의 실수를 확인시켜 줄 수 있다. 인식된 실수를 고치도록 클라이언트에게 요구한다. 만약에 클라이언트가 실수를 보지 못하거나 실수를 고치지 않는다면, 두 번째 시연을 제공할 수 있다. 두 번째 시연에 대한 거절이 있었다면 달성된 이전의 높은 수준의 점수를 준다.

- 검사 절차 동안에 클라이언트와 상호작용하는 이러한 가이드라인은 감침질과 홈질 작업에서도 뒤따를 수 있다.

알렌 인지 단계 검사 점수화 가이드라인, 1990

» 메모: 감침질과 코도반 바느질 4.0~4.4 점수 사이에 중복되는 점수가 있다. 점수가 맞지 않는다면 코도반 바느질 점수를 준다. 클라이언트가 시각 문제를 호소하거나 클라이언트가 (1) 세 가지 감침질을 수행하고 (2) 교차 실수를 고칠 수 있다. 그리고 (3) 고치기 어렵지만 꼬임 실수를 확인할 수 있다. 이렇다면 코도반 바느질을 점수화하면서 점수화 과정을 지속해야 한다. 코도반 바느질의 시행은 클라이언트의 ACL 점수를 4.0~4.4점으로 명확하게 하도록 도와준다.

홈질

수준 3:

- 3.0 가죽을 잡거나 밀어 넣는다. 끈을 잡기 위한 시도를 하지 않는다.
- 3.1 가죽 끈을 잡는다. 끈을 구멍으로 넣거나 무작위 패턴으로 끈을 움직이는 데 목적이 있다.
- 3.2 잘못된 위치일 수 있는 최소한 하나의 구멍을 통해 바늘을 밀어 넣는다.
- 3.3 바늘을 위·아래, 또는 앞·뒤로 밀어 넣지만 왼쪽에서 오른쪽 방향을 무시하거나 구멍을 건너뛴다.
- 3.4 한 번의 시연과 추가적인 도움으로 최소한 세 번의 홈질을 완성한다. 세 번 이상의 홈질이 이 점수에서 허용된다.

감침질

수준 3:

- 3.5 적어도 한 번의 감침질을 할 수 있지만 홈질을 하기 위해서 뒤로 가야 한다.
- 3.6 감침질에서 홈질로 바꾸지만 두 번의 시연 후에 실수를 정정한다. 다른 감침질 실수가 남아 있다.
- 3.7 세 번 이상의 감침질을 하고 공간이 없을 때까지 지속할 수 있다. 끈의 꼬임은 이 점수에서 용인된다.
- 3.8 감침질 끈은 뒤에서 교차된다. 실수는 지적되었을 때 인식되지 않고 정정되지 않는다. 세 번 이상의 바느질을 한다.
- 3.9 세 번의 감침질을 하고 만약에 충분하다면 "끝났나요?"라고 질문한다.

수준 4:

- 4.0 세 번의 감침질 후에 멈춘다. 꼬임을 인식하거나 실수가 지적되었을 때 뒤의 꼬임을 인식한다.
- 4.1 세 번의 감침질 후에 멈추고 실수로 뒤쪽 교차를 인식하지만 실수를 정정하지 못한다.
- 4.2 감침질은 뒤쪽에서 교차되고 밖으로 당길 수 있고 세 번의 바른 바느질을 한다. 꼬임은 이 점수에서 용인된다.
- 4.3 세 번의 감침질을 한 후에 멈추고 끈을 밖으로 당기면서 정정하고 바느질을 다시 한다. 구멍의 꼬임은 이 점수에서 용인된다.
- 4.4 한 번의 감침질을 당기며, 당기지 않고 적어도 한 번의 감침질을 꼬지 않는다.

코도반 바느질

수준 4:

- 4.2 코도반 바느질을 하기 위한 시도는 고리를 거치지 못하는 것, 같은 구멍에 두 번 가지 못하는 것, 또는 감침질을 하지 못하는 것과 같은 실수 다음에 오는 감침질의 실제 반복이다.
- 4.3 홈질을 하고(구멍을 통해 앞에서 뒤로 그리고 뒤에서 앞으로 바늘이 지나감) 바늘이 다음 구멍을 통하기 전에 고리를 통해 지나간다. 구멍을 통해 뒤에서 앞으로 지나간다.
- 4.4 구멍을 통해 앞에서 뒤로 지나지만(감침질처럼) 하나의 단계처럼 뒤에서 고리를 통해 바늘을 끼운다(끈은 고리 아래에 있지만 그것을 감싸지는 않는다).
- 4.5 방향은 구멍을 통해 앞에서 뒤로 지나가지만 고리를 통해서 뒤에서 앞으로 지난다.
- 4.6 구멍과 고리를 통해 앞에서 뒤로 지나지만 조여지지는 않는다. 고리를 두 번 통하거나 다음 구멍을 통할 수 있다.
- 4.7 끈과 바늘의 오른쪽/왼쪽 방향은 고리를 지날 때 틀린다.
- 4.8 끈은 순서적으로 당겨지지 않는다(구멍 다음 고리). 실수라는 인식 없이 바늘을 당기기만 한다.
- 4.9 끈이 차례차례로 당겨지지 않는다. 실수는 인식되지만 고쳐지지 않는다. 세 번째 시연이 제공될 수 있지만 세 번의 반응은 점수화되지 않는다.

수준 5:

- 5.0 방향성, 헝클어진 끈 또는 차례차례로 단단히 조여진 실수를 정정하지만 해결책을 정확히 따라하지 못한다. 두 번의 시연을 요청할 수 있지만 전체적인 수행을 향상시키지 못한다. 실수는 유지된다.
- 5.2 두 번의 시연으로 방향성, 헝클어진 끈 또는 차례차례로 단단히 조여진 실수를 정정한다. 순서대로 조여졌다면 약간 헐거워질 수 있지만 다른 실수는 발견되지 않는다.
- 5.4 두 번의 시연 없이 방향성, 헝클어진 끈 또는 차례차례로 단단히 조여진 실수를 정정할 수 있지만 행동을 두 번 또는 더 많이 고친다.
- 5.6 시연 없이 바느질을 시도할 수 있지만 똑바로 하기 위해 신호(언어적 또는 실수 지점을 가리키기)가 필요하다.
- 5.8 샘플 바느질을 검사하고 시행착오를 하면서 시연 없이 세 번의 코도반 바느질을 완성한다.

부록 B: 일상 과제 척도-2

일상 과제 척도-2(RTI-2) 점수지

코드:

S = 자기 보고　　　　NA = 해당 사항 없음
C = 보호자 보고　　　　NT = 검사 안 됨
O = 관찰 또는 수행

점수: 기록된 숫자는 인지 단계이다. 치료사는 설명된 대로 자기 보고와 보호자 보고를 기록한다.

	S	C	O		S	C	O
몸단장하기				집안 돌보기			
옷 입기				음식 확보하기			
목욕하기				돈 쓰기			
걷기/운동하기				쇼핑			
먹기				세탁하기			
화장실 이용				여행하기			
약 복용하기				전화하기			
보조도구 이용하기				변화에 적응하기			
주요 역할				의사소통하기			
여가시간				지시 따르기			
속도/시간 재기				가족 활동들			
노력하기				부양가족			
결과 판단하기				협력하기			
말하기				감독하기			
안전 예방				정보 유지하기			
응급상황 반응				시민권 참여			

일상 과제 척도에 근거한 자기 보고 질문

포맷

1. 활동이 무엇으로 구성되어 있는가?
2. 활동의 빈도?
3. 활동을 완성하기 위해 도움이 필요한가?
4. 수행했을 때 활동의 사회적 결과는?
5. 사회적 결과의 클라이언트 인식?

신체적 척도

A. **몸단장(Grooming)**

1. "당신의 몸단장의 구성은 무엇인지요?"

2. "이러한 몸단장을 얼마나 자주하나요?"
3. "다른 사람이 당신을 도와주나요?"
4. "당신의 모습/냄새에 관해 다른 사람이 불평하나요?"
5. "이러한 불평에 동의하나요?"

B. 옷 입기(Dressing)

1. "하루하루 무슨 옷을 입을 것인지 어떻게 결정하나요?"
2. "옷을 입지 않은 날들이 있나요?"
3. "당신이 무엇을 입을지 다른 사람이 결정 또는 옷을 입을 때 도움을 주나요?"
4. "다른 사람이 당신이 입은 옷에 관해 불평하나요?"
5. "이런 불평에 동의하나요?"

C. 목욕하기(Bathing)

1. "목욕/샤워를 어디서 하나요?" "비누/수건을 어떻게 사용하나요?"
2. "얼마나 자주 목욕하나요?"
3. "다른 사람이 당신을 도와주나요?"
4. "당신이 불청결하다고 다른 사람이 불평하나요?"
5. "그것에 동의하나요?"

(여성만)

1. "월경 주기를 관리하기 위해 무엇을 하나요?"
2. "얼마나 자주 변하나요?" "월경 기간 동안 얼마나 자주 목욕하나요?"

D. 걷기(Walking)

1. "하루 동안 어디서 걷나요?" "새로운 장소로 가나요?"
2. "얼마나 자주?"
3. "새롭거나 친숙한 장소를 찾기 위해 도움이 필요한지요?"
4. "당신이 길 잃는 것에 관해 다른 사람이 불평하나요?"
5. "문제라고 생각하나요?"

E. 먹기(Feeding)

1. "당신의 식사는 어떻게 구성되나요?" "특별한 식사인지요?"
2. "얼마나 자주 먹나요?"
3. "식사 중에 다른 사람이 도움을 줘야 하나요?"
4. "다른 사람이 당신의 식탁 예절에 대해 불평하나요?"
5. "이러한 불평에 동의하나요?"

F. **화장실 이용**(Toileting)

1. "화장실에 가서 무엇을 하나요?" "새로운 장소에서 화장실을 어떻게 찾나요?"
2. "당신이 화장실을 이용하는 데 다른 사람이 도움을 주나요?"
3. "당신이 공공장소에서 변기 물 내리는 것을 못하고/변과 소변을 변기에 보지 못하는 것에 대해 다른 사람이 불평하나요?"
4. "이런 것들이 문제라고 생각하나요?"

도구적 척도

A. **집안 돌보는 일**(Housekeeping)

1. "당신의 장소/물건을 깨끗이 하기 위해 무엇을 하나요?" ("담요가 더러워지면 무엇을 하나요?")
2. "얼마나 자주 이런 일을 하나요?"
3. "다른 사람이 당신의 방을 청소하거나 물건을 정리 정돈하는 것을 도와주나요?"
4. "다른 사람이 당신의 방을 보고 불평하나요?"
5. "이러한 불평에 대해 동의하나요?"

B. **음식 준비하기**(Preparing/Securing food)

1. "음식을 어떻게 구하나요?"
   (board and care) "음식이 제공될 때 어떻게 아나요?"
   (자신을 위한 요리) "음식을 어떻게 데우나요? 화상/칼 베임/불 조절의 어려움을 겪어 봤나요?"
   (외식) "어디서 먹나요? 전형적으로 주문하는 것에는 무엇인가요?"
2. "매일 얼마나 자주 먹나요?"
3. "다른 사람이 음식 준비에 도움을 주나요?"
   (Board and care) "저녁식사 하라고 알려줘야 하나요?"
4. "다른 사람이 당신의 음식에 불만을 가지는지요?"
   "다른 사람이 어떠한 이유로 당신이 음식을 만들지 못하게 하나요?"
5. "다른 사람이 그렇게 하는 타당한 이유가 있다고 생각하나요?"

C. **돈 쓰기**(Spending money)

1. "돈을 어디서 구하나요?"(월급, SSI, 복리후생, general relief, 저축, 신뢰 펀드, 보험, 매춘, 절도, 매매, 구걸하기, 신용카드)
   "매달 얼마나 받는지요?"
   "얼마나 자주 돈이 고갈되나요?" "이런 일이 발생하면 어떻게 하나요?"
   "당신의 SSI 수표가 들어오지 않으면 어떻게 하나요?"
   "저축/미래 보장 금액이 있나요?"
2. "다른 사람이 당신의 예산 관리, 돈 쓰기, 잔돈 또는 고지서를 지불하는 것을 도와주나요?"

3. "수취인인가? 다른 사람의 요구에 따라 당신의 돈이 다루어졌나요?" "다른 사람들이 당신이 돈을 어리석게 쓴다고 불평한 적 있나요?"
4. "다른 사람들이 당신이 돈을 관리하는 데 문제가 있다고 생각하는 것에 동의하나요?"

D. 약 복용하기(Taking medication)

1. "무슨 약을 복용하나요?" "무엇을 위한 약인가요? 언제 복용하나요? 리필을 어떻게 하나요? 원치 않는 부작용으로 문제가 있었나요? 이런 일이 발생할 때 무엇을 하나요?"
2. "약 복용을 멈춘 적이 있나요?" "이유/얼마 동안?" "다른 사람에게 말했나요?"
3. "약 복용에 대해 상기해야 되나요? 다른 사람이 얼마나 많이, 자주 약을 복용하는지 도움을 줘야 하나요? 알약 분류기를 사용한 적 있나요?"
4. "당신의 약 복용에 대해 다른 사람이 불평한 적 있나요?"
5. "불평에 동의하나요?"

E. 세탁하기(Doing laundry)

1. "옷을 어떻게 깨끗이 하나요?"
   "옷을 씻다가 망치거나/줄어들게 한 문제가 있나요?"
2. "얼마나 자주 이러나요?"
3. "다른 사람이 세탁하는 것을 도와주나요?"
4. "타인이 당신의 옷 청결에 관해 불평하나요?"
5. "이것이 문제라고 생각하나요?"

F. 여행하기(Traveling)

1. "여행 장소에 어떻게 가나요?" "최근에 어떠한 여행을 갔나요?"
   "가까운 미래에 어디에 가길 희망하나요?"
2. "얼마나 자주 여행 가나요?"
3. "여행 가려면 다른 사람의 도움이 필요한지요?"
4. "여행 중 길을 잃고 방황해 본 적 있나요?"
5. "이것이 문제라고 생각하나요?

G. 쇼핑(Shopping)

1. "무엇을 위해 쇼핑하나요?" "어디서 하나요?" "주요 물품 구입을 위해 얼마를 지불하나요?"
   "매 달 무엇이 당신의 가장 큰 구입비용인가요?"
2. "얼마나 자주 쇼핑하나요?"
3. "쇼핑할 때 다른 사람이 도움을 주나요?"
4. "타인이 당신의 구입이 현명하지 않다고 불평하나요?" "도둑질(shoplifting)로 잡힌 적 있나요?"
5. "이러한 불평에 동의하나요?"

H. 전화하기(Telephoning)

1. "어떤 종류의 전화를 하나요? 전화하기 위해 번호를 어떻게 얻나요? 응급 전화를 해 본 적 있나요?"
2. "전화할 때 다른 사람의 도움이 필요한가요?"
3. "너무 많은 전화를 한다고 다른 사람이 불평한 적 있나요? 불필요한 응급 전화를 한다고 다른 사람이 불평하나요? 당신이 한 전화를 당신이 지불하지 않나요?"
4. "동의하나요?"

부록: 의학적 주의 얻기

1. "의학적 응급 상황이 있었나요? 의학적 응급 상황이 무엇이라고 생각하나요? 어떻게 도움을 받습니까?"
2. "응급실에 언제/어디에 가나요? 얼마나 자주 가나요? 너무 자주 간다고 다른 사람이 불평한 적 있나요? 이 문제에 대해서 동의하나요?"
3. "어떤 증상이 병원에 입원하게 하나요?"
4. "출혈을 멈추기 위해 무엇을 하나요?"
5. "구토를 유도하기 위해 무엇을 하나요?"
6. "어떤 사람이 숨이 멈췄을 때 무엇을 해야 하나요?"

일상 과제 척도-2(RTI-2)

>> 점수화: 각각의 활동에서 행동의 양상을 가장 잘 설명하는 인지 단계를 기록하시오.

10. 자기인식장애

.0 몸단장

1. 외모를 신경 쓰지 않는다.
   머리를 똑바로 하지 않거나 고개를 옆으로 돌린 채로 보호자에게 협력하지 않는다.
2. 몸단장을 위한 보호자의 도움을 알아챈다. 보호자를 돕기 위해 자발적으로 움직이거나 유지할 수 있다. 또는 적극적으로 저항한다.
3. 양치질, 손과 얼굴 씻기를 매일 한다. 여성들은 기초화장(립스틱)을 한다. 화장품들이 클라이언트 앞에 놓여있어야 한다. 혹은 몸단장 완결 전에 그만둘 수도 있고, 지속을 위해 설득(prompting)이 필요할 수 있으며, 1:1 감독이 필요할 수도 있다. 또 일반적으로 하는 몸단장을 인식하지 못할 수 있다. 또는 더러운 머리카락, 얼룩진 화장, 들쭉날쭉한 매니큐어나 긴 손톱에 관심이 없을 수 있다. 면도와 손톱 다듬기를 위한 날카로운 도구를 사용하기에 안전하지 않을 수 있다. 뜨거운 헤어 고데기나 드라이어 사용에 안전하지 않을 수 있다. 또 위험한 물건을 제거할 필요가 있다.

4. 몸단장 과제를 시작하고 완성한다. 머리나 몸의 뒤쪽 편을 무시할지 모른다. 또는 지적되었던 자국이나 얼룩을 놓칠 수 있다. 또는 화장이 지나치게 눈에 띌 수 있고 사회문화적 환경(맥락)에 맞지 않을 수 있다. 또는 외모에 관해 걱정할 수 있고 몸단장 제품을 적용하고 선택할 때 도움을 요구할 수 있다. 새로운 제품 또는 시간에 적절한 제품을 사용할 때 손상을 피하기 위해 도움이 필요할지 모른다(헤어 아이론, 얼굴 마스크).
5. 도움 없이 몸단장을 시작하고 마무리한다.

.1 옷 입기

1. 일반적으로 춥거나 불편하지 않으면 옷을 입지 않는다.
2. 자신에게 옷을 입히려는 보호자의 노력을 알아챈다. 보호자의 지적에 소매에 손을 넣고, 바지 또는 신발에 발을 넣으면서 자발적으로 위치를 인식한다. 또는 추가적인 도움 없이 옷을 입기 위한 충분한 힘을 사용하지 않을 수도 있다. 또는 옷을 입지 않으려고 할 수 있다. 또는 앉기/서기 균형을 위해 지지가 필요할 수 있다. 또는 옷을 적절하게 입고 있기 위해 주기적으로 옷을 고쳐 입어야 할 필요가 있을 수 있다.
3. 셔츠, 바지, 스커트, 속옷, 그리고 신발을 포함한 기본적인 옷을 입는다.
   보호자에 의해 옷이 선택될 수 있다. 옷 입기를 마무리하기 위해 도움이 필요할 수 있다(지퍼, 끈 묶기, 브래지어 잠금장치, 버튼 정렬). 또는 옷의 선택 또는 다른 사람이 어떻게 보는지 무관심할 수 있다. 또 날짜, 날씨에 따른 옷 변화의 필요성을 인식하지 못할 수 있다. 또는 옷의 안쪽이 바깥쪽으로, 거꾸로 입는 것과 같은 실수에 무관심할 수 있다.
4. 도움 없이 옷 입는 일을 일상적으로 한다.
   단추 정렬, 지퍼 올리기, 셔츠가 바지 안쪽에 들어가는 실수가 있을 수 있다. 또는 색깔과 패턴이 잘 조화되지 않거나 옷을 뒤집어 입는 실수를 무시할 수 있다. 또는 사이즈 또는 현재 패션 때문에 부적절한 실수를 무시할 수 있다. 또는 옷 선택 도움을 받음으로 실수를 피할 수 있다.
5. 실수 없이 옷을 선택할 수 있다.

.2 목욕하기

1. 침대에 누운 상태로 목욕한다.
   욕조로 들어가기 위해 리프트나 또는 몇몇 사람이 필요할 수 있다.
2. 욕조로 들어가기 위해 보호자에게 도움을 준다.
   보호자가 비누나 샴푸로 씻기거나 헹굴 때 욕조에 앉아 있거나 샤워실에 서 있을 수 있다. 또는 이동용 판자나 욕실 벽 등에 붙인 가로대를 사용할 수 있고 미끄럽고, 젖은 표면에서 균형을 잡기 위해 추가적인 지지를 할 수 있다. 낙상 위험에 놀랄 수 있고 욕조나 샤워실에 들어갈 때 저항할 수 있다. 또는 보호자가 클라이언트를 말리고 비누질할 때 앉거나 서 있을 수 있다.
3. 욕조로 들어갔다 나올 수 있고 도움 없이 목욕 용품을 이용할 수 있다.

물 온도를 조절하기 위해 도움이 필요할 수 있다. 또는 몸에 비누, 물, 샴푸를 바르고 헹구기 위해 도움이 필요할 수 있다. 또는 흙을 씻기 위해 충분히 세게 문지르려면 도움이 필요할 수 있다. 또한 민감한 부위에 압력을 피하기 위해 도움이 필요할 수 있다. 또 몸 부위를 말리고 세면도구의 순차적인 사용을 위해 도움이 필요할 수 있다.

4. 도움 없이 목욕을 시작하고, 목욕용품을 모으며, 일상적인 일을 한다.
   목욕용품의 사용을 준비하기 위해 도움이 필요하다. 욕실 청소, 수건 걸기, 목욕용품 사용 후 제자리 놓기에 무관심할 수 있다. 또는 지시 사항을 읽어 주고 언어적 설명 후에도 새로운 용품 또는 새로운 욕실 비품이 오면 시연이 필요할 수 있다. 또는 원래 자리에 없을 때 용품을 찾기 위해 도움이 필요할 수 있다. 또 머리와 몸의 뒤가 잘 씻어졌고 헹궈졌는지 그리고 데오도란트가 잘 발라졌는지 체크할 필요가 있다.
5. 도움 없이 목욕하고 잘했는지 스스로 체크한다.

.3 걷기와 운동하기

1. 자극에 반응해서 침대에서 움직인다.
   낙상 예방을 위해 침대에 사이드 레일이 필요할 수 있다, 또는 신체적 도움을 받아 휠체어로 이동할 수 있고 의자에서 자세를 유지하기 위해 벨트가 필요할 수 있다. 또 목 돌리기, 구르기, 중력에 저항해서 몸을 유지하기 위해 근육운동이 필요할 수 있다.
2. 자발적으로 앉고, 서고, 목적 없이 걷는다.
   출입구를 지나거나, 큰 가구 주위, 침대 사이, 의자 그리고 욕실까지 걷기(walking)를 시작할 수 있다. 또는 어디인지 모르고 욕실로 가는 방법을 모를 수 있다. 저지 허리띠 없이 침대 또는 의자에 앉아 있을 수 있지만 서기, 앉기 또는 걸을 때 보호가 필요하다. 또는 말해 주지 않으면 미끄러운 바닥, 울퉁불퉁한 표면, 계단, 계단 난간이나 커브를 알아채지 못할 수 있다. 몸통 안정성, 걷기, 계단 오르고 내리기, 팔로 밀고 당기기를 위한 근육운동을 할 수 있다.
3. 욕실로 가는 방법과 생활환경에서 물과 음식이 어디에 있는지 알고 있다. 생활환경 밖에서는 길을 잃고 헤맬 수 있다. 또는 확연히 눈에 보이는 곳에서 일어나는 물건들을 손에 잡고 조작하고 돌아다닐지 모른다. 또는 다른 사람, 다른 장소에 따라갈지 모른다. 또 느리게 걸을 수 있고 재촉하는 요구사항에 간략히 반응, 느린 속도로 다시 시작할 수 있다. 또한 점진적인 운동을 할 때 운동량의 변화에 대한 요구를 이해하지 못할 수 있으며 엉덩이와 관절 범위 또는 지구력의 양적 변화를 유지하기 위해 일대일 감독이 요구될 수 있다.
4. 우편함과 이웃집 주변에 가는 방법을 알고 알아볼 수 있는 주요 지형지물을 인식한다.
   속도와 걷기 패턴의 조정이 필요한 사인과 알아볼 수 있는 활동들을 눈치채지 못할 수 있다. 또는 새로운 장소에 도착하기 위해 에스코트가 필요할 수 있으며 경로를 배우기 위해 시간이 걸릴 수 있다. 점진적 운동을 할 때 운동의 양을 바꾸기 위해 시도할 수 있지만 변경 사항은 지속적이지 못할 수 있다. 지속적인 점진적 운동을 위해 매 몇 분마다 확인되어야 한다. 몇 회의 프로그램을 통해 클라이언트가 운동 프로그램을 따라할 수 있도록 훈련될 수 있다.

5. 이웃집 주변에 가기 위해 주요 지형지물을 이용하고 평범한 목적지에 가기까지 걸리는 시간을 안다.

.4 먹기

1. 부드러운 음식을 씹고 삼킬 수 있으며 액체를 마실 수 있다.
   클라이언트의 손 위에 치료사의 손을 올리고 숟가락을 접시에서 입으로 가이드 하면서 앉아 있을 수 있다, 또는 손으로 부드러운 음식을 먹을지 모르거나 손에 컵이 쥐어졌을 때 마실지 모를 수 있다.
2. 먹고 마시기 위해 스푼 또는 컵을 쥐고 이용할 수 있다.
   식사가 준비됐을 때 테이블로 가서 한 장소에 앉는 방법을 모른다. 또는 음식이 준비되자마자 식사를 시작하고, 음식을 다 먹고 난 후 테이블 자리에서 일어날 줄 모른다. 또는 아주 천천히 먹고 식사를 마치기 위해 상기시켜 줄 필요가 있다. 또는 음식을 주변에 쏟거나, 떨어트리거나, 얼룩지게 할지 모르며 주변이 지저분하다는 인식이 없을지 모른다. 또는 먹을 수 없는 것을 입에 넣을지도 모른다.
3. 고기를 자르거나 젓가락을 사용할 수 있도록 준비된 일반적인 테이블에서 스스로 먹을 수 있다.
   다른 사람들과 자리에 앉아 있으나 다른 사람들이 함께 있는 것을 인지하지 못하거나, 관심 없이 혼자 먹거나, 음식에 관심을 집중한다. 테이블 예절에 대해 알지 못하고, 음식의 양을 무시하거나, 식이요법의 균형 또는 식사 시간을 추적하지 못하거나, 배고플 때마다 식사를 요구하거나, 식사 요청 시 급하게 먹거나 느리게 먹는 등 식사 속도가 변경될 수 있다.
4. 다른 사람의 존재에 대해 인지하고 식탁에서 먹을 수 있다.
   먹는 것과 이야기하는 것을 동시에 못하거나, 식사 예절이 부족하거나, 예절을 개선하기 위한 요청에 응답할 수 있다. 제철음식 구하기나 공동음식을 덜어 먹는 것, 온도 확인 또는 포장된 음식을 여는 것에 대한 도움을 요청할 수 있다.
5. 다른 사람들과 먹을 수 있고, 대화에 참여하며, 식사예절에 맞게 식사하는 것이 가능하다.

.5 화장실

1. 도움의 필요에 대해 의사소통이 되지 않거나 필요에 대해 알지 못한다.
   요강 또는 소변통을 둔다.
2. 화장실 가기를 시도하거나 배설의 필요를 인식한다.
   화장실에 가는 것이 적절한 시간인지 아닌지 알 수 없을 것이다. 문을 여는 데 문제가 있거나, 들어간 뒤에 문을 연 채로 두거나, 앉은 채로 몸을 돌릴 수도 있다. 옷을 조절하는 데 문제가 있거나, 일어났다 앉았다 하는 데 도움을 요청할 수 있다. 화장실 휴지를 다루는 데 도움을 요청하거나 사용하기 위한 힌트가 필요할 수 있다. 대변을 닦거나 물 내릴 때 도움을 요청할 수 있다
3. 배설의 필요성, 화장실을 찾아 문을 열어 변기에 앉는 일, 헐렁한 하의를 아래로 내릴 때 하체를 낮추거나, 스스로 닦고 몸을 낮춰 옷을 입는 것에 대해서 깨달아야 한다.
   화장실을 나갈 때 문을 연 채로 두거나 물 내리는 것을 잊어버릴 수 있다. 대변 후 뒤처리, 손을 닦

는 것, 지퍼를 올리는 것, 옷자락을 넣는 것에 대한 힌트를 주어야 한다.

4. 화장실을 스스로 완벽하게 처리할 수 있도록 돌봐야 한다.
   옷에 대해 지적해 줘야 하고 집을 나갈 때나 제한된 접근에서 다른 상황에 대해 화장실 사용에 대해 상기시켜 줘야 할 필요가 있다.
5. 다른 사람의 지시를 요청하지 않고 새로운 시설의 화장실을 이용할 수 있다.

.6 약 복용

1. 알약/물약 삼키는 것을 할 수 있을 수도 없을 수도 있다.
2. 감독하에 적당한 양의 약을 손에 올려 주면 약을 삼킬 수 있다. 모든 약을 거부할지도 모른다.
3. 매일 먹는 약의 색과 모양을 인지할 수 있다.
   언제, 얼마나 약을 먹어야 하는지 모를 수도 있으며, 약을 먹는 것을 잊어버리거나 이미 먹어버릴 수도 있으며, 왜 약을 먹어야 하는지 생각하지 않거나 잘못된 생각으로 약을 거부하게 되는 경향을 가지고 있을 수 있다. 약의 부작용과 약을 거부하는 것에 대해 이해 못할 수 있으며, 누군가에게 약 먹기를 실패한 것에 대해 말하거나 불리한 반응을 하는 것을 인지하지 못할 수 있다.
4. 잠자기 전이나 식사 후와 같은 일정한 시간에 먹을 약 복용량을 기억할 수 있다.
   매일 복용해야 할 약의 색, 모양, 양을 인지할 수 있다. 약을 먹어야 하는 것을 정신적인 이유로 인지하지 못할 수도 있기 때문에 복용 거부할 수 있다. 부작용에 대한 영향만을 생각해 약을 지속적으로 먹는 것을 거부할 수 있다. 약의 위험한 영향에 대한 잘못된 생각을 가질 수 있다. 의사나 가족들에 의해 먹는 걸 권유 받았을 때 타당한 이유에 대해 이해하지 못하고 복용을 거부할 수 있다.
   또한, 효과가 나타나지 않는 것에 대해 인지하지 못하거나, 타인에게 약물 복용의 실패를 알리지 않거나 지속적인 감독이 필요할 수 있다.
   강제로 먹거나 힘에 의해 약을 먹어야 할 수도 있다.
5. 정신장애가 있는 경우나 기능적 어려움을 감소시켜 줄 수 있는 약의 효과에 대해 생각하는 경우 보통은 인지할 수 있다. 왜 이 약을 받았고 개인에게 맞는 정확한 양에 대해 설명이 필요하다. 약의 효과, 부작용, 시너지, 허용되는 양에 대한 개념을 혼동할 수 있다.

.7 보조도구 사용하기

1. 한 가지의 신체장애를 인지하지 못한다.
   침대로 이동은 일반적 방법을 시도하여 레일 설치가 필요하거나, 낙상 예방을 위한 제한이 필요할 수 있다. 신체장애의 합병증은 안전한 자세를 유지할 수 있는 도구로 예방되어야 한다.
2. 신체장애들을 인지하지 못한다.
   보통의 방식으로 앉기, 서기, 걷기, 팔 사용을 시도하여서 낙상, 넘어지기(tripping), 필요한 의학적 도구가 제거되는 것을 막기 위해 유지하는 구속이 필요할 수도 있다.
   신체장애에 대한 합병증은 안전한 자세 유지 기구와 함께 예방될 수 있다. 불편한 기구는 제거하거

않을지도 모른다. 또는 현재의 가격으로 조정된 이전 가격을 기억하지 못한다.
또는 그/그녀는 돈을 빌리는 이유를 이해하지 못할 수 있다.

4. 매일 구입을 관리하고 일당을 부여할 수 있다.
   또는 현금을 세고 종이와 연필 또는 계산기를 사용하여 작은 구입을 위해 정확하게 계산을 할 수 있으나 계산을 할 때 비정상적으로 느려질 수 있다.
   지출 금액을 고려할 수없는 경우가 있고, 돈을 관리하는 데 도움이 필요할 수 있으며, 자신의 돈을 관리하지만, 자금이 부족해질 수 있고, 자금의 제한이 없는 것처럼 행동하고, 쇼핑몰의 자극에 주눅들 것이다.
5. 익숙한 가게에 가서 친숙하게 구입한다.
   쇼핑, 가격 또는 제품의 변화에 의해 고정화되어 있다. 구매 및 예산 사이의 관계를 이해하지 못할 수 있고, 계산이 느리거나, 정확한 금액을 지불하게 지원이 필요할 수도 있으며, 제품의 질적 차이를 이해하지 못할 수 있다. 또 도난으로부터 자금을 보호하지 못할 수도 있다.
6. 매일/매주 구입을 위한 일상적인 쇼핑을 한다.
   제품의 재료 특성을 검사했지만 무형의 특성은 고려하지 않을 수 있다. 가격 비교가 아닌 주행 거리 및 보증과 같은 이차적인 구매에 미치는 영향을 고려한다.
   또는 큰 구매를 위한 투자에 있어 구매 시 예산을 초과하여 어려움을 가질 수 있다.
   또는 다른 사람이 하지 않는 거래나 희귀한 물품 구입하는 데 있어 다른 사람의 도움이 필요하고, 수표나 신용카드 사용에 도움이 필요한 경우가 있다.
7. 개별화된 우선순위 내에서 많은 구매 결과를 인식하고 제품의 가용성을 위해 유연하게 조정하는 것을 예상하고 있다.

.4 빨래하기

2. 더러운 옷/침대 시트가 다른 사람에 의해 치워지거나 또는 미처 치워지지 못한다.
3. 더러운 옷을 세탁바구니에 넣을 수 있다. 시트가 더러워져 있는 것을 모르거나, 손세탁을 위해 반복적인 작업을 할 수도 있지만 행동의 효과를 판단하지 못할 수 있으며, 세탁을 하는 방법이 다른 것을 의식하지 못하거나, 설명을 이해하지 못할 수 있다.
   다리미질하거나 수선하거나, 정리하는 것을 의식하지 못할지도 모른다. 젖은 의류를 편한/불편한 것으로 분류하는 것은 개인 감각의 영향을 받는다.
4. 깨끗한 옷을 요청하거나 더러운 옷을 세탁바구니에 넣는다. 손세탁을 하거나, 세탁기와 건조기를 사용하고, 의류를 정리한다.
   깨끗하거나 더러운 모든 옷을 바구니에 넣고, 세탁의 필요성을 인식할 수 없으며, 고급 섬유 및 드라이클리닝용 직물을 구별하지 않는 경우가 있다.
   얼룩을 확인하거나 다리미질, 수선하는 데 보조가 필요할 수 있고, 세탁소에 맡긴 세탁물 가지러 가는 것을 잊거나 보관증을 잃어버릴 수 있다.

5. 직물에 따라 물세탁인지 드라이클리닝용인지 세탁법과 건조법 차이를 확인한다. 빨래하는 데 있어 충분한 시간을 들이지 않을지도 모른다. 또는 세정제 라벨의 주의 사항을 따르거나 이해하는 데 도움을 필요로 하고, 세탁실 표백제와 염료의 이차적 영향을 예측하지 못할 수 있으며, 주머니 속 물건 제거를 잊어 세탁 과정 중에 손상될 수 있다.
6. 옷/침대 시트의 세탁 중 손상 가능성을 예상하고 이해할 수 있으며, 라벨을 읽고 유연하게 지시/주의사항에 따른다. 빨래를 하기 위해 충분한 준비를 할 수 있도록 한다.

.5 여행

2. 경치를 보고, 차를 타고 즐길 수 있는 또는 차량에 승차할 수 있는 기회가 없을 수 있다.
   또한 차량에서 벗어나기 위해 도움이 필요할 수 있으며, 문과 창문을 열고 닫고, 차가 완전히 멈추는 것을 기다리는 데 제지가 필요할 수 있다.
3. 차량에 탑승 또는 하차하기 전에 완전히 멈출 때까지 기다린다.
   목적지를 기억하지 못하거나 혼란스러워할 수 있다. 또는 목적지에 가기 위해 휠체어 구동에 실패하거나 목적지까지의 거리, 시간 또는 비용을 고려하지 않고 자동차, 버스, 기차, 비행기를 이용할 수 있다.
4. 다른 사람들의 차량을 쫓아 익숙한 길을 따라갈 수 있다. 또는 자주 도움을 요청해서 훈련되어 있는 알고 있는 다른 차량으로 바꿔 탈 수 있다. 또는 생소한 노선과 탈것에서 출발하기에 유연성이 부족할 수 있고, 특정 경로를 따라 카트를 누르도록 훈련될 수 있다. 또 새로운 탈것이나 새로운 장소로 운전하거나 혼자 여행하기를 주장하여 부정적인 영향을 미칠 수 있다. 위험에 대한 이해 없이 친숙한 루트에서 천천히 차를 운전하거나 위험에 대한 이해 없이 대중교통으로 이동할 수 있다.
5. 주요 건물 및 도로 표지판을 포함한 특정 방향에 익숙하지 않은 길을 여행한다.
   좌·우 회전을 혼란스러워할 수 있고, 지도 및 구두 지시를 혼동할 수 있으며, 어디에 주차를 했는지, 낯선 버스 정류장 또는 터미널의 위치를 기억하지 못할 수 있다.
6. 현재의 위치를 찾기 위해 공공지도를 사용한다. 연속적인 방향 전환에서 위치를 예상한다. 3~4번의 방향 전환을 위해 구두 지시를 따른다.

.6 전화

2. 전화기를 알아채지 못한다.
3. 수화기를 들고 1~2개의 익숙한 번호로 전화를 걸 수 있다.
   전화가 울리지 않을 때, 수취인이 전화를 내려놓고 떠난 후, 전화를 받을 수 있다고 요청하는 경우 다른 사람을 호출하거나 메시지를 전달하지 못할 수 있다.
4. 현재의 다른 전화번호나 메시지를 전달하는 데 있어 익숙한 숫자나 전화번호를 누를 수 있다.
   나중에 메시지를 전달하는 것을 잊거나, 메시지를 느리게 적거나, 자신의 주소록에서 번호를 찾는 데 어려움을 느끼거나 전화번호부 사용을 거부할 수 있다.

5. 자신의 주소록/전화번호부를 사용 및 업데이트하고 이름이 알파벳 순서로 표시된 전화번호부 번호를 찾을 수 있다. 정부기관이나 업체 목록과 같은 분류는 번호가 제시되어 있지 않을 수 있다. 홀드 버튼, 음성 및 기타 새로운 기술을 사용하는 방법을 배우는 데 문제를 보일 수 있고, 너무 오래 이야기함으로 인해 요금이 과도하거나 그에 영향을 미치는 다른 요인들을 신경 쓰지 못하고, 통화 시간대를 고려하지 않을 수 있다.
6. 전화를 걸기 전에 시간대와 요금 등의 외부 요인을 고려하고 그에 따라 통화 길이를 조정한다. 번호를 검색하는 분류 시스템을 사용한다. 욕구를 가지고 새로운 기술 사용을 배울 수 있다.

.7 변화 적응

1. 유해한 자극을 피한다.
   일시적인 영향과 장기적인 영향을 구분하지 않을 수도 있다.
   새로운 신체적 장애를 인지하지 못하고 씹고, 삼키고, 마시고, 몸을 뒤집고, 앉고 일어서는 등의 습관적인 행동을 시도하기도 한다.
2. 계단, 문, 책상, 의자, 침대, 욕조 등과 같은 건축물이나 가구의 위치에 맞춰 움직인다.
   바닥이나 욕조의 미끄러운 표면을 알아보지 못할 수도 있고, 바퀴 달린 의자, 유리문, 간이 벽 등과 같은 움직이는 물체를 인식하지 못할 수도 있다.
3. 자신에게 불쾌함이나 불편함을 주는 물체를 떨어트려 놓고, 델 정도로 뜨거운 물체나 상한 음식 냄새 등의 명백한 위험을 피한다.
   위협이 전혀 없는 데도 위험한 것이 있다고 생각할 수도 있고, 덜 위협적인 위험을 인지하시 못할 수도 있으며, 위험을 피하려는 시도를 통해 자신이나 타인에게 피해를 줄 수도 있고 타인에게 가해진 피해나 물질에 가해진 손상을 알아채지 못할 수도 있다.
4. 일반적인 위협을 피하려는 방식으로 일상생활의 습관대로 행동한다.
   특별한 위험성이 존재하는 상황을 인지하지 못하고 있을 수도 있고, 눈에 뚜렷이 보이는 위협을 인지하지만 이에 따른 사고나 피해를 모면하기 위해 습관을 바꾸는 것을 하지 못하거나, 변화를 감지했을 때 움직이지 못하거나, 변화에 대해 분노할 수도 있다.
5. 변화를 감지했을 때 일상생활의 틀에 짜인 행동을 바꾸려는 시도를 한다.
   이차적인 영향을 생각하지 못한 채 일차적 영향을 바꾸기도 한다. 변화에 대응하는 방법을 찾으려다 피해를 줄 수 있다. 행동의 단계를 시간 들여 생각하거나 자신의 행동에 의한 부정적 영향을 생각하지 않은 채 재빠르게 행동해 버리기도 한다. 다른 행동을 취하는 것에 대한 긍정적인 면과 부정적인 면을 생각하지 않을 수도 있다.
6. 자신이 할 행동을 단계별로 생각해 보고 일차적, 이차적 영향을 고려해 보는 것으로 위험을 예측한다. 하나의 접근법이 실패하면 실패한 이유를 생각해 보고 다른 방법을 시도할 것이다.

12. 직업 역할장애

.0 주요 역할 활동의 계획과 실행

3. 다른 사람들에겐 클라이언트의 행동이 현실적으로 가치가 없다.
   물건이 다른 사람들에 의해 나열되면 이전에 했던 몇 가지 행동을 취하기도 한다. 활동을 하는 데 계속적인 지도와 감독이 필요하다.
4. 장애인을 위해 특별히 설계된 특별한 상황의 활동에 참여할 수 있다.
   장애인들을 위해 설계된 활동에 참여하기를 거부할 수도 있다. 주요 역할 활동을 대신할 활동에 대한 보상적인 접근을 할 수 없다. 주요 역할 활동하기를 거부한다.
5. 감독하에 공동체 내에서 일반적 주요 역할 활동에 참여할 수 있다. 감독은 활동 스케줄을 계획하는 것, 스케줄의 변화가 타인에게 미칠 이차적 영향을 고려하는 것, 우선적인 의무를 제시간에 다하도록 하는 것을 말한다.
   감독이 제공되는 역할을 하기 거부하거나 이런 역할은 무의미하다고 생각할 수도 있다. 관리가 되지 않고 사회에 부정적 영향을 미치는 주요 역할 활동에 관여할 수 있다. 장애인을 위해 설계된 주요 역할 활동을 공동체 내의 활동보다 더 잘 수용하기도 한다.
6. 자신이 해야 할 의무를 다하는 것을 우선으로 하여 자신의 주요 역할 활동 스케줄을 스스로 계획한다. 의무가 제시간에 완료되도록 하며, 타인에게 미치는 이차적인 영향을 최소화시키도록 스스로 조정한다.

.1 여가 활동의 계획과 실행

3. 하루의 많은 시간을 아무것도 하지 않으며 보내곤 한다.
   아무것도 하지 않아도 걱정을 하지 않는다. 활동을 하는 것에 대한 관심, 의도와 계획이 없다. 다른 사람이 계획해 주는 활동에는 참여한다.
4. 활동에 대한 관심과 욕구를 보인다. 타인이 계획하고 구성해 주는 활동에 참여하기도 한다.
   활동을 하고 싶다고 표현만 할 뿐 지정된 활동을 시작하지 않기도 한다. 관심과 욕구를 보이는 활동을 하지 못하기도 한다. 능력이 닿는 범위 안의 활동을 거부, 거절하거나 피하기도 한다. 혼자서 선택적인 활동을 하고 다른 사람이 무엇을 했는지에 대한 비교나 대화를 피한다.
5. 정기적으로 여가활동을 한다.
   혼자서 선택적 활동을 하며 자신의 관심사에 몰두하거나 유연하지 못하고 말이 통하지 않는 역할을 맡아 그룹 활동에 참여한다. 어려움이 생기면 타인을 탓하거나 약속을 미루기도 한다. 여가활동을 계획하는 것을 기피하거나, 무언가를 할 결심을 하지 않거나, 결심을 해 놓고선 막상 행동은 하지 않을 때도 있다,
6. 선택한 활동을 계획하고 실행한다.
   남과 약속을 하고 함께 활동을 계획하기도 한다. 스케줄을 짜는 것과 활동의 종류를 선택하는 데 유연성을 가지기도 한다. 혼자서 행동하고 이와는 상관없는 남들의 행동에 관심을 보이기도 한다.

.2 동작의 간격을 조정하고 동작 타이밍을 맞춤

3. 빠르기나 힘의 양을 조절하지 않고, 시간의 흐름에 대한 인식을 보이지 않는다. 움직임의 속도가 비정상적으로 느리거나 빠르며 타인의 요구나 간청에 따라 이를 바꾸지 않는다. 동작을 몇 번 했는지에 대한 의식 없이 반복한다. 동작을 단계별로 행하는 데 도움이 필요하다. 단계별로 동작을 해내는 데 얼마나 많은 시간이 들었는지 알지 못한다.
4. 기간에 대한 인식은 있지만 빠르기나 사용하는 힘의 양은 조절하지 않는다. 1시간 내로 달성할 목표를 세우기도 한다. 일을 끝마치기 위해 필요한 행동을 스스로 단계별로 행한다. 반복된 행동을 얼마나 오랫동안 했는지 인식한다. 보통 때보다 느리거나 빠르게 움직이고 외부의 요구에 따라 페이스를 조절하지 않는다. 평소보다 더 많거나 적은 에너지를 사용하며 외부의 요구에 따라 힘을 아끼거나 더 쓰는 것은 하지 못한다.
5. 하루 또는 일주일 단위의 일과의 맥락에서 기간과 시한의 인지를 보인다. 정상적인 범주 안에서 자신의 페이스를 스스로 세운다. 시간제한에 대한 설명을 들어도 페이스를 변화시키지 않는다. 페이스를 조절할 필요를 예상하지 못한다. 사용하는 에너지의 양을 조절할 수도 있다. 일을 하는 데 소요될 시간을 물어 보기도 한다. 일주일보다 오래 걸리는 과제는 거부하기도 한다. 반복 행동을 포함하는 과제에 대해 지루함을 느끼기도 한다. 행동을 중단하기 위해 저하된 방법을 받아들인다. 일을 하는 데 얼마나 오래 걸리는지 예견하지 못하기도 한다.
6. 대충 어떤 일을 하는 데 걸리는 시간을 예측할 수 있다. 종료 시간에 맞추거나 시험을 볼 때 남은 시간에 따라 페이스와 소모하는 에너지를 조절하기도 한다.

.3 노력의 표출

3. 움직임과 시도를 자발적으로 시작하지 않는다. 어쩌다 그들 앞에 놓인 물체를 집어 들기는 한다. 반복된 행동에 집중하기도 한다. 타인에게서 신호를 받아도 하고 있는 행동을 계속하려는 집념을 보이기도 한다. 일을 한 이후에 그것을 했다는 것을 기억하지 못할 수도 있다. 노력하는 것을 거부하기도 하며 회피 반응을 하게끔 자극받을 수 있다.
4. 시야에 있는 물체를 찾아 위치를 파악하고 사용하며, 자주 사용되는 물건이 보관되는 자리를 기억한다. 일을 할 때 힘의 양, 행동의 범주, 동작의 조정력, 자세나 위치를 바꾸지 않을 수도 있다. 간단한 일을 할 때 집중력과 집념을 보이기도 한다. 이전의 경험을 기억해 내 남과 그 기억을 공유한다. 정해진 활동을 하는 것을 거부하고 말이 되지 않는 이유로 다른 행동을 하려고 하기도 한다.
5. 물체에 가해지는 영향에 따라 몸이 움직이는 힘의 양, 동작의 범주, 신체 기능의 조정력, 자세와 위치를 조절한다. 빠르게 해결할 수 없는 문제에 대한 집념을 보이지 않을 수도 있다. 구두로 설명과 지시가 주어졌을 때 이것을 행하지 않기도 한다. 사회적 기준에 맞출 수 있을 정도로 일을 오래 하지 않는다.
6. 일을 시작하기 전에 그 일의 질의 기준에 대한 문화적 평균을 이해하고 수용하며, 상이한 기준에 부합할 때까지 행동을 지속한다. 말 또는 글로 지시가 주어졌을 때 그대로 행한다. 처음에 중간 정도의 어려움을 마주한 이후에도 문제를 해결하려 계속 노력한다,

.4 결과 판단

3. 자신의 행동이 미친 영향을 확인하지 않는다. 이동되는 물체를 보지 않을 수도 있다. 일렬로 물건을 정렬하긴 하지만 줄이 똑바른지 확인하지 않으며 삐뚤어진 것을 인지하지 못한다. 비슷한 물체끼리 그룹 지어 모으지 못하며 사용된 물질의 양을 인식하지 못한다.
4. 오류를 인식하나 이를 고치려는 시도는 실패하고, 오류를 고쳐 달라는 도움을 청하거나 오류를 그대로 둔다. 다음과 같은 물체의 두드러진 요소에 대한 오류를 인식할 수도 있다(색, 모양, 크기, 가로와 세로 선 내의 위치와 4까지의 숫자). 전자기기가 켜 있는지 꺼져 있는지 인식할 수 있다. 어떤 일을 하는 데 필요한 재료가 부족하다는 것을 인지한다. 습관적으로 사용하는 물품의 두드러진 변화를 인식한다. 하지만 물체의 미세한 변화는 알아채지 못할 수도 있다.
5. 행동이 취해진 후 행동에 대한 효과를 심사하고 자신의 척도에 따라 평가한다. 개인이 지각할 수 있는 물건의 오류나 변화를 인지하기도 한다. 오감에 의해 감지될 수 없는 변화나 오류는 인지하지 못할 수도 있다. 오류를 수정하고 싶은 개인적 욕구와 오류를 내버려 둘 욕구를 고민하기도 한다. 오류를 있는 대로 놔두는 것이 불러올 상황에 대한 생각은 하지 않는다.
6. 행동을 취하기 전에 자신의 행동이 미칠 영향에 대해 고려한다. 오류를 그대로 두는 것이 미칠 영향과 오류를 고치기 싫은 개인적 심정을 고민하고 결정한다.

.5 말하기

3. 혼란스러운 말을 구사한다. 단어를 만들어 내거나, 발음을 잘 못하거나, 문장 구조를 변형한다. 청자가 이해 가능한 정도의 말의 빠르기와 말소리의 크기를 조절하지 못한다. 질문을 받았을 때 응답 속도가 느리다. 말의 내용은 상황인식장애를 반영한다. 말의 내용은 자신에게 납득 가능한 상황을 만들어 내려는 노력을 반영한다. 동작을 하는 중이나 물건을 잡고 있는 중에 동작이나 물건의 이름을 붙일 줄 안다. 필요할 때 도움을 요청할 줄 모른다.
4. 도움이 필요하면 요청하지만 문제를 설명하지 못한다. 손으로 일을 하며 말을 하는 것을 동시에 하지 못한다. 짧은 문장을 만들 줄 알고 간단한 단어를 올바르게 사용한다. 자주 쓰지 않는 단어를 사용하거나 긴 문장을 만드는 데 어려움을 겪는다. 물체의 두드러진 성질을 묘사할 줄 안다.
5. 자신에 대해 말할 수 있다. 일하고 말하는 것을 동시에 할 수 있다. 신경근육적 조정을 통해 해결한 문제의 해결 방법을 설명할 줄 안다. 뭔가를 하는 새로운 방법을 생각해 내고 이에 필요한 재료와 도구를 요청할 수 있다. 오류를 고치지 않은 것으로 인한 결과에 대해 설명과 논쟁이 가능하다. 오류에 대한 사회적 기준에 동의하지 않는다.
6. 일을 하는 다양한 방법에 대해 토의하고 잠재적 오류와 위협에 대해 논의한다. 문제 해결의 다양한 방법을 고려할 때 오류를 범하고 이에 대한 영향을 논의할 수 있다.

.6 안전수칙 따르기

3. 안전수칙을 이해하지 못한다.

4. 몇 가지 안전수칙을 그대로 따르도록 훈련될 수 있다. 꾸준히 수칙을 따르도록 하기 위해선 반복학습과 실전연습이 필요하다. 위험한 도구와 물질을 안전하게 사용하지 못한다. 문제를 인식하고 해결하기 위한 현장감독이 필요하다.
5. 시범으로 보여준 안전수칙을 학습하고 대부분의 경우에 이를 따를 수 있다. 위험한 상황을 식별하고 안전수칙을 세우는 데 도움이 필요하다. 결과를 생각하지 않고 안전수칙에서 벗어난 돌발 행동을 하기도 한다. 안전수칙이 필요하지 않다고 판단해 수칙을 따르는 걸 그만두기도 한다. 심각한 부상이나 사고 위험이 존재하는 일을 하기엔 끈기가 부족하다.
6. 위험을 예견하고 안전수칙을 이해하며, 필요한 경우엔 행동수칙을 스스로 만들어 따른다.

.7 응급상황에 반응하기

3. 명백한 응급상황을 인식하고 소리를 지름으로써 도움을 요청할 수 있다. 이 외의 반응은 생각해 내거나 따르지 못한다.
4. 전화기를 쓰거나 직접 사람에게 다가가 도움을 요청할 수 있다. 하지만 정작 중요한 사람에게는 도움을 청하지 않을 수도 있다. 도움을 요청하는 데 느리다. 안전수칙을 기억하지 못하거나 따르지 않는다.
5. 응급상황에 스스로 대응 가능하다. 이차적 영향이나 우선순위를 생각하지 않고 충동적으로 행동한다. 자신이 위험해 처해 있는 게 아니라면 도움을 빨리 요청할 필요를 느끼지 못한다. 다른 사람과 협력하지 않기도 한다.
6. 필요한 도움을 요청하고, 원치 않는 이차적 영향을 방지하려 노력하며, 응급상황에 대처하는 데 우선순위를 정한다.

13. 사회적 역할장애

.0 의미 전달

3. 듣는 사람을 배려한 명료함과 적절한 목소리의 크기나 말의 빠르기의 필요성을 인지하지 못한다.
4. 청자가 이해할 수 있도록 소리 크기, 빠르기와 단어를 조절한다. 사과의 표현 없이 청자가 하는 말 또는 행동 중간에 끼어드는 행동을 하기도 한다. 대화를 이어나가려는 노력을 하지 않는다. 상대방이 침묵을 불편해하는 것을 인식하지 못한다. 개인적 요청을 하는 것으로 대화가 제한된다. 청자의 기분이 상할 수도 있다는 걸 고려하지 않고 불친절한 말을 뱉는다.
5. 자신의 경험에 관한 흥미로운 정보를 전달하지만 청자에 따라 정보를 조정하지 않는다. 의미를 재구성하라는 비언어적 신호에 반응하지 않는다. 다른 관점을 고려하지 않으며 문제가 생기면 같은 주장만 반복하기도 한다. 대화의 순서를 지키지 않고 지나치게 말을 많이 하거나 적게 한다.
6. 소통은 자신의 경험담을 넘어 타인의 경험을 고려하는 단계까지 확장된다. 청자의 관점에서 상황을 볼 줄 안다. 자신의 주장과 입장을 바꾸고, 청자의 관점에서 의미를 재구성할 줄 안다.

.1 지시 따르기

3. 시범으로 보인 행동을 따라하지만, 행동을 시작하고 끝내는 데는 1:1 지도가 필요하다.
4. 시범으로 보여 준 행동을 한 단계씩 따라올 수 있다. 몇 가지 단계를 순서대로 행하도록 훈련될 수도 있다. 몇 가지 단계적 행동을 배우는 데 몇 달의 반복학습이 필요하다. 구두 지시와 문자로 주어진 지시를 이해하지 못한다. 다른 여럿 행동에 하나의 지시를 보편화시켜 적용하지 못한다. 사전 지식을 닥친 상황에 적용하지 못한다. 질문에 답해 주고 절차를 확인시켜 주고 문제를 해결해 주는 데 현장감독이 필요하다.
5. 시범으로 보여 준 지시를 순서대로 수행할 수 있고, 제한된 정도의 새로운 정보를 기억할 수 있다. 구두, 문헌, 그림 지시문을 이해하지 못한다. 지시를 보편화시키려 시도하지만 오류를 예상하지 못한다. 필요할 때도 지시와 지시에 대한 설명을 요구하지 않을 수도 있다. 결과와 장애물을 고려하지 않고 지시 몇 단계를 건너뛰어 일을 쉽게 하려 한다.
6. 새로운 정보를 담은 구두, 문헌, 그림 지시를 따를 수 있다. 지시의 확인과 설명을 요구할 수 있다. 일과 관련 있고 간접적으로 일에 영향을 미치는 정보를 요구한다.

.2 가족 활동 기여

3. 가족 활동에 참여하려는 노력은 오히려 폭력적이 될 수 있으며, 최소 다른 한 사람의 관심을 계속해서 요구한다.
4. 제한된 범주의 가족 활동에 참여한다. 장애인에 관해선 언제나 그런 것 같이 정적인 역할을 수행할 수 있다. 하지만 가족에게 현실적인 도움과 영향력을 주지 못한다. 가족 활동에 클라이언트를 계속 참여시키기 위해 가족에 의해 간단하고 제한적인 일을 부여받기도 한다. 새로운 활동을 시도하는 것을 거부한다. 집안일을 하라고 상기시켜 줘야 한다. 가족관계에 있어 제공하는 것보단 받는 게 많으므로 짐이라고 인식될 수도 있다. 대외적으로 하는 가족활동에선 부끄럽다는 이유로 제외당할 수도 있다.
5. 가족활동의 모든 범위에 참여한다. 미래계획과 결정에 있어선 새로운 아이디어를 내지 못한다. 다른 이의 이익을 자신의 이익보다 먼저 두지는 않는다. 주고받는 것에 적절하게 참여하지 못한다.
6. 나이, 성별, 가족 내 지위와 사회문화적 맥락에 따라 가족과의 생활에 믿을 만한 역할을 맡는다.

.3 부양가족에 대한 보호

3. 부양가족을 신경 쓰지 않는다. 순간적으로 아이들이나 반려동물과 교류하기는 하나, 신경이 다른 쪽으로 쏠리면 그들을 떠나 다른 것에 집중하고, 그들을 잊어버리기도 한다.
4. 부양가족을 위해 간단한 일을 한다. 반려동물에게 음식과 물을 주고, 자식을 목욕시키고, 옷 입히고, 식사를 제공한다. 아이가 우는 것과 같이 당장 직면한 문제를 인식할 수 있지만, 문제를 해결하기 위해선 도움이 필요하다. 부양가족을 위협으로부터 보호하지 않을 수도 있다. 부양가족이 아픈 것을 알아채지 못하거나, 그들을 돌봐줄 도움의 손길을 찾지만 지시 사항을 올바르게 따르지 못하기

도 한다. 명확하지 않거나 부양가족에게 미칠 영향을 고려하지 않은 지시를 한다. 복종을 요구하거나 학대를 할 수도 있다.

5. 하루 일과의 일정을 관리한다. 일주일 단위의 일도 수행한다. 반려동물에게 생긴 이, 건강 검진과 예방접종, 작아져버린 신발과 옷, 알레르기, 특별한 날을 위한 옷차림과 음식 등과 같이 부양가족이 특별하게 필요로 하는 것을 확인하지 못한다. 자녀의 재능과 특별한 관심사를 장려하거나 격려하지 않는다.
6. 위험으로부터 부양가족을 보호하고 부양가족의 안녕을 때때로 자신의 안녕보다 먼저 생각한다.

.4 타인과 협력하기

3. 타인의 개인적 욕구 충족을 돕는다. 자기관리를 하라고 상기시켜 줘야 할 때도 있다. 타인에게 어떠한 관심도 주지 않을 수 있다. 사교적 연락을 취하는 것을 예측할 수 없다. 잘못되었거나 알 수 없는 이유로 타인에게 언어폭력을 구사하거나 물리적 위협을 가하기도 한다.
4. 타인과의 접촉이 그들을 위해 계획되어 있는 상황 또는 같은 공간에서 사는 사람들과의 좁은 범주의 교제를 한다. 개인적 관심사에 대해서만 말하거나, 똑같은 대화를 계속해서 반복하는 것과 같은 정형화된 대화를 통해 타인과 교류한다. 호전적이고, 따지기 좋아하며, 끼어들기 좋아한다는 이유로 사회적으로 소외당하기도 한다. 타인과의 접촉을 피하고 싶어 하며 사회적으로 내성적인 성격을 보이는 경우도 있다. 타인의 권리를 고려해 달라는 요청을 이해하지 못한다.
5. 사회문화적 맥락 안에서 타인과 교류한다. 하지만 타인과의 관계가 힘들 때가 많다. 협력하지 못하거나, 타인의 권리를 존중해 주지 못하거나, 유연하지 못해 타인을 소외시키기도 한다. 어떤 주제에 대해서 자신과 다른 주장을 갖고 있는 사람에게 적대적이 되기도 한다. 긴장하고 있거나, 쉽게 짜증을 내거나, 이래라 저래라 지시하거나, 이기적이거나, 수동적 공격성을 갖거나, 과묵하기도, 고독하기도 한다. 타인에게 직접적으로 영향을 주진 않지만 간접적으로 사회집단의 전반적 기능이나 평판을 망치는 쪽으로 행동하기도 한다.
6. 상호 간의 혜택을 이루기 위한 일을 해내는 데 타인과 협력하는 것에 적응한다. 일상생활 속의 타인과의 관계에 접근하고 반응하는 데 유연하다.

.5 독립적인 사람들 감독하기

3. 타인의 행동에 대해 가르치려 하지 않는다.
4. 개인의 목표를 세우고 명령을 내린다. 상황에 걸맞지 않거나 현실적이지 못한 목표를 세우기도 한다. 개인적인 목표와 부수적인 필요를 구분하지 못한다. 실제론 그렇지 않은 사람들을 아랫사람이라고 생각하고 대하기도 한다. 타인에게는 합리적이지 못한 명령이지만 그들에게 즉각적이고 확실한 복종을 요구하기도 한다. 감독 활동을 피할 수도 있다.
5. 귀납적으로 계획하며 시행착오를 통해 아랫사람들과 협상한다. 자료를 객관적으로 분석하고, 평가하며, 해석하지 못한다. 중요한 디테일을 식별하지 못하거나 개인의 편견을 기반으로 선택한 정보에

지나친 의미를 부여하기도 한다. 협상, 설명, 설득을 통해 아랫사람에게 영향력을 행사하지 못한다. 사전 계획을 요구하는 변화를 예측하지 못한다. 자신을 평가하거나 비판하는 아랫사람을 공격하거나 무시하기도 한다.

6. 연역적, 추론적 사고를 통해 객관적으로 계획하고 아랫사람에게 영향을 주며, 영향을 받기도 한다.

.6 정보를 알고 있는 수준

3. 새로운 정보가 제시되었을 때 반응하지 않는다. 새로운 정보를 과거 사건과 혼동하기도 한다.
4. 주요 시사(전쟁, 자연재해, 대통령 선거, 유명연예계 뉴스)에 대해 알고 있다. 개인적 관심이 많은 분야에 대한 주위 소식(가족의 변화, 지원 시스템, 자신의 활동)도 알고 있다. 시사에 대한 대화를 시작하지는 않으며, 다른 사람에게 정보를 제공하지도 않는다. 세계에 무슨 일들이 벌어지고 있는지에 대한 관심은 없다. 계절적 행사에 대한 준비를 스스로 하지는 않으나, 크리스마스카드를 보내는 등의 전통적 사회의 틀에 자신의 활동을 맞추기는 한다.
5. 시사 상식이나 주위 소식에 대해 알려는 노력을 하지만 자신과 타인에게 영향을 미치는 데엔 단순하게만 작용한다. 사회적 맥락의 변화와 자신의 행동을 변화시킬 필요성을 부적절하게 연관 짓는다. 예를 들면, 가뭄 시에 지나치게 물 사용량을 줄이거나 완전 반대로 물을 아껴야 한다는 것을 무시한다. 사회문제의 한 부분에만 초점을 맞춰 맥락을 벗어난 행동을 한다(화학무기를 접촉할 위험이 없는데도 방독면을 산다).
6. 시사를 잘 알고 있고, 정보를 찾아보거나 나누고, 타인과 논의하며 영향을 미친다.

.7 건강한 시민권 행사하기

3. 자신의 행동이 타인이나 물체에 어떤 영향을 주는지 인지하지 못한다.
4. 다른 시민들에 의해 제공되는 사회복지 프로그램이나 자금으로 생활을 하고 있으면서 자신은 타인에게 지원을 받을 권리가 있다고 생각한다. 자신에게 닥치는 위험을 인식해 타인을 보호하지만, 가까운 거리 내의 사람들에게 경고를 하지는 않을 수도 있다. 지시를 받았을 경우 타인에게 경고를 한다. 타인의 소유지나 공공 소유지를 무단 침입하고, 어슬렁거리고 그 곳에서 거주할 권리가 있다고 생각할 수도 있다. 주위를 어지럽혀 놓고 이를 정리할 생각을 하지 않기도 한다.
5. 자신의 권리를 타인의 권리보다 더 중요시한다. 타인과 소유물을 피해나 손상으로부터 보호하는 데 최소의 주의를 기울이기도 한다. 좋은 취지지만 타인에게 잘못되거나 위험할 수 있는 충고를 하기도 한다. 위험을 감지하고 가까운 거리의 사람들에게 경고한다.
6. 사회가 기대하는 의무와 직무를 수행한다. 타인을 피해로부터 보호하는 데 일반적이고 합리적인 정도의 주의를 기울인다.

부록 C: 인지능력 테스트

테레사 번스(Theressa Burns)

인지능력 테스트(Cognitive Performance Test; 이하 CPT)는 인지장애 이론에 대한 지식이 풍부한 작업치료사(registered occupational therapist)가 행해야 한다. 하지만 검사가 임상적 용도가 아니거나 결과 해석이 필요하지 않다면 다른 전문가가 훈련을 받을 수도 있다.

연속적이고 신뢰도 높은 CPT의 진행은 각각의 인지 단계를 대표하는 클라이언트와의 검사 경험이 필요하다. 대상들은 똑같은 과제를 여러 개의 방법 중 하나의 방법으로 수행할 수 있다. CPT를 공식적으로 사용하기 전에 각 과제의 상황을 연습해 보는 것이 도움이 된다.

테스트를 시작하기 전에, 실험의 성격과 평가의 이유를 간단하게 설명한다. 예를 들면, "이 검사는 당신이 일상적인 활동을 어떻게 하는지 보여 주면 되는 테스트입니다. 당신에게 도움이 필요한지 저희가 실험 결과로 볼 수 있을 겁니다." 정도로 설명한다. 더 높은 기능이 가능한 대상들에게는 참여해 달라 요청한 이유와 진행되는 연구의 목적과 같은 이보다는 더 자세한 설명이 필요할 수도 있다. 인지 수준이 낮은 클라이언트는 장황한 설명에 집중하지 않을 수도 있다. 클라이언트가 검사를 받게 되었고, 직접 행동을 보여 주면 된다는 메시지를 전달한다. 임상 평가를 위해 실험 결과가 사용된다면 클라이언트들은 자신의 현재 생활수준과 책임감, 느끼고 있는 기능적 한계에 대해 인터뷰되어야 한다. 이 작업은 치료사들이 클라이언트의 보고와 클라이언트의 기능에 대한 문헌자료를 비교하여 클라이언트에 대한 통찰을 하며 실험의 방향을 잡을 수 있게끔 한다.

필요하다면 평가에 걸쳐 지지를 제공하면서 협조를 이끌어 낼 수 있다. 긴장하고 있는 대상들에겐 필요하면 도와줄 거라고(도움을 주는 것은 실험의 원래 요소인데 치료사들이 부족한 수행 결과물을 보충하기 때문임) 안심을 시킨다. 과제를 수행한 후에 지지한다(예: 올바르게 행해진 절차와 단계를 확인시켜 준다). 자신의 ADL 능력에 자신감을 보이는 대상에게는 CPT에서 요구하는 일은 쉽거나 불필요하게 보일 수도 있다는 것을 알려주는 것을 통해 도움을 주는 것이 필요할 수도 있다. 이는 테스트를 실수 없이 해내는 대상이나, 결과가 좋지 않은 대상들이 주장할 수 있다.

실험 대상에게 과제 수행에 대한 지시를 이해할 수 있는 적절한 기회를 주기 위해 주의를 기울여야 한다. 대상이 보청기를 사용하거나 안경을 쓰는지 확인해야 한다. 말은 천천히, 또박또박 하라. 대상이 과제 수행 도구 바로 앞에 있게 되기 전까지는 지시 사항을 주지 않는다. 각각의 과제는 시작을 알리는 말이 있고, 가끔 시작을 알리는 도구에 행하는 동작이 있다. 이것들은 대상에게 과제 상황의 성질을 방향 잡을 수 있도록 하는 것이다. 지시 사항은 보통 2번 반복해 줄 수 있고(개인 과제 항목 참조), 어느 때에나 올바른 행동 단계에 대한 대상의 질문에 확인은 해 줄 수 있다. 예를 들어 대상들이 구체적인 무언가를 해야 할지 물어본다면(예: 지금 토스트에 버터를 바를까요?), 질문이 적절한 다음 행동에 대한 것이라면 맞다고 답한다. 만약 질문이 구체적이지 못하거나 올바르지 못한 다음 행동에 대한 것이라면 신호를 사용할 수 있다(다음 내용 참조). 하지만 신호, 추가적 지시 사항, 시범을 주거나 행하기 전에 대상이 행동을 수행할 충분한 시간을 주어야 한다.

구두 신호, 구두 지시와 시범은 실험 내에서 대상의 행동에 따라 점차적으로 주어질 수 있는 도움의 종류이다. 이들의 정의는 다음과 같다.

구두 신호

구체적이지 않은 말로 전달된 도움은 "무엇을 첫 번째로 하나요?", "지금 무엇을 해야 하나요?", "무엇이 최선인지 아시나요?", "끝내세요" 등이다. 구두 신호는 5단계와 4단계에서는 종종 사용되고, 3.5단계에서 가장 자주 사용된다(언제 구두 신호를 사용해야 하는지에 대해선 개인 과제 참조).

구두 지시

대상에게 무엇을 해야 하는지 직접적으로 말하는 구체적인 구두 도움에는 "토스트기에 빵을 넣으세요."와 같은 것이 있다. 3단계와 2단계에서 구두 지시를 주로 사용한다(언제 구두 지시를 사용해야 하는지에 대해선 개인 과제 참조).

시범

이것은 행동의 단계를 직접 몸으로 해 보이며 설명하는 것이다. 시범은 3단계에서 주로 쓰인다(시험을 언제 보여야 하는지에 대해선 개인 과제 참조).

각각 과제를 위해선 치료사가 언제 어떻게 어떤 종류의 도움을 제공해야 하는지에 대한 실전적 지식을 갖고 있어야 한다.

과제 1: 옷 입기

» 필요물품: 옷장 또는 선반에 있는 다음과 같은 옷

- 한 남자와 한 여자의 안감이 있는 무거운 비옷
- 한 남자와 한 여자의 안감이 없는 가벼운 비옷
- 한 남자와 한 여자의 목욕 가운

의류는 가능한 한 (색상과 스타일로) 성별에 맞게, 그리고 구분되기 위해 5~7cm 정도 떨어져 있어야 한다.

- 남성의 밀짚모자 1개
- 남성의 방수모자(rain hat) 1개
- 여성의 플라스틱 방수 스카프 1개
- 여성의 얇은 스카프 1개
- 우산 1개

각 물품은 명확하게 보여야 한다. 다른 문 또는 벽 공간을 사용하는 경우 옷걸이 반대편에 3/4 길이의 거울을 장착해야 한다.

의류 앞에 서서 클라이언트를 이끌고 지시하도록 한다.

» 초기 지시 사항:

지시어: **이 테스트는 옷을 입는 것입니다. 전 당신이 비 오는 날, 추운 날 외출하는 것처럼 옷을 입었으면 합니다. 여기 있는 것들 중 하나를 입을 수 있어요**(벽에 의류 및 물품에 대해 가리킴). **남성과 여성의 옷이 있습니다. 비 오는 날, 추운 날 외출할 때 입는 옷을 입어야 합니다**(반복).

클라이언트가 적절한 코트를 선택하고 입은 경우:

지시어: **옷장에서 더 원하는 것이 있습니까?**(가리키지 않음)

(Score level 5: 클라이언트가 우비용 모자, 우산을 선택/가리킨 경우)

(클라이언트는 선택하지만 입지 않음)

지시어: **제가 뭐라고 요청했나요?**

(Score level 5: 클라이언트가 이 질문에 적절한 코트와 모자와 드레스를 선택한 경우. 만약 클라이언트가 질문 후에 옷을 입지 않는 경우 더 세부적인 지시어를 진행)

점 수: **레벨** 5(수행은 다음과 같음):

무거운 비옷과 방수 모자/스카프 및/또는 우산 중 성별에 적절한 옷을 선택하고 착용함

점 수: **레벨** 4(수행은 다음과 같음):

무거운 비옷과 방수 모자/스카프/우산 중 성별에 부적절하게 선택하고 착용함

안감 없는 코트와 방수 모자/스카프/우산을 선택하고 착용함

코트만 선택하고 착용함

2개 코트만 선택하고 착용함

코트와 방수가 아닌 모자를 선택하고 착용함

점 수: **레벨** 3(하나 또는 둘 모두 수행):

모자/스카프와 함께/제외하고 목욕 가운을 선택하고 착용함

옷 착용에 심한 문제를 보임(부적절한 신체 부위 또는 안쪽 및 바깥 의류)

옷을 선택하지 않을 경우(계속 뒤적거리거나 수행하지 않을 경우) 다음과 같은 특정 지침 제시:

지시어: **춥거나 비 오는 날 사용하는 코트와 모자/스카프를 선택하고 그들에 착용한다(한 번 반복).**

점 수: **레벨** 4(수행은 다음과 같음):

코트와 모자/스카프/우산을 선택하고 착용함

점 수: **레벨** 3.5(하나 또는 모두 수행):

코트만 선택하고 착용함

추가적인 지시 없이 선택한 후 착용하지 않음

지시어: **내가 어떤 코트 입기를 요청했나요? 보여 주세요**(한 번 더 반복).

점 수: **레벨** 3

모자/스카프만 선택하고 착용함

목욕 가운을 모자/스카프 함께/제외하고 선택하고 착용함

옷 입기에 큰 문제를 보임(몸의 안쪽/바깥쪽의 적절하지 않은 신체 부분에 착용함)

추가적인 지시 없이 선택하지 못하고 착용하지 않음

지시어: **이 코트를 입어 보세요**(클라이언트에게 코트를 건넴).
(한 번 반복)

점 수: **레벨 2**
코트를 받지만 이것을 입지 못함
만약 클라이언트가 코트를 받지 못한다면:

점 수: **레벨 1**
코트를 건네도 받지 못함
옷 입기를 쉽게 하기 위해 팔의 위치를 변경하지 않음

과제 2: 쇼핑하기

>> 필요물품: 다음과 같은 기능을 가진 (여성의 어두운색) 접이식 지갑

- 단추식 잠금장치
- 동전 수납 부분
- 지폐 수납 부분

지폐 수납 부분에서 한 부분에 5달러 지폐, 다른 부분에 1달러 지폐를 둔다. 동전 수납 부분에는 25센트 동전(quarter) 2개, 10센트(dime) 동전 2개, 5센트(nickel) 동전 2개, 1센트(penny) 동전 8개를 넣는다.

버클이 있는 12개 벨트는 다음과 같다.

- 6개의 여성용 벨트(작은 사이즈 2, 중간 크기 2, 큰 크기 2, 빨간색)
- 6개의 남성용 벨트(작은 사이즈 2, 중간 크기 2, 큰 크기 2, 갈색)

작은 테이블

>> 물품 설정: 벽에서 눈높이에 2세트의 벨트를 후크에 걸어 둔다(6개의 후크 중 2개의 벨트가 각 후크에 걸려 있다). 색상과 크기로 일치된 세트를 오른쪽 버튼을 시작으로 왼쪽에서부터 남성용(소형에서 대형까지), 다음 여성용(소형에서 대형까지) 순서로 걸어 둔다.

가격과 크기는 벨트에 부착된 태그를 따른다. 크기에 따라 상단에 있는 여섯 벨트에 "$ 9.59"로 가격을 표시한다. 크기에 따라 아래의 여섯 벨트에 "$ 6.79"로 가격 표시하고 클라이언트가 아래 벨트의 가격 "$ 6.79" 태그를 확인하기 위해서는 위쪽 벨트의 아래를 찾아야 하도록 위쪽 고가의 벨트에 의해 가려져야한다.

클라이언트는 벨트 앞에 서서 지시를 받는다.

지시어: **쇼핑을 할 때 당신이 돈을 사용하는 방법을 보고 싶습니다. 난 당신이 벨트를 샀으면 합니다**(벨트를 가리킴). **여기 약간의 돈이 들어 있는 지갑입니다**(클라이언트에 지갑을 건넴). **당신에게 맞는 벨트를 고르고 지갑에서 돈을 지불할 수 있습니다. 벨트에 대해 정확한 액수의 돈을 지불합니다**(하나를 가리킴). (전체 또는 부분을 반복한다.)

작업하는 동안 어떤 시점에서 클라이언트가 지갑을 열게 한 후 돈을 꺼내 테이블에 올려놓게

하는 것이 좋다. 필요한 경우 클라이언트가 지갑의 돈을 교환하거나 지폐 교환을 요청할 수 있다. 클라이언트가 지갑을 고려하지 않는 경우 테이블 위에서 설정한다.

점 수: **레벨 6**(수행은 다음과 같음):

선택 전에 가격표의 돈을 체크하고 지갑에 돈의 양을 결정하여 "$ 6.79"의 벨트를 선택한다(예: 크기에 대해 참고사항을 요청하거나, 착용해 본 후 "이것은 내가 원하는 크기"라고 하거나, 지불 후 크기에 대해 요청할 수 있다). 정확히 6달러 79센트를 지불한다. 만약 클라이언트가 "$ 9.59"의 벨트를 선택하고 지불하는 동안 돈이 충분하지 않다는 것을 인식하지 못하면 다른 벨트를 보도록 클라이언트에게 지시한다. 수행에 따라 레벨 5 또는 그 이하 점수이다.

점 수: **레벨 5**(다음과 같음):

지갑에 보이는 모든 돈에 맞추어 벨트를 선택한다(지시가 있거나 없거나). 위쪽 벨트에 대한 돈이 충분하지 않음을 알아채거나 "$ 9.59" 벨트를 선택한 경우 클라이언트는 "$ 9.59" 벨트를 교환할 수 있다(벽을 가리키는 지시가 있든 없든). "$ 6.00"에 나머지 잔돈을 지불한다.

다음과 같이 하나 또는 그 이상을 적용한다.

처음에 $ 9.59의 벨트를 선택하여 하단의 벨트 가격표를 보기 위해 구두 지시를 필요로 한다.

선택하기 전에 지갑을 확인하지 않거나 구매를 위해 사용 가능한 액수를 결정하지 못한다.

지갑 안의 모든 돈의 위치에 대해 언어적 지시를 필요로 한다(필요한 경우 클라이언트에게 이것을 교환하거나 지갑의 지폐를 말해 준다).

점 수: **레벨 4**

앞과 같이 수행하지만 맞지 않는 벨트를 선택하는 경우 여기에 점수를 준다(크기에 대해 참고하는 요청을 하지 않는다. 큰/너무 작은 벨트에 대해 착용을 시도하지 않는다).

클라이언트가 "$ 9.59" 벨트를 선택하고 계산하는 동안 선택의 오류를 인식하지 못한다(충분한 돈을 가지고 있지 않음 또는 다른 벨트가 있을 때 다른 벨트로 교환할 수 없음)

지시어: **당신은 그에 대한 충분한 돈을 가지고 있지 않습니다**(클라이언트의 벨트를 교환하고 다음 문장을 계속한다).

만약 클라이언트가 지불을 시작하지 않거나 "이제 어떻게 합니까?" 하고 요청하는 경우 벨트를 지불 할 수 있는 언어적 지침을 제공한다.

만약 클라이언트가 벨트 매기를 시도하고 그것을 제자리에 놓고 지불을 시작하지 못할 경우 적합한 크기의 "$ 6.79" 벨트를 선택하고 진행하지 않는다면 다음과 같이 한다.

지시어: **저에게 이 벨트 값을 지불합니다. 6달러 79센트입니다**(한 번 반복).

(필요한 경우 가리키거나 클라이언트가 다시 지갑으로 돌아가도록 지시한다. 지갑을 건네지 않는다.)

점 수: **레벨 4**(다음과 같음):

벨트를 선택하고 클라이언트가 지갑을 보며(클라이언트가 지갑에서 돈을 찾기가 어려워하면 보조해 줌) 6달러를 지불한다(일부는 거스름돈을 지불하지만, 이것을 점수로 하지는 않는다). (클라이언트는 가리키거나, “$ 6.00”를 구분해야 한다. 치료사가 돈을 건넬 수 있다.)

다음 중 하나 이상에 해당한다.

가격 선택의 오류를 인식하지 않는다.

그 또는 그녀를 위해 벨트 교환이 필요하다.

선택을 한 후 지불하기 위해 구두 지시가 필요하다(지불 지시 없이 지불을 시작하지 않는다).

하나를 선택하기보다는 선반 위의 벨트에 대해 지불한다.

점 수: **레벨 3.5**(다음과 같음):

벨트를 선택, 지갑을 보고, 돈을 세고 처리하지만, 6달러를 지불할 수 없다(전혀 지불하지 않거나 또는 변경 없이 잘못된 금액을 지불한다).

점 수: **레벨 3**(다음과 같음):

벨트를 선택하고 버클을 사용하거나 착용한다. 지불하도록 지시될 때 지갑에서 돈을 찾을 수 없다. 클라이언트에게 벨트를 건네도 클라이언트가 선택을 할 수 없는 경우 또는 적절한 크기의 “$ 6.79” 벨트를 선택하지 못한다.

지시문: **이것을 착용해 보세요**(한 번 반복).

(클라이언트가 벨트를 한 후, 그 또는 그녀는 그것을 벗어 테이블에 배치한 후 가격을 가리킨다. 다음 문장으로 진행한다.)

지시문: **저에게 벨트를 계산합니다. 6달러 79센트입니다**(한 번 반복한다). (필요한 경우 다시 클라이언트에게 지갑을 제시한다.)

점 수: **레벨 3.5**

지시할 때 벨트를 착용할 수 있다. 지갑에서 돈을 찾는다(돈의 위치에 대해 보조). 6달러를 지불한다.

점 수: **레벨 3**

벨트를 시도하거나 버클을 작동한다. 6달러를 지불하지 못한다(지갑을 보고 돈을 처리하는 것).

점 수: **레벨 2**

벨트 건네 주는 경우에만 시도하거나 버클을 사용하지 않는다.

점 수: **레벨 1**

건넬 때 벨트를 하지 않는다.

과제 3: 토스트 만들기

» 필요물품: 다음과 같이 놓인 테이블을 제공한다.

- 토스터와 그 앞에 배치된 플러그
- 빵 한 덩어리
- 뚜껑으로 덮인 접시 안에 있는 버터
- 잼 1병

- 겨자 1항아리
- 작은 접시 1개

식기 쟁반에는 다음과 같은 것들이 놓인다.

- 버터나이프 1개
- 작은 채 또는 주걱
- 감자칼
- 숟가락
- 계량스푼 세트

다음 그림과 같은 테이블 세팅을 제공한다.

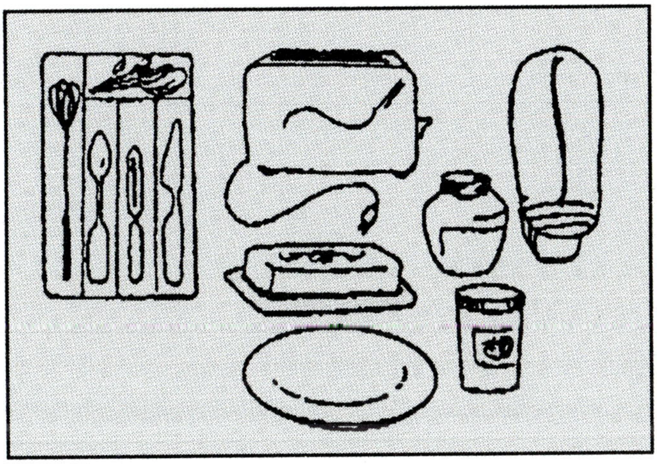

>> 물품 설정: 토스터는 연결되는 전기 콘센트의 약 3m 뒤에 위치하기 위해 적절한 위치로 이동되어야 한다. 작업 공간이 출구 옆에 있어야 한다. 공급 테이블은 클라이언트가 앞에 서 있을 때 콘센트가 클라이언트 뒤에 있도록 되어야 한다.

기구들 앞에 서서 클라이언트에게 제시한다.

지시문: **이 다음 테스트는 음식 준비를 함께할 수도 있습니다. 토스트 한 조각을 자른 후, 약간의 버터와 잼을 얹어 주세요. 조리 기구는 테이블에 있습니다**(조리 기구를 가리킴). (한 번 반복한다.) 클라이언트에게 콘센트 위치를 찾아보라고 지시한다. 클라이언트가 콘센트를 찾고 있는 기색을 보이면 필요한 것이 있는지 묻는다.

점　수: **레벨** 5(수행은 다음과 같음):
콘센트를 찾거나 요청하면 토스터를 콘센트 쪽으로 옮기고 토스터를 플러그에 연결한 후, 빵을 토스터 안에 넣고 토스터 레버를 내리며, 토스트가 튀어나오거나 올라오기를 기다린 후 나이프를 이용해 버터를 바른다.

참　고: 클라이언트가 잼을 사용한 것은 점수에 영향을 주지 않는다.

클라이언트가 토스터에 빵을 넣고 시작하는 경우 다음과 같다.

지시문: **실제로 빵을 토스트 할 필요가 있다.**

점 수: **레벨 5**

클라이언트가 모든 구성 요소를 앞에 나열된 대로 진행하여 수행하는 경우

클라이언트는 작업 설정에 대한 지시 사항을 참조하여 콘센트의 위치를 물어보지 않는다.

만약 클라이언트가 이동하거나 토스터를 플러그에 연결한 경우, 그러나 진행하지 않을 경우(무엇을 요청하거나 정지) 한 번 더 초기 지시문을 제공하거나 작업 설정을 위한 방향을 지시하면 그 수행에 따라 레벨 4 또는 이하의 점수이다.

클라이언트가 토스트 전에 빵에 버터나 잼을 얹으려고 하면, 클라이언트를 중단시키고 먼저 빵을 토스트 하도록 하며 그 수행에 따라 레벨 4 또는 이하 점수를 준다.

클라이언트가 진행하지 않을 경우 작업 설정에 대한 지시 사항을 참조한다.

참 고: 레벨 4의 토스터 레버 위치가 명확하게 보이지 않으면 클라이언트에게 어려움이 있을 수 있다. "이것을 찾고 있습니까?"라고 그 다음에 무엇을 할지 클라이언트에게 말해 주지 않는다. 만약 토스트가 튀어 올라왔는데도 클라이언트가 진행하지 않는다면 "끝났습니다."라고 언어적 지시를 준다.

점 수: **레벨 4**(다음과 같음):

토스터기에 빵을 넣고 토스터 레버를 아래로 밀고, 토스트가 올라오기를 기다린 후 나이프나 숟가락을 이용해 잼이나 버터를 바른다.

(또한 다음 중 하나가 필요하거나 해야 한다.)

빵을 토스트 하기 위한 지시를 할 때 앞과 같이 수행하지만 버터를 가지고 오라고 한다.

작업 영역 설정이 필요하다.

토스터 레버 위치 지적이 필요하다.

토스터 설정 후 초기 지시문의 반복을 필요로 한다.

토스트 올라온 후 작업을 완료하는 데 언어적 지시를 필요로 한다.

점 수: **레벨 3.5**

토스트가 올라온 후 클라이언트가 작업을 완료하지 않는 경우 여기에서 점수를 준다.

>> 작업 설정을 위한 지시문: 클라이언트가 요청하지 않거나 콘센트를 찾지 않을 경우 연결을 위해 토스터를 옮긴다. 빵 조각 하나를 준비하고, 버터접시 뚜껑을 제거한 후, 토스터 옆에 식기를 세팅한다.

지시문: **토스트 한 조각을 만듭니다. 그런 다음에 약간의 버터를 올립니다**(한 번 반복).

점 수: **레벨 4**(앞의 레벨 4 기준을 수행):

클라이언트는 토스트 수행에 있어 순서의 어려움이 있어 큐, 언어적 지시 또는 데모를 사용하고 보조의 종류와 수행에 따라 점수 레벨 3.5 또는 그 이하가 된다.

점 수: **레벨 3.5**(다음과 같음):

토스터에 빵을 넣고 토스터 레버를 아래로 밀고 토스트가 올라와 빵을 얻을 때까지 기다린다

(필요한 경우에 도움을 준다.). 트레이에서 칼이나 숟가락을 선택하여 버터를 바른다.

(다음 중 하나 이상에서 큐를 필요로 한다.):

- 토스터에 빵을 처음 넣음
- 토스터에서 토스트를 꺼냄
- 버터를 바름

클라이언트가 큐에 따라 순서를 완료할 수없는 경우 구두 지시 또는 데모를 사용하며 레벨 3 또는 이하 점수를 따른다.

점 수: **레벨** 3(다음과 같음):

#1 토스터에 빵을 넣는다.

#2 토스터에서 토스트를 꺼낸다.

#3 나이프를 이용하여 접시에서 버터를 이용해 버터 토스트를 만든다.

(다음 중 하나 이상을 필요로 함):

클라이언트에게 빵을 건넴

토스터에 빵을 넣는 데 구두적 지시를 함

#1, #2, #3의 수행을 위해 시연이 필요함

클라이언트가 자신의 빵을 얇게 자르기 위해 다른 사람을 따라함

점 수: **레벨** 2

클라이언트가 세 가지 단계 중 1~2단계를 수행하는 경우 또는 다음 중 적어도 하나를 수행하는 경우:

건넬 때 빵을 잡는다.

건넬 때 나이프를 잡는다.

점 수: **레벨** 1

건넬 때 빵이나 칼을 잡지 않는다.

토스터의 토스트를 잡지 않는다.

과제 4: 전화하기

>> 필요물품: 연결 전화, 책상 스타일(필요에 따라 큰 프린트와 전화 어댑터를 사용하기 위해)

- 전화번호부
- 작은 노트 패드
- 펜
- 다른 가게 전화번호부와 각 카드에 큰 검은 문자와 숫자가 인쇄된 색인 카드
- **철물점**(첫 번째 줄), **전화 번호**(두 번째 줄), **흰색 페인트 1갤런(0.47L)**(세 번째 줄)
- 돋보기 또는 독서 안경

점 수: **레벨 4**

클라이언트가 앞에서와 같이 수행하지만 번호 선택의 확인을 필요로 하는 경우 여기에 점수

클라이언트는 앞에서와 같이 수행하지만 잘못된 질문을 함(예를 들어 비용을 알아내는 데 실패함)

클라이언트가 누구에게 전화할지 모르면 세부적 지침을 제공(전화번호부의 해당 섹션을 보고 누구에게 전화해야 할지 모르거나 적절하지 않은 번호를 찾음)

>> 세부적 지시 사항:

지시문: **전화번호부의 철물점 전화번호를 찾아 흰색 페인트 1갤런의 가격을 물어본다**(반복).

점 수: **레벨 5**(레벨 5의 수행 기준은 앞과 같음)

점 수: **레벨 4**

적절한 시간 내에 번호의 위치를 찾을 수 없고(효과적인 알파벳순), 주어진 전화번호가 필요하다.

수행 수준은 아래의 레벨 4를 기준으로 한다.

클라이언트가 번호를 찾을 수 없는 경우 번호만 알려준다.

지시문: **다음은 철물점의 번호입니다. 전화해서 흰색 페인트 1갤런의 가격을 물어봅니다**(클라이언트의 옆에 있는 인덱스 카드 중 하나를 전해 준다). (한 번 반복할 수 있다.)

전화 걸기에 3번을 허용할 수 있다. 클라이언트가 첫 번째 또는 두 번째로 시도했을 때 큰 어려움이 있다면 걸기를 중단한다.

참 고: 만약 클라이언트가 수화기를 들지 않고 번호를 누른다면 수화기를 들고 전화할 것을 말해 준다.

상징 정보 이용에 서툴러 전화를 하는 데 가게 이름(예: 에이스 하드웨어) 또는 하이픈을 누르려 하는 경우 이 문제를 명확히 하도록 돕는다(그냥 번호로 전화를 걸도록 그 또는 그녀에게 말한다).

점 수: **레벨 4**(수행은 다음과 같음):

번호로 전화를 한다. 페인트 관련 질문을 한다. 정보의 부분 또는 정보를 전달한다.

참 고: 만약 클라이언트가 수화기를 들고 기다리는 데 어려움이 있다면 언어적 도움을 준다(비시각적 사건의 해석).

클라이언트가 다이얼을 시작하는 데 어려움이 있는 경우 지시어를 사용한다.

점 수: **레벨 3.5**(하나 또는 그 이상을 수행):

번호로 전화를 한다. 하지만 완전한 질문을 하지 못하거나 전혀 질문을 하지 못한다.

카드에서 전화를 한다(번호 누르기를 2개 연속 하지 못하고 전화 걸기를 완료하지 못하거나 나머지 숫자를 다이얼하지 않는다).

점 수: **레벨 3**

버튼을 누르지만 2개 연속 숫자로 전화를 하지 못한다.

클라이언트가 전화를 하지 않는 경우

지시문: **전화기로 전화를 겁니다.** 한 번 반복할 수 있다. 다음 클라이언트가 수행하지 않는 경우 재작성과 함께 시연을 보여 준다. 두 번의 시연은 수행을 관찰할 간격을 두고 제공할 수 있다.

점 수: **레벨 3**

(무작위로 버튼을 밀어) 전화로 전화를 한다.

점 수: **레벨 2**

수신기를 잡지만 전화를 하지 않는다.

클라이언트가 다이얼을 시도하지 않는다면, 손과 눈높이 사이에 수신기를 놓는다.

지시문: **전화를 가져가세요.** 한 번 반복할 수 있다(수신기를 다시 건넨다).

점 수: **레벨 2**

수신기를 주면 잡는다.

점 수: **레벨 1**

수신기를 건네도 잡지 않는다.

과제 5: 씻기

물품:

- 세면대
- 테이블과 의자[세면대에서 약 10피트(3m)]
- 의자는 클라이언트가 자신의 세면대로 돌아갈 수 있도록 배치되어야 한다.

약 15~30cm 크기의 상자 구성:

- 비누 1개(포장되지 않은 것)
- 면도 후 바를 로션 1병(녹색 또는 파란색)
- 칫솔
- 치실
- 빗

클라이언트는 테이블에 앉아서 하도록 요청된다. 클라이언트 앞에 세안 물품이 들어 있는 상자를 놓는다.

초기 지시 사항:

지시문: **다음 작업에 대한 지시 사항을 잘 들어 주세요. 나는 당신이 정원에서 일하고 들어왔을 때처럼 스스로 손을 씻었으면 합니다.** (상자를 가리키며)**이 상자에서 무엇이든 써도 되며, 필요하다면 이 방 안에 있는 어떤 것이든 이용해서 씻으세요.**

클라이언트가 특별히 세면대를 요구하는 경우 방에서 찾을 수 있게 한다. 클라이언트가 세면대를 보고 있는 경우 방 안에서 필요한 어떤 것이든 사용할 수 있다고 반복해서 말해 준다.

점 수: **레벨 5**(다음과 같은 작업을 수행):

상자에서 비누를 가지고 세면대로 찾아간 후, 물을 틀고, 손을 적신 후, 손에 비누를 사용하여 손을 씻고, 물을 닦은 후 손을 말린다.

점 수: **레벨 4**

수행은 앞에서와 같지만 다음 중 하나가 적용되는 경우 여기에 점수를 준다.

세면대에서 수행하도록 언어적 또는 시각적 지시(필요한 경우 세면대를 지적)를 해야 함

물을 잠그지 않음

손을 건조하는 데 수건을 사용하도록 지적 보조 필요

클라이언트는 세면대에서 찾기를 시작하지 않거나 상자에서 물건을 고르거나 수행하지 않는다(클라이언트를 중지시킴). 또는 세면대를 찾기가 힘들거나 시작하는 데 어려움이 있다.

>> 세부 지시 사항:

지시문: **당신이 스스로 손을 씻기를 원합니다. 비누는 상자에 있습니다. 세면대는 뒤에 있습니다**(세면대를 가리킴). 한 번 반복할 수 있다.

만약 클라이언트가 세면대 찾기를 시작하지 않거나 비누를 찾지 못하는 경우:

지시문: **비누 가지고 오는 것을 기억해야 합니다.**

클라이언트가 세면대를 찾기 시작하지만 위치 찾기에 문제가 있는 경우:

지시문: **세면대는 저기 / 당신 뒤에 있습니다**(세면대를 가리키며, 세 번째 큐가 필요한 경우를 레벨 3.5 나타낸다.).

점 수: **레벨** 4(수행은 다음과 같음):

비누를 잡고 세면대로 가서 물을 틀고, 손을 적신 후, 손에 비누를 사용하여 손을 씻고, 손을 건조한다. 세면대로 가는 데 2개 이상의 지시를 필요로 한다(클라이언트가 위치를 찾는 데 어려움이 있는 경우 수건을 가리킨다).

점 수: **레벨** 3.5(수행은 다음과 같음):

세면대로 가서 물을 틀고, 손을 적신 후, 비누를 사용하여 손을 씻고, 손을 말린다. 세면대로 가는 데 다음의 지시를 필요로 한다:

언어적 지시를 받은 후 비누를 가져오지 않음(클라이언트의 세면대에 비누를 가져오고 세면대에서 설정)

세면대에 도착하는 세 번째 신호(cue)가 필요

손 씻기 순서를 완료하는 데 언어 신호가 필요(즉 비누나 수건을 사용하는 데 신호, 가리키기 사용)

클라이언트가 언어적 지시를 줘도 손 세정 순서를 완료할 수 없는 경우, 언어적 지시를 사용하고 레벨 3 점수를 참조

점 수: **레벨** 3

세면대로 가기 및 #1, #2, #3을 수행하는 데 다음과 같다.

다음 중 하나 이상을 적용한다:

구두 지시 없이 손 닦기 순서를 완료하지 못한다(세면대로 가서 수행을 하지 않는다면 "손을 씻으세요."라는 언어적 신호를 준다).

손 씻기를 끈질기게 한다(씻기/헹구기를 두 번 이상 한다).

손 이외의 다른 것을 닦는다(세면대, 수건 등)

수도꼭지로 장난친다(물 틀기/잠그기를 반복하지만 구두 지시 없이 손 세척을 하지 못한다).

클라이언트가 상자 뒤적거리기를 계속하거나, 세부 지시 사항이 주어진 후에도 수행하지 않거나, 세면대에 가지 못하는 경우:

지시문: **세면대로 가세요**(클라이언트를 안내하거나 세면대로 이끎).

지시문: **이 비누로 손을 씻으세요**(클라이언트에게 비누를 제시한다). 한 번 반복할 수 있다. 클라이언트가 비누를 고려하지 않고 수행을 시작하면 세면대에 비누를 설정해 둔다. 클라이언트가 수행하지 않는 경우 물을 틀기 위한 지시 사항을 참조한다.

점 수: **레벨** 3(#1, #2, #3 수행하기)

#1 물을 틀거나 시도(클라이언트는 점수가 측정되지만 필요한 경우 보조되어야 함)

#2 손 씻기

#3 손 말리기(필요한 경우 수건을 손으로 가리킴)

필요한 경우 언어적 지시를 사용한다. 클라이언트는 비누를 사용하고 물을 잠그지만 여기에 점수를 측정할 필요는 없다.

이 수준의 클라이언트는 어떤 구성 요소를 계속해서 반복할 때 재지시를 사용한다(예: "끝내세요.", 비누 치우기, 물 잠그기, 수건을 건네기)

점 수: **레벨** 2

클라이언트가 구두 지시어를 사용한 앞의 세 가지 단계를 모두 수행하지 않지만, 그 중 적어도 하나는 수행한 경우 여기에 점수를 준다.

만약 클라이언트가 물을 틀지 않는 경우에는 물을 틀도록 한다.

지시문: **당신의 손을 씻으십시오**(클라이언트에게 비누를 제시한다). 한 번 반복할 수 있다.

점 수: **레벨** 2

비누, 물 또는 세면대에 대해 어떤 목적 있는 움직임이 보인다(수도꼭지를 잠그고, 손을 닦으며, 비누를 치운다).

점 수: **레벨** 1

비누, 물, 또는 세면대에 대해 어떤 목적 있는 움직임이 나오지 않는다(젖은 손을 닦지 않고, 수도꼭지를 작동하지 않으며, 비누를 치우지 않는다).

과제 6: 여행, 길 찾기

>> 물품:

- 시작점, 클라이언트가 걸을 필요가 있는 2개의 교차 복도를 포함하는 간단한 지도, 경로의 끝에 지정된 구조물(가급적 계단).

- 계단 또는 대체 구조가 약 30야드(약 27.5m) 기점에 위치하여야 한다.
- 클라이언트는 구조물에서 두 번의 회전을 할 수 있어야 한다[시험장 중 1차례 회전, 교차로에서 1차례 회전, 시작 지점에서 약 20야드(18m)]. 디자인은 교차점에서 약 10야드(9m) 떨어져 있고 클라이언트가 경로의 맨 마지막에 도달할 때까지 명확하게 보이지 않는다(우리의 계단은 방화문을 통과해 있다).
- 지도는 시작점을 포함하여 명확히 표시된 여러 랜드마크가 그려져야 한다. 지정된 구조물 근처 이정표 및 역, 관청 같은 특정 구조가 명확히 표시되어야 한다.
- 종이 한 장에 큰 글씨로 선명하게 인쇄된 구조물에 대한 방향이 구체적으로 적혀 있어야 하며, 짧은 문장을 유지해야 한다. 지시 사항이 구조물에 도착하는 방법을 제시하되 "계단을 찾는다."와 같이 직접적인 문장은 쓰지 않는다(방향을 포함해서 적는다).
- 클립보드

>> 물품 설정: 클라이언트의 시작점에서 걷기 위한 방향을 나타내는 지시문을 보게 한다. 테스트 동안 클라이언트의 뒤에서 방향적 지시를 말로 하지 않도록 한다.

지시문: **나는 당신이 한 장소에서 다른 장소로 어떻게 길을 찾아가는지 보고 싶습니다**
(클라이언트에게 클립보드의 지도를 건네 적절한 방향으로 향하도록 지도를 보도록 한다).
이 영역의 통로 지도입니다. 당신은 지도를 보고 계단의 표시된 위치를 찾을 수 있을 것입니다
(지도에서 구조물을 가리킨다).
우리는 여기에 서 있을 것입니다(지도의 시작점을 가리킨다). **이 지도의 계단을 따라가서**(구조물을 다시 가리킨다) **이것을 나에게 가리켜 주시면 됩니다.**

참 고: 클라이언트가 구조물을 가리키지 않는 경우 "제가 당신이 찾은 것을 물을 수 있게 손으로 가리켜 주세요."라고 요청할 수 있다.
만약 클라이언트가 도움을 요청하면(예: 내가 지금 가야 할 곳이 어디입니까? 여기서 돌아야 합니까?), 클라이언트에게 중단되기 전에 몇 야드를 걸어가라고 말할 수 있다. 만약 클라이언트가 스스로 정확하게 하지 못할 경우 쓰인 지시문을 변경할 수 있다.

점 수: **레벨 6**
지도의 목적지 또는 정지선을 따른다.
도움을 요청하지 않고 구조물을 지적한다(초기에 약간의 설명을 요청할 수 있다.).

점 수: **레벨 5**
지도의 도착지 또는 정지선을 따르지만 길을 따라가는 데 도움을 요청하거나 스스로 정확하게 회전하지 못할 수 있다. 또한 지도의 도착지를 지나치거나 경로의 끝에 지정된 구조물을 지적하지 않는다. 지도를 가지고 시작하지만 수행을 멈추지 않거나, 틀린 회전을 하고, 스스로 올바른 수행을 하지 못한다. 또는 클라이언트가 시작하지 않는 경우(지도를 다시 주거나 계속 바라보지만 걷기를 시작하지 않는다) 지도를 시작점이 서면으로 된 지시문으로 교환한다.

지시문: **나는 서면 지시문대로 당신의 방향을 알려 줄 것입니다. 이 계단을 향해 따라가서 그것을 가리키세요**(시작 지점을 구분하기 위해 첫 번째 문장을 읽는다.).

점 수: **레벨 5**

지도를 가지고 시작하지만 쓰인 방향에 변경이 필요하다.

서면 지시문의 목적지 및 정지점을 따라 가고 구조물을 지적한다.

지도를 가지고 시작하지 않지만 서면 지시문을 따라 목적지와 중지점을 따라가 구조물을 지적한다.

점 수: **레벨 4**

클라이언트가 서면 지시문을 따르지만 목적지를 지나칠 경우(클라이언트는 구조물에 대해 언급할 수 있다) 또는 경로의 끝에서 지정된 구조를 찾지 못하는 경우 여기에 점수를 준다.

만약 클라이언트가 서면 지시문을 따라가는 것에 대해 도움을 요청할 경우 스스로 할 수 있는 한 최선을 다하라고 말해 줄 수 있다. 만약 클라이언트가 목적지에 도착하지 못하거나, 스스로 정확하게 회전하지 못하거나, 지적하는 것을 하지 못할 경우 언어적 지시로 전환한다.

언어적 지시: [클라이언트가 걷는 교차점 전 대략 5야드(약 4.5m) 지점에서 (또는 돌아갈) 목적지에 언어적 지시문을 준다.]

지시문: (이 문장은 테스트 시설에 따라 달라진다.)

오른쪽으로 돌아서 비상문을 통과해서 계단을 가리키세요. 가리키는 동안 언어적 지시문을 두 번 준다.

점 수: **레벨 4**(하나 또는 그 이상)

지도 또는 지시문을 가지고 시작하지만, 언어적 지시로 변경이 필요하다. 짧은 거리의 구조물 위치에 대해 언어적 지시를 따르거나, 지도나 지시문을 가지고 시작하지는 못하지만 짧은 거리의 구조물 위치를 위해 언어적 지시를 따른다.

점 수: **레벨 3.5**

언어적 지시에 따라 시작하고, 올바른 경로를 따르지만, 구조물을 찾지 못하고 지나친다.

점 수: **레벨 3**

언어적 지시로 걷기를 시작하지만 정확한 경로를 따르지 않는다. 만약 클라이언트가 언어적 지시로 시작하지 않는 경우:

지시문: **나를 따라오세요.**

점 수: **레벨 2**

언어적으로 지시하지만 시작하지 않고 치료사의 목적지를 따르지 못한다(클라이언트에게 길을 따라 언어적 재지시가 필요하다).

점 수: **레벨 2**

목적지까지 걷기 위해 간헐적 촉각 지원(재지시)을 필요로 한다.

점 수: **레벨 1**

목적지까지 걷기 위해 손으로 이끌 필요가 있다(걸어갈 수 없거나 직접 목적지까지 휠체어 타기를 시작할 수 없다).

CPT Score Sheets

이 름:	______	Dress:	______/5
날 짜:	______	Shop:	______/6
검사자:	______	Toast:	______/5
		Telephone:	______/6
		Wash:	______/5
		Travel:	______/6
		Total:	______/33
		ACL:	______

옷 입기(Dress)

초기 지시문

(저는 당신이 추운 날 또는 비 오는 날 외출하는 것처럼 옷 입기를 원합니다. 당신은 여기 있는 것들 중 하나를 사용할 수 있습니다. 남성과 여성의 것이 있습니다. 추운 날, 비 오는 날 외출하기 위해 본인의 옷 위에 입어 주세요.)

_____5 _____성별에 적절한 두꺼운 코트와 함께 방수모자/스카프 및/또는 우산을 선택하고 착용한다.

_____4 _____성별에 적절하지 않은 두꺼운 코트와 함께 방수모자/스카프 및/또는 우산을 선택하고 착용한다.

_____두껍지 않은 코트와 함께 방수모자/스카프 및/또는 우산을 선택하고 착용한다.

_____코트만 선택하고 입는다.

_____2개의 코트를 선택하고 입는다(모자를 착용 또는 하지 않음).

_____코트와 방수가 아닌 모자를 선택하고 착용한다.

_____3.5 _____모자/스카프를 제외하고 목욕가운을 선택하고 입는다.

_____옷 입기에 큰 문제를 보인다(옷을 적절하지 않은 몸 부위에 입거나 뒤집어 입음).

구체적 지시사항

(추운 날, 비 오는 날을 위한 코트와 모자를 선택하고 입어 보세요.)

_____4 _____코트와 모자/스카프 및/또는 우산을 선택하고 착용한다.

_____3.5 _____코트만 선택하고 입는다.

_____옷 입기를 위해 추가적 신호가 필요하다**(내가 당신에게 요청한 것을 코트를 이용해 보여 주세요)**.

_____3 _____모자와 스카프만 선택하고 착용한다.

_____모자/스카프를 착용 또는 제외하고 목욕 가운을 선택하고 착용한다.

_____옷 입기에 큰 문제를 보인다(옷을 적절하지 않은 몸 부위에 입거나 뒤집어 입음).

_____옷 입기에 큰 문제를 보인다(옷을 적절하지 않은 몸 부위에 입거나 뒤집어 추가적인 신호 후에 옷 입기를 하지 않는다.

과제를 세부적으로 나눔

(코트를 입어 보세요.)

_____3 _____코트를 입는다.

_____2 _____코트를 잡지만 입지는 않는다.

신체적 도움

(당신을 도와드리겠습니다.)

_____2 _____옷 입기 쉽도록 하기 위해 팔의 위치를 바꾼 후에 입을 수 있다.

_____1 _____옷을 건네도 코트를 잡지 못한다.

_____옷 입기 쉽도록 하기 위해 팔의 위치를 변경해도 입을 수 없다.

쇼핑하기(Shop)

초기 지시문

(당신에게 맞는 벨트 하나를 선택하고 지갑의 돈을 이용해 지불합니다. 나에게 벨트를 지불할 때 정확한 금액을 지불합니다.)

_____6 _____선택하기 전에 돈과 수표의 금액을 결정한다.
_____5 _____적절한 $ 6.79벨트를 선택하고, _____정확하게 $ 6.79를 지불한다.
_____적절한 벨트를 선택하고, _____지갑을 보며, ____모든 돈을 찾고(신호가 있든 없든),
_____상단의 벨트를 살 돈이 부족한 것을 인식하고, ____$ 9.59짜리 벨트를 선택한 경우 $9.59벨트를 교환할 수 있다(벽의 지시문이 있든 없든), ____$ 6.00와 나머지 돈을 지불할 수 있다. 또한 다음의 하나 또는 그 이상을 필요로 하거나 한다.
_____하단의 벨트를 보기 위해 언어적 신호가 필요하다.
_____처음 $ 9.59 벨트를 선택한다.
_____선택하기 전에 지갑을 확인하지 않는다.
_____선택하기 전에 지갑을 확인하지만 돈의 금액을 결정하지 않고 선택한다.
_____지갑 안의 모든 돈을 찾기 위해 신호가 필요하다.
_____4 _____클라이언트가 앞에서와 같이 수행하지만 명확하게 맞지 않은 벨트를 선택한다.
_____4 _____벨트를 선택하고, _____돈을 찾기 위해 지갑을 보며, _____$ 6.00를 지불한다.
다음의 하나 또는 그 이상을 필요로 한다.
_____가격 선택의 오류를 인식하지 못한다.
_____클라이언트를 위해 벨트 교환이 필요하다(**당신은 그것을 위한 충분한 돈을 가지고 있지 않습니다. 이 벨트의 가격을 지불하세요. 이것은 6달러 79센트입니다.**)
_____선택 후 지불하기 위해 언어적 지시가 필요하다(**이 벨트에 대해 지불하세요. 이것은 6달러 79센트입니다.**).
_____선택된 것 외의 걸려 있는 벨트에 대해 지불한다.
_____3.5 _____벨트를 선택하고, _____지갑을 보며, _____돈을 계산/다루고, _____$ 6.00를 지불하지 않는다(모든 것에 대해 지불하지 않거나 교환 또는 교환하지 않은 것에 대해 잘못된 금액을 지불하거나 나머지 돈에 대해서만 지불한다.)
_____3 _____벽에서 벨트를 잡아 버클을 작동 또는 시도하고, _____지불을 지시받을 때 벽을 보지 않는다.

선택 없이 지불

(착용해 보세요. 이 벨트에 대해 지불해 주세요. 이것은 6달러 79센트입니다.)
_____3 _____벨트를 착용하고, _____지갑의 돈을 찾으며, _____$ 6.00를 지불한다.
_____3 _____벨트를 착용하거나 버클을 작동하고 _____$ 6.00를 지불하지 않는다.
_____2 _____벨트를 건네면 잡지만, 착용하거나 버클을 작동하지 않는다.
_____1 _____벨트를 건네도 잡지 못한다.

토스트 만들기(Toast)

초기 지시문

(약간의 버터와 잼을 이용하여 토스트 한 조각을 만듭니다. 그것을 테이블에 내놓습니다.)

_____5 _____콘센트를 찾거나 요청하고, _____토스터를 콘센트로 옮긴 후, _____토스터를 연결하며, _____토스터 레버를 아래로 당기고, _____토스트가 위로 올라올 때까지 기다린 후, _____나이프를 이용해 버터를 바른다.

_____4 _____빵을 토스터에 넣고, _____토스터 레버를 아래로 당긴 후, _____토스트가 위로 올라올 때까지 기다린 후, _____나이프 또는 스푼을 이용해 버터나 잼을 바른다. 또는 다음의 하나 또는 그 이상을 필요로 하거나 행한다.

_____빵 위에 잼이나 버터를 바르기 시작하지만 먼저 빵을 토스트 하도록 지시될 때 위와 같이 수행한다.

_____작업 영역을 설정해야 할 필요가 있다(콘센트 위치에 대해 묻지 않는다).

_____토스트 레버를 지적할 필요가 있다.

_____토스터가 설치된 후 초기 지시문의 반복을 필요로 하다.

_____토스트가 올라온 후 과제를 계속하기 위해 언어적인 신호를 필요로 한다.

_____3.5 _____만약 토스트가 올라온 후 마무리를 위해 신호가 주어져도 과제를 완성치 못한다면 이 점수를 준다.

작업 영역 설정

(토스트 한 조각을 만듭니다. 그런 다음 거기에 조금의 버터를 바르세요.)

_____4 _____(위의 점수를 본다.)

_____3.5 _____빵을 토스터에 넣고, _____토스터 레버를 아래로 당기며, _____토스트가 위로 올라올 때까지 기다리거나 꺼내기 위해 시도한다.

_____버터를 바르기 위해 쟁반에서 스푼이나 나이프를 선택한다.

다음에서 하나 또는 그 이상의 신호를 필요로 한다.

_____처음에 토스터에 빵을 넣는다.

_____토스터에서 빵을 꺼낸다.

_____버터를 바른다.

_____3 _____다음이 가능하다: _____#1 토스터에 빵을 넣는다, _____#2 토스터에서 토스트를 꺼낸다, _____#3 나이프를 이용해 접시의 토스트에 버터를 바른다. 또한 다음의 하나 또는 그 이상에서 도움을 필요로 한다.

_____클라이언트에게 빵을 건넨다.

_____토스터 안에 빵을 넣는 데 언어적 지시가 필요하다.

_____그 또는 그녀에게 칼을 준다.

_____토스트에 버터를 바르는 데 언어적 지시가 필요하다.

_____#1, #2, #3의 시연이 필요하다.

_____2 _____위의 3단계 중 1 또는 2를 수행하거나 다음 중 적어도 하나를 수행할 경우 여기에 점수를 준다:

_____건네면 빵을 잡는다.

_____건네면 나이프를 잡는다.

_____1 _____건네 줄 때 나이프 또는 빵을 받지 못한다. 토스터에서 토스트를 잡지 못한다.

전화하기(Telephone)

초기 지시문

(나는 당신이 흰색 페인트 1갤런의 값을 묻기 위해 전화를 사용하여 정보를 얻기 원합니다.)

_____6 _____전화번호부의 번호를 찾아 어려움 없이 전화를 한다(한 번 재시도할 수 있음).

_____질문하거나, 정보를 전달하고, 통화 중일 경우 다른 가게에 전화한다.

_____5 _____전화번호부에서 전화를 찾고, 번호를 누르며, 질문을 하고, 정보 또는 정보의 일부를 전달할 수 있다. 또한 다음의 하나, 그 이상을 한다:

_____번호를 찾는 데 어려움이 있으나 도움 없이 할 수 있다.

_____전화번호부에서 번호를 찾아 한 번 또는 두 번 이상 전화하는 데 어려움이 있다.

_____통화 중일 경우 다른 가게에 전화하기 위해 지시가 필요하다.

_____특정 지시문을 필요로 한다.

_____4 _____클라이언트가 위와 같이 수행하지만 선택된 번호에 대해 치료사의 확인을 필요로 한다면 여기에 점수를 준다.

_____클라이언트가 잘못된 질문을 한다면 여기에 점수를 준다.

구체적 지시문

(전화번호부에서 철물점의 전화번호를 찾아 흰색 페인트 1갤런의 가격을 문의하십시오.)

_____5 _____(위의 레벨 5기준을 수행한다.)

_____4 _____책에서 번호를 찾지만 효과적으로 알파벳순으로 하지 않고 주어진 번호를 필요로 한다.

번호를 부여함

(여기에 철물점 번호가 있습니다. 흰색 페인트 1갤런의 가격을 문의합니다.)

_____4 _____번호를 누른다(3회 이상). _____페인트에 관련된 질문을 한다. _____정보 또는 부분적 정보를 전달한다.

_____3.5 _____번호를 누르지만 질문을 완벽하게 요청하지 못하거나 질문을 전혀 하지 못한다.

_____두 순차적 번호를 올바르게 누르지 못하여 전화를 하지 못하거나 계속해서 잘못된 나머지 숫자를 누른다.

_____3 _____버튼을 누르지만, 2개의 순차적인 번호를 정확하게 누르지 못한다.

전화를 걸거나/받다

(전화를 걸거나 전화를 받습니다.)

_____3 _____전화를 걸다.

_____2 _____건넬 때 수화기를 집거나 수화기를 받지만 전화를 걸지 못한다.

_____1 _____수화기를 잡지 못한다.

씻기(Wash)

초기 지시문

(나는 당신이 정원에서 일한 후처럼 자신의 손을 씻었으면 합니다. 상자에서 어떤 것이든 필요한 것을 이용하고, 이 방에서 무엇이든 사용할 수 있습니다.)

_____5 _____상자에서 비누를 가지고, _____세면대로 가서, _____물을 틀며, _____손을 적시고, _____비누를 사용하여, _____손을 헹구고, _____물을 잠근 후, _____손을 말린다.

_____4 _____위의 기준과 같지만 다음의 예외를 따른다.
_____세면대로 가는 데 추가적인 언어적/시각적 지시가 필요하다.
_____물을 틀어 둔다.
_____손을 말리기 위해 수건을 가리키는 지적이 필요하다.

구체적 지시문

(나는 당신이 손을 씻기를 원합니다. 비누는 상자에 있습니다. 세면대는 당신의 뒤에 있습니다.)

_____4 _____비누를 가지고, ____세면대로 가서, ____물을 튼 후, ____손을 적시고, ____비누를 사용하여, _____손을 헹구고, _____손을 말린다,
세면대로 가기 위해 2개 이상의 지시문을 필요로 하지 않는다.

_____3.5 _____세면대로 가서, _____물을 틀고, _____손을 적시며, _____비누를 사용하여, _____손을 헹구고, _____손을 말린다. 또한 다음의 하나 또는 그 이상을 _____필요로 하거나 행한다.
_____언어적 지시를 제공한 후에도 비누를 사용하지 않는다.
_____세면대로 가기 위해 세 번의 지시가 필요하다.
_____손 씻기 단계를 완성하기 위해 언어적 신호가 필요하다.

_____3 _____다음 중 하나 또는 모두 적용됨:
_____손 씻기 단계를 언어적 지시 없이 완성하지 못한다.
_____끊임없이 손을 씻는다.
_____손보다 다른 것을 닦는다.
_____수도꼭지로 장난친다.

세면대로 안내함

(이 비누로 손을 씻으세요.)

_____3 _____#1, #2, #3을 수행한다.
_____물을 틀거나 그것을 시도한다.
_____손을 적신다.
_____손을 말린다.
(언어적 지시를 사용한다.)

_____2 _____위의 세 가지 구성 요소를 모두 하지는 않지만 적어도 하나는 한다.

물을 틈

(손을 씻으세요.)

_____2 _____비누, 물, 세면대에 대해 어떤 목적 있는 움직임이 나오지 않는다(비누를 집거나, 손을 적시거나, 수도꼭지를 작동함).

_____1 _____비누, 물, 세면대에 대해 전혀 목적 있는 움직임이 나오지 않는다.

여행, 길 찾기(Travel)

초기 지시문

(이것은 복도의 지도입니다. 당신은 계단의 특정 부분을 찾을 수 있습니다. 우리는 여기 있겠습니다. 이 지도를 따라 계단으로 가서 나에게 그것을 가리키세요.)

_____6 _____목적지까지 지도를 따라 이동해서 구조물을 찾는다. 도움을 요청하지 않는다.

_____5 _____목적지까지 지도를 따라 이동해서 구조물을 찾는다. 다음의 하나 또는 둘이 적용된다.

_____길을 따라가는 데 도움을 요청한다.

_____잘못된 회전을 하지만 스스로 교정한다.

_____5 _____지도를 따라가지만 목적지를 지나치거나 루트 끝에 있는 구조물을 가리키지 못한다.

서면 지시문

(나는 서면 지시문으로 당신이 가는 방향을 바꿀 것입니다. 계단을 향해 이것을 따라가 그것을 가리켜 주세요.)

_____5 _____처음에는 지도를 사용하지만 서면 지시문으로의 교환을 필요로 한다.
목적지와 구조물의 위치로 가기 위해 서면 지시문을 따른다.

_____지도를 처음부터 사용하지 못하지만 서면 지시문을 따라 루트 끝에 있는 목적지와 구조물의 위치를 찾아간다.

_____4 _____서면 지시문을 따르지만 목적지를 지나치거나 구조물의 위치를 찾지 못한다.

언어적 지시

(오른쪽으로 회전하고, 방화문을 통해 이동한 후 계단을 가리키세요.)

_____4 _____처음에는 지도, 서면 지시문을 이용했지만 언어적 지시로의 변경을 필요로 한다.
구조물을 찾거나
지도나 서면 지시문을 통해 시작하지 못하고, 언어적 지시를 통해 구조물을 찾는다.

_____3.5 _____처음에 올바른 경로를 따라가지만 구조물을 지나치거나 찾지 못한다.

_____3 _____언어적 지시와 함께 걷기 시작하지만 루트를 따르지 못한다.

나를 따르게 함

(저를 따라오세요.)

_____2 _____언어적 지시를 따르지 못하지만 목적지로 치료사를 따라간다(재지시가 있든 없든).

_____2 _____목적지까지 걷기 위해 간헐적으로 촉각적 보조를 필요로 한다.

_____1 _____목적지까지 걷기 위해 손을 이용하여 이끌어 주어야 한다(또는 걸을 수 없거나, 목적지를 향해 똑바로 당길 수 없거나, 휠체어를 밀기 시작할 수 없다).

제 5 장

Modes of Performance Within the Cognitive Levels

인지 단계 내에서의 수행 모드

Claudia Kay Allen, MA, OTR, FAOTA

과제 수행(방식) 인지능력에 대한 더 자세한 정보를 제공한다. 인지 단계의 세부 모드(modes)는 과제를 수행하거나 문제를 해결하기 위해 지정해 놓은 상태이다. 혼동을 최대한 줄이기 위해 6단계에 대한 원래의 설명(Allen, 1985)은 그대로 두었다. 총 52개의 가능한 모드를 확장하여 측량하기 위해 0.9~6.0까지의 소수점 시스템이 추가되었다. 짝수인 소수점 숫자들은 관측된 행동, 행동의 주기성과 당사자가 행동에 대해 어떤 말을 하는지 등, 행동을 묘사한다. 홀수인 소수점 숫자들은 다음 짝수의 행동에 필요한 감각 연관에 대한 정보를 가진다. 예를 들어 '1'은 '2'에 대한 감각의 연관 정보를 갖는다. 치료사의 행동 평가가 대체로 더 신뢰할 수 있으므로 짝수에 강조를 둔다. 한 모드에서 다른 모드로 이동하는 것에 의해 변화가 측정될 수 있다(예: 4.3에서 4.4 또는 4.2에서 4.4).

각 인지 단계에서 반복되는 행동 패턴을 모두 정리하였다. 이 패턴을 학습하는 것은 치료사들이 52가지 모드를 학습하는 것을 쉽게 한다. 표의 각 숫자들은 각 인지 단계 안의 모드(modes)의 특성을 나타낸다[표 5-1].

표 5-1 인지 단계 모드(방식)의 순서

.0	단계의 일차적 집계
.2	단계의 방향 잡기
.4	단계 정리
.6	다음 단계의 정보에 열려 있음
.8	다음 단계의 합성

.0은 정보의 조각을 모아 한 덩어리로 만들어 낸 종합체이다. 종합체의 전체는 각 조각의 합보다 크다.

종합체는 이전 인지 단계에서 알아낸 정보에 자발적으로 변화를 일으킬 수 있을 때 발생한다. .0 모드는 단계의 기본 또는 주요 요소들에 대한 고정된 집중에 의해 결정된다. 클라이언트는 더 많은 정보를 주려는 치료사의 노력이 통하지 않는 것처럼 보이기도 한다.

.2 모드는 단계의 시간과 장소를 과제 수행에 있어 타인의 요구, 문화적 척도에 맞게 맞출 수 있다. 단계의 두드러지는 성질은 행동을 지도하나, .2에선 대상에게 처리할 수 있는 정보보다 많은 정보가 주어지면 대상이 어쩔 줄 몰라 하는 경우가 쉽게 발생한다. 사람들은 무언가에 부담스러워지면 그들의 행동 패턴이 일정하지 않게 된다. .2 모드는 사회적 맥락으로부터의 정보에 열려 있고, 이로 인해 사람들은 정보 과부하에 취약해진다.

그 단계에서 얻은 정보가 모두 처리될 수 있는 .4에서 단계가 통합된다. 통합은 어떤 정보는 선택하고 원치 않는 정보는 버림으로써 행해진다. 사람들은 정보를 처리하는데 바쁘고, 그들이 하고 있는 행동을 편안하게 하고 있는 것처럼 보인다. 그들이 행동은 의도되었고, 부드럽고, 단계에서 반복된 정보의 사용을 보인다. 마지막 정보 조각들을 어떻게 사용해야 하는지 이해하는 시험에 깊게 집중하고 있을 수도 있다. 더 많은 정보를 알려 주려는 치료사의 노력은 거부당하고, 고집스럽게 거절당하기도 한다.

다음 인지 단계로부터의 정보는 .6에서 받아들여진다. .6은 클라이언트들이 다음 레벨에서의 정보에 대해 호기심이 있다는 점에서 큰 변화이다. .6은 위험할 정도로 예측 불가하다. 치료사들은 어떤 정보가 대상의 관심을 끌지 예측할 수 없다. .6 모드의 사람들은 종합체나 통합을 이루지 않고 조각의 정보만을 갖고 무언가를 해 보려 한다. 정보는 맥락을 벗어나 있다. 그들은 예를 들어, 화장실이 어딘지 모른 채 화장실로 걸어간다. 이런 정보의 흐트러진 사용은 그들을 돌보는 작업을 어렵게 만든다.

정보의 통합은 .8에서 일어난다. 다음 인지 단계의 정보 조각들이 하나의 합으로 모이지만 전체는 만들어지지 않는다. .8 모드의 사람들은 종종 망설이거나 좌절감을 느끼는 것처럼 행동한다. 정보의 조각들은 가지고 있지만, 이 조각들이 어떻게 맞춰지는지 이해하지 못하기 때문이다. 이 결과로 그들은 결정을 내리지 못하거나, 정보가 이렇게 맞아 떨어진다고 타인이 가르쳐 주는 것에 의지한다. 정보는 유연하지 못하게 사용되거나, 그들에게 주어진 그 자체로만 사용되기도 한다.

조각들은 다음 인지 단계를 위한 종합체가 형성될 때 서로 맞춰진다(.0). 종합체가 형성되면 클라이언트들은 이전 단계를 더욱 유연하게 사용할 수 있게 된다. 그들은 이전 단계에 대한 변화가 가능하다는 것을 습득한다. 이 종합체는 이전 단계에 대한 시각을 제시하는 듯하다. 5.0에서 클라이언트들은 목적 지향적 활동을 따라야 할 이유가 없다는 것을 지각하고 어떤 활동을 할 필요성을 의심한다. 4.8의 클라이언트들은 주어진 지시를 따른다.

모드를 지정하여 묘사된 관찰된 행동들은 감각운동적 정보를 처리하는 순차적 단계를 제시한다. 이 순서는 정보를 조금씩 더해가며 만들어진다. 자연적 치유 과정이나 항정신적 약물의 사용은 사람들이 처리할 수 있는 정보의 양을 증가시킨다. 인지 단계의 모드, 손상된 인지, 지각 능력에 대한 다양한 실험의 중복이 예상된다. 지각 테스트는 뇌의 손상 부위를 알아내는 목적으로 사용된다. 이런 실험의 타당성은 정보를 처리하려는 노력이 보이지 않으면 확실하지 못하므로, 모드는 추가적인 지각 정보를 처리하려는 추가적인 노력의 순서를 제시한다. 과제 수행 모드의 순서 중 어디에 다양한 실험을 끼워 넣을 수 있을지에 대한 의견이 분분하다. 실험을 실행한다는 것은 실전에 종종 사용되는 실험 정보들이 처리가 된다는 것을 의미한다(Siev, Freishtat, & Zoltan, 1986). 이런 실험은 몇 가지 과제 수행 모드의 단계에 걸쳐서 나타난다.

처리되는 정보의 양을 증가시키는 활동의 힘은 작업 이론의 기본적 추정이다. 과제 수행의 모드는 이 추정의 타당성을 알아볼 수 있다. 치료사들은 추정의 타당성을 타인에게 해를 가하지 않는 범주 안에서 시험해야 한다.

실전에서는 보통 치료사가 알렌 인지 단계(Allen cognitive level; ACL) 테스트를 먼저 시행하고 클라이언트가 정한 활동의 수행을 관찰한다. 클라이언트가 수행하기로 동의한 활동 중에 수행 실적을 평가하려는 것은 치료사들에겐 좋은 기회를 가질 수 있는 시작이 된다. 평가를 시작하기 위해 ACL 점수와 부합하는 물체와 지시를 주어라. 클라이언트가 이 행동을 쉽게 한다면 더 높은 소수점에 부합하는 행동을 시도하라. 클라이언트가 어려워하는 것이 보인다면 더 낮은 단계의 행동을 시도하라. 보통 한 시간 정도의 각 치료 시간마다 총체적 평가를 내린다. 당신은 관찰된 동작 수행 결과의 평균을 점수로 매긴다. 모드 사이의 이동을 필요로 하는 동작의 순서가 많은 활동을 시키는 것은 가장 타당한 평가를 내리기 위해 필요하다. 어떤 사례에서는 나머지 행동의 맥락에서 벗어나는 특이하게 높거나 낮은 수준의 몇 가지 행동이 관찰되기도 한다. 이런 예외는 무언가의 전조라는 암시일 수도 있지만, 평균을 내는 데에는 포함되지 않는다. 이러한 암시는 종종 사용되는 약물의 변화의 필요를 예견하기도 하며, 의사에게 알려야 한다. 동작 수행의 향상과 후퇴는 하루, 일주일, 한 달, 일 년 단위로, 특정 기간에서의 도움에 대한 반응의 평균을 기록하여 측정한다.

치료는 클라이언트의 현재 능력치를 활동이 요구하는 정도로 맞춘다. 소수점 시스템은 한 모드에서 다음 모드로 넘어가는 것을 설명하고, 치료사는 다음 모드가 생겨나고 있는지 살필 수 있다. 치료사의 관찰은 다음 모드의 형성에 필요할 수도, 필요하지 않을 수도 있다. 우리가 활동의 능력을 확실히 평가할 수 없기 때문에, 클라이언트가 질병의 아급성 단계와 재활 단계에서 보이는 능력을 매번 평가하는 것이 치료사들에게 요구된다. 다음 모드의 관찰은 그 모드에서 나오는 정보를 받아들이는 것으로 행해진다. 만약 클라이언트가 신호를 무시하거나 거부하면 다음 모드는 아직 적절한 난이도의 과제가 아닌 것이다. 해낼 수 없는 과제는 클라이언트와 치료사에게 불만과 짜증을 초래하며, 중단되어야 한다. 모드의 감소 역시 현재 능력에 부합할 만큼의 정보의 양으로 정보를 줄여야 한다는 것을 의미한다.

누군가에게서 그의 최고 능력치를 벗어나는 활동을 강제적으로 하게 할 때 손상이 일어날 수 있다. 장애인을 더 높은 수준으로 밀어 붙이는 것은 그들로 하여금 장애를 경험하게 만든다. 장애 경험은 자신의 한계를 느끼는 것으로 통달, 능숙과 자신감 상승의 정반대이다. 장애인들은 자신이 원하는 것보다 훨씬 많은 장애 경험과 마주하게 마련이다. 활동의 힘에 대한 추정의 타당성을 잘 이해하지 못한 이들에게, 사람들에게 좋지 않은 경험을 하게 하는 것은 정당화될 수 없다. 치료사들은 계속된 관찰이 좋은 영향보다는 나쁜 영향을 더 많이 끼치는 부정적인 경험을 초래할 수 있다는 것에 민감해야 한다.

일상적 활동을 안전하게 하기 위해서 신체적, 물리적 도움을 주는 기능적 보조가 필요하다. 신체적 보조가 필요한 것은 쉽게 보이지만, 기능적 보조의 가장 큰 어려움은 인지적 도움이 필요한 사람들이다. 신체적 도움에 대한 필요만 겉으로 나타난다면, 그 사람에게는 인지적 도움이 필요하지 않을 것이라 누군가는 추정한다. 이 추정이 틀렸다면, 장기 목표와 계획 역시 틀린 것이다. 기능 보조의 부담에 대한 정확한 판단을 위해선 신체적과 인지적 보조가 모두 필요한 상황에서 신체적 보조에 대한 필요가 인지적 보조에 대한 필요의 맥락 안에 포함되어야 한다.

현대 기술은 넓은 범위의 신체장애에 대한 보상을 제공하고 있으며, 종종 하루의 몇 시간 동안 집중 관리를 받게 하기도 한다. 보살핌의 부담은 요구되는 신체적 보조의 양과 이 보조를 제공하기 위해 한 사람이 사용하는 시간의 양으로 구성된다. 인지적 보조는 하루 24시간의 보살핌을 필요로 하기도 하고, 연속적인 인력을 필요로 한다. 보살핌의 부담은 타인에게서 요구되는 시간과 에너지이다.

보행, 자기관리와 소통 활동을 하는 데 필요한 도움은 물리치료, 작업치료와 언어병리학을 통해 사용을 활성화하도록 만들어졌다. 이들은 각 직업의 활동을 정의하는 것이 목적이 아니다. 목적은 이 활동을 안전하게 하는 데 필요한 기능적 보조를 제공하는 것이다.

과제 수행의 모드는 축적되는 순차적 척도에서의 장애인의 남은 능력치를 강조한다. 4.4의 사람은 0.8에서 4.4까지를 아우르는 모든 능력을 가진다고 간주된다. 그 사람의 장애는 4.5 이상에서 처리 가능한 정보를 처리하지 못하는 것이 포함된다. 각 모드에서의 장애에 의한 사회적 결과가 미치는 장애에 대한 시야를 넓히기 위해 각 단계마다 짧게 설명되어 있다.

혼수상태(Coma)

혼수상태는 의식이 없는 상태가 지속되는 것이다. 자극에 대한 무반응, 즉 그 사람을 깨울 수 없음을 의미한다.

0.8에서 보편적인 반사적 행동(generalized reflexive actions)

이런 동작은 뇌간에서 제어되고 뇌의 피질에 도달하지 못하는 신경신호이다. 구부리고 피는 등의 몸 전체 반응 또는 호흡률의 변화가 관찰된다. 놀라는 반응과 눈을 뜨고 감는 것, 입과 손을 오므리고 벌리는 등의 동작이 명백한 이유 없이 또는 자극에 대한 보편적인 반응으로서 나타날 수 있다.

1단계: 반사적 행동(Automatic actions)

반사 행동은 감각운동계의 한 부분으로, 외부 자극에 대한 의미 있는 반응을 보인다. 클라이언트가 받아들이는 최초의 자극은 감각적인 힌트와 특정 운동 동작 사이의 관계를 연결하는 것이다. 흥분의 정도의 변화는 고통이나 생존 본능을 일으키는 외부 자극에 대한 특정한 반응이다. 오감 중 어떤 것의 활성화에 의미가 부여될 수 있다[표 5-2].

완전 보조는 클라이언트에게 음식을 먹이고 클라이언트를 목욕시키고 옷을 입히며 클라이언트의 피부 통합성을 유지하는 데 24시간 도움, 감독이 필요한 것이다.

>> 이동: 중력을 극복하지 못하는 클라이언트의 인지장애로 인해 신체적 도움이 필요하다. 클라이언트의 움직임의 정도는 위협적 자극으로부터 후퇴하는 것에서부터 명령에 따라 몇 초 동안 팔이나 다리를 들어 올리고 있는 정도까지 다양하다. 침대에서만 지내야 하는 경우가 종종 있는데, 클라이언트는 이때 앉은 자세로 고정된다. 돌보미들은 침대 가드레일을 올리고, 안전 끈을 묶고, 압력 방지 방석을 놓아 줘야 하며, 발작이나 부목과 다른 보조 기구의 위치를 관리해야 한다. 피부 통합성을 유지하기 위해 돌보미가 몸의 자세를 바꿔 줘야 한다.

>> 자기관리: 음식을 먹는 것은 인공적으로 음식을 섭취하게 하는 것에서부터 손가락으로 먹을 수 있는 음식을 집어 먹는 것, 클라이언트의 손에 쥐인 컵에서 음료를 마시는 것까지 다양하다. 클라이언트는 기저귀를 찰 수도 있고, 주기적으로 변기 위에서 용변을 보게 할 수도 있다. 침상 목욕 또는 클라이언트를 욕조 안과 밖으로 이동시키기 위한 리프트의 사용이 필요할 수도 있다.

>> 소통: 말을 하는 것은 신음소리를 내고 찡그리는 것에서부터 미소 짓고 사랑하는 사람들에게 반응하는 양이 늘어나는 것까지 다양하다. 소통에는 '싫다'라는 단어와 무서워하는 물체를 밀어 내는 것을 포함시킬 수도 있다. 소통을 하려는 노력은 고통이나 외부 자극에 의해 발생한다. 돌보미들은 생존에 대한 기본적인 필요를 착수하고 만족시켜 줘야 한다.

표 5-2 1단계: 반사적 동작

		행동	언어	지속 시간
1.0	회피	위해 자극에 대한 특정한 반응	신음	
1.2	자극에 반응하기	눈 깜빡임, 침을 흘림, 냄새를 맡음, 입술을 핥음	신음, 찡그림, 앓는 소리	
1.4	자극의 위치 탐지하기	눈으로 쫓음. 자극을 찾고 따라가기 위해 고개를 돌림, 입과 혀를 씹고 삼키도록 제어함	찡그림과 미소	
1.6	침대에서 구르기	타인이 몸을 돌려 주는 걸 시작할 때 몸을 완전히 돌림	미소, 찡그림, 비명	몇 초간 잠시 순간적
1.8	신체 부위 들기	사지를 듦, 밀어냄, 신호에 따라 둔부를 듦	사랑하는 사람들에겐 반응이 증가, '싫다'	짧고 신뢰할 수 없음

1.0 회피

해로운 자극으로부터 하는 특정 회피 반응은 혼수상태를 벗어난 후 제일 먼저 하는 반응이다. 해로운 자극은 주로 촉각적인 것인데, 콕콕 찌르는 느낌이나 차가워지는 느낌을 포함한다. 시각적 자극에는 클라이언트의 눈에 비추는 빛이 있다. 클라이언트는 신음을 할 수도 있고, 하지 않을 수도 있다.

1.2 자극에 반응하기

오감 중 하나의 감각에 들어온 자극에 대한 보편적 반응이 일어난다. 눈을 감고 뜨는 것은 해롭지 않은 시각/청각 자극에 대한 직접적인 반응으로서 일어날 수도 있다. 시각 자극에는 거울과 얼굴, 시각 자극을 눈으로 쫓는 것과 움직이는 것(자동차와 같은)을 보는 반응이 있다. 청각 자극에는 클라이언트의 이름이 들린 방향이나 종이 울린 방향을 쳐다보는 반응이 있다. 후각 자극에는 겨자, 마늘, 양파, 바닐라와 페퍼민트 같이 자극적인 냄새에 대한 반응이 있다. 미각 자극은 달거나 시거나 짜다. 입술을 핥고, 침을 흘리며, 냄새나 맛에 대한 반응으로 코로 냄새를 맡는 것이 관찰된다. 낯익은 반응의 기억이 환기될 수는 있지만 확인되지는 않는다. 현재의 자극에만 맞춰져 있다. 클라이언트는 침대에 누운 상태로 지내며 튜브로 음식을 섭취한다. 의사소통은 신음과 찡그림으로 제한될 수 있다. 인공적 음식 섭취와 욕창이 생기지 않도록 클라이언트의 몸을 돌려 주는 데 24시간 간호가 필요하다.

1.4 자극의 위치를 탐지하기

자극의 위치를 알아내기 위해 고개를 돌리는 행동이 관찰된다. 자극의 위치를 파악하는 것은 종종 간 형태의 음식물을 먹기 시작해도 될 만큼 인지능력이 충분하다는 것을 의미한다. 간 형태의 음식 섭취가 액상 음식보다 먼저 행해진다. 입술과 혀의 움직임, 삼키는 행동과 씹는 행동을 이끌어 낼 수 있다. 자세를 개선하기 위해서는 손에서 손으로 하는 식사가 도움이 된다. 손에서 손으로 하는 식사란 도우미가 클라이언트의 손을 입으로 가져가도록 돕는 것이다. 머리를 숟가락으로 가져가기 위해 드는 반사적 행동이 식도를 확보하는 데 도움이 된다. 짧은 앓는 소리, 찡그린 표정 또는 미소로 음식에 대한 선호를 표출할 수 있기도 하다. 주의 지속 시간은 몇 초 정도밖에 되지 않는다. 즉, 음식을 계속 먹으라는 끊임없는 신호가 필요하다.

안구가 물체를 따라가는 반응, 눈의 경련 반응, 시야와 시각적 무시를 측정하는 치료사들은 고개를 돌리려는 이 경향을 알고 있어야 한다. 머리를 가만히 두라는 지시는 4단계에 이르기 전까지는 이해되지 못하기도 하므로, 클라이언트가 지시를 이해할 때까지의 시험 결과는 의미가 없다.

1.6 침대에서 구르기

타인에 의해 몸이 돌려졌을 때는 구르는 것을 완수할 수 있다. 외부 자극에 대한 순간적 집중은 길면 10초 정도까지 지속될 수 있다. 클라이언트에 의해 계속되거나 다른 사람에 의해 앉은 자세로 이동하거나 계속될 수 있다.

클라이언트는 아픔 또는 기쁨에 대한 의사소통으로 미소 짓거나, 툴툴거리거나, 소리를 지를 수 있다. 이름을 부르면 반응을 증가시킬 수 있다.

1.8 몸의 일부를 일으키는 것

지속적으로 신호를 줌으로써 중력에 대항하여 다리를 들거나 팔을 고정할 수 있다. 엉덩이를 든 채로 몇 초간 유지하는 것 또한 신호를 제공하여 유도할 수 있다. 클라이언트는 침대에서 스펀지로 목욕 시 도움을 줄 수 있고 변기 위치까지 쉽게 이동할 수 있다. 클라이언트는 보이는 범위에서 유해한 물건을 밀거나 "아니"라고 말할 수 있다. 그들이 좋아하는 것을 보여 주면 반응을 증가시킬 수 있다. 집에서 좋아하는 물건이나 집 그림은 인식 반응을 증가시킬 수 있다.

레벨 2: 자세 조절(Postural actions)

자세 조절은 공간에서의 신체 움직임과 중력의 영향을 극복하고 큰 근육 움직임을 스스로 시작하는 것이다. 앉기, 서기, 걷기, 넘어지는 것을 방지하는 동작이 중력에 대항하는 기본적인 동작이다. 다른 동작은 박수치기, 흔들기, 고개 끄덕이기와 수의적인 깜빡거림이 있다. 클라이언트가 편안함을 아는 것이 목적이다. 편안함은 통증이나 두려움 없이 신체상의 원하는 자세를 쉽게 취하는 것과 만족하는 것을 말한다. 편안함은 외부의 명령과 내부의 감각의 반응에 의해 수의적으로 몸의 일부를 움직이려고 하는 노력에 주목해야 한다. 외부 명령에 따르는 것을 클라이언트는 시작이라고 생각한다[표 5-3].

표 5-3 레벨 2. 자세 조절

		행동	말하기	시간
2.0	중력 대항하기	앉는 동안 체간을 안정적으로 유지	"침대" 이름을 인식	피로감을 느낄 때까지 의자에 체간을 유지하는 것
2.2	정위반사/서기	넘어지지 않기 위해 팔을 내놓는 것: 서기	물건 이름 대기	서기/지시에 따라 앉기
2.4	걷기	출입구, 물건 주위를 도움 없이 걷기	집요하게 반복하는 단어("감사합니다.", 욕설)	피로를 느낄 때까지 걷기
2.6	똑바로 걷기	앞으로 나오기, 넘어지기, 닫힌 문을 밀기	위치를 인지하기 위한 요청("침대", "욕실")	특정 위치에 도달할 때까지 걷기
2.8	안전 바/레일 사용하기	잡는 물체 또는 사람은 대상자가 움직이는 동안 안정적이어야 함	손동작, 짧은 문장	자세가 안정될 때까지 잡기

치료사는 전정기관, 감각, 언어적 단서로 전체적인 신체 움직임을 유도한다. 침대, 의자, 테이블, 슬라이딩 보드, 안전 바 등 필요한 물체를 사용할 수 있다.

최대의 도움은 24시간 내내 자세의 안정성을 위해 앉은 상태, 선 상태, 걷거나 물체를 잡고 있을 때 낙상을 방지하기 위한 감독을 필요로 하는 것이다.

- 보행: 클라이언트는 충분히 체간의 안정성을 두고 앉아 있거나 중력으로부터 스스로 의자에서 밀어 올릴 수 있다. 서 있는 것은 신체적 도움이 있거나 없을 수 있다. 마비와 같은 주요 신체장애는 인지하지 못하거나, 체중 지지를 할 수 없을 때 제한이 있을 수 있다. 걷는 것은 친숙한 환경에서 도움 없이 또는 지시에 의해 가능하다. 집이나 시설 밖으로 나갈 때 관찰이 필요하다. 보호자들은 문을 잠그거나 알람을 설치하여 배회나 길 잃는 것을 방지할 수 있다. 신체적 도움의 필요성은 낙상과 같은 위험에 대한 인지가 부족하기 때문이다.

- 자기관리: 화장실은 필요에 의해 도움의 범위에 있다. 안전바를 잡고 있는 동안 옷을 조절하거나, 화장실에서 닦는 것을 돕는 것이 있다. 음식은 미리 잘라 두고 온도와 계절을 확인하고 클라이언트 앞에 위치시켜 두어야 한다. 보호자는 반드시 옆에서 적절한 음식을 먹는지, 뚜껑을 열거나, 흘리거나, 음식물

에 질식은 하지 않는지 확인하면서 도움을 주어야 한다. 클라이언트는 지시에 반응하여 신체를 움직이면서 몸단장, 옷 입기, 목욕하기 시 협력할 수 있을 것이다. 반응 시간은 매우 느리거나 부분적으로 사전에 준비되어야 한다.

>> 의사소통(Communication): 본인의 이름을 인지할 수 있고, 계속해서 반복적인 용어를 사용할 수 있으며, 침실과 욕실 같은 위치에 대한 짧은 단어나 손동작을 사용할 수 있다. 중요한 몇 가지 요구는 표현이 되지만 대부분 보호자에 의해 충족되거나 시작될 수 있다.

2.0 중력 대항하기(Overcoming gravity)

중력을 대항하는 것은 스스로 시작할 수 있는 움직임의 첫 번째로 앉은 상태에서 체간을 세우고 충분히 고정하고 있는 상태를 말한다. 클라이언트들은 피로감을 느낄 때까지 앉아 있거나 요청 시 침대에 가고자 하는 의사를 표시한다. 클라이언트들은 스스로 신체적 도움 없이 핑거푸드를 먹거나 컵으로 음료를 마신다. 사물의 이름과 사물의 구별을 아는 것은 "예, 아니요"로 가능하다. 모든 반응은 느리며 인지 없이, 시간이 지나거나 자극을 제공한다. 24시간 자리를 변경하고, 음식을 제공하며, 욕실에서 일어나는 활동들을 보살펴야 한다.

2.2 정위반사/서기(Right reaction/Standing)

정위반사는 팔을 사용하여 측면 또는 뒤로 넘어지지 않도록 유지하여 자발적이고 효과적이다. 정위반사는 중력의 영향을 이용하는 것이 요구된다. 클라이언트가 서 있다면, 신체적 도움에 의해 몇 걸음 걸을 수 있거나 도움이 준비된 상태에서 피봇 트렌스퍼(pivot transfer)를 가능하게 한다. 서 있는 것은 허용된 범위 내에서 가능한 한 오래 유지하는 것이다. 물었을 때 클라이언트는 이름을 부를 수 있다.

2.4 걷기(Walking)

걷기는 평평한 바닥에서 목적지에 대한 인식 없이 걷는 것을 의미한다. 큰 가구 주변을 걷는 것과 출입구를 통과해 걷는 것은 환경에 대해 어느 정도 인지하는 것을 보여 준다. 어떤 클라이언트는 허용되는 선 안에서 특정 지점까지 가능한 한 오래 걷는 것을 지속할 수 있다. 몇 마디의 반복적인 단어를 말할 수 있다(예: "감사합니다", 욕설). 일상생활 모든 활동의 계획과 도움이 필요하며, 위험한 지역의 배회를 방지하기 위해 24시간 케어가 필요하다.

2.6 똑바로 걷기(Directed walking)

클라이언트는 화장실에 가거나, 침실에 가거나, 어떤 목적지인지 모른 채 목적지를 두고 걸을 수 있다. 클라이언트는 목적지에 도착하거나 피로감을 느끼기 전까지 계속 걸을 수 있다. 연석을 밟거나, 욕조의 모서리를 넘기 위해 발을 드는 것, 휠체어에 발을 두는 행동이 나타난다. 문이나 입구가 닫혀 있다면, 클라이언트는 밀거나 장애물을 흔들 것이다. 상체나 체간의 움직임을 따라하도록 유도할 수 있다. 중요한 단어를 말할 수 있다. 보통 침대 또는 욕실이다.

몸의 일부를 가리키는 것과 같은 행동은 2.6레벨에서 시작되며, 자가신체실인증(somatognosia)을 시험해 볼 수 있다. 왼쪽·오른쪽, 위·아래, 뒤, 사이와 같은 신체관계를 이해하는 것은 레벨 4 이전에는 기대할 수 없다.

2.8 안전바 사용(Using grab bars)

클라이언트는 자연스럽게 몸을 뻗어 안전바, 레일이나 낙상을 방지하는 다른 물건들을 잡을 수 있다. 클라이언트의 무게를 지탱할 수 없는 잡기 어려운 물체는 제거한다. 바퀴가 있는 물체는 바퀴를 잠가 둔다. 클라이언트의 잡기는 지지하기에 너무 꽉 조여서도 안 되며, 너무 길어서도 안 된다. 보호자는 클라이언트의 손을 들어 올려 안전 바에 둘 수 있다. 클라이언트는 자세의 안정이 올 때까지 잡고 있는 경향이 보이는데, 매우 천천히 그 과정이 일어난다. 클라이언트는 손동작이나 짧은 단어를 사용할 수 있다. 일상생활의 활동을 시작하거나 안정적 자세를 유지하는 데 24시간 케어가 필요하다.

레벨 3: 수동적 동작(Manual actions)

수동적 동작은 손을 사용하거나 때때로 봄의 다른 부문을 이용하여 물체를 나룬다. 물체를 들거나, 움직이거나, 아래에 둘 수 있으며, 이 행동의 영향에 대해 주목하지 않는다. 동작의 순서는 목표 성취를 위해 지시가 있을 때 그에 따르거나 시작할 수 있다. 움직임의 질은 너무 빠르거나 느리고, 약하거나 강하며, 짧거나 길고 또 너무 많거나 적을 수 있다. 클라이언트의 흥미에 의해 동작이 일어나며 동작에 대한 흥미는 물체에 의해 시사된다[표 5-4].

표 5-4 3단계: 조작적인 활동

		행동	말하기	시간
3.0	물건 쥐기	물건 잡거나 던지기: 떠나버림	몇몇 물건 이름 대기	느린 반응; 몇 초간 잡고 있거나, 제거할 때까지 쥐고 있음
3.2	물건 구별	물건과 관련된 행동 사용: 물건의 무작위 배치	물건 이름: 집/병원 이름 대기	지시에 따라 시작과 마무리
3.4	물건에 대한 행동 유지	반복적인 행동: 좌에서 우로 따르기	행동 이름 대기: 듣는 사람의 이해에 대한 고려 없는 이야기	지속적인 행동의 기간: 기분 전환할 수 있음
3.6	물건에 대한 작용 주목	모양에 주목: 선형 또는 둘레 배치	모양 이름 대기: 중요한 요구와 관련된 메시지	신호가 있을 때 작용을 기다림
3.8	모든 물건 사용	공간을 커버하고 모든 물품을 사용	"제가 할 게요" 불편에도 도움을 요청하지 않음: 불편이나 과제 포기를 받아들임	완료에 대한 감각: 사용 가능한 물건에 의해 결정된 지속적인 활동 기간

치료사들은 고전적인 방식으로 한 손에 잡을 수 있도록 물체를 제공한다. 몸단장에 관련된 물건에 수건, 비누, 칫솔, 치약, 빗, 데오드란트, 립스틱, 샴푸, 린스가 포함된다.

다른 물건들에는 숟가락과 포크, 잘려 있는 음식, 따라져 있는 액체, 화장실용 화장지, 종이와 연필, 페인트 붓, 사포, 바늘과 실, 모자이크 타일, 줄과 비즈, 채소껍질 벗기는 칼, 껍질 있는 녹색 완두콩, 껍질콩, 접힌 직물, 빗자루와 대걸레, 더러워진 걸레가 포함될 수 있다. 이러한 물건들은 물건을 다루는 보편적인 방식과 함께 문화적인 영향을 받는 경향이 있다.

- 중등도 도움(moderate assistance)은 위험한 물체 제거, 일상적인 물체의 잘못된 사용 저지, 클라이언트에게 활동 단계를 통한 안내를 위해 24시간의 감독을 필요로 한다.
- 이동(ambulation): 신체적인 장애가 없을 경우 이동은 느리지만 정상 범위에 있고 지구력이 있다. 휠체어는 이동에 어려움이 있을 시 보호자가 밀어 주고 잠금 장치와 발 페달의 도움이 필요할 경우 사용될 수 있다. 클라이언트는 휠체어를 앞·뒤로 밀 수 있더라도 모퉁이를 돌지 못할 수 있다. 워커, 지팡이, 목발의 사용은 안전하지 않을 수 있다. 클라이언트는 신체적인 장애에 대한 이해 부족으로 체중 지지를 제한할 필요가 있다. 다른 예기치 못한 예방과 호위가 요구될 수 있다.
- 자조활동(self-care): 보호자 도움은 친숙한 물건을 클라이언트 앞에 두고 목욕, 단장, 옷 입기, 식사, 화장실이용, 약 복용의 친숙한 단계를 통해 클라이언트에게 순서를 접하게 하는 것이 요구된다. 허용될 만한 위생 또는 적당한 음식의 섭취 수준을 이루기 위해 보호자는 현재 결과를 점검하고, 활동의 지속을 촉진하며, 집요하게 반복되는 행동들을 저지할 뿐만 아니라 바람직하지 못한 효과들을 방지하여야 한다. 비교적 간단하게 손잡이를 크게 만든 숟가락 또는 목욕용 수건이 사용될 수 있다. 위험하고, 먹을 수 없으며, 귀한 물건들은 시야에서 제거될 필요가 있다.
- 의사소통(communication): 메시지는 핵심적인 사항에 대해 의사소통되고, 친숙한 물건과 활동은 명명될 수 있다. 클라이언트는 가벼운 불편 또는 청자나 독자에 대한 이해의 고려 없이 말하고, 적는 것에 도움을 요구하지 않을 수 있다. 그들은 낮과 날짜 또는 시간을 구별하지 못하지만 집과 병원은 식별할 수도 있다. 어떤 경우 클라이언트는 집으로 갈 것을 주장하거나 집에 가고자 하는데, 적절하지 못할 때 제지가 요구된다.

3.0 물건 쥐기

클라이언트는 자신의 앞에 놓인 물체를 쥐고, 잡고, 던지기 위해 손을 뻗친다. 이러한 반응들은 매우 느린 경향이 있고 몇 초 또는 물건이 치워질 때까지 지속되기도 한다. 물건은 보행이나 외면으로 인해 거부되기도 한다. 물건들은 클라이언트의 앞 약 6인치(약 15cm) 정도의 눈높이 또는 탁자에 위치시켜야 한다. 물건을 집는 반응 시간은 몇 초 동안 지연되고, 쥐는 것은 몇 초 또는 물건이 제거될 때까지 유지될 수 있다. 클라이언트의 자세는 등을 웅크리고 탁자를 응시하는 경향이 있으며, 자신의 손안에 있는 물건의 이름을 댈 수도 있다.

3.2 물건 구별

구별은 머리 브러시와 칫솔 사이의 구별과 같이 하나의 물건이 다른 물건으로부터 관련된 행동을 구분하는 것이다. 클라이언트는 물건을 집어 들고 정확하게 연관된 동작을 한다. 움직임은 물건과 관련된 특성화된 행동이 재인식되는 것을 의미한다. 이러한 활동은 명령에 의해 시작되고 종료될 수 있다. 클라이언트는 물건을 보지 않고 행동할 수도 있고, 물건은 무작위한 위치에 놓일 수 있다.

구성행위실행증(constructional apraxia) 검사의 어떤 부분들은 이러한 움직임들을 포함시킨다. 클라이언트는 상상을 기대하는 움직임을 이해하지 못하고 물건이 없는 상태에서 행동할 수 없다.

클라이언트는 쉽게 주의가 산만해질 수 있다. 도움은 활동의 저지, 다른 방향으로 활동의 이동 또는 다른 활동을 소개하기 위해 필요할 수 있다. 활동에 대한 효과의 질에서 판단하지 않고 설명된 변경은 무시한다. 클라이언트는 집과 병원 그리고 사용되는 물건의 이름을 구별할 수 있다. 24시간 보호소는 이러한 클라이언트들의 경우 발견한 물건이 어떤 것이든지 집고 조작하려는 경향이 있기 때문에 위험한 물건에 대한 접근 제한이 요구된다. 자조 활동을 받아들일 만한 결과로 수행하기 위해서는 일대일 감독이 필요하다.

3.4 물건에 대한 행동 유지

활동을 유지하는 것은 모자이크 타일과 같이 비슷한 것들에서 위치를 변화시키거나 또는 모래나 염색 같이 외부의 표면에 무언가를 제거하거나 첨가하는 활동이다. 하나의 물체에 대한 하나의 활동은 1분 또는 그 이상 몇 번이고 되풀이하여 다시 반복된다. 사람이 좌에서 우측으로 읽고 쓰는 것이 학습되있다면 활동은 내재적인 구성에 반응으로 좌에서 우로 이동될 수 있다. 활동의 기간은 짧아지거나 길어질 수 있고 주의산만에 의해 쉽게 방해받기도 한다.

클라이언트의 활동 수행은 확인 가능하나, 듣는 사람의 이해를 고려하여 말하지는 않는다. 클라이언트는 치료사에 의해 부여된 목표를 고쳐 말할 수 있으나 몇 분 이내에 목표를 잊게 된다. 반복되는 행동에서의 흥미와 효과들은 충분하게 이해되지 못한다. 클라이언트들은 물건의 용도, 쓰레기, 견본, 패턴을 구분하지 못할 수 있다. 사포나 연필과 같은 몇몇 물건들은 윗부분을 아래로 놓고 사용할 수도 있다.

24시간 감독에게는 클라이언트의 앞에 일상생활동작을 위해 필요한 물건을 두고 클라이언트가 허용 가능한 결과를 성취하기 위해 필요한 단계를 클라이언트에게 나열하는 것이 요구된다. 한 사람이 한 번에 3명의 클라이언트를 감독하는 것이 가능하다. 생활환경 밖의 공간에서는 클라이언트를 잃어버리지 않기 위한 보호가 필요하다.

3.6 물건에 대한 작용 인지

물건에 대한 작용 인지는 물건을 특징에 따라 위치시키고 시작하며 마무리하는 것이다. 특징은 보통 물건의 둘레 길이와 종종 물건의 일렬 배치로 나타난다. 물건의 모양은 이름 붙여질 수 있으며, 모양의 이름은 시지각과 촉각 실인증 검사에서 신뢰를 얻기에 적절하지 않을 수도 있다. 검사 상황에 대한 이해는 또한 이러한 검사에 의해 추정될 수 있다. 검사 실행은 3.6과 3.8단계의 부족한 부분을 설명하기 위해 명확하게 변형할 필요가 있다.

손가락의 협응실인증 검사는 손가락의 움직임을 흉내 내는 것 또는 손 도표를 가리키는 것에 의해 시작할 수 있다. 반응들은 매우 느린 경향이 있고 집중력의 지도가 요구된다. 활동을 수행하는 동안 클라이언트는 물체의 모양 또는 선형 배열에 대한 오류를 알아차렸을 때 반복 행동을 멈출 수 있다. 지속 기간과 위치 변화를 위한 조작적인 활동의 모방은 일부를 남기고 면도하는 것과 같이 명확한 기능적인 이유가 발생할 때 일어날 수 있다. 예를 들어, 클라이언트는 물이 따뜻해지기를 기다리는 상황에서 신호를 주면 기다린다. 클라이언트는 메시지가 다른 사람에게 시사되는 것을 깨달을 수 있다. 내용은 보통 지극히 중요하고 개인적인 욕구가 포함된다.

24시간 감독은 일상생활동작에 필요한 물질 제공과 필요한 단계와 결과 마무리를 깨닫게 하고, 위험한 물건에 대한 접근을 막는 것이 필요하다. 클라이언트는 위험할 수 있는 예측 불가능하고 충동적인 행동 때문에 깨어 있는 동안 감시받아야 한다.

3.8 모든 물건의 사용

모든 물건의 사용은 모든 면을 다루고 모든 물품을 사용하거나 과제 완성을 인지하는 것이다. 클라이언트는 체계적으로 물건의 안쪽 면을 다루거나 모든 이용 가능한 물품들을 사용하고 수행되었을 시 마무리한다. 수행하고자 하는 개념은 과제가 완료된 후에 야기되며 과제 수행 과정의 일부가 아니다. 클라이언트는 “내가 해냈어.”라고 말하며 과제를 해내거나 직무가 표현됨에 놀란다. 클라이언트는 도움이 필요할 때 과제를 방치하거나 불편을 감수하면서도 도움을 청하지 않을 수 있다. 시간은 이용 가능한 물체의 수 또는 의미 없는 시간 측정을 위한 사회적인 관습에 의해 결정될 수 있다.

24시간 감독은 일상생활동작을 위해 필요로 하는 물질을 취하고 결과 점검, 위험한 물건으로의 접근을 방지할 필요가 있다.

4단계: 목적 지향적 활동(Goal directed activity)

목적 지향적 활동(goal-directed activity)은 고정된 견본과 어울리는 일련의 단계를 통해 스스로 순서화하거나 과제를 수행하며 알게 된 순서를 적용하게 된다. 그 목적은 클라이언트가 순응하는 감각을 만들기 위하는 것으로 보인다. 과제는 관습적인 방법으로 행해지고 수행의 기본에 적용되거나 클라이언트에 의해 받아들여진다. 클라이언트의 행동에 대한 효과는 심사되고, 실수가 보일 시 클라이언트가 도움을 요구하게 된다[표 5-5].

활동을 수행하는 동안 정보는 물건의 특징을 발견하는 것부터 처리된다. 두드러지고 특징적인 물건의 특성을 발견하고 이러한 모든 특성은 눈에 띌 수 있다. 두드러진 특징은 모양, 색, 크기, 수직 그리고 수평축, 순서 등을 포함하여 네 가지 이상이다. 물건의 모양은 약 3~16인치(7.62~40.64cm) 길이, 이차원이어야 한다. 꽃, 나무, 나비, 채소, 동물, 옷, 가구와 같은 전통적인 물건의 모양을 사용한다. 검은색과 흰색을 사용하고 주된 색과 보조 색으로 한다. 강렬한 색은 더 눈에 잘 띈다. 물건의 일부는 수평 또는 수직 축으로 세워야 한다. 물건의 일부는 다른 크기, 모양, 색일 수도 있다. 각 특성의 수는 4개로 제한한다.

표 5-5 4단계: 목적 지향적 활동

		행동	말하기	시간	
				지남력	사건의 순서
4.0	순서화	한 가지 방법으로 활동을 수행. 스스로 과제에 다시 돌아감. 팔 길이 공간 내에서 움직이며 활동을 받아들임/거절함	다음 단계/도움을 요구: 문제를 식별하지 못함	요일/날짜 혼동	행동
4.2	특징구별	오류를 연관하여 인지. 전방 24인치(약 61cm) 또는 옆을 바라봄	문제/특징을 식별	요일/날짜 질문: 1시간 증가	한 번에 하나의 활동
4.4	목표를 완수	확인 위해 대조/비교. 3~4피트(약 91.5~122cm)에서 분명한 시야	연관된 재료를 요구	요일/날짜를 앎	일상적인 활동의 순서 따름
4.6	자기화	환경을 유심히 살핌. 재료를 설정/검색함. 양, 깊이, 압력을 다르게 함. 다른 것에 주목	과거재료를 요구: 다른 사람들의 관행에 따르지 않음을 지적	두 가지 동시적 일정의 존재를 앎	일상적인 순서의 변화를 시작함
4.8	암기학습	수행 시 물건을 돌림. 느린 시각적 검사. 활동에 선택이 없음	확인을 위해 요청	현재 두 가지 동시적인 일정을 함께 맞추는 것을 앎	타인의 일상적인 일을 맞힘

가장 쉬운 수행의 기본은 수공예 계획안의 견본 또는 구체적으로 기대되는 결과를 보여 줄 수 있는 과제를 수행하는 것이다. 치료사와 클라이언트 모두 기대되는 것에 따라 자극이 공유된다. 일상생활동작의 많은 부분의 근본은 클라이언트와 치료사가 생각하고 있는 감각운동 모델에 기인하여 결정되었다. 클라이언트가 그 방법을 원한다고 말하면 수행의 기본을 받아들여야만 한다. 평가 목적으로 재현되는 신체적 표현이 권장된다.

- 최소한의 도움(minimum assistance)은 위험한 물체로의 접근을 피하기 위한 일상적인 도움과 환경 변화로 발생하는 어떤 문제 해결을 필요로 한다.
- 이동(ambulation): 신체적 장애의 인식은 신체적인 도움을 필요로 하는지에 따라 존재한다. 욕실에서의 안정성은 물이 많거나 미끄러운 바닥에 의한 위험들을 인식하기 위해 도움이 요구될 수 있다. 클라이언트는 반복적인 훈련 후에 휠체어 또는 워커를 사용하기 위한 학습이 가능하다. 그러나 브레이크를 잠그거나 편평하지 않은 지면을 지나가고자 하면 도움이 요구된다. 클라이언트는 바퀴가 달린 워커, 목발, 지팡이를 안전하게 사용하는 방법을 배우지 못할 수 있다.
- 자조활동(self-care): 자조활동 수행을 위한 친숙하고 일상적인 일들은 일반적인 범위를 넘지 않으면 혼자서 수행 가능할 수 있다. 속도는 느리고 변하지 않을 수도 있다. 보호자의 도움은 무언가 어느 때와 다른 일이 발생하면 추구될 수 있으며, 작은 변화와 중요한 비상 상황에서의 차이는 없다. 보호자의 감독은 사용하는 물건이 날카롭고, 뜨거우며, 유독하고, 화학적·전기적으로 유해할 때 요구된다. 의학적]

인 합병증들은 보조 기구, 스프린트, 약물 이행, 상처 관리에 의해 야기되고 그 다음의 식이요법 제한은 매일 감독이 요구될 수 있다. 클라이언트는 잠재적인 위험(운전)을 동반한 활동의 수행을 고집할 수 있고 제한적인 접근을 요구받는다.

» 의사소통(communication): 다른 사람들과의 의사소통에서 개인적인 요구를 저지하거나 청자의 욕구를 고려하지 않을 수도 있다. 이야기는 자기중심적이며, 직접적이고, 굳건하다. 클라이언트는 새로운 의견을 제시하지 않고, 미래에 발생 가능한 사안에 대해 고려하지 못할 수도 있다. 클라이언트는 이미 학습된 사회적인 정식 절차에서 물러날 수 있으나 비언어적인 단서나 현재 전·후 사정은 알아채지 못하고 놓친다. 도움은 개인적인 요구를 받아들일 수 있는 시간과 장소를 제한하기 위해 필요할 수 있다. 재정 관리에 대한 도움 또는 제한이 필요할 수 있다. 도움에 대한 필요는 인지하지 못할 수도 있고 정당한 행동으로 받아들여지지 않으면 제공된 도움은 거절당할 수도 있다.

4.0 순서화(Sequencing)

순서화(sequencing)는 새로운 과제를 수행할 때 다음 단계에서 설명서를 찾거나 과제를 마무리하기 위한 단계를 알고서 스스로 관리하는 것이다. 클라이언트는 하나의 활동을 수행하기 위한 방법을 알고 있고 도움 없이 단계의 순서를 따를 수 있다. 클라이언트는 과제를 수행하는 동안 주의가 산만해질 수 있으나 스스로 과제로 돌아가도록 방향을 잡을 수 있다. 클라이언트가 수행하기까지 너무 늦거나, 그만둔다고 말하거나, 지칠 수 있다. 자발적인 시도는 친숙한 단계의 순서가 정확하지 않은 경우 시도되지만, 순서를 바로잡기 위해 시범을 보이지 못한다.

클라이언트는 팔 길이의 공간 이내에서 움직인다. 탁자에서 수행하는 활동의 공간은 탁자의 가장자리에서 팔꿈지 위치, 팔이 어느 면에 있는지, 손가락의 굽힘에 의해 측정될 수 있다. 물건은 인지되고 사용되는 공간 이내에 위치한다. 클라이언트는 다른 사람, 물건 또는 작업 공간 밖의 외부 사건에 주의를 전환시킬 수 없다. 외부나 내부 자극에 의해 주의가 산만해지면 클라이언트는 주의를 전환시키기 위해 작업을 멈추며, 이후 클라이언트는 과제에 자신의 집중력을 다시 향하도록 할 수 있다.

친숙하지 않은 순서화에서 클라이언트는 다음 단계가 무엇인지 질문하기도 하고 평범한 상황을 벗어날 때 도움을 요청할 것으로 예상된다. 요청은 일반적으로 "도와주세요."라고 하여 문제 본질의 명확한 확인이 결여되어 있다. 현장에서의 도움은 문제를 명확히 하고, 도움 요청 후에, 해결 방안을 설명할 것을 요구받는다.

시간은 당면한 목표에 의해 측정되고 보통 1시간을 초과하지 않는다. 월수입과 같은 몇몇 매우 중요한 목표들은 우선적으로 처리되고 1달 이상 소요될 수 있다. 이외에 클라이언트는 행동 순서로서의 시간 측정, 요일과 날짜에 혼란스러워할 수 있다.

24시간 감독은 위험한 물건을 제거하고 일상에서 작은 변화로 인한 문제 해결을 요구받는다. 클라이언트는 샌드위치를 만들거나 담배, 껌을 사기 위해 가게에 가는 것과 같은 간단한 습관이 있을 수 있다.

4.2 특징 구별(Differentiating features)

구별은 한 물건의 특징(선 측정, 모양, 색, 선의 방향)에 따라 두 물건 사이의 차이점을 지적하는 것이다. 클라이언트는 한 번에 하나의 특징을 연관 지을 수 있다. 오류를 연관 짓는 것은 도움을 필요로 하는 문제로서 인지하는 것이지만 문제를 해결하고자 하는 시도는 없다.

조화는 촉각실인증, 구성실행증, 전경 배경, 형태 항상성, 공간 내 위치 지각과 같은 시·지각 검사에서 기대되는 것이다. 이전의 활동 및 활동의 시작에 대한 수행 관련 기억과 지리적 지남력은 클라이언트가 행동의 견본과 연관시키는 것을 이해할 때 좀 더 신뢰할 수 있게 검사된다.

집중은 수행하는 동안 다른 사람이나 활동에 주의를 기울이지 않고 과제에 온전히 집중했을 때 가능하다. 시야는 4.0단계에서 설명한 보통 우세측 또는 앞을 바라보는 공간 이상인 약 24인치(약 61cm)로 확대된다. 클라이언트는 완성된 과제의 견본을 볼 수 있고 견본을 따라하려고 노력한다. 클라이언트는 유사한 과제를 수행한 것과 친숙한 과제의 순서는 기억할 수 있지만 현재 과제에 변화 추구를 야기하지는 않는다. 지난 것과 비교는 확고하고, 보통 물건의 물리적인 성질을 언급한다. 친숙한 과제에서 부정확한 순서는 스스로 바로잡을 수 없으며, 클라이언트는 올바른 설명에 순응할 것이다.

클라이언트는 과제나 가장 중요한 목표에 몰입하며 과제의 순서 목표가 반복되어 기억이 가능할 수 있다. 집중력은 가치 있는 목표에 고정되고, 다른 과제로의 직접적인 주의 집중은 어렵다. 클라이언트는 시계나 달력에 혼란스러울 수 있으나 요일과 날짜에 대해 질문할 수 있다. 시간은 한 번에 하나의 활동을 1시간 이내에 측정 가능하다.

클라이언트의 시야 밖 위험 요소로부터 보호가 요구된다. 클라이언트는 위험한 물건을 제거하고 환경 변화로 인한 문제 해결을 위해 24시간 감독이 필요하다. 클라이언트는 매일 용돈을 사용하고 근처의 친숙한 장소를 걷거나 가시적인 위험 확인이 훈련되었을 경우 단순하고 친숙한 버스 노선을 따를 수 있다. 클라이언트는 약국 또는 병원에 갈 수 있고, 한동안 나타난 의학적인 문제를 말할 수 있다.

4.4 목표 완수(Completing a goal)

목표의 완성은 4.2 특성에 따르는 수행 기준과 더불어 4개 이상 추가되는 수와 수평과 수직 축의 자극에 연관되는 단계에 순응하는 것이다. 2개의 특징이 자극에 의해 고려되지만, 한 번에는 하나의 자극만 처리한다. 주의집중은 하나에서 다른 하나로 이동될 수 있다. 공간 관계와 형태항상성의 검사는 종종 한 번에 두 가지의 특징을 연관시킬 것을 요구하고 신뢰할 만하다. 하나의 특징과 관련된 문제를 해결하기 위한 시범 설명이 따를 수 있다. 명령의 이행은 견본과 정확하게 연관시키고자 하거나 저장된 모델이 수행의 기준으로서 제공될 수 있다. 클라이언트는 견본이나 다른 문제 해결에서의 편차를 꺼리지만 시각적/촉각적 특징은 연관시킬 수 있다.

클라이언트는 주변을 보기 위해 머리를 들 수 있고, 시선높이 또는 카운터나 탁자 위에 있는 그들의 3~4피트(약 91.4~123cm) 앞에 위치한 물건들을 알아차릴 수 있다. 물건 위치에 따른 자세 변화가 관찰되지만, 클라이언트는 작업을 쉽게 하기 위해 물건 재료를 돌리지는 못한다.

클라이언트는 이전에 수행한 과제와 현재 과제를 비교하고 관련된 필요 물품을 요구할 수도 있다. 즉각적인 기대를 갖고 자신의 목표에 대해 다른 사람들의 도움을 요청하지 않을 수 있다.

클라이언트는 시간에 구애받지 않는 일상활동을 수행하기 위해 고정된 일상을 따를 지도 모른다. 클라이언트는 요일과 날짜를 기초로 일상생활 하는 것을 지향할 수 있다.

읽는 것이 가능하다고 해서 클라이언트에게 상품의 라벨, 경고 표기, 주의점 또는 설명서를 읽도록 시킬 수는 없다. 시야에서 위험성 물건을 제거하고 위험한 물건에 대한 접근을 제한하는 것이 요구된다. 환경의 안전성에 대한 빈번한 점검이 일상활동에서 권장된다. 클라이언트에게 휴지통에 쓰레기 넣기, 휴지통 비우기, 도구와 물품을 치우는 것을 상기시킬 필요가 있다. 클라이언트는 스스로 원하는 것을 말할 필요가 있다.

클라이언트는 환경을 매일 점검하고, 안전하게 위험 요소를 제거하고, 새로운 문제를 해결하는 누군가와 함께 살 수 있다. 클라이언트는 전화나 이웃을 통해 도움을 얻는 방법으로 낮에 잠깐 혼자 있을 수 있다. 클라이언트는 매일 용돈을 소유하고 시각적인 위험 요소를 점검하는 훈련이 되어 있을 때 근처의 친숙한 장소를 갈 수 있다. 약 복용과 관련하여 색, 수, 시간을 말할 수 있다고 하더라도 도움 없이 할 수는 없다.

4.6 자기화(Personalizing)

자기화(personalizing)는 하나의 특징 변화 또는 지난 경험에 따른 도구 변화에 의해 엄격하게 시행된다. 클라이언트는 유사한 과제를 기억할 수 있고 시각적인 특징의 변화에 의해 현재 과제를 개별화한다. 클라이언트는 자신의 시야에서 보이지 않는 과거 사용했던 재료를 요구할 수 있다. 이러한 요구들은 현재 과제에 적합할 수 있지만 그렇지 않을 수도 있다. 더 이상 견본을 정확하게 따르기 위해 노력하지 않아도 된다. 클라이언트는 물체의 눈에 띄는 특징에서 일차적인 효과를 찾는 데 어려움이 없으나 이차적인 효과는 지적받았을 때 이해하지 못한다. 일차적인 효과는 물체에 클라이언트의 의도를 대입한 효과이다. 이차적인 효과는 일차적 효과에 의해 발생한 것이다. 이차적인 효과는 클라이언트의 의도보다는 물건의 특성에 의해 유발된 변화이다. 일차적 효과의 예로는 물건을 붙이고, 손톱에 매니큐어를 칠하거나, 고데기로 머리를 마는 것이 포함된다. 이차적인 효과는 가장자리에 풀이 흘러서 작업대 표면에 재료가 붙고, 매니큐어가 마르지 않아 다시 묻거나, 고데기가 뜨거워서 손이나 이마를 데는 것이 있다.

'주시'란 환경을 바라보는 장면에서 물건과 사람을 알아차리는 것이다. 사람들은 4.6에서 고개를 들고 돌려 목표를 달성하는 데 필요한 물건을 찾기 위해 조리대, 탁자, 찬장, 위 서랍을 탐색한다. 클라이언트는 다른 사람들이 무엇을 하는지 또는 재료의 위치를 보기 위해 탁자를 가로질러 바라본다. 바라는 물건이 일단 보이면 굳이 말하지 않아도 클라이언트는 일어나서 가서 가져온다.

클라이언트는 누군가의 외모에 대한 부정적인 의견과 같이 다른 사람들을 당황하게 하는 것에 대한 의견을 말할 수도 있다. 이러한 발언은 일반적인 수준에 따르지 못하는 관찰 또는 일반적인 기준과 비교 가능하다.

다음 모델로부터 물건의 차별화되는 특징의 사용을 시도하는 것이 단기간 동안 관찰된다. 단기간의 신경과 근육의 적응은 물건 재질의 효과를 개선하기 위해 가동 범위 또는 힘의 양을 변화시킨다. 4.6에서 보이는 적응은 힘이 과한 것을 알아차리거나 효과를 변화시키기 위해 더 세게 누르는 동물적인 힘에 의존하는 경향이 있다.

물건의 공간적인 변화는 효용이나 효과를 증가시키기 위해 높이고 낮추거나, 위·아래가 거꾸로 되는 것과 같이 제한적일 수 있다. 사용된 물품의 양의 다양성은 성공을 경험한 것일 수도 있다. 3차원적인 공간에 대한 인식의 시작은 표면에서 파이거나 잠겼을 때 보일 수 있다. 활동은 물건의 위 또는 바닥에 따라 다양화될 수 있다(예: 깡통 밑부분의 염료를 젓고 그릇의 바닥을 긁거나, 매니큐어나 페인트 두 번째 칠을 하기). 다음 모델로부터 특징의 인식은 불규칙하고 짧은 시간이거나 예측하지 못할 수도 있다.

이러한 클라이언트들은 통상적인 활동 수행에 따를 수 있고, 일정에 따라 변동하며 시작한다. 클라이언트들은 제한적인 식이요법을 위해 통상적인 방법을 따를 수 있다. 자신의 매일 일정의 재인지와 동시에 발생하는 일정을 가진 다른 사람에 대한 인식이 발생할 수 있다. 클라이언트는 다른 사람의 일정을 확인하기 위해 도움을 요구하거나 그들을 위해 순서를 바꾸어 주기를 다른 사람들에게 기대한다. 클라이언트는 의사와의 약속을 위해 도움이 필요하다.

클라이언트는 매일 용돈을 주고 개인의 안전에 대한 도움이 있을 경우 혼자 살 수도 있다. 청구서 및 기타 자금 관리 문제에는 도움이 필요하다. 클라이언트는 집안일, 익숙한 지역행사 참석 또는 일상생활 이외에 어떤 것의 수행을 상기시켜 주는 사람이 필요할 수 있다.

4.8 암기 학습(Rote learning)

암기 학습(rote learning)은 한 번에 한 단계를 추가하여 단계의 새로운 순서를 기억한다. 암기는 느리고, 융통성이 없으며, 자주 확인이 요구될 수 있다. 클라이언트는 이야기와 동시에 수행할 수 있다. 수행은 자주 물건 검사, 확인 요청, 또는 다른 사람에게 이야기하기 위해 중지될 수 있다. 클라이언트는 눈에 띄는 특징에 따라 그들 행동의 주 효과를 주시하고 도움 없이 어떤 오류를 바로잡을 수 있다.

작업을 완료한 후 클라이언트는 눈에 띄는 특징에 의해 이차적인 효과에서 오류를 감지하고 바로잡을 수도 있다. 느리고 신중한 검사가 물건에 행동을 멈추거나 과제를 수행할 때 시행될 수 있다. 클라이언트는 물건을 돌리고 행동의 효과를 검사한다.

다음 모델에서 정보의 사용은 도움 없이 공간적 위치 찾기의 어려움을 바로 잡고, 사용된 재료의 양을 맞추는 데 가장 성공적인 경향이 있다. 신경과 근육의 적응 사용, 표면 적합성, 공간 적합성, 지시를 따르려는 노력들이 교육되고 지시될 때 힘들게 수행되는 경향이 있다.

시간은 큰 노력이 수반될 경우 약 15분 정도 동안 사용될 수 있다. 클라이언트는 어떻게 2개의 일정을 함께 맞추고 다른 사람의 일정에 그들의 일정을 맞추는지에 대해 이해할 수 있다. 매일 수행되지 않은 활동에 대해서는 지원해야 수행할 수 있다.

혼자 사는 것은 매일 안전을 감시 지원하고 이차적인 효과를 확인한다면 가능하다. 클라이언트는 정기적인 지역사회 활동이나 지지적인 작업 코치와 함께 고용에 성공할 수 있다. 클라이언트가 의학적인 방법에 불만이 있을 수 있지만 약을 바꾸는 가능성에 대해서는 고려하지 않는다.

5단계: 탐색적 활동(Exploratory actions)

탐색적 활동(exploratory action)은 어떻게 신경근육 제어가 변화하는지 발견하고 재료에 대한 다른 효과를 산출할 수 있다. 클라이언트는 물건 특징 탐색에 가장 큰 효과를 감지하고 다른 행동을 시도한다. 무엇이 개인적 선호도 또는 사회적 기준에 따라 만들 수 있는 가장 좋은 것인지 결정한다. 클라이언트가 분별하려는 목적은 새로운 방법으로 수행을 학습하는 것이다. 학습은 인지되고 활동 수행의 과정에서 반복된다. 새로운 행동을 위한 종합은 클라이언트가 수행 과정에서 행동의 효과를 추정하게 한다[표 5-6].

활동의 효과에 대한 추정은 이전에 경험을 고려하고 현재 물건에서 어떤 효과가 발생 가능한지를 대략적으로 추측하게 한다. 행동이 수행되는 동안 클라이언트는 추정의 정확성을 확인할 수 있다. 기대하지 않고 원하지 않은 효과가 감지되고 행동은 다양한 효과를 초래할 수 있다. 다양한 행동과 효과들로 클라이언트가 가장 효과적인 학습을 허용한다. 효과의 추정은 주된, 이차적인 그리고 잠재적인 부수 효과로 볼 수 있다. 주된 효과는 개인적인 추정이 다양한 행동에 의해 물건 재료에서 변화가 시도되는 것이다. 이차적인 효과는 자연발생적이고 물건의 특성으로 인한 활동 과정 이후의 불가피한 결과이다. 잠재적이고 이차적인 효과는 자연발생적이지만 필연적이지 않고 결과 상태의 조합에 좌우된다.

- 준비된 도움(standby assistance)은 새로운 움직임 또는 활동을 수행하는 학습하는 동안에 부정적인 이차적 효과를 방지하고 위험 상황에서 안전하게 준수하도록 하는 감독이 필요하다.
- 이동(ambulation): 새로운 움직임 방식은 학습이 강화될 때까지 설명되고 연습될 수 있다. 새로운 움직임 학습에서 계속되는 적응은, 말을 이용해 움직임의 과정에서 바로잡고 만들어지고 방향을 설명한다. 새로운 움직임 방식과 이동 기구들의 사용과 적용은 학습이 잘 이루어질 때까지 모니터링되어야 한다. 거리 판단, 공간, 속도, 참을성, 통증에 대한 도움이 필요할 수 있다. 객관적인 자기보고와 기능적인 한계에 대한 이해는 새로운 움직임 방식의 수행을 논의할 때 개선될 수 있다.
- 자조활동(self-care): 일상활동을 선택하고 일정을 잡을 때 도움은 신체적, 인지적 기능의 변화에 따라 요구될 수 있다. 보조도구 사용에서 위험에 대한 논의는 위험한 물건이 존재 또는 수행의 과정에서 발생했을 때 이해된다. 가능성의 추상적인 논의는 이해될 수 없다. 클라이언트는 위험 요인이 이해되고 안전 수칙이 학습된 후에 충동적으로 행동할 수 있다. 혼란스러울 때 클라이언트는 활동을 수행하기 위해, 효율적으로 또는 비효율적으로 수행하는 방법, 안전 수칙을 무시하거나 이야기 중단에 대해 필요한 질문을 할 수 있다.
- 의사소통(communication): 새로운 정보 이용에 대한 대화는 융통성이 없고 자기중심적이다. 도움은 적혀진 지시 따르기, 미래 활동계획, 우선순위 작성, 요구 참여와 위험에 대한 안전에서 필요할 수 있다.

5.0 다양성 비교와 변화(Comparing and changing variations)

다양성 비교와 변화는 재료에 적용되는 힘, 압력, 가동 범위에 따라 다르다. 지속적인 비교와 변화는 작업 동안 모든 주의집중력을 요구한다. 작업 수행과 말하기는 동시에 일어나지 않는다. 클라이언트는 유사점과 차이점을 명확히 하기 위해 이전 경험에서 단계의 순서를 수행하는 방향을 비교한다. 유사점은 유지되고 차이점에는 더 많은 관심을 기울이게 된다.

표 5-6 5단계: 탐색적 활동

		행동	말하기	시간		속도
				지남력	순서	
5.0	신경근육적 다양성을 만듦	어려움 없이 지속적 신경근육의 변화. 과정에서 활동 거절	말하기 위해 수행 멈춤. 활동 위해 질문 필요	약속을 하고 드문 이벤트의 스케줄을 잡을 필요성을 앎	잊거나 빠뜨리는 경향	변함없음
5.2	식별	만질 수 있는 특성을 탐색. 수행하는 동안 물건을 회전시킴	말하고 일함. 방법을 대신할 도구/재료를 찾음	시계, 달력, 다이어리, 자명종, 기억용 기구들의 사용	스케줄을 지키기 위해 유형의 메모 등 상기시키는 것들에 의존	충동적임
5.4	자기 주도적 학습	도구, 순서를 바꿈. 공간적 특성에 따라 행동. 자세를 조정. 작업 공간을 재조직화	자신의 방법 주장	무시된 일정에 따라 선택	자신의 선호에 따라 여가 시간을 계획	바꾸기 위한 요청 주장. 더 많은 시간을 요청
5.6	사회적 기준 고려	지시를 비교. 방법 대용	방법의 장단점을 논의	관습적인 일정, 문화적 경향, 정책, 패션 고려	시간의 흐름에 대한 내적 인식	요구에 따라 순응
5.8	의논	원치 않는 이차효과를 위해 잠재적인 활동 가정	가능한 효과를 설명. 피하기 위한 조언을 구함	일정 변화에 따라 이차적 효과의 의견을 구함	물건 특성의 미래효과	자신의 속도를 다양화함

클라이언트는 새 단계의 순서 학습을 위해 정보를 모은다. 클라이언트는 단계의 순서를 보고 과정을 되풀이할 수 있지만 스스로 새로운 순서를 형성하지는 못한다.

클라이언트는 다른 효과를 초래하기 위해 필요한 내재적인 활동의 순응을 추정할 수 있다. 신경근육의 다양성은 수행의 과정을 통해 만들어질 수 있다. 신경근육의 다양성은 움직임에서 자기 주도적으로 나타나고 움직임의 변화와 물건에 나타나는 효과 관계를 감지한다. 행동과 눈에 띄는 효과 사이의 관계는 추정되고 심지어 클라이언트는 어떻게 지속적으로 효과가 초래되는지 학습할 수도 있다. 저항이 제공되는 재료는 개념화하여 수행하기가 더 어렵다. 힘의 양과 움직이는 범위에서 지속적이지 않은 다양성은 활동과 효과의 고려와 함께 관찰 될 수 있다. 효과의 다양성은 지속적으로 반복하지 않고 새로운 모델이 형성되나 저장하지 않을 것을 제안한다. 여러 다양성을 탐색한 후에 클라이언트는 이야기를 멈추고 그 밖의 다른 것을 수행한다. 5.0에서 학습 지속은 많은 시간과 에너지가 소비된다.

클라이언트는 지속적으로 선택을 인식하거나 활동을 무시할 수 있다. 다른 사람에 의해 명백해진 활동의 순응은 요구되지 않는다. 클라이언트는 일상활동 일정을 짜거나 빈번하지 않은 일정을 짜기 위해 노력하고 약속을 잡을 수 있다. 움직임과 말의 속도는 요구에 따라 변화할 수 없다.

클라이언트는 매 주마다 안전을 확인하고 문제 해결이 수반되면 혼자 살 수도 있다. 이전과 새로운 의학적인 절차를 비교 가능하고 혼동할 수도 있다. 클라이언트는 직무 코치와 함께 지지적인 고용에 성공할 수 있고, 주기적인 지역사회 활동에 혼자 참여할 수 있다.

5.2 식별(Discriminating)

식별(discriminating)은 행동이 물체의 외형에 미치는 주 효과의 중요성을 추정하는 것이다. 수행하는 동안 효과를 점검하기 위해 대상물을 돌려 볼 수 있으며 표면 특성이 고려된다. 표면 특성은 물건 외부의 윤기, 질감, 편평도, 부드러운 정도, 강조되는 부분이다. 다양한 촉감의 재질을 사용하는 입체 인지지각 검사는 클라이언트에게 의미가 있다.

클라이언트는 물건의 외양에 주 영향을 주는 활동을 추정할 수 있다. 표면의 특성에 이차적인 효과는 작은 스크래치, 기다란 자국, 위치, 변색, 두드러지는 부분 그리고 편평하지 않은 가장자리를 포함하여 발생 후에 알아차리고 바로잡을 수 있다. 클라이언트는 작업을 수행하는 동안 이러한 이차적인 효과를 예상할 수 없다. 표면 특성의 효과를 개선하기 위한 도움이 필요하다.

자세적인 적응은 직선을 보기 위해 바로 서는 것과 같이 물건에 미치는 주 효과에 따라 만들어질 수 있다. 이미지화된 행동을 위해 자세적인 적응을 요구하는 운동실인증 검사는 5.2단계까지 신뢰할 만하게 시행될 수 없다. 수평과 수직 축에 대한 고려는 동시에 일어날 수 있다. 클라이언트는 견본의 면밀한 검토가 동반되어 사선을 따를 수 있다. 둘 또는 그 이상의 물건의 집단은 꾸러미, 무더기 또는 세트와 같은 기능적인 단위형태로 모아 만들 수 있다. 클라이언트는 수행에 대한 조언 없이 휴지통에 쓰레기를 버릴 수 있다. 효과를 바꾸기 위해 도구와 재료를 찾는 행동의 시작은 이차적인 효과 및 실수 없이 신속하게 되는 경향이 있다. 행동은 클라이언트가 이차적인 효과에 대한 추정 없이 주 효과들을 고려하기 때문에 충동적으로 보일 수 있다.

클라이언트는 말하는 동시에 작업할 수 있지만 생각은 멈출 수 있다. 대화는 클라이언트가 그 순간에 수행하는 것을 넘어서서 확장될 수 있다. 클라이언트는 일정을 붙이고 속도를 바꾸는 데 어려움이 있을 수 있다. 시계, 달력, 다이어리, 경보장치 그리고 다른 기억 관련 기구에 의존하여 사용되며, 기타 일정을 상기시키는 물건들이 스케줄을 유지시켜 준다.

클라이언트는 안정성 관찰과 종합검진, 충동적인 행동에 대해 잠재적인 위험에 관한 검사가 매주 실행되면 혼자 살 수 있다. 직무 코치에 따른 지지적인 고용과 지역사회 참여를 달성할 수 있다.

5.4 자기 주도적 학습(Self-directed learning)

자기 주도적 학습(self-directed learning)은 수행의 효용성을 증가시키는 변화의 시작이고 도구, 단계의 순서, 선의 측정, 작업공간의 교체를 포함할 수 있다. 섬세한 동작의 순응도 관찰될 수 있다. 다른 도구나 재료가 필요할 때 클라이언트는 이를 찾기 위해 작업 영역 전체 주변을 검색할 수 있다. 문제를 해결하기 위한 새로운 해결 방안은 형성되고 기억될 수 있다.

물건의 공간적인 특성이 고려된다. 공간적 특성은 물건의 일부와 전체의 관련성이다. 물건 사이의 공간,

물건 부분 사이의 공간, 둘러싸인 공간, 물건의 접합 부분, 직조를 위한 위와 아래 그리고 접히는 부분, 구석, 각, 호 그리고 1/4인치(약 6mm)보다 작은 조각과 같은 작은 부분을 포함한다. 외양 전반에 걸친 더 균형감 있고 조화로운 배열이 고려될 수 있다.

클라이언트는 필연적인 이차효과를 방지할 수 있지만 잠재적인 이차효과에 대해 인지하거나 유연하게 대처하지 못한다. 그들 자신의 수행 방법에 대한 고집이 있을 수 있고 추가 주의점은 감당할 수 없거나 너무 위험한 오류에서 요구될 수 있다.

클라이언트는 과제가 지루하면 지속하지 않을 수 있다. 속도 변화, 시간, 일정 따르기에 대한 요청은 더 많은 시간이 주어지면 따를 수 있다. 개인 우선순위에 따르고 격려로 수행될 수 있다.

클라이언트는 혼자 살고 광범위한 오류 한계를 허용하는 직무에서 일할 수 있다.

5.6 사회적 기준 고려(Considering social standards)

사회적 기준 고려는 전통적인 기대에 따라 과제 수행의 결과에 맞추어진다. 문화적인 경향, 패션, 유형, 정책, 계절 그리고 공휴일이 고려되고 논의된다. 전체에서 부분 사이의 조화 변화는 현재 문화 가치에 따라 대칭, 균형, 비율, 조화가 개선될 수 있다. 클라이언트는 현재 패션에 따라 조화가 되고 대응시키거나 명암과 무늬를 섞을 수 있다. 행동의 속도 변화는 필요에 따라 일어날 수 있다.

추정은 물건의 부피를 삼차원공간에 어떻게 맞출 수 있는지에 관한 것으로 가구 이동, 찬장 구성, 주차 또는 휠체어에 앉아 문 열기와 같은 때 일어날 수 있다. 클라이언트는 도움이 있을 경우, 부분과 삼차원공간 전체 사이의 관계를 주시할 수 있다.

클라이언트는 물건의 특성을 설명하고 이후에 따른 주 효과와 이차적인 효과를 조정하는 방법을 논의할 수 있다. 2세트의 지시를 비교하며, 한 방법은 비교 후 다른 방법으로 바뀐다. 불행히도 약 부작용을 포함하는 잠재적인 이차효과는 이해할 수 없다. 시간의 흐름에 대한 내적인식은 요구에 따라 속도를 맞추도록 한다. 클라이언트는 몹시 수행을 서두르는 경향이 높고 시간의 경과에 대해 잊기도 한다.

5.8 의논(Consulting)

의논(consulting)은 과제 결과로 기대하지 않은 효과와 원치 않는 이차효과에 대해 의견을 구하는 것이다. 의논을 위해 활동에 원치 않는 이차효과의 가능성이 있는지와 위험 요소를 피하기 위한 조언을 구해야만 한다. 물체의 특성에 따른 앞으로의 효과가 물건 재료의 존재와 함께 논의되고 이해된다. 클라이언트는 물체로 인한 효과의 순서와 연속 형태를 형성할 수 있다. 클라이언트는 필연적인 이차효과를 예상하지만 잠재적인 이차효과는 다른 사람들에 의해 설명될 필요가 있다. 기대되는 효과는 설명 가능하고, 기구를 요구할 수 있다. 다른 사람들에 대한 요구는 예상될 수 없다. 클라이언트는 가능한 효과의 연속을 형성할 수 있지만, 새로운 효과가 다른 사람에 의해 어떻게 성취되었는지 상상하여 순서를 바꿀 수는 없다.

속도의 다양성은 물체의 특성, 이차효과, 시간측정기와 함께 일치할 수 있다. 이러한 다양성은 자기 주도적이며, 곧 다가올 한 주에 대한 의논이 가능하다. 일정 변화의 이차효과에 대한 조언이 추구될 수 있다.

6단계: 행동계획(Planned actions)

행동계획(planned actions)은 물건 재료에 따른 행동의 효과를 추정하지만 이를 위해 물건이 존재할 필요는 없다. 중요한 효과의 순서를 상상하여 이차효과의 예상을 허용한다. 효과의 두 순서는 수행 과정이 시작되기 전에 비교될 수 있다. 심사숙고는 예상되는 결과와 이차효과의 평가에 근거한 결정을 하기 위해 상상된 행동의 작용이다. 심사숙고는 사람들이 발생 전에 잠재적인 오류를 고려하기 위해 잠시 멈출 때와 잠재적인 활동 과정의 언어적 토의에서 관찰된다.

자기 주도성은 원치 않는 이차효과를 제공하는 활동으로 가정된다. 속도와 움직임의 궤도가 추정될 수 있다. 저녁식사를 하는 것과 같이 한 활동의 다양한 부분이 동시에 일어나는 것은 고려 가능한 동시에 일어나는 사건이다.

클라이언트는 행동계획 형성을 위해 물건의 재료가 존재할 때 다른 사람들에 의해 사건의 순서를 바꿀 수 있다. 클라이언트는 심사숙고한 문제를 기반으로 대안을 계획하여 행동의 과정을 바꿀 수 있다. 추측한 문제는 물체의 명확한 특성으로부터 유래한다. 새로운 문제 해결을 위해, 추측은 개인에게는 새롭지만 일반화되지 않은 것이어야 한다. 과거에 대한 추측은 한 번에 하나씩 귀납적 추론에 의해 현재 상황에 따라 변형된다. 클라이언트는 상해나 부주의를 방지하기 위해 다른 사람의 안정성을 고려할 수 있다.

인지적 도움의 독립성(independent of cognitive assistance)은 안전하고 지속적으로 새로운 운동학습을 수행하기 위해 신체적인 장애에 적합한 심사숙고를 하는 것이다. 위험스러운 상황은 예상되고 피하며, 필요할 때는 도움이 요청된다. 보조 기구 유지, 이동, 의사소통은 스스로 모니터된다. 기능적인 제한에 대한 자기보고는 정확하고, 클라이언트는 무엇이 발생하며 어떻게 합병증을 피하는지에 대해 토의한다. 클라이언트는 합병증의 추상적인 설명을 이해하며, 필요할 때 명료화를 요구한다.

신체적인 도움에 대한 필요는 인지적 도움을 필요로 하지 않을 때 평가가 구분되어 보고될 수 있다. 재활기록의 독자는 추정하려는 경향이 있다. 인지적 장애가 존재할 때 신체적 도움에 대한 요구는 더 심하므로 광범위한 인지장애 범위 이내에서 진술되어야 한다.

신뢰도와 타당도

과제는 수행 방식의 검사자 간 신뢰도를 수립하여 올바르게 수행할 필요가 있다. 훈련의 정도는 신뢰도를 갖춰야 하고 탐구되어야 한다. 몇 가지 질문이 연상될 수 있다. 당신의 현재 치료 활동에 있어서 검사자 간 신뢰도는 무엇인가? 제5장을 공부하고 나서 개선되었는가? 제6, 7장을 공부한 후 또 다른 개선점이 생겼는가? 당신의 활동 변화는 당신의 신뢰도를 개선시켰는가? 많은 치료사는 검사자 간 신뢰도를 수립할 수 없는 상황에서 일한다. 이런 치료사들은 그들의 평가에서 갖는 신뢰는 내적 신뢰도를 연구하는 치료사들이 연구 결과를 게재하여 명확하게 할 수 있다. 실제적인 방식의 신뢰는 임상에서 보통의 사람들에 의해 같은 방법으로 점수화되어야 한다. 경험과 지식의 양은 신뢰도를 위해 필요하고 탐구되어야 한다. 치료사가 법률의 중요한 변화 권고 반응에 부담을 갖는다면 평가의 신뢰도에 자신감을 가져야만 한다. 수행의 방식과 인지 단계를 사용하기 시작한 치료사는 경험에 대한 서술적인 연구 수행으로 도울 수 있고, 검사자 간 신뢰도를 얻기 위한 공부가 요구된다. ACL에서 검사자 간 신뢰도는 먼저 수립되면 큰 어려움 없이 참조할 수 있다. 그러면 당신이 임상에서 사용하는 활동과 함께 당신의 검사자 간 신뢰도가 조사된다. 검사자 간 신뢰도는 민감하게 측정되는 개발 분야에서는 신뢰도가 감소하기 때문에 여기에서 수행하는 데 문제가 있다. 수행의 방식은 이러한 문제에 취약하므로 신뢰도는 타당도를 고려하기 전에 수립되어야만 한다. 검사자 간 신뢰도는 수행의 방식에 대한 치료사의 이해에 대한 점검이다.

예측 타당도는 임상에서 치료사가 필요로 하는 것이지만 대부분의 연구는 공존 타당도를 수행하여 왔다. 우리가 알기 원하는 것은 어떻게 임상에서 관찰을 잘하고 지역사회에서 수행을 예측하는지 하는 것이다. 핵심 문제는 자기인식과 상황적인 인식 활동에서 수행을 예측하는 수공예 시행이다. 치료사들은 신체적인 장애를 가진 사람과 함께 일하기 때문에 만약 자조활동에서의 개선이 활동의 수행훈련 반영 또는 인지능력에서 개선이라면 이를 알 필요가 있다. 훈련 효과로 다른 활동의 수행을 예측하지는 않지만 능력의 개선은 가능하다. 아동 분야에 근무하는 치료사는 어떻게 정상성장과 발달이 이루어지는지 알고 수행의 방식을 비교한다. 그리고 치료 목표를 적고 우리가 볼 수 있는 질환의 진행에 대해 더 많이 안다면 보다 쉬울 수 있다. 치료의 목표는 진행되는지, 치료사의 통제를 벗어나는 부분을 예측하는 것이다. 장기적인 질적 연구들은 무엇이 치료사의 통제를 벗어나고 무엇이 불길한 사건을 막는지 예측하는 데 큰 도움이 될 수 있다.

활동 분석(Activity analysis)

이론적인 도의가 무엇인지 다음 수행의 방식이 발전하는 동안에 활동 분석(activity analysis)에 대해 학습되어 왔다. 수행은 활동의 시행 범위 내에서 일어난다. 사회적, 문화적, 역사적 특징을 가진 활동은 개인에게 의미있는 것이다. 의미는 수행의 관찰 전에 우선 다루어져야 한다.

수행의 의미에 대해 의문이 생기면 언제든지 치료사는 멈추고 활동이 갖는 의미를 명확히 하거나 바꾸어야 한다. 활동이 무의미할 때 연기가 되며 활동을 시행하기 위한 수긍할 만한 이유가 반드시 존재해야 한다(Allen, 1987).

보편적인 활동의 분석은 정당하다고 볼 수 있다. 전 세계적으로 대부분의 사람이 시행하는 자조활동과 집안일은 제한적이다. 이와 같은 활동들은 많은 기능적인 목록에서 발견되고 일반적인 수긍을 받는다. 제7장은 이러한 활동을 수행의 방식에 의해 분석한다. 삶의 의미는 명백하고 자조활동과 집안일에 의해 다루어지지 않는다. 사람들이 시행하는 모든 여가시간과 중요한 역할활동을 고려하기 위해 흥미롭게 여기지 않는 백과사전을 쓰는 것에 대해 생각할 필요가 있다. 활동 분석을 위한 또 다른 접근이 요구되고 과제 분석으로서 참조된다. 과제 분석은 활동을 시행하기 위한 받아들여질 만한 이유가 수립되어야 수긍된다.

활동은 행동과 조작으로 나뉠 수 있다. 행동은 활동 시행을 위해 단계의 순서를 검토하는 것이다. 조작은 행동 수행에서의 질이다. 사포질, 염색, 풀 붙이기는 활동이고 많은 다른 수공예 과제를 완료하는 데 사용된다. 압력, 움직임 비율, 표면의 양은 수행의 질로 설명되는 조작에 관여된다. 활동은 요구되는 행동이나 수행되는 조작에 의해 분석될 수 있다. 수행의 질은 인지장애, 조작으로 설명되는 수행의 방식에 의해 제한되기 때문이다.

과제 분석은 장애를 피하여 현존하는 능력을 최대화하고 능력을 사용하는 데 목적이 있다. 수행 방식 각각은 정보처리 체계에 추가되는 정보로 설명된다. 추가되는 정보는 의학적인 상태에서 개선과 악화이다. 정보는 진행 상황에서 정보처리 체계로부터 제외된다. 과제 분석은 의학적 상태에서 변화가 측정될 수 있지만 과제 분석의 중요한 이점으로 간주되지 않는다. 과제 분석은 클라이언트의 제한점에 의해 복잡하게 되지 않고 현존하는 능력을 사용하고 찾는 데 사용될 수 있다. 인지 손상이 있는 자에게 여러 문제 목록을 제공하고, 그들의 움직임과 말을 통해 문제에 대한 인식이 가능하다. 수행의 방식은 치료사들에게 정보의 어떤 종류가 진행되었기 때문에 문제를 빈번하게 야기하는지 알려 준다. 정보가 진행될 때 클라이언트는 성공적으로 기능하며, 정보가 제거되어 처리될 수 없을 때 문제들을 회피할 수 있다. 치료사들은 클라이언트가 감당할 수 있는 정도에서 능력의 사용 기회를 제공하여 남은 능력을 최대화할 수 있도록 해야 한다.

클라이언트는 수행의 질을 통제한다. 치료사는 다음 수행의 방법에서 정보 제공으로 기회를 제공할 수 있다. 클라이언트는 정보를 무시하거나 거절하는 선택이 가능하다. 치료사는 정보 처리를 위해 클라이언트에게 압력을 가할 수 없으며 치료사는 클라이언트의 주도에 따른다.

수행 방법의 올바른 순서는 매우 중요하다. 순서는 임상적인 경험에 기초하여 제안된다. 라쉬 분석은 수행 방법 사이의 간격뿐만 아니라 순서의 타당도를 탐구할 수 있게 한다. 수행 방법은 과제와 연관된 어려움을 평가하고 진행할 필요가 있는 정보에 따라 신체적, 사회적, 일 그리고 여가 시간의 과제 순서화를 가능하게 한다.

가장 생산적인 라쉬 분석의 사용은 광범위한 활동에 이용되는 행동의 순서화이다. 제6장은 수행 방법에 따라 행동의 분석을 제공한다. 수행 방법은 신체적이고 정신적인 능력 모두를 포함하는 자르기의 다른 질을 설명한다. 자르기의 라쉬 분석은 다양한 클라이언트군과 활동 범위에 유용할 것이다. 제6장에서 선택한 활동은 임상적으로 발전될 필요가 있는 가장 유용한 활동이다.

참고문헌

Allen, C.K. (1985). *Occupational therapy for psychiatric diseases: Measurement and management of cognitive disabilities.* Boston: Little, Brown.

Allen, C.K. (1987). Activity: Occupational therapy's treatment method; 1987 Eleanor Clarke Slagle Lectureship. *American Journal of Occupational Therapy, 41,* 563-575.

Siev, E., Freishtat, B., & Zoltan, B. (1986). *Perceptual and cognitive dysfunction in the adult stroke patient.* Thorofare, NJ: Slack.

제 6 장

Analysis of Performance Actions

수행 행동의 분석

Catherine A, Earhart, OTR

서론

인지적인 장애는 일상활동의 수행에서 나타나는 반면에 치료사는 가정환경에서 발생하는 이런 어려움을 볼 기회를 갖기 못한다. 장애의 확인은 종종 병원이나 외래재활센터와 같은 인위적인 환경에서 수행된다. 치료사는 자주 잠재적인 인지기능의 측정과 관찰을 위한 기회를 제공하는 과제 선정에 맞닥뜨리게 된다.

다음 분석의 과정은 다양한 수공예, 일, 자조활동에서 접하게 된다. 특별한 과제 내용에서 이러한 과정의 주의 깊은 관찰은 치료사가 인지장애를 탐지하는 데 도움을 줄 수 있다. 과정은 일상적으로 사용하고 다른 활동에서 일반화를 위해 선정된다. 예를 들어 목공에서 표면을 부드럽게 하는 사포질은 매니큐어를 바르는 것과 근본적으로 차이가 없다. 표면을 매끄럽게 하기, 정교하게 단계를 마치기, 구리 압형, 보석세공은 바닥 청소, 은제품 광내기, 창문 청소, 차 광내기에서 사용하는 과정과 같다.

풀칠, 자르기, 염색, 바느질은 수공예와 일상생활동작 모두(예: 손톱 자르고 광내기, 머리카락 자르기, 봉투 붙이기, 신발끈 묶기, 짐 싸기)에 널리 적용된다. 요리와 많은 수공예 활동의 중요한 구성 요소는 양을 측정하고 섞는 것이다.

각각의 과정은 먼저 규정되고 도구와 재료는 전형적으로 설명된 대로 사용된다. 행동의 질과 물건 재료와 도구의 중요한 특성은 그 후에 명확하게 된다. 과정의 수행에 대한 일반적인 토의는 장애의 다양한 단계에서 제공되고 평가에서 사용되는 이점과 단점에서 보인다. 최종적으로 다른 활동의 단계에서 접하고 명확해 진다.

도구 목록은 평가 준비를 촉진하기 위해 제안된다. 분석은 다음에 중요한 관찰점을 제공하고, 시도하는 행동의 견본은 수준 높은 특별함을 제공한다. 이러한 목록에서 장애를 반영한 모든 잠재적인 행동을 목록화하는 것은 불가능하기 때문에 포함되지 않는다.

사포질(Sanding)

사포질(sanding)은 질감이나 모양을 변화시키기 위해 사포나 다른 연마제로 표면을 윤내는 활동이다.

사포질되는 물건에는 나무, 덜 말린 도자기, 석고 등이 있다. 사포질하는 공구는 작은 것을 미세하게 하는 등급이 매겨진 사포, 손톱 가는 줄, 블록 샌딩, 동력 샌더가 포함된다. 사포질은 (목공 또는 세라믹유리 등의) 마무리 공정 첫 번째 단계이다.

도구의 선택은 거친 정도, 경도, 크기 및 형상(평면, 불규칙적인 평면, 곡선)뿐만 아니라 목표로 하는 부드러운 촉감을 포함하여 사포질할 표면의 특성을 기반으로 한다. 사포질 활동은 방향, 압력, 각도, 및 지속기간이 다양하다. 효과는 시각적 검사에 의해 판단되고 느낄 수 있다.

사포질의 반복은 3단계 수행이 성공적이다. 높은 능력은 더 복잡한 도구에 의해 요구되는 신경근육 조정에서 증명되고, 나뭇결과 밀도 같은 물건의 적은 유형의 특성을 고려한다. 손으로 사포질하는 것은 안전하고, 재료를 최소한으로 필요로 한다.

사포질의 단점은 공예나 과제에 제한적으로 응용할 수 있어 몇몇 사람들은 자신의 수행을 평가하는 것에 동의하지 않을지도 모른다. 사포질은 손동작 또는 힘에 제한이 있거나 먼지 알레르기가 있는 사람에게는 힘들 수도 있다.

일상생활의 적용으로는 손톱을 다듬거나 연마제를 이용하여 청소하는 것들이 해당된다.

사포질 활동을 이용한 평가를 위해 제안되는 도구와 재료

3.0~3.4

- 손에 맞게 잘라 둔 사포
- 판과 같은 편평한 나무 표면
- 작은 나무 상자
- 6인치(약 15.24cm) 이내의 모든 물건

3.6~4.4

- 다양한 등급과 크기의 사포
- 샌딩 블록(스펀지 사포)
- 뚜렷한 가장자리[3/4인치[약 1.9cm)]가 있는 편평한 표면
- 상자와 같은 내부 공간이 있는 물건들
- 조립되지 않은 나무 키트와 같은 몇 조각이 있는 물건들

- 완성된 사포질의 정확한 견본
- 시야 이내의 모든 물건들

4.6~6.0

- 다양한 등급과 크기의 사포
- 샌딩 블록
- 손톱 가는 줄, 표면을 다듬는 줄
- 적절한 안전기기가 있는 동력 샌더
- 상자나 덜 말린 도자기 컵, 꽃병과 같이 내부 공간에 접근이 어려운 물건들
- 조립되지 않은 나무 키트와 같은 몇 조각이 있는 물건들
- 나무, 석고, 세라믹유리를 포함한 경도가 변화하는 물건들
- 정확할 필요가 없는 다양한 견본들
- 숨겨진 위치에 저장할 수 있는 물건들

사포질 분석

3.0 6인치(약 15.24cm) 이내에 두었을 때, 문지르기 위해 사포나 물건을 집어 들거나 손안에 있을 때 내려놓는다. "사포"라고 말할 수 있다.

3.2 자발적으로 사포를 들고, 물건에 무작위로 움직임 범위인 3~6인치(약 7.6~15.2cm)를 지나 앞·뒤로 움직이기 시작한다. 부드러움을 제공할 정도의 압력을 가하지 못하거나, 한 부분에 먼지가 있는 경우, 그리고 사포질하고 있는 물건을 응시하지 않을 때 중단될 수 있다. 중지된 행동은 요구될 때 다시 시작될 수 있다.

3.4 사포를 집어 들고 반복적인 앞과 뒤로 움직이는 행동을 시작한다. 사포질을 하는 동안 지속적으로 볼 수 있다. 새로운 위치를 가리키면 사포를 움직인다. 부드러움의 정도는 확인하지 않는다. 사포를 거꾸로 들 수도 있다.

3.6 물건을 바라보는 동안 물건의 주변으로 사포를 움직인다. 일관성이 없는 느낌으로 부드러움을 확인한다. 내부나 숨겨진 공간에 사포질하는 것은 실패한다. 지속 시간과 사포의 위치 변화에 대해 설명된 활동은 따라할 수 있다. 너무 강하거나 충동적으로 사포질을 할 수 있다. 가장 큰 물건만 사포로 문지를 수 있다.

3.8 자발적으로 바깥 면의 즉시 잡을 수 있는 범위 이내 수행 가능한 모든 면을 문지를 수 있고, (부드럽지 않은)완성을 추측할 수 있다. 나무 조각이 부러지는 것과 같은 인지되는 시각적인 큰 오류가 있을 때 멈출 수 있지만 도움을 요청하지는 못한다.

4.0 팔이 닿는 범위 내의 모든 조각을 문지를 수 있고, 주의가 산만해진 경우 과제에 스스로 되돌아 올 수 있다. 보고 느껴서 부드러움을 확인할 수 있다. 작업 수행은 느릴 수 있으나 나무의 결을 무시하고 가려진 공간이나 내면, 가장자리는 여전히 빠뜨릴 수 있다. 수행이 완료되거나 그만하라고 말할

때까지 작업을 수행한다. 문제와 맞닥뜨리게 된 경우(사포가 공간에 비해 너무 큰 경우와 같은) 도움을 요청할 수 있고, 문제나 해결책을 명확하게 할 수 없다. 시각적인 견본을 참조하지 않는다.

4.2 견본의 부드러움에 걸맞게 문지르고 24인치(약 61cm) 이내의 앞과 옆에서 자발적으로 견본을 사용하고 찾을 수 있다. 볼 수 있고 촉각적으로 지각되는 견본과 다른 문제는(예: 옹이구멍, 나무가 쪼개지거나 큰 조각) 한 번에 하나씩 인지하고 명명할 수 있다. 내부, 가장자리들은 빠뜨린다: 내부공간에서 갑자기 발견한 경우 표면을 문질러야 하는지 질문하다.

4.4 보이고 발견된 모든 표면들은 문지르고 부드러워졌는지 확인하지만 작은 가장자리는 빠뜨린다. 시각적으로 제공되는 견본으로부터 눈에 잘 띄는 오류나 이탈은 인지하고, 부분을 교체하기 위해 질문하거나 한 곳을 더 문지르는 것과 같은 단순한 해결 방안을 시도할 수 있다.

4.6 현재 과제에 적합한지 고려하지 못하고 과거에 사용한 재료를(예: 다른 등급의 사포) 요구한다. 신호를 줄 때 가장자리에 주목한다. 문지르기의 각도, 압력을 변경하려는 시도를 할 수 있으나 유지하지 못하고 초라한 결과를 가져온다. 작은 부분에 닿도록 사포를 접거나 찢어 시도할 수 있다. 견본(둥근 가장자리)으로부터 시각적으로 다른 결과를 위해 문지르기를 선택할 수도 있다.

4.8 볼 수 있는 모든 표면은 문지르고 물체를 회전시켜 흠잡을 데 없는지 확인한다. 반복에 의해 천천히 적절한 문지르는 기술의 순서를 배울 수 있다(사포의 등급을 바꾸고, 더 나은 결과를 위해 물건의 위치를 바꾸거나, 단계 사이에 작업 공간 청소하기). 유연하지 않게 이러한 절차를 사용한다.

5.0 문지르기의 방향, 압력, 힘을 변화시키고 개선된 방법을 반복한다. 알아차릴 수는 있지만 작업 공간에서 먼지를 보고 버리는 것은 실패한다. 자신의 속도를 유지하지만 변화시킬 수는 없다.

5.2 작업하는 동안 결과를 검사하기 위해 물건을 회전시킨다. 작은 흠집 또는 다른 표면의 질에 주목한다. 행동의 방향을 안내하기 위해 나뭇결을 고려한다. 과제의 표면과 작업장에서 먼지를 보고 자발적으로 치운다. 사포의 등급 또는 사포 표면의 마모를 확인한다.

5.4 협소한 공간, 구석, 불규칙한 가장자리 주변을 문지르기 위해 성공적으로 움직임을 순응시킨다. 다른 단계와 관련하여 문지르는 순서, 도구 사용의 순서, 도구를 교체한다. 제안된 질을 확인할 수 없는 완성을 위해 자신의 기준을 정한다. 가까운 영역에 있는 도구를 탐색한다. 질문은 잠재적인 이차효과를(예: 덜 말린 도자기의 취약함) 고려할 필요가 있다.

5.6 다른 효과를 성취하기 위해 다양한 방법을 논의하고 이를 제안하였을 때 대신 사용할 수 있다. 요구에 따라 수행하는 속도는 다양화된다.

5.8 도구를 선택할 때 잠재적인 문제에 대해 질문한다(예: 사포로 문지를 재료의 강함 또는 부드러움). 시간제한을 확인하기 위해 수행 속도를 달리한다.

6.0 문지를 물건 재료의 특성에 대해 심사숙고하고 이러한 물건의 모든 특성에 근거하여 방법을 계획한다. 상상되는 어려움에 근거하여 대안 계획을 가져올 수 있다. 잠재적인 위험 요소가 고려된다. 문지르기 전 도구 상태를 확인한다. 동력기구를 사용할 때 안전에도 주의를 기울인다.

염색(Staining)

염색(staining)은 색을 변화시키기 위해 나무 표면에 액체 안료를 적용하는 활동이다. 염색은 나무 표면에 스며들고 노출된 나뭇결의 자연스러움이 남는다.

대부분의 염료는 사용되기 전에 저을 필요가 있다. 염료는 솔이나 천 조각으로 도포할 수 있고 그 후 과도하지 않게 닦고 문지른다. 도포하고 닦는 사이 시간의 증가는 도포가 반복될 때 보통 색을 강하게 한다. 염료는 수성이나 유성이다. 나중에 깨끗이 청소하기 위해 용매 그리고 적절한 환기와 인화성에 주의가 요구된다.

액체로 작업하는 것은 양, 중력의 영향, 잠재적인 유출에 부주의하기 때문에 3단계에서 번잡할 수 있다. 색 변화는 4.0~4.8단계에서 즉각적이고 강하게 주목받을 수 있다. 도포 절차에서 나뭇결의 질, 광택, 변화가 드러나고, 도포하는 동안 신경근육의 적응은 5.0~6.0단계에서 관찰된다. 휘발성 제품과 함께 작업을 위한 주의는 6.0 이하 단계에서 치료사에 의해 수행되어야 한다.

반면에 염색은 목공예 적용의 폭이 좁지만 액체의 특성, 중력, 양, 흡수로 인해 관찰되는 어려움은 다른 일상활동에 일반화될 수 있다. 페인트칠하는 활동은 매니큐어 바르기, 햄 윤나게 하기, 케이크에 설탕 입히기, 화장하기, 구두 닦기에 사용된다.

염색 활동을 이용한 평가를 위해 제안되는 도구와 재료

3.0~3.4

- 하나의 색인 수성 염료
- 1인치(2.54cm) 너비의 솔
- 손에 편안하게 맞추어 자른 조각
- 판과 같은 편평한 나무 표면
- 작은 상자
- 닿는 범위 내의 모든 물건
- 작업 표면을 보호

3.6~4.4

- 다른 색인 수성 염료
- 다양한 크기의 솔
- 다양한 크기의 자른 조각
- 하나의 색 이상으로 된 물건이나 물건 시리즈
- 철물로 된 상자
- 작은 가장자리[1/4인치(약 6mm) 이하]가 있는 판
- 완성된 물건의 정확한 견본

- 시야 이내의 모든 물건들
- 작업 표면을 보호

4.6~6.0

- 다양한 색의 수성, 유성 염료
- 깨끗이 하기 위한 용액
- 다양한 크기의 사포
- 다양한 크기의 자른 조각
- 접근이 어려운 표면이 있는 물건들
- 정확할 필요가 없는 견본들
- 숨겨진 위치에 저장될 수 있는 물건들
- 휘발성 물질의 해로운 영향으로부터의 보호

염색 분석

3.0 6인치(약 15.2cm) 이내에서 솔을 집어 들거나 손안에 있는 솔을 내려놓을 수 있다.

3.2 동시에 솔이나 자른 조각을 집어 들고 자신의 앞에 있는 물건을 3~6인치(약 7.6~15.2cm) 움직임 범위를 지나 무작위로 앞·뒤로 움직인다. 페인팅하기 전에 염색제에 붓을 담그는 것을 잊고, 페인트칠이나 닦기 전에 물체를 보지 않을 수도 있다. 같은 위치를 거듭해서 페인트칠하거나 닦으면 중지시킬 필요가 있다. 요청되었을 때 활동의 재시작이 가능하다.

3.4 솔이나 작은 천을 집어 들고 반복적인 앞·뒤 움직임을 시작한다. 지속적으로 물체를 바라보지 못한다. 솔을 담그는 데 염료의 많고 적음에 관한 인식 없이 칠한다. 새로운 위치를 가리키면 솔과 작은 천을 움직인다. 편평한 표면 위 부분을 놓치거나, 가려진 표면(상자의 바닥, 뒤, 내면)을 칠하지 않고 닦지 않는다. 견본으로부터 색/부분 관련성을 의식하는 데 실패한다. 솔을 "씻으세요" 하고 말하면 몇 초간 물 아래에서 잡고 있다.

3.6 물체를 바라보는 동안 물건의 둘레 주변에 솔이나 작은 조각을 옮긴다. 매우 작은 부분들을 빠뜨릴 수 있다. 한 지점에서 더 오래 닦고 페인트칠하는 시간이나 위치를 변화시킬 수 있다. 문제(염색 전에 염료가 묻는 것을 방지하기 위해 붓의 가장자리 닦기)를 해결하는 활동에서부터 변화를 시작하지만 변화의 원인을 이해하지 못한다.

3.8 즉시 잡을 수 있는 범위 내 위치하는 물체의 눈에 띄는 시각적인 표면 모두를 페인트칠하고 닦는다. 색/부분 관련성에 대한 인식은 없다. 시각적으로 눈에 띄는 오류는 의식하지만(기자재를 중복적으로 페인트칠하는) 문제를 해결하기 위한 시도나 도움을 요청하지는 않는다. 모든 부분을 염색하고 닦은 후에 완성을 알아챈다. 염료를 페인트칠한 후에 닦는 것을 잊을 수 있다.

4.0 동시에 팔이 닿는 범위 내의 일련의 물건들 또는 모든 눈에 확 띄는 물체의 표면을 페인트칠하고 닦는다. 다음 단계를 위해서 질문한다. 가려지거나 내부의 공간, 작은 가장자리 또는 닿기 어려운 영역은

빠뜨리기도 한다. 너무 많은 염료를 적용하고 닦아내는 것을 망설이거나, 반대로 살짝 바르기도 한다.

4.2 작은 가장자리를 제외하고 모든 시각적인 표면들에 염료를 적용하고, 24인치(약 61cm) 이내에 위치한 견본의 눈에 띄는 변형을 한 번에 한 가지 특징 정도는 알아차린다. 해결책을 시도하기보다 문제에 대한 도움을 요청한다(예: 잘못된 색을 염색함). 염료를 닦는 대신 '살짝 바른다'. 우연히 가려진 표면을 발견하면 염색이 필요한지 질문한다.

4.4 염료 색의 조화와 색/부분 관련성에 대해 견본 따라하기를 시도한다. 염료를 젓지 않은 효과를 인지하지만 원인을 이해하지 못한다. 새로운 염료 통에 대한 질문과 같이 단순한 해결책을 시도할 수 있다. 페인팅과 같은 과거 경험을 비교하고 페인트칠과 같이 생각하고 염료를 닦는 데 혼란스러울 수도 있다. 짙은 색을 선호하기 때문에 염료를 닦는 것을 거부하기도 한다. 과제의 마무리 단계에서 솔을 씻기 시작하지만 붓의 겉 부분이 깨끗해질 때까지 단지 헹구기만 한다. 물웅덩이, 톱밥, 더러워진 손가락 또는 씻지 않은 솔을 보고 오염을 인지하지만 바로잡거나 예상하지는 못한다.

4.6 견본과 다르지만 선호하는 염료의 색을 요청하고, 그를 위해 시각적인 환경을 유심히 살핀다. 한 면에는 적절하게 염료를 흘리지만 그것이 물건의 다른 면에 어떤 효과를 미칠지는 알지 못한다. 염료의 양을 달리 시도하지만 여전히 너무 많이 사용하기도 한다. 닦는 힘을 변경해 시도하지만 지속적이지는 못하다. 신호가 주어지면 [1/4인치(약 6mm) 미만]작은 가장자리를 페인트칠한다.

4.8 완료되면 염색된 물건을 돌려 보면서 오류가 있는지 검사한다. 올바른 염료의 양, 닦는 압력, 오염을 피하는 방법 그리고 염료 미리 젓기를 설명하면 외워서 학습한다. 이 절차들을 융통성 없이 따른다.

5.0 필법의 방향과 길이 그리고 색의 균일함을 위해 닦는 압력과 시간을 다양하게 한다. 나뭇결이나 톱밥 같은 표면질을 인식하지는 못한다.

5.2 나무에 장식된 표면질의 미세한 부분을 이해하고 나무의 종류에 따른 색의 다양성과 끝부분 마감을 인지한다. 탈색, 광택을 인지한다. 물체를 돌려 보면서 작업할 때 염색제가 흘러내린 것을 찾아낸다. 견본 착색제를 사용할 수 있다.

5.4 구석과 닿기 어려운 내부 공간에 성공적으로 페인트칠을 하고 닦는다. 새로운 효과를 얻기 위해 도구, 염색의 방법, 염료를 섞고 희석하는 데 변화를 준다. 폐쇄된 저장 공간에서 도구를 탐색한다. 염색할 필요가 없는 접힌 부분과 같은 숨겨진 표면을 이해한다. 가장자리에 다가가기 위해 네일보드(nailboards)를 사용한다. 작업 공간을 인지한다.

5.6 행동의 새 과정을 결정하기 전에 다른 사람들의 의견을 요청하거나 설명을 비교한다. 색의 선택은 현재 패션 또는 사회적 관습(방 장식 또는 다른 관련 요소)과 협응에 대한 인식을 드러내 보인다. 바르는 영역에서 요구된 염료의 양을 추정한다.

5.8 작업 수행 전 오류나 오염 또는 쓰레기와 같은 원치 않는 이차효과를 피하기 위해 도움을 요청한다. 모든 재료가 있을 때 행동을 계획할 수 있다. 휘발성 재료와 함께 수행하는 것과 같은 잠재적 위험 요소를 고려하여 상의한다.

6.0 가장 좋은 도구를 추측하고 주된, 이차적인, 잠재적인 부수 효과와 물건 특성을 고려하여 행동을 계획한다. 위험 요소를 예측한다. 시간과 재료의 낭비 최소화를 위해 계획할 수 있다.

붙이기(Gluing)

붙이기(gluing)는 접착제로 물건을 서로 부착하는 활동이다. 공예에서 붙이기는 부품을 붙이고 표면 덮개를 부착하는 데 쓰인다.

효과적인 부착은 적절한 종류의 접착제 그리고 적절한 양의 고려, 압력, 마르는 시간, 부품의 위치를 고려해야 한다. 일반 가정용 흰색 접착제(합성수지 접착제)는 강하고 빠르게 고정시키며, 무독성이다. 이 접착제는 목재, 종이, 세라믹, 직물에 사용 가능하다. 짜고 살짝 눌러 퍼지게 하여 사용할 수 있으며 이 평가 목적에 아주 적합한 활동이다.

3단계에서 접착제를 사용하는 사람들은 양과 응고 시간, 중력의 효과와 이차적인 작용에 부주의하면 엉망이 될 것이다. 작은 부속 붙이기 또는 정확한 양의 사용은 보통 4.8단계 이하의 모든 단계에서 어려운 작업이다. 6.0 이하 단계의 모든 사람에게는 적당한 환기와 독성 및 인화성 접착제의 피부 접촉을 피하는 주의가 치료사에 의해서 이루어져야 한다.

흰색 접착제는 일반적인 수선 또는 가구, 신발, 장난감, 도자기 그릇 등을 고치는 데 사용된다. 붙이기 원리와 관련된 일들로 우표 붙이기, 봉투 봉하기, 붕대 감기, 테이프 포장, 페인팅 전에 표면 덮기(masking), 전기 코드 보수 또는 잇기가 포함된다.

접착 활동 사용 평가를 위해 제안된 준비물들

3.0~3.4

- 짜서 쓸 수 있는 흰색 접착제
- 종이 또는 타일 받침대와 같은 편평한 바닥
- 세라믹 타일[5/8~1인치(약 1.6~2.5cm) 사각형]
- 작은 조각으로 잘린 리본[1/2~1인치(약 1.3~2.5cm)]
- 6인치(약 15.2cm) 이내의 모든 물건

3.6~4.4

- 짜서 쓸 수 있는 흰색 접착제
- 직선 가장자리의 타일 받침대
- 타일을 붙이기 위해 윗부분이 우묵하게 들어간 나무 상자
- 1파운드(0.45kg) 무게의 커피 캔 같은 원기둥 형태의 물건
- 세라믹 타일[5/8~1인치(약 1.6~2.5cm) 사각형]
- 빳빳한 데쿠파주(표면에 그림처럼 종이를 오려 붙이는 공예)용 인쇄 그림
- 잘린 리본 조각, 천, 지그재그로 된 납작한 끈
- 나무 재료 등의 여러 다른 부품의 조립을 필요로 하는 물건

- 완성된 물건의 정확한 견본
- 시야 내의 모든 물건

4.6~6.0

- 짜서 쓸 수 있는 흰색 접착제
- 고무 시멘트
- 두 부분으로 나뉜 에폭시 접착제
- 불규칙한 모양의 타일용 삼발이
- 불규칙한 모양의 타일, 조개, 다른 모자이크 물건
- 얇은 종이 또는 다공성의 물질
- 가죽
- 접착 순서 고려가 필요한 물건
- 부품의 중복, 각이 진 연결 부위, 부분적으로 숨겨진 표면 등이 있는 물건
- 다양한 무게, 흡수력, 촉감, 표면 접촉면이 있는 물건
- 작은 물체, 모래, 반짝이
- 정확성이 필요하지 않은 다양한 견본
- 안 보이는 장소에 있을지 모를 물건들

붙이기(접착)의 분석

3.0 6인치(약 15cm) 내에 놓였을 때 붙일 물건 또는 접착제 병을 집어 들거나, 손안에 있는 이들을 내려놓는다. 접착제 병을 뒤집지 못하거나 붙일 물건을 앞으로 못 움직인다. 지시대로 접착제를 짜지 못하거나 비효과적으로 짠다. 붙일 물건과 표면을 구분하지 못 한다.

3.2 접착제를 들고 자발적으로 짠다. 붙일 물건 위에 접착제를 아무렇게나 올려 둔다. 붙일 물건을 잘 못 보고, 접착제가 나오기 전에 그만 짜거나, 과하게 짠다. 접착제가 흥건한 곳에서 물건을 들어올려 지정된 표면에 두지만 배치는 아무렇게나 한다.

3.4 물건을 바라보면서, 접착제 병을 들고, 뒤집어서, 짜고, 멈춘다. 산만할 정도로 계속 반복한다. 병을 앞·뒤로 움직인다. 접착제를 너무 적게 혹은 너무 많이 사용한다. 물건이 붙어 있는지 잘 모른다. 물건을 잘 구별 못하고, 사용할 표면에 접착제를 놓는다. 세라믹 타일 같은 물건을 서로 옆에 놓는다. 왼쪽부터 오른쪽으로 진행한다.

3.6 대상 물건을 지속적으로 보면서 경계선 주변에 접착제를 짜거나 모서리를 따라서 짠다. 접착제를 너무 많이 혹은 너무 적게 사용한다. 타일과 같은 물체의 배치가 둘레, 가장자리를 따른다. 접착제 또는 물건이 놓인 위치 변화를 따라한다. 완성 또는 접착 시 문제점을 인지하지 못한다.

3.8 자발적으로 접착제로 물건을 붙이고 멈춘다. 표면이 덮일 때까지 물건을 놓는다(예: 받침대 위에 세라믹 타일, 커피 캔 주변에 리본, 종이 위에 콜라주 부품). 혹은 모든 준비물이 사용될 때까지 물

건을 놓는다. 모든 물건의 사용과 덮음으로 완성을 인지한다.

4.0 자발적으로 완성될 때까지 미리 정해진 방식으로, 물건 또는 표면에 연속적으로 접착제를 붙인다. 접착제를 너무 적게 혹은 너무 많이 사용한다. 접착 시 문제를 인지하지만 그 문제의 해결법에 대해선 생각하지 않는다.

4.2 견본의 길이, 모양, 방향, 색상을 모방하려 시도하고 접착 작업에 응용한다. 보통 한 번에 한 가지 특징을 연관시키며, 눈에 띄는 시각적 위치 오류도 인식할 수 있고, 도움을 요청한다. 지나친 접착에 의한 돌출/방울 맺힘 그리고 서툴게 붙은 가장자리와 접착 시 시간의 효과는 잘 인식 못한다. 부품이 반복적으로 완전히 접착되기 전에 이동시키고 중력 효과에 대한 고려 없이, 접착제를 수직 표면에 붙이려고 한다.

4.4 4.2단계의 특징에 크기와 개수 등 네 가지에 이르는 특징이 추가되며, 특정 표면에 접착이나 복제를 위한 부품의 배치를 시도한다. 보통 한 번에 두 가지 특징에 주의를 기울이며 활동을 보고자 몸을 숙이거나 구부린다. 그러나 공간에서 물건을 반복적으로 회전시키지 못하고, 숨겨진 표면에서 접착제의 방울짐에 부주의하며 이러한 문제를 확인 안 한다. 눈에 잘 띄는 시각적 오류를 구별하고, 견본과 동일하게 하고자 단순히 위치 변화를 시도한다. 접착제를 지나치게 사용하는 경향이 있고 더 많은 것이 좋다고 생각한다. 접착제 형태 차이의 구별과 이차적인 효과를 인지 못한다. 가령, 작업 표면의 접착을 방지하기 위해서 접착된 물체를 이동시켜야 하는데 인지하지 못한다.

4.6 붙일 표면에 가져가기 위해 물건을 돌리거나 회전시킨다. 접착제를 너무 많이 또는 너무 적게 사용하지만, 효과를 인지하고 활동을 바꾸려고 한다. 예를 들어, 더 많이 혹은 더 작은 압력으로 병을 짠다든가, 빨리 붙게 하기 위해서 많은 힘으로 누른다든가, 지나치게 많은 접착제를 닦는다. 그러한 조절의 결과는 비효과적이다. C자형의 휴대용 공구나 물체 고정 시 사용하는 프레스를 사용하고자 하며 과거 접착 경험을 현재의 작업에 적용하나 종종 효과적이지 못하다.

4.8 해당 부분의 접착제 흘러내림과 접착력 확인이 끝났을 때 접착된 물체를 회전시킨다. 자신이 작업한 대로 작업 표면에 잘 붙었는지 확인 안 한다. 접착제량, 마르는 시간, 빨리 붙이기 위한 고무 밴드 혹은 C자형의 휴대용 공구 사용, 두 종류의 접착제 혼합 같은 내용을 외워서 새로운 접착 절차를 배울 수 있다. 비유연한 방식으로 이러한 작업들을 따라하며 빨리 마르는 접착제의 속도에 적응 못한다.

5.0 효과적으로 접착을 향상시키기 위하여 강도와 압력의 변화를 주기 시작한다. 두 부분의 에폭시 접착제로 작업하는 것 같이, 새로운 절차의 여러 증명된 기술을 보유한다. 빨리 마르는 접착제의 속도에 대한 적응을 어려워한다.

5.2 표면의 접착제 효과에 주목한다. 광택 없는 나무 또는 세라믹의 마감, 작업 표면에 대한 접착력 촉진, 얼룩 제거에도 관여한다. (불투명과 투명하게 하얀)접착제 표면의 굳는 효과를 이해한다. 자신이 작업한 대로 붙었는지, 방울졌는지 확인한다.

5.4 원하는 효과를 얻기 위해서 접착 도구와 방법을 변화시킨다. 조립하는 부품의 연속성을 위해서, 붙을 부품 간의 공간적 관계를 고려한다. 공간과 겹침을 고려한다. 무게, 표면 접촉 지역 또는 자신이 작업한 접착 흡수력 같은 속성 효과를 발견하고 방법을 바꾼다.

5.6 다양한 접착제와 특정 물체, 그 접착제의 용도를 비교한다(흰 접착제, 풀, 에폭시, 고무 시멘트 등). 새로운 방법에 대하여 정보를 추구한다. 빨리 건조되는 접착제를 사용하고자 요청하여 작업 속도를 조절할 수 있다.

5.8 빨리 마르는 접착제에 부응하기 위해 작업 속도를 변화시킬 수 있다. 잠재적인 위험을 피하기 위한 방법, 바람직한 이차적인 효과, 접착제의 파악하기 어려운 속성(예: 플라스틱을 녹이는 아세톤 접착제)을 파악하기 위한 의견을 요구한다.

6.0 물건의 잠재적인 이차적 효과 및 모든 속성의 인식을 바탕으로 최고의 재료와 방법을 추측한다. 위험을 예상하고 오염과 쓰레기를 최소화하려고 계획한다. 계획에서 시간의 흐름도 포함한다.

광택/세척(Polishing/Cleaning)

광내기(polishing)는 물건의 표면 질에 변화를 주기 위하여 천 혹은 다른 도구를 문지르는 작용/동작이다. 이 토론에서 광내기는 먼지 털기, 청소, 왁싱, 건조가 포함된다. 광을 내는 물건들에는 나무가구, 유리, 타일, 은그릇, 황동, 거울, 마룻바닥, 신발, 가죽제품, 구리조각품이 포함된다.

효과적인 광내기는 적절한 청소 재료(물, 비누, 금속 광택제, 녹 제거제)와 도구(천, 솔, 걸레)의 선택을 필요로 한다. 또한 방향에 있어서 활동의 변화, 압력, 활동의 지속성도 요구된다.

세척(cleaning) 또는 광택제 없이 닦기(그릇 건조 혹은 먼지 털기)는 성공의 다양한 정도로 3.0~3.8단계까지 수행될 수 있다. 물, 비누, 광택제 또는 다른 매체의 추가는 치료사들에게 4.0단계부터 그 이상의 연속성을 관찰할 수 있도록 한다. 더 높은 능력은 제거하기 어려운 때/얼룩, 숨겨진 혹은 닿기 어려운 지면, 또는 더 복잡한 도구에 필요한 신경근육 조정에서 증명된다. 더 높은 능력은 다양한 청소 매체 특유이 특성과 이차적인 효과뿐만 아니라 윤기의 일관성, 긁힘과 줄무늬 같은 표면 특성까지 고려해야 한다.

평가에서 광내기 혹은 세척을 사용하는 장점은 문화적 친밀성과 다양한 가사 일에 대한 직접적인 적용이 포함된다. 세척이 가치 있고, 적절하며, 건설적인 활동으로 인식되면서 문화적, 개인적 가치로 폭넓게 받아들여지게 되었다. 개인들은 이러한 과정을 거절할 수 있다. 독성 세척제 혹은 광택제를 사용한다면 6.0 이하 모든 단계에서 치료사에 의해 적절한 사전 주의와 피부 접촉 방지가 이루어져야 한다.

광택/세척 활동 사용 평가를 위해 제안된 준비물들

3.0~3.4

- 행주, 걸레
- 젖은 접시 또는 은그릇
- 세라믹 받침대 같은 작고 편평한 표면
- 광택이 필요한 신발
- 손이 닿는 범위 내의 물체들

3.6~4.4

- 세척용 천
- 휴대용 솔
- 비누 등 청소세제, 유리 또는 금속용 세제
- 신발·가구 광내기용 광택 세제
- 변색된 은그릇 또는 기타 금속
- 광택이 필요한 신발
- 눈높이가 아닌 곳의 표면이 오염된 가구
- 테이블 윗면, 카운터 같은 편평한 표면들
- 청소된 물건의 정확한 견본(광택이 있는 은)
- 시야 내의 모든 물체

4.6~6.0

- 다양한 크기, 흡수 성질의 세척용 천
- 다양한 솔, 강모, 걸레, 스펀지
- 독성이 있는 다양한 형태의 청소 및 광택제
- 청소와 광택이 필요한 마루, 가구, 금속, 크롬, 가죽, 타일 표면
- 구리 세공품 또는 가구와 같이 불규칙하거나 접근이 어려운 표면
- 보석과 같은 작은 물체들

광택/세척 분석

3.0 6인치(약 15cm) 이내에 놓인 천을 집는다. 혹은 손안에 놓여 있을 때 아래로 내려놓는다.

3.2 자발적으로 천을 집어 들고 6인치 활동 범위 안에서 광택/청소를 위해 물체 표면에 무작위로 앞·뒤로 움직인다. 물체를 보지 않거나, 산만할 정도로 동작을 멈추지 않거나, 멈추라고 할 때까지 한 장소에서 계속한다.

3.4 천을 집어서 물체를 닦는다. 지속적으로 물체를 바라보지 않으며 동작을 계속 반복한다. 지적할 때 먼지의 제거 혹은 은 변색 같은 눈에 보이는 미묘한 효과는 주목하지 않거나 잊는다. 접시나 은그릇을 닦을 때 건조함과 같은 촉감적 효과는 이해될 수 있다.

3.6 물체를 닦으면서 물체의 주변 또는 모양을 따른다. 또 자신의 활동 위치/지속성에서 변화를 모방할 것이다. 이러한 수정의 필요(예: 모든 얼룩 제거, 광택 마무리)가 이해되지 않는다. 청소 및 광택매체가 주어졌을 때 적절한 사용, 양, 적용 방식을 인식하지 못한 상태에서 적용한다.

3.8 모든 가능한 물체(은그릇) 또는 물체의 전 표면(작은 테이블 높이 혹은 TV 앞)을 닦는다. 보통 안 보이는 곳(테이블의 옆, 뒤, 다리)은 무시한다. 지적할 경우 두꺼운 때/먼지의 제거 같은 크게 눈에 보이는 효과에 주목한다. 청소/광택 용품이 주어지면 적절한 양의 인지 및 적용 방법을 모르고 물체

의 표면에 사용한다. 수행에 대한 감각은 모든 물체가 사용(모든 그릇이 건조)되었을 때이다.

4.0 천 그리고 닦기 또는 문지르기에 대한 광택제 적용과 같은 완성의 친숙한 단계로 나아간다. 팔 길이 범위 내의 모든 표면을 닦고, 높게 보이는 물체를 지속적으로 주목한다. 숨은 표면과 유리 얼룩 같은 덜 보이는 특성들을 놓친다. 증명된 수정이나 친숙한 연속성에서 변화들은 모방되지 않는다.

4.2 광내기 또는 청소할 때 한 번에 한 곳의 보이는 특징에 주목한다. 그리고 은의 어두운 얼룩 또는 신발의 때 제거 같은 견본 행동을 모방하려고 시도한다. 가구의 뒷면 같은 면에 도달하는 자세 변화에 실패한다. 그리고 청소할 때 바깥의 바로 근접한 공간에는 주목하지 않는다. 눈에 띄는 실수나 문제점을 본다(문질러서 반응하지 않은 곳). 그리고 도움을 요청한다.

4.4 광낸 숟가락, 마무리된 구리 조각, 깨끗한 신발 같은 견본에 어울리게 하는 결과를 성취하기 위하여 모든 눈에 보이고 쉽게 접근 가능한 곳을 닦는다. 눈에 덜 보이는 먼지를 보지 못한다(예: 구석). 바람직한 결과를 만들, 힘 또는 미세 모터 움직임의 수정을 시도하지만 이내 포기한다. 자세를 변경하지만, 표면에 쉽게 접근하기 위하여 물체를 회전시키지는 못한다. 지나친 양의 광택제 혹은 세척제를 사용하고, 사용량이 많은 것이 좋다고 생각한다. 청소제의 특성을 고려하지 못한다(예: 비눗물 막, 자극적인 매연, 연소 가능성).

4.6 닦을 때 표면에 더 접근하기 위하여 물체를 회전시킨다. 더 나은 결과를 만들기 위하여 활동의 위치 혹은 자발적인 압력의 조정을 한다. 그러나 이것은 효과적이거나 일관적이지 않다. 과거에 사용된 도구와 준비물을 요구한다. 필요한 준비물을 위해 당장의 주변 환경을 조사한다. 청소에서 단서가 주어지지 않으면 눈높이에 없는 표면을 게을리한다. 청소제의 부차적인 특성은 4.4처럼 무시된다.

4.8 모든 눈에 보이는 표면을 광내고, 청소하며, 먼지를 턴다. 그리고 완료 시점에 물체를 회전시켜, 결과를 확인한다. 암기로 새로운 상품 사용을 배울 수 있고, 유연하지 않게 사용한다. 암기로 안전 주의사항을 따르지만, 이차적인 효과 또는 특성을 자발적으로 주목하지는 않는다.

5.0 일관된 색상 또는 청결 상태를 이루기 위하여 광내기 및 청소할 때 힘, 압력, 활동 범위 내에서 변화를 시작한다. 크롬 연마제에 생성된 또는 다른 광택된 표면에 의해서 생긴 작은 흠집들, 광택의 적용 방향에 의해서 생긴 줄무늬 같은 표면 특성을 주목하지 못한다.

5.2 (구리 세공품, 골동품 등의)반짝임, 줄무늬, 미세한 먼지 제거, 광택 강조를 포함한 광택 과정에서 생긴 명백한 표면 효과에 대해 주목하고 고려한다. 자신이 작업한 효과를 확인하기 위하여 물체를 회전시킨다. 분명한 특성(다양한 금속 광택제, 가죽 또는 플라스틱 세척제, 딱딱하거나 부드러운 솔)을 기초로 세척제와 청소 도구를 구별한다.

5.4 청소 및 광을 내는 방법, 단계의 연속성, 자세, 세척제의 양을 변화시킨다. 활동의 연속성 계획 시 공간적인 특성을 고려한다. 세제 방울이 떨어지는 것을 막기 위하여 위에서부터 아래로 광을 내고, 바닥에 왁스를 칠할 때 구석에서 시작해서 문 쪽으로 일을 한다. 부득이한 이차효과 피하는 법을 고려하지만, 새 도구로 시험했을 때의 모든 잠재적이고 위험한 이차적인 효과를 예상하지 못한다.

5.6 다양한 방법(지시 사항, 충고)을 비교하고, 광택 및 청소를 위한 절차를 선택한다. 자신의 맥락(카페의 한 곳만 청소하거나 황동의 한 곳만 닦는 것은 다른 눈에 안 띄는 얼룩을 야기)에서 물건의 광

을 내거나 청소의 효과를 주목한다. 청결에 대한 결과의 판단을 위해 전통적이고 문화적인 규범을 사용한다. 새로운 재료, 세척제, 매개체 혼합의 위험성은 예상하지 못한다.

5.8 세척제/광택제의 부적절한 사용은 사람이나 물건에 해가 될 수 있는 것을 인지한다. 그리고 기대하지 않는 결과를 피하기 위하여 의견들을 구한다. 다양한 광택제 및 세척제의 사용에 관련된 구두 또는 서면의 안전 위험에 대한 설명을 따른다.

6.0 새로운 물건을 세척하고 광을 내기 위해서 최고의 재료와 방법을 연구하며 위험을 예상한다. 에너지를 보존하려고 한다. 예견되는 난관을 바탕으로 대안 계획을 작성한다.

절단(Cutting)

절단(cutting)은 물체의 크기, 형상, 또는 길이를 변화시키기 위하여 다양한 도구들을 사용하는 활동이다. 이 활동에 적용되는 여러 방법은 절단을 더 심도 깊게 정의하는 다양한 어휘로 추론된다(다듬다, 깎다, 자르다, 잘게 썰다, 자르고 깎다, 벗기다, 베다, 밀다/면도하다).

효과적인 절단은 재료의 특성과 바람직한 결과를 토대로 적절한 도구 선택을 필요로 한다. 신경근육 조정은 정확한 결과를 위해서 대부분의 절단 도구와 함께 어느 정도 필요하다.

날카로운 도구의 사용은 손상 위험을 수반하고, 장애가 있을 때 이 위험은 증가한다. 3.0~3.8단계까지는 직선의 면도칼, 칼, 노출된 칼날이 있는 다른 도구들이 위험할 수 있다. 최소 4.0~4.8단계까지 주된 결과의 인식은 어느 정도 연습된 주의를 필요로 한다. 그러나 클라이언트에게 부상을 입힐 가능성이 있는 이차적인 결과가 예상되면 치료사에 의해서 통제되어야 한다. 5.0~5.4단계의 실수는 충동성, 결과의 예측 실패, 충고를 따르지 않음에 기인한다.

평가를 위해서 절단을 사용하는 장점은 절단의 친숙성과 다양한 일반 활동에 대한 직접적인 일반화의 가능성을 포함한다. 이러한 응용에는 이발과 손톱깎이, 면도, 음식 준비, 먹을 때 음식 자르기, 바느질을 위한 옷감 자르기, 잔디 깎기, 덤불 정돈, 나무 자르기가 포함된다.

절단은 보통 어느 정도의 시각적 예민함과 두 손의 사용을 필요로 한다. 시력의 존재 혹은 손의 장애(힘, 움직임, 근육 통증, 떨림, 한 손만 사용) 또는 자살이나 살인 충동은 평가 활동의 사용을 제한한다.

절단 활동 사용 평가를 위해 제안된 준비물들

(*) 표시 물품은 면밀히 감독해야 한다.

3.0~3.4

- Fiskars(*)처럼 2개의 다른 크기 손잡이가 있는 6~8인치(약 15~20cm) 칼날이 있는 가위들
- 원이나 사각형 같은 단순한 그림이 그려져 있는 판지 또는 펠트 같은 가벼운 종이
- 뻣뻣한 리본

3.6~4.8

- 앞에 적은 재료들
- 직선과 곡선이 있는 가벼운 종이 인쇄물
- 무게와 저항이 다른 종이들
- 무게, 질감, 미끄러운 특성이 다른 직물들
- 손톱깎이 혹은 손톱가위(*)
- 면도칼(*)
- 작은 과도(*)
- 톱니 모양의 칼(*)
- 샐러리 또는 바나나처럼 작고 긴 야채, 가로로 절단하는 과일
- 토마토 또는 사과처럼 일련의 다른 절단 방식을 필요로 하는 야채와 과일
- 도마
- 금속 포일 같은 가벼운 금속(*)
- 절단 물체의 견본
- 절단된 일련의 물체

5.0~6.0

- 앞에 적은 재료들
- 손질이 필요한 불규칙적인 모양으로 인쇄물 혹은 내부 공간이 잘린 인쇄물
- 친숙하지 않은 물결무늬 양털깎기와 전선 절단기 포함, 다양한 크기와 무게의 가위들
- Exacto 칼(*) 같은 직선 칼
- Hedge clipper(가지치기용 가위) 같은 양손 절단기
- 종이 분쇄기(*)
- 쓰레기의 인식을 필요로 하고, 잘리는 위치 또는 무늬가 만들어지는 자리를 의도한, 낱개가 많은 재료
- 특히 날카로움과 둔한 특징을 변화시키는 도구(*)
- 전동공구(*)

절단의 분석

3.0 6인치(약 15cm) 이내에 놓인 도구를 집거나, 손에 있을 때는 아래에 내려놓는다. 도구의 날카로운 가장자리를 잡고 스스로 자른다.

3.2 자발적으로 가위를 집고, 손에 놓고, 자르는 동작으로 가위를 열었다 닫는다. 가위가 거꾸로 있을 수 있으며 동작이 단지 몇 초만 유지된다. 정상적인 힘이 부족할 수도 있으며 동작의 범위가 3~6인치(약 7.6~15cm) 내로 제한적이다. 동작이 다른 사람에 의해서 중단될 필요가 있고 절단할 물체를 잘 안 본다. 스스로 절단한다.

3.4 가위를 들고 절단할 물체를 지속적이지 않게 바라보면서, 선을 따라서 절단하려고 시도한다. 가위가 거꾸로 될 수도 있다. 재료를 자르고 절단이 잘 안 되면 뜯는 동작을 취할 수 있다. 곡선을 자르거나 자르는 방향을 바꿔도 재료의 방향은 돌리지 않는다. 결과를 평가하거나 방법을 바꾸기 위한 시도를 하지 않고 극도로 선에 근접한다. 칼과 다른 직선 날이 있는 도구로 스스로 절단한다.

3.6 물체를 보면서, 단순한 모양의 둘레를 따라서 또는 선을 따라서 가위로 자른다. 곡선을 자르거나 방향을 전환할 때 물체를 돌리지만 결과는 들쑥날쑥하고 편평하지 않다. 둘레 주변에서 큰 실수가 나올 수 있다. 절단의 위치에서 또는 동작의 위치에서 변화를 모방한다(면도에서처럼). 그러나 수정으로 해결 가능한 문제를 이해 못한다. 재료를 쥐는 손의 위치, 압력, 절단 각도, 재료에 대한 가위의 절단 각도 수정은 이해되지 않고 모방되지 않는다. 자르기 위해서 칼 사용을 허락 받아도, 재료를 쥐는 손이 칼과 안전한 거리를 유지하지 않는다.

3.8 선을 따라 혹은 둘레에서 절단한다. 모든 손톱을 잘랐을 때처럼, 모든 사용 가능한 재료 및 개체가 사용되었을 때 완성의 인식을 한다. 모양의 시각적인 실수를 인식한다(예: 당근이 너무 길게 절단된 것을 지적 받았을 때). 절단되는 재료의 위치 수정, 절단 각도, 더 낮은 수행에 적용된 압력은 3.6 수준처럼 이해되지 않는다. 그러한 조정을 필요로 하는 도구들은 효과적으로 안전하게 사용되지 않는다.

4.0 선을 따라서 절단하거나, 특정한 모양이나 길이를 만들기 위해서 특정한 위치에서 절단한다. 모양에서 눈에 띌 정도의 큰 변화에 주목한다. 팔 길이 이내의 개체에 대한 일련의 활동을 자발적으로 순서대로 한다(예: 사과를 반으로 자르고, 속을 드러내고, 4등분으로 자른다). 눈에 보이지 않는 개체는 무시된다. 예를 들어서, 손톱은 깎지만 발톱은 깎지 않는다. 각도 조절, 열림 폭, 압력, 타격 길이를 필요로 하는 도구를 사용하려고 시도하지만, 도구 사용을 바꿀 수 없고 일을 포기할 수도 있다.

4.2 선을 따라서 절단하고, 길이와 모양을 만들기 위해서 특정한 위치에서 절단한다. 견본과 아주 눈에 띄게 다른 차이를 인식한다. 손의 조정이 서툴다. 견본과 같은 결과를 위해 도움을 청한다. 다른 중요한 특징을 무시하면서(절단 각도) 가령 손톱의 길이와 같은 한 가지 큰 특징에 집중한다. 절단으로부터 작업 표면 보호가 필요하나 손톱 밑까지 너무 가깝게 절단하거나, 부상을 피하기 위한 손이나 도구 사용 같이 이차적인 결과나 잠재적인 위험은 예상 못한다.

4.4 견본이나 전에 만들었던 작품과 정확히 일치하기 위해서 집중한다(길이, 모양, 다른 현저한 특징). 손의 움직임이 서툴 수 있으며, 두 가지의 특징에 주목한다(어두운 선, 색 변화가 결정된 가장자리). 덜 현저한 특징들은 관심이 없다. 예로, 연필로 표시된 절단선, 뒤쪽 머리카락, 절단된 손톱의 옆 가장자리, 압력, 각도, 도구(손톱깎이, Exacto 칼, 양털깎이용 양손가위, 면도날)의 손에서의 위치 같이, 지속적으로 신경근육 조정을 필요로 하는 도구는 효과적으로 혹은 안전하게 사용되지 못한다. 예전 절단 방법은 새로운 재료 개체에서 그 수행이 추정된다.

4.6 적용된 압력의 정도나 절단 가장자리 각도와 같이, 도구 사용에서 신경근육 변화를 시도한다. 그러나 그 노력은 보통 성공적이거나 지속적이지 않다. 더 나은 결과를 만들기 위해서 위치 변화를 모

방할 수도 있다. 가령, 손톱깎이를 손톱 밑 부분으로부터 더 멀리 혹은 더 가까이 놓는다든가, 가위질을 할 때 절단 각도를 조절하기 위해서 옷감 위에 손을 놓거나, 면도할 때 부드러운 피부 면에 더 강하게 압력을 주기도 한다. 과거의 절단 경험을 기억하고, 눈에 안 보이는 전에 사용했던 도구를 요청하기도 한다. 견본과 아주 다른 결과물을 의도적으로 만들기 위해서 절단의 결과물을 개성 있게 하고자 시도한다.

4.8 마무리되었을 때, 효과적인 결과물을 위해서 개체를 돌리고 회전시킨다(면도 후 머리와 목을 돌린다). 절단되는 개체의 현격히 눈에 띄는 모든 결과에 주목한다. 절단 도구로 일련의 새로운 단계를 기억하고, 검증된 안전절차를 따라할 수 있다(Exacto 칼을 사용하다가 우연히 실수한 경우 쓸모없는 선의 면을 절단하기도 하고, 작업면을 절단으로부터 보호한다). 힘, 활동 범위에 있어서 신경근육의 조정과 도구의 배치를 열심히 모방하고, 실수를 야기할 수 있는 피로도를 줄인다.

5.0 힘, 압력, 활동 범위 또는 더 나은 결과를 위해서 도구의 각도에서 변화를 시도한다. 좁은 공간 안의 절단도 천천히 이루어지거나 너무 지루하면 포기되기도 한다. 표면 혹은 가장자리 특징을 무시하고, 이차적인 결과 혹은 잠재적인 위험에 대해 인식하지 못한다.

5.2 절단면과 가장자리의 특성들을 인식한다. 모양, 매끄러움, 높이의 일관성을 위해서 가장자리를 다듬는다(예: 덤불 혹은 턱수염을 다듬는다). 결과 확인을 위해서 자신이 작업한 개체를 회전시킨다. 만질 수 있는 특성을 지닌 절단도구들을 구별한다(예: 발톱깎이와 손톱깎이, 양털가위와 보통 가위). 잠재적인 이차 결과들이 고려되지 않아서 도구의 사용이 충동적으로 보이기도 한다.

5.4 더 좋은 결과를 만들기 위해서 도구, 작업 활동, 절단 각도, 자세를 바꾼다. 공간적인 특징에 자발적으로 주목한다(부정적인 공간, 중복, 절단으로 생긴 쓰레기). 큰 조각에 있는 가장자리를 사용하거나 가장자리 근처 절단으로 재료를 아끼는 방법을 예상은 못하지만 발견할 수는 있다. 재료의 성질 탓을 하기도 한다(예: 무딘 도구 등). 부상을 피하기 위하여 권고된 안전 주의에 대해서 저항하기도 한다.

5.6 작업 진행 전에 절단 방법을 비교한다(지시 안내서, 치료사의 충고). 도구 선택을 바꾸고 방식도 대체한다. 사회적 규범(예: 머리 컷, 손톱의 길이) 또는 미적 규준으로 결과를 판단한다.

5.8 가능성 있는 이차적 위험적인 결과를 명확히 하기 위해서 다른 사람들에게 조언을 구한다. 가령, 작업 표면에 대한 손상, 적절한 보관과 도구에 손상을 피하기 위한 도구의 사용, 전동공구의 안전 주의에 대해서 물어본다. 모든 재료 개체들이 있을 때 작업 과정을 계획한다.

6.0 가장 좋은 도구, 모든 개체의 특성을 인식한 가운데 활동의 가장 좋은 계획을 포함하여 절단할 재료 개체들에 대해 추론한다. 예상된 어려움을 토대로 대안을 만들고 잠재적인 위험이 고려된다. 절단 전에 도구의 상태를 확인한다. 지속적으로 높은 단계의 안전 주의가 필요한 절단 작업을 할 수 있다(예: 전문적인 머리 손질, 약간의 실수도 허용하지 않은 전동공구 작동).

재봉(바느질, Sewing)

바느질은 옷감, 가죽, 플라스틱, 혹은 실, 줄, 원사, 혹은 묶는 재료를 연결하거나 함께 고정시키는 것이다. 재봉 방법 및 도구는 아주 다양하다, 그러나 기본적인 손 재봉은 실, 바늘, 핀, 가위와 함께 이루어진다. 더 복잡한 구성은 패턴과 기계의 사용을 자주 포함한다. 활동으로서의 재봉에 관련된 활동들은 자수, 꼬기, 바구니 세공 짜기, 뜨개질, 코바늘 뜨개질, 매듭공예를 포함한다. 결과물들은 보통 꿰매진 접합물과 미학적인 외관에서 판단된다.

3.4~3.8단계에서는 홈질(running stitch)이 이루어질 수 있지만 접합물의 외관이 판단되지는 않는다. 활동의 연속성과 기능적인 접합물의 인식은 수준 4.0~4.8에서 관찰된다. 5.0단계 이상에서만 부품의 새로운 완성체로 구성, 표면의 인식, 공간성, 다른 특성들이 변화와 새로운 학습을 보여 준다.

대부분의 사람은 꼬기, 묶기, 꿰매기 같은 친숙한 일을 하려고 한다. 문화적이고 개인적인 선호도는 선택 가능한 다양한 재료로 나타난다(어떤 사람의 경우 가죽은 꿰매려고 하지만, 옷감은 꿰매려고 안 한다). 시력 혹은 손에 장애가 있다면 평가를 위한 바느질 사용을 제한하기도 한다.

바느질 활동 사용 평가를 위해 제안된 준비물들

3.0~3.4

- 홈질(running stitch)
- 미리 구멍을 뚫은 가죽
- 왁스 입힌 실로 엮은 가죽 바늘
- 펠트 또는 엷게 풀 먹인 재료
- 실이 꿰인 바늘
- 리본 또는 매듭을 묶기 위한 끈, 줄, 레이스

3.6~4.4

- 앞의 재료에 추가하여
- 감치기(whip stitch)
- 미리 구멍을 뚫은 가죽
- 가죽 끈으로 엮은 가죽 바늘
- 펠트, 다른 무게의 옷감들
- 실
- 바느질용 바늘
- 안쪽에서 바깥쪽으로 솔기를 돌리기 위한 손바느질
- 지그재그 바느질
- 원사

- 플라스틱 그물/면포
- 미리 준비된 책상 베틀로 물결무늬 직물 짜기
- 리본으로 짜기
- 원사로 꼬기
- 간단한 자수, 옷감에 인쇄된 디자인
- 홈질과 감치기로 수선하기
- 단추들, 다른 고정물
- 1시간 내 완성 가능한 정확한 견본 과제들
- 눈에 보이는 모든 재료

4.6~6.0

- 앞의 목록에 추가하여
- 패턴에서 꿰매기(바느질)
- 돌리거나 채워서 하는 바느질
- 여러 조각 깁기
- 바늘로 뜨는 레이스
- 십자수
- 바닥 베틀로 짜기
- 바구니 세공
- 매듭공예
- 대바늘 뜨개질
- 코바늘 뜨개질
- 재봉틀
- 필요 사항은 아니지만 정확한 견본들
- 시야에서 벗어난 곳에 재료들이 보관될 수 있음

재봉(바느질) 분석

3.0 6인치(약 15.2cm) 이내에 놓인 줄, 실이 꿰어 있는 바늘, 코바늘 및 기타 도구를 집는다. 혹은 도구가 손에 놓일 때 그것을 아래로 내려놓거나 던져 놓는다.

3.2 자발적으로 줄 또는 도구를 집어서 3~6인치(약 7.6~15.2cm) 활동 범위 내에서 앞·뒤로 움직인다. 예를 들어서, 매듭 방향, 줄의 팽팽함, 길이를 무시하면서 실을 꿴 바늘을 안·밖/위·아래로 밀어 움직인다. 또는 끈을 잡고 묶으려고 시도한다. 자신이 작업하는 개체를 보지 않는다.

3.4 홈질을 완성하기 위하여, 일련의 미리 뚫어진 구멍을 통해 실을 꿴 바늘을 앞·뒤로 밀어 움직인다. 보통 왼쪽에서 오른쪽으로 진행한다. 개체를 비지속적으로 바라본다. 자발적으로 활동을 멈추거나

시작한다. 접합에 대한 판단, 줄의 팽팽함, 매듭 길이 같은 시각적인 결과에 주목하지 않는다. 줄이 보일 때 또는 줄이 팔 범위 안에 있을 때 매듭 또는 리본 매듭을 묶지만 줄의 팽팽함에는 주목하지 않는다. 리본 매듭은 풀지만 신발 끈의 매듭 또는 조여진 끈은 못 푼다.

3.6 가장자리 또는 선을 따라서, 1개의 천을 통과하여 실을 꿴 바늘을 앞·뒤로 밀어 움직인다. 바늘이 놓인 위치를 따라 변화는 모방할 수 있지만, 해결할 수 있는 문제점 개선에 대해서는 이해하지 못한다(예: 변칙적 길이의 바느질, 천의 숨겨진 층 꿰매기). 매듭을 짓기 위해서 추가 실이 필요하나 매듭에 대한 필요의 인식 없이 실로 꿰매 버린다. 만약 꼬는 것이나 뜨개질에 익숙하다면 다른 작업을 시작하게 한다. 활동은 반복적이다(기계적으로 뜨개질하듯이). 그리고 줄의 팽팽함은 무시되며 연속동작을 시도하지 않고 완성에 대한 인식이 없다.

3.8 둘레를 따라서 홈질 및 감치기로 완벽하게 바느질하거나 공간을 채우며(지그재그 바느질 혹은 자수처럼), 공간이 꽉 차거나 주어진 재료를 다 사용하면 작업을 중단한다. 완료에 대한 감각은 모든 사용 가능한 재료를 다 쓰거나, 공간을 다 채움으로써 결정된다. 팽팽함 혹은 꼬임 같은 줄/실의 특징에 주목하지 않는다. 숨겨진 표면 또는 그러한 표면에 대한 영향 및 실수에 관심이 없다.

4.0 현재의 목표가 완성될 때까지 홈질, 감치기 또는 전에 배운 바느질로 꿰맨다. 남의 도움 없이 실 자르기, 바늘에 실 꿰기, 바느질 같은 익숙한 동작들을 차례로 한다. 매듭을 묶기 위해서 추가로 실이 필요하다는 것을 생각하지 못한다. 팔이 뻗는 범위 안의 재료를 사용한다. 연속적인 동작이 부정확하고, 동작의 연속에서 수정은 나타나지 않는다. 매우 잘못된 바느질 같이 눈에 잘 띄는 실수는 알아차리지만 고치지 않는다. 단순하고 능숙한 활동은 순서를 바꿀 수 있다(엇갈린 감치기를 되돌린다). 숨겨진 표면(천의 뒷면)에 주목하지 않는다.

4.2 팔이 닿는 범위 안에 있는 견본이나 전에 완성한 규격(예: 꿰맨 단추)을 참고한다. 그리고 제공된 재료로 한 번에 한 특성에 맞추어 동일하게 만들려고 노력한다. 바느질은 홈질, 감치기, 블랭킷스티치(blanket stitch) 또는 전에 배운 바느질이 포함된다. 주목된 특징에는 길이/척도(차례로 물건을 놓아서 인식된), 모양, 색상, 방향성이 포함된다. 연관에 대한 문제점을 인식하고 도움을 청한다. 솔기를 숨기기 위해서 바느질을 안에서 밖으로 바꾸고, 옷감을 짤 때 위·아래의 관련성을 포함하는 공간적 특성과 숨겨진 표면 때문에 혼란스러워한다.

4.4 3~4피트(약 91.4~122cm) 이내에 위치한 견본을 정확히 따라 하기 위해 개체를 주시하고 복제를 시도한다. 모양, 색상, 수평·수직적 배열, 연속성을 포함하여 현저히 눈에 보이는 특징 네 가지에 주목한다. 한 번에 두 가지 특징을 고려하는데 예를 들어, 단순하게 짜인 옷감에서 바뀌는 색상들, 다른 바느질 타입과 자수의 색상 변화에 주목한다. 눈에 띄는 문제점을 인식하고 단순하게 수정한다(예: 가죽 끈을 다시 풀거나 바느질한 실을 제거한다). 공예 매듭을 위·아래로 움직이거나, 묶는 끝의 길이를 바꾸기 위해서 줄이나 신발 끈을 이동시키는 것같이, 이차적인 결과의 인식을 필요로 하는 문제점을 무시한다. 준비물이나 재료를 찾지는 않으나, 이전에 사용한 도구를 요청할 수도 있다. 숨겨진 표면을 고려하지 못하며 매듭을 뒤나 안쪽에 숨기는 대신에 바느질 면에 매듭을 묶는다. 이차적인 결과(실 무게, 바느질 길이, 바느질 수, 솔기 길이의 영향)는 설명해 주어도 이해를

못한다.

4.6 잘 보이는 곳에 위치한 견본을 참고하며 개인적 목적을 이루기 위해서 수준 4.4에 열거된 특징들 중 한 가지 또는 그 이상의 특징을 변화시킨다. 실수를 인식하고 바느질 활동에 변화를 시도한다. 가령, 결과에 더 주의하기 위해서 바느질을 제거하거나, 더 단단하게 한다. 그러한 변화들은 작업의 나머지 효과를 인식 못한 채 한 번에 이루어진다. 예를 들어, 평직(tabby weave)에서 오류가 나오면 앞선 열의 효과를 인식 안 하고 수정하며, 더 좋은 결과를 위해서 단순히 매듭을 풀거나 리본을 다시 묶는다.

4.8 매듭공예에서 우측, 좌측 1/2의 매듭 활동처럼, 일련의 증명된 새로운 활동을 천천히/기계적으로 외워서 기억한다. 자신이 작업한 모든 눈에 띄는 결과에 주목한다. 그리고 숨겨진 표면의 실수를 확인하기 위해서 완성 시 개체를 돌리고 회전시키며 매듭 위치 같은 공간 선정의 어려움을 해결한다. 힘, 활동 범위, 도구 선정의 신경근육 조정은 보다 효과적인 결과를 얻기 위해 한 번에 하나씩 어렵게 이루어진다. 뜨개질 같은 지속적으로 신경근육 조정을 필요로 하는 새로운 절차들은 너무 힘들어서 포기하기도 한다. 자루에 넣을 재료보다 가장자리 바늘땀을 더 작게 해야 한다는 것과 같은 눈에 보이는 이차적인 결과는 지적할 경우 바로 이해한다. 매듭을 푼다. 작업을 마친 후에 매듭을 당겨 보며 매듭을 확인한다.

5.0 더 나은 결과를 위하여, 작업하면서 스스로 관절가동범위와 근력을 다양하게 한다. 예를 들어, 저항 물질을 통과시키면서 바늘을 밀거나 흔들고, 매듭을 단단히 매기 위해서 사용된 힘에 변화를 주거나, 구멍에 실을 왕복하여 넣는 방법을 변화시킨다. 이런 과정에서 발견된 새로운 해결법을 잊어버린다. 대바늘 또는 코바늘 뜨개질 같은 지속적인 조정을 필요로 하는 새로운 활동은 천천히 그리고 힘들게 이루어진다.

5.2 옷감의 촉감, 자수 또는 원단의 짜인 뒷면 모습이나 패턴, 꼬아 만든 바구니의 바느질에 형성된 패턴 같은 만질 수 있는 재료의 표면 특성을 인식한다. 예를 들면, 헐거운 천과 같은 가장자리의 특성을 고려한다. 대각선의 패턴 정보(능직)를 이해하면서, 짤 때의 날실과 직물 효과를 주목한다. 전문적인 재봉 도구들을 구별한다.

5.4 여백 공간, 내·외부 공간, 중복을 포함하여 재료의 공간적인 특성을 고려하고 조작하여 패턴 조작들을 유연하게 배치한다. 여분의 천이나 보수를 통해 이음매에 대한 이해가 필요하다. 해결책을 기억한다. 작은 공간에서 섬세한 조정을 할 수 있으며 작은 단추나 호크단추 같은 작은 고정물질에 성공적으로 바느질을 할 수 있다. 뜨개질 또는 바구니 꼬기 같은 지속적으로 섬세한 조정을 필요로 하는 새로운 양손 작업을 과도한 스트레스 없이 배운다. 필요한 도구와 재료를 찾는다. 도구 사용, 바느질 방법과 새로운 결과를 발견하기 위해 활동 순서를 바꾼다. 잠재적이고 바람직하지 않는 결과를 피하기 위한 조언에 주의를 기울이지 않고 추구하지 않는다.

5.6 색상, 모양, 옷감 형태를 조정하여 부분과 전체의 균형이나 조화로운 모습을 창조하려고 고려한다. 사용의 맥락과 선택 시 패션이나 현재 스타일을 고려한다. 지침서 또는 견본은 좋은 참고자료가 된다. 재료의 양을 예측하지만 검증을 추구하며 요청으로 작업 공간을 조정할 수 있다. 진행 전에 바

느질 방법을 비교한다.

5.8 모든 재료가 있을 때 새로운 작업 순서를 계획한다. 즉, 새로운 짜기 모형, 조립 방법, 바느질 기획을 고안한다. 피하고 싶은 잠재적인 이차 결과를 알기 위해서 조언을 구한다. 자신의 작업 속도를 만든다.

6.0 새로운 바느질 프로젝트를 이루기 위한 방법을 추론한다. 사용 가능한 재료, 필요 시간, 지출, 방법, 바람직한 결과를 위하여 피하고 싶은 잠재적인 결과를 고려한다.

측정(Measuring)

측정(measuring)은 측정 단위에 따라서, 정도, 양, 지속성 같은 양을 결정하는 동작이다. 측정의 목적은 작업의 실용적인 결과를 이루게 한다. 실용적인 결과는 실수, 재료의 낭비, 위험을 피하는 것이다. 또한 외형, 기능 그리고 정확함을 위해 사회적 필요조건에 부합하게 한다.

재료 개체의 대부분의 특성은 기존의 측량 단위(인치, 파운드, 각도)에 지정된 숫자 단위와 몇 가지 방식으로 측정될 수 있다. 자주 측정된 특성과 측정 도구는 길이(자, 야드자, 테이프), 무게(저울), 양(티스푼, 컵, 다른 액체 측정 도구), 뜨거움과 차가움(체온계, 온도계)을 포함한다. 지속성은 시간의 흐름 표시(표준시계, 디지털시계, 달력)에 의해서 측정된다. 숫자는 양을 계량화하기 위해서 측정 내내 사용된다. 이러한 토론은 일상활동에서 자주 사용되는 측정에 초점이 맞추어져 있고, 거의 사용하지 않거나 너무 전문적인 측정은 포함되지 않는다.

3단계에서 측정은 무시되며 시간과 날짜에 대한 감각 상실이 일반적이다. 뚜렷하게 시각적인 특징들은 장애 정도 비교의 토대를 형성한다(4.0~4.6단계). 그리고 기존 측정 도구의 엄격한 사용은 4.8단계에서 이루어진다. 자 같은 몇 가지 장비의 유연한 사용은 5.4단계에서 시작된다. 그러나 측정에 영향을 주는 무형의 요소들은 5.8 또는 6.0단계까지 지속적으로 고려되지 않을 것이다.

측정 단위와 도구의 친숙함은 교육과 문화적인 배경에 따라서 크게 달라지며 모든 다른 활동에서처럼 이전의 경험을 확인해야 한다. 과제에 참여할 때 특정 요구되는 측정을 실패할 경우, 장애인들은 개인의 선호에 의해 하지 않을 수도 있다. 측정이 기능적 결과를 보기 위한 중요한 수단으로 사용되는 과제를 선택하는 것이 선호된다.

측정을 필요로 하는 다양한 일상적인 활동들은 요리(액체와 양을 결정하고 양, 시간의 경과를 고려), 세탁(비누, 표백제와 물의 양, 손세탁과 건조에서 시간의 경과를 판단), 세척(물과 세척제의 정확한 양을 섞음), 처방전을 따르고, 식물과 동물에 대한 물과 음식의 양을 결정하는 것들을 포함한다. 시간의 인식과 측정은 전반적인 사회 조정에서 중요한 요소로 고려될 수 있다.

측정 행위 평가를 위해 제안된 준비물들

3.0~4.6

- 보이는 곳에 놓인 시계

- 자
- 확실히 표시된 양 측정
- 정확한 견본들과 비교로 연관되는 물체들
- 기능적인 결과를 위해 특정 양, 열, 기간의 측정이 요구되는 요리법(마카로니와 치즈)
- 시간 경과 인식을 필요로 하는 재료들(얼굴 마스크, 염색약, 매니큐어, 접착제, 페인트)

4.8~6.0

- 눈에 띄는 표시가 있거나 없는 전통적인 특정 도구들
- 몇 개의 다른 측정 단위 사용과 시간 경과를 동시에 필요로 하는 요리법이나 작업들
- 길이, 너비, 높이 측정
- 길이, 양, 무게 혹은 다른 측정의 평가를 필요로 하는 업무
- 시간 제한이 있는 업무들

측정 분석

3.0~3.6 양의 측정이 무시된다. 시간의 경과는 활동의 지속성에 의해서 표시된 것으로 보인다. 시각적 또는 다른 인지적 신호(냄새 또는 사람의 외모)는 친숙한 사건(저녁 혹은 일상 그룹 활동)의 시간을 암시한다.

3.8 양의 측정은 무시되며 시간 경과는 특정 업무의 완성에 의해서 표시될 것이다. 보통 달력, 시계를 혼동한다.

4.0 양의 측정이 무시된다. 잘 학습된 양(커피에 설탕 두 숟가락)은 습관적인 동작에서 변하지 않고 사용될 수 있다. 기간 경과는 즉각적인 목표로 측정될 수 있다(보통 1시간 정도만 예상된다). 매달 규칙적으로 발생하는 아주 가치 있는 사건을 인식한다. 또 날짜와 시간을 혼동할 수도 있다.

4.2 물체의 길이를 알고, 비교를 위해 물건을 옆에 놓아서 측정한다. 자 혹은 다른 길이 측정 도구를 사용하지 않는다. 유심히 살펴서 2까지 숫자를 안다. 2보다는 조금 더 큰 양을 결정하기 위해서는 숫자를 셀 필요가 생길 수 있다. (기준으로 '맞게 보이는 것'을 두어) 어림하여 액체량을 측정한다. 측정 컵의 표시를 무시하거나 측정 컵 끝까지 채운다. 접착제나 페인트의 '너무 많게' 또는 '너무 적게'에 대한 확실한 인식이 없다. 무게와 온도의 경우 "내가 들기에는 너무 무거워" 또는 "잡기에 너무 뜨거워" 같은 개인적 규준과 관련하여 이해된다. 크기에 대해서 대강의 비교를 한다(작은, 중간, 또는 큰). 날짜 혹은 시간을 물어보며 이런 정보를 기억하는 데 어려움을 겪는다.

4.4 정확한 견본과 직선거리를 연관시켜 측정하며 연관이 가능하다면 다른 측정 도구나 자를 사용 안 하려고 한다.

시각적 스캐닝으로 작은 길이 또는 사이즈의 차이(예: 6과 7인치의 차이)를 인지하거나 거리를 측정하지 못한다. 강화유리 용기와 같은 액체가 명확히 보이는 것을 사용하고 눈에 보이는 양만 파악할 수 있다. 풀과 페인트와 같이 특정 물질에 대해 과한 양을 인지하는 경우 '많은 편이 낫다'라는

판단의 제한을 준다. 측정을 포함한 활동의 과정은 알지만(예: 주전자 안의 커피) 양의 변화를 알 수는 없다. 양을 결정하는 지시를 읽으나 따르지 않는다. 예를 들어 개인적인 옷, 신발 사이즈, 키, 몸무게와 같은 잘 학습된 몇 가지의 양만 인식한다. 시각적 스캐닝에 의해 4까지 알 수 있다. 큰 숫자의 경우 수를 세면서 동일하게 측정할 수 있지만 매우 좌절할 수도 있다. 예를 들어 1/2, 1/4과 같이 동일한 부분의 제한된 숫자 안에서 나누는 것을 할 수 있다. 하지만 3등분 하는 것은 어렵다(예: 편지지를 3등분 하여 접는 것). 힌트를 주어도 시간에 따른 행동을 할 수 없다(예: 마스크팩을 15분 뒤에 제거하기 위해 기다리는 것). 활동을 완성하기 위한 시간을 측정할 수 없고, 시간을 나누어 계획하여 사용하는 것을 할 수 없다. 시간상 정확성이 요구되지 않는 일상활동은 따른다. 날짜와 하루의 시간은 알 수 있다.

4.6 시각적 스캐닝에 의해 일치하지 않는 선형 거리의 작은 차이(예: 6인치와 7인치의 길이)를 발견한다. 과도한 양의 풀이나 얼룩을 깨닫는 경우 그것을 지우려고 시도할 수 있다. 다른 방향에서 표시된 위치까지 접근할 수 있도록 액체 물질을 돌려 보거나 유리로 된 수은온도계를 볼 수 있다. 한 번에 하나의 양만, 힌트가 있을 경우 견본으로부터 측정된 양을 변경할 수 있다. 동시에 다양한 영역 측정을 혼란스러워하고 어려워한다. 힌트에 의해 시간의 흐름을 주의할 수 있으나 15분 이상의 인지 유지는 어렵다.

4.8 너비와 길이와 같이 양적인 두 가치의 척도를 고려할 수 있다. 3개 또는 그이상의 양의 다른 영역의 측정은 천천히 고려하거나 어려워할 수 있다(예: 하루 중의 시간, 간격, 처방된 약의 양). 자를 사용하여 자보다 동일한 양 또는 적은 양을 측정할 수 있다. 응용하여 더 긴 길이를 측정하는 것은 어려움을 느낀다. 모두 표시되어 있는 정밀검사 도구로 액체의 양을 측정할 수 있다. 융통성 없는 기계적 암기에 따르는 것에 의해 새로운 측정 방법을 배울 수 있다(예: 온도계로 온도를 측정하거나, 포도당 단계를 계량봉으로 평가하는 것). 요리법을 따라하는 것 같이 측정 단계를 고지식하게 따라할 수 있을 것이다. 짧은 기간 동안 시계를 보고 유사하게 시간의 흐름을 볼 수 있다(5~15분). 더 긴 기간 동안 힌트를 주거나 확인을 요청하면 가능하다. 다른 사람에 의해 규칙적인 일정과 주간 단위의 일정을 설정할 수 있다.

5.0 길이가 긴 기구를 자를 이용하여 다양한 위치나 다른 선형 측정을 할 수 있으나, 과도 포장이 되어 있는 경우 실패를 고민해 볼 수 있다. 한 번에 세 가지의 정확한 단위를 측정할 수 있다(예: 약 처방전). 1달 단위에 규칙적으로 일어나는 일에 대한 일정을 스스로 세울 수 있으나 지키는 데 문제가 생길 수 있다.

5.2 다양한 종류의 측정 기구 사이에서 차이를 볼 수 있으며, 물체를 적절하고 명백하게 알 수 있도록 하는 도구를 선택하여 측정할 수 있다. 적은 양의 차이를 알 수 있다. 일정을 유지할 수 있는 시계, 달력, 스케줄러와 알람에 의존한다.

5.4 기구를 측정하는 데 과한 포장이 된 것을 고려하여 너비를 측정하는 것과 빈 부분을 포함하여 자를 효과적으로 사용할 수 있다. 전체의 부분과 파편을 부피 측정보다 선형 측정 또는 면적을 통해 이해한다. 지도에서 거리를 계산할 수 있다. 측정 사용에 엄격하고 일관성 있는 본인의 기준이 있다.

특정한 과제의 엄격한 측정에서 편차의 효과가 있는 것을 알지 못한다. 정해진 시간 또는 정해진 일정, 속도가 변하는 것을 요청하는 것에 대한 논쟁을 할 수 있다.

기한에 맞추기 위해 짧은 기간에 속도를 높일 수 있다. 과거의 경험으로부터 요구되는 시간과 동일한 것을 회상하면서 활동에 참여하는 동안 시간 측정의 어려움을 겪을 수 있다.

5.6 이득이 된다고 이해하는 경우 새로운 방법이나 도구를 대체하여 다른 측정 방법과 비교하여 조리법이나 다른 기준이 있는 업무에 의해 제안하거나 찾을 수 있다. 정확한 측정이 중요한 것을 이해하고 균형을 유지하거나 시각적으로 아름답게 비율을 정할 수 있다. 시간이나 부피에 대한 정확한 측정을 할 수 있다.

5.8 모든 존재하는 물건에 대해 측정을 달성하는 새로운 방법에 대한 계획을 세울 수 있다. 측정 도구의 양과 물체의 피할 수 없는 보조 효과를 고려할 수 있다. 활동 안에서 3차원, 부피, 시간에 대해 측정할 수 있으나 확인이 요구된다. 일의 속도, 물체의 정확한 양을 사용하는 것, 과거 경험, 시간을 다양화할 수 있다. 부피 측정 시 간접적인 방법을 이해한다(예: 물의 배수량 측정). 측정을 통해 특정 양의 향후 미치는 영향에 대해 고려할 수 있다.

6.0 물체가 존재하지 않아도 측정은 새로운 활동에서 공식적인 계획에 의해 사용된다. 동시에 발생하는 다양한 영역에서 측정을 고려할 수 있다. 식사 준비 계획으로부터 영화 제작비 예산까지 활동의 복잡성에 따라 넓은 영역의 담당이 가능하다.

혼합(Mixing)

혼합(mixing)은 물체를 결합하는 활동인데, 특정 목적 때문이거나 다른 특징이 변하를 나타내기 위한 것이다. 요소의 결합은 고체 식용 식품, 고체가 아닌 물질(예: 페인트, 화장품, 화학물질, 액체, 공기, 물, 열)이다. 결합의 효과는 눈에 띄는 유형적인 것(물에 건조 성분 섞기, 끓는 물을 통한 난방, 크림 안에 공기 섞기)이거나 덜 유형적인 것(화학적 변화, 조미료 사용)이다.

혼합에서 도구 사용은 음식 가공 처리 기계와 전기 믹서와 같은 전원 구동 기계뿐만 아니라 손잡이가 있는 숟가락, 거품기 또는 젓가락을 말한다. 열은 오븐, 토스터, 전자레인지 또는 햇빛에 노출되는 기계와 같은 기구 사용에 추가로 사용된다. 매일매일 활동에 혼합되어 흔하게 사용되는 물건과 도구들은 이러한 논의에 초점을 맞추어야 한다.

레벨 3.0~3.8 수준에서 물체는 결합의 효과를 인지하지 못한 채 혼합된다. 바람직하지 않고 위험한 결과가 예상되고 다른 것에 의해 예방될 수 있다. 레벨 4.0~4.8 수준에서 특정 목표에 의해 물체는 혼합된다. 결합의 선택은 친숙하고 눈에 보이는 것을 바탕으로 이루어진다. 다양한 양의 측정을 필요로 하는 것을 아는 것을 인지하지 못하는 것부터(4.0) 규정에 의한 양에 의해 엄격하게 적용(4.8)되는 것까지 인식하는 것이다.

선호하는 혼합 방법은 잘 학습되고 관습적인 것이다. 효과는 눈에 보이거나 명백하게 인지할 수 있어야 한다. 두 번째로 또는 눈에 보이지 않는 효과는 언급되지 않으며, 잠재적으로 위험한 조합은 예상되지 않는다. 레벨 5.0~5.8 수준은 물체를 다양한 과정으로 새로운 방식으로 조합할 수 있다. 조합 과정 동안 신경근육적 조절을 하면서 양을 늘리는 것을 인지한다. 레벨 6.0까지는 위험하거나 잠재적인 위험이 조합된 경우 예상하지 못한다.

과제는 양의 측정을 통해 혼합을 하는 과정이 자주 포함되며 어떤 부분에서는 시간에 대한 인지도 필요하다. 요리는 일상생활에서 살아가는 데 가치가 높고 필수적인 요소로, 측정뿐만 아니라 혼합을 보는 동안 좋은 환경도 제공되어야 한다. 친숙함이란 혼란변수는 덜 친숙한 도구나 기구 또는 새로운 요리법을 통해 최소화한다. 기능적인 결과가 명백한 과제는 선호된다(예: 밥은 설익거나 과하게 조리된 것에 의해 판단되고, 토스트는 탔는지에 의해 알 수 있지만, 참치 샐러드는 만드는 방법이 다양하다).

혼합되거나 결합된 것들에 대한 일상활동은 화장하기, 머리 염색하기, 요리와 제빵, 주사 또는 경구 투여하여 처방에 맞게 먹는 것, 섞거나 재구성하는 음료, 청소 준비, 페인트 섞기, 시멘트 반죽하기, 물 또는 용액과 접착제를 섞기 같은 것들을 포함하여 발생한다.

혼합 활동 평가를 위해 제안된 준비물들

* 표시가 있는 항목은 감독이 필요하다.

3.0~3.8

- 무독성 물질
- 숟가락과 같은 손으로 잡아 섞을 수 있는 도구
- 수채화나 템페라 물감
- 냉동 환원 과즙

4.0~4.8

- 무독성 물질
- 독성 물질*
- 시간과 양의 측정이 필요한 짧은 조리법
- 케이크 믹스
- 마카로니와 치즈 믹스
- 갈아 놓은 소고기가 든 햄버거 헬퍼 믹스
- 간 소고기가 든 타코
- 삶은 달걀을 곁들인 감자 샐러드
- 팬케이크
- 오븐, 토스터, 전자레인지*
- 전기 믹서, 푸드프로세서*

- 전기 커피 메이커*
- 아크릴 물감
- 수성 스테인
- 오일 스테인과 용제
- 석고*
- 점토 이장
- 시야 안에 있는 벽시계
- 시야 안에 있는 모든 재료

5.0~6.0

- 위에 놓인 가전제품들
- 가마*
- 익숙하지 않은 조리법, 도구들, 과정
- 여러 가지 요리로 구성된 식사
- 약간의 양념을 필요로 하는 요리들
- 홈메이드(재료를 다듬는 것부터 손으로 해야 하는) 조리법
- 효모 빵 만들기
- 사탕 만들기
- 쐐기 점토
- 석고*
- 오일 스테인과 용제*

혼합 분석

3.0 6인치(약 15cm) 이내에 놓인 숟가락이나 막대기를 집어 올리거나, 그것이 손에 놓여 있을 때 바닥에 내려놓거나/집어던진다.

3.2 물체나 결과에 대해 살피지 않고 숟가락이나 막대기를 집어 들고 몇 초 동안 앞·뒤로 섞는 활동을 시작한다.

3.4 일관되게 물체를 보면서 일반적인 도구나 손으로 섞는 활동(앞·뒤로 섞거나, 원을 그리기)을 수행한다. 집중하지 못할 때 활동을 멈추거나, 결과에 주목하지 않고 여러 번 거듭하여 섞는다. 재료들의 섞는 양이나 시간의 경과에 집중하지 않는다.

3.6 숟가락이나 다른 섞는 도구를 집어 들고 물체를 보면서 섞는 활동을 수행한다. 눈에 띄는 결과를 말한다(예: 색상 변경 또는 큰 덩어리의 소실). 특정 결과에 도달했다고(예: 냉동 주스가 녹았다) 말할 때까지 또는 그만하라고 지시할 때까지 계속 저을 수 있다.

3.8 손닿을 거리에 있는 눈에 보이는 모든 물체를 양, 시간의 경과, 결과에 대한 인식 없이 섞는다. 모

든 물체를 다 사용했을 때 '끝낸다'.

4.0 물체를 혼합하는 데 자발적으로 순서(예: 케익 믹스를 그릇 안에 놓기, 물을 붓기, 섞기)를 잘 알고 활동한다. 잘 알려진 양만 사용하며 그 밖의 측량은 무시된다. 눈에 보이는 변화가 나타나기를 기다리면서 젓거나 섞는다. 예를 들어 혼합물이 촉촉해지거나, 색다르게 만들어질 때까지 일정 시간 동안 섞는다. 오류를 인식하지 않는다. 팔을 뻗으면 닿을 거리에 있는 물체를 사용한다.

4.2 물체를 결합하기 위한 순서를 잘 배우고 외부 샘플이나 개인의 기준(예: 팬케이크 반죽이 매우 묽거나, 설거지 중인 팬에서 비누거품이 넘침)으로부터 뚜렷한 편차가 높게 보인다. 오류를 범하지만 거의 정확한 액체 측량을 한다. 가전제품보다는 휴대용 도구를 선호한다. 잘 보이지 않는 성분들은 (그릇의 바닥에서 섞이지 않은 재료) 처리하지 않는다.

4.4 결합할 물체들을 정확하게 기존의 샘플이나 개인의 기준을 따라 모방한다. 각자의 기준에 맞는 양을 사용하고 거기서 벗어나지 않는다. 3~4피트(약 91.4~122cm) 이내에 위치해 있는 물체를 사용한다. 뚜렷한 양을 측정할 때만 용량 측정을 명확하게 사용할 수 있다. 그것을 잘 알고 있는 경우 기기를 사용할 수 있지만, 1차적인 결과만 다루고 이차적인 결과들은 무시할 수도 있다(튀는 것, 안전상 문제들). 다른 결과물을 만들어 내기 위한 다양한 믹싱 활동이나 그릇을 돌리는 것은 하지 못할 수 있다. 눈에 띄는 결과들에는 집중하지만(큰 덩어리, 색상의 변화, 전체적인 질감이나 농도 변화) 질감, 농도, 광택의 좀 더 미세한 변화를 놓칠 수 있다. 그릇의 바닥을 긁거나 페인트 통 바닥을 섞는 것을 실패할 수 있다. 사용하기 전에 분리할 액체(샐러드 드레싱, 케첩)의 병을 흔드는 것을 무시할 수 있다. 물을 가열할 때 눈에 띄는 변화(물이 끓는 것)에는 집중하지만 미묘한 변화(은근히 계속 끓는 것)는 무시할 수 있다. 각 개인이 작업을 하는 동안에 시간의 경과에 집중하지 못할 수 있다. 설명할 수 없는 무형의 결과들(냄비 바닥이 타는 것이나 더러운 손, 작업대, 도구들에 오염되는 것 또는 한 물체에서 또 다른 물체로의 열전달) 유해 조합 행위(가연성 화학 조합, 불꽃·가스·가스 용액 가까이의 가연성 물질들, 먹을 수 있는 것들에 근접한 독소, 유해 약물의 조합, 전기와 물 등)에 대한 인식을 하지 못할 수 있다.

4.6 조합에 사용되는 물체들을 찾기 위해 환경을 살핀다. 속도, 위치, 믹싱 활동의 지속 시간을 변경하는 것 중에 한 번에 한 가지를 변경하는 시도를 할 수 있다. 양을 변경하거나 개별화된 결과를 만들어내기 위하여 재료를 대체할 수 있다. 그릇을 돌리거나 병의 바닥을 숟가락으로 밀거나 젓는 것을 동시에 할 수 있거나, 모든 재료를 섞을 수 있다.

4.8 반복에 의한 암기를 통해 천천히 결합하는 새로운 방법(예: 요리 재료들을 부드럽게 섞기, 믹싱기 사용하기, 빵 반죽하기)을 학습하고 확인(검증)을 요구한다. 처방전(요리법들)을 엄격하게 준수함으로써 양이나 방법을 결정하며 이것에서 벗어나지 않는다. 최대 15분까지의 시간 동안 작업하면서 활동 시간을 위해 유심히 시계를 본다. 오랜 시간 동안 무엇을 하라는 신호가 필요하다. 과제의 끝에 규정된 방법과 완전성 또는 적합성을 확인한다. 유해 조합이나 안전을 위해 피해야 할 절차를 반복해서 외움으로써 학습한다.

5.0 더 나은 결과를 만들어 내기 위한 믹싱 과정에 적용된 힘, 관절가동범위, 압력이 변화한다.

5.2 (빵의 경우와 같은)질감, (사탕, 소스류, 화장품의 경우와 같은)광택, 색상이나 질감에 대한 농도를 포함한 표면 특성에 주목한다. 최종적인 생산물의 결과에 대한 인식 없이 양을 추가하거나 빼서 이러한 특성들에 변화를 만들어 내려는 시도를 한다. 전문화된 기능에 기초하여 믹싱 도구들과 방법들을 구별한다(거품내기용 채 vs 젓개, 휘핑 vs 재료를 넣어 부드럽게 섞는 것). 믹싱 과정에 걸리는 시간은 시계에 의존한다.

5.4 용기의 크기, 도구의 크기, 필요한 작업 공간을 포함하여 결합할 때 공간적 특성을 고려한다. 가열하거나 공기를 추가하는 확장으로 공간 요구 조건들에 영향을 미칠 수 있는 속성들의 이차적인 결과들은 고려하지 않을 수 있다. 성분의 측정은 지속적으로 고려하지만 색다르게 적용된다. 어떻게 되는지는 재료의 조합이나 결합 순서에 따라 다르다. 새로운 환경에서 이전에 사용된 도구들을 요구한다. 더 나은 결과를 위한 믹싱 방법, 자세 정렬, 작업 공간 재정렬을 즉시 변경한다. 잠재된 이차적인 결과들을 고려하지 않아 탐구적인 조합이 위험할 수 있다. 조언을 무시할 수 있다.

5.6 조합들은 요리의 허브와 향신료 혼합, 향수를 희석하는 것, 페인트 색조를 혼합하는 것처럼 시각과 미각을 기분 좋게 감지하는 미묘한 결과를 얻도록 다양하게 변화시킨다. 양을 추정한다. 식사계획 또는 조리법이나 사회적으로 수용 가능한 결과를 보장하기 위한 다른 사람들의 지침을 따르는 경우와 같이 관습이나 문화적 기준을 고려한다. 믹싱을 하는 동안 시간의 경과에 대해 알고 있다.

5.8 재료의 대상들이 있을 때 새로운 조합과 믹싱 방법을 계획한다. 예를 들면 오븐에서 꺼낸 뒤에 칠면조 요리를 이어서 하는 것처럼, 결합된 물체들의 속성에 대하여 앞으로 일어날 결과들을 고려한다. 재료 대상들의 실재하는 속성과 시계에 따라 다양한 작업 속도와 시간으로 행한다(빨리 굳는 재료들을 믹스할 수 있다). 잠재된 이차적 결과들을 피하기 위해 확인할 수 있는 도움을 요청한다. 새로운 조합을 만들기에 가장 좋은 믹싱 방법과 양에 대해 추측한다. 바람직하지 않은 결과를 피하기 위해 가상의 문제들을 확인하고 고려해야 한다.

제 7 장

Analysis of Activities

활동 분석

Catherine A. Earhart, OTR

일상활동 수행에서 인지장애의 영향은 약간의 보조를 필요로 하는 최소한의 문제부터 보호자의 지속적인 감독을 필요로 하는 상당한 문제까지 다양하다. 활동을 결정하는 것의 핵심은 일반적으로 장애인이 안전하도록 시행되어야 한다. 아이러니하게도 많은 치료사나 보호자는 기능적인 독립성을 증가시키기 위한 보행기와 같은 보조장치를 잡도록 강요한다. 그렇기 때문에 그들은 잠재적으로 접근하는 위험한 물체들이나 상황들에 대한 장애인들의 위험을 높인다. 위험 요인을 고려하지 않은 수행으로 클라이언트의 수행 능력을 예측하고 판단하기는 어렵다.

다음 분석은 제2, 4장에 설명된 유형 분류 체계에 따라 일반적으로 실제 사용된 15가지 활동 수행의 다양한 방식들을 설명한다. 분석의 형식은 치료사들이 안정된 인지장애가 있는 사람들의 행동이나 도움을 예측하고 합리적인 치료 목표들을 세우는 것을 지원하도록 고안되었다. 각 방식에서 설명하는 특정 행동은 포괄적이지 않거나, 방식에서 일어날 가능성이 있는 모든 행동들에 대한 설명을 포함하고 있지 않다.

임상가들은 식사 수행이 다른 자기관리활동과 유사하지 않다고 말하고 있다. 2단계에 해당하는 사람들은 성공적으로 다른 물체들을 쥐거나 조작할 수 있을 때 음식을 집어 들고 그들의 입에 넣는 것이 관찰되었다. 아마도 생명 유지의 중요성 때문일 것이다. 식사하기의 분석은 경험적 증거를 반영하기 위해 한 단계 아래로 조정했다.

주의사항들에 대한 기고는 인지장애가 활동을 하는 과정에서 발생 가능한 오류와 피해에 있어서 개개인의 성향을 갖게 한다는 사실을 인식하는 것을 포함한다. 주의사항은 발생할 수 있는 일들의 예측이지만, 바람직하지 않은 결과가 불가피하다는 것을 의미하지는 않는다. 치료사들은 특정 활동에 착수하면서 잠재적인 해로운 결과들에 관하여 클라이언트와 보호자에게 경고할 책임감을 인식할 필요가 있다. 더 나아가 치료사들은 특정 주의사항들이 문제되었을 때 명백하게 문서화(documentation)할 필요가 있다. 이것은 특별히 클라이언트 또는 보호자가 피해 발생 위험에 놓인 상태에서 필요하다.

10.0 자기인식장애: 치장하기(Grooming)

치장하기는 머리(빗질, 솔질, 세팅, 정돈, 웨이브 파마, 스트레이트 파마), 치아(칫솔질, 치실 사용), 얼굴(세안, 면도, 털 뽑기, 화장 또는 로션 바르기), 그리고 손(로션 바르기, 손톱 자르기, 손톱 다듬기, 매니큐어 바르기)을 중심으로 구성되어 있다.

단계	행동	도움	목표	주의 사항들
1.0	빗질, 면도, 치아 및 손톱관리를 할 수 없다.	보호자가 모든 과제를 수행한다.	보호자가 머리, 치아, 얼굴 관리에 필요한 모든 요구 사항들을 충족시킬 것이다.	치아 문제들을 검사한다. 의치를 제거한다.
1.4	명령이나 촉각적 지시를 하면 고개를 돌리거나 입을 벌릴 수 있다.	식사 후에 입을 헹구기 위해 물을 제공하며, 머리를 들어주고 유지한다.	1.0단계와 같다.	1.0단계와 같다.
1.8	앉아 있는 동안, 칫솔질을 하기 위한 지속적인 촉각적 지시를 하면 입을 열고 유지할 수 있다. 양칫물을 마실 수 있다. 협조를 위해 고개를 돌릴 수 있다.	보호자는 손이나 언어적 명령으로 벌린 입을 유지시키고 양치질을 한다. 양칫물을 제공하며, 침을 뱉기 위해 컵에 얼굴을 가까이 대게 한다.	1.0단계와 같다.	1.0단계와 같다.
2.0	앉아 있는 동안 언어적 지시로 입을 벌려 유지할 수 있다. 가까운 컵에 침을 뱉기 위해 기울여 휙 물을 뺄 수 있다. 빗질이나 면도를 위해 앞, 뒤로 기울어질 수 있다.	보호자는 모든 치장하기 과제를 시작하게 한다. 헹굼, 뱉기, 기울이기, 고개 돌리기, 입 열고 닫기의 언어적 명령을 제공한다.	보호자는 머리, 얼굴, 손톱관리를 시작하게 하며, 위생을 유지시킬 것이다.	실패의 결과로 신체적인 불편을 느낄 수 있으니 주의한다.
2.4	세면대 옆에 서 있는 동안 입을 벌린 채 유지한다. 지시가 있을 때 침을 뱉기 위해 허리를 구부린다. 면도나 빗질을 하는 동안 서 있을 수 있다.	보호자는 입 벌리기, 물 마시기, 헹구기, 허리 구부리기, 침 뱉기에 언어적 지시를 제공하며 대야에 기대게 한다.	2.0단계와 같다.	실패의 결과로 신체적인 불편을 느낄 수 있으니 주의한다. 구부리거나 서 있을 때 균형 손실에 주의한다.
2.6	치장하기 활동을 요구하면 욕실로 걸어간다.	보호자는 치장하기 위해 욕실로 가자고 클라이언트에게 말한다.	2.0단계와 같다.	2.4단계와 같다.
2.8	욕실 벽에 붙은 손잡이나 난간을 사용하여 외모를 치장하는 동안 안정성을 유지한다.	보호자는 세면대 근처에 손잡이를 제공한다. 이동식 가구를 제거한다.	보호자는 치아 위생, 머리, 손톱관리를 유지시킬 것이다. 클라이언트는 필요에 따라서 손잡이를 사용할 것이다.	2.4단계와 같다.

단계	행동	도움	목표	주의 사항들
3.0	눈높이에서 제공되는 브러시, 빗, 칫솔을 쥔다. 지시가 있을 때만 한 장소에서 짧게 앞, 뒤로 행동할 수 있다.	보호자는 6인치 이내에서 도구(빗, 브러시, 치약과 칫솔)를 제공하거나 위치시킨다. 물체와 연관된 행동을 시작하도록 지시한다.	클라이언트는 치장하는 물체들을 쥘 것이다. 보호자는 익숙하고 안전한 물체를 제공하고 연관된 행동을 지시할 것이다.	유해 물체들에 대한 접근을 제한한다(뜨거운 물, 면도기, 뜨거운 빗, 컬링 아이론).
3.2	물체가 매우 가까운 위치에 있을 때 자발적으로 솔질과 빗질을 시작한다. 결과에 대한 인식은 없다. 치약을 짜고, 물을 틀며, 컵을 집어 드는 시도를 할 수 있다.	보호자는 가까이에 볼 수 있게 물체들을 배치한다. 언어적 명령으로 행동을 시작하고 멈추도록 지시한다. 결과들을 확인한다. 놓친 부분들을 수행한다. 보호자는 활동의 순서나 정확한 결과가 요구되는 과제를 한다.	클라이언트는 솔질, 빗질에 대한 익숙한 활동을 시작할 것이다. 보호자는 유해한 결과를 피하고 효과적인 결과를 위한 감독과 도움을 줄 것이다.	3.0단계와 같다.
3.4	자발적으로 빗질하기, 솔질하기, 전기면도기로 면도하기, 로션 바르기나 화장하기 활동을 지속한다. 물체들을 보지만 결과들을 간과하고 있다. 치약, 로션, 화장품을 너무 많이/적게 사용한다. 얼굴이나 손을 씻을 때 뚜렷하게 보이는 오염 부위를 놓친다. 물체들이 보였을 때 행동들을 시작할 수 있다.	적절한 시각에 안전하고 필요한 도구들을 제공한다. 행동들을 순서대로 배열한다. 과도한 행동들은 멈추게 한다. 결과들을 확인한다. 목표에 도달하게 하고 잘못된 것은 교정한다. 머리카락을 정리하고, 손톱을 다듬으며, 치아에 치실질 하고, 화장하며, 면도기로 면도한다.	클라이언트는 치장하기 활동들을 지속하고 보호자의 도움에 협조할 것이다. 보호자는 유해하거나 바람직하지 않은 결과들을 방지하도록 도구들과 물체들을 제공하고 적절한 감독을 할 것이다.	유해하거나 바람직하지 않은 물체로의 접근을 제한한다. 과도한 재료의 사용이나 활동을 감독한다. 물을 혼자 사용하는 경우 방치하지 않는다.
3.6	거울을 보면서 머리에 빗질과 솔질을 한다. 뒷면, 측면, 또는 턱 아래(면도하기)를 놓칠 수 있다. 익숙한 연상들(식사 후에 양치질하기, 아침에 세안하기)에 기반하여 과제를 시작할 수 있다. 사용 전에 물이 따뜻해지도록 기다릴 수 있다. 모방 행동들은 활동(한 부분만 오래 씻는 것)의 시작 지점이나 지속 기간을 변화시킨다. 화장품, 치약, 헤어 제품, 로션의 양은 도움이 있어야만 달라질 수 있다. 충동적인 행동(눈썹을 면도하기)을 보일 수 있다.	적절한 시각에 필요하고 친숙하고 안전한 물체들을 제공한다. 일련의 순서가 있는 행동들의 시범은 더 효과적인 결과를 위한 시작 지점과 양을 변화시킨다. 사회적으로 받아들일 수 없는 결과들은 확인하고 고정한다. 치실질, 틀니 관리를 한다. 머리 염색, 손톱 깎기, 또는 다른 유해한 도구들이나 제품들의 사용을 돕는다.	클라이언트는 행동에 대한 결과에 주목할 것이며 모방 행동은 행동의 시작 지점과 지속 기간을 변화시킬 것이다. 보호자는 유해한 결과들을 피하도록 감독하고 적절한 도움을 제공할 것이다.	잠재적으로 유해한 물체에 접근을 제한한다. 충동적이거나 예측할 수 없는 행동에 주의한다. 오랜 기간 동안 감독 없이 방치하지 않는다. 단기간 치과 방문을 예약할 수 있다.

단계	행동	도움	목표	주의 사항들
3.8	모든 영역이 커버될 때까지 머리에 빗질과 솔질을 하거나 얼굴이나 다리를 면도한다. 완료했음(모든 손톱이 다듬어졌음)을 인식한다. 머리의 뒷면, 얼굴의 측면 또는 다른 찾기 힘든 면을 놓칠 수 있다. 머리를 유행하는 스타일로 시도할 수 있고, 앞쪽에만 핀을 사용한다. 치아의 앞 표면에 솔질을 한다. 통상적인 순서의 단계를 잊을 수 있고(구강세정제 사용하기 또는 입안 헹구기) 그들은 수행했다고 생각할 수 있다. 로션, 샴푸를 모두 사용할 수 있다.	보호자는 하루 중 적절한 시기에 필요하고 안전한 물체들을 제공한다. 샴푸, 로션의 양을 정확하게 제공한다. 머리의 뒷면을 매만지기, 손톱 자르기, 사회적으로 받아들일 수 없는 결과들을 교정하는 것을 돕는다. 클라이언트는 위험 요인이 제거된다면 단기간 혼자 남아 있을 수 있다.	클라이언트는 치장하기 과제를 완료했음을 인식할 것이다. 보호자는 유해한 결과들을 피하도록 감독하고 적절한 도움을 제공할 것이다. 보호자는 장기 치과 치료나 특수한 치과 치료를 예약할 것이다.	위험하거나 바람직하지 않은 물체로의 접근을 제한한다. 날카롭거나, 독성이 있거나, 뜨거운 재료들이 있을 때는 혼자 두지 않는다. 혼자 있게 된다면 몇 분 간격으로 확인한다.
4.0	모든 필요한 도구들이 눈에 띄고 닿는 범위 내에 있을 때 일련의 순서가 있는 익숙한 활동(빗질하기, 면도하기, 손톱 관리, 세안하기)을 시작하고 완료한다. 일관되거나 정확한 때에 시작하지 않을 수 있다. 면도나 빗질을 할 때 머리의 뒷면이나 측면을 놓칠 수 있다. 면도를 하기 위해 면도기를 요구할 수 있지만 스스로 자르지 못할 수 있다. 변화 없는 일상적인 순서를 따른다.	보호자는 필요하고 안전한 물체들을 제공한다. 물체들은 팔이 닿는 범위 내, 눈에 띄는 곳에 있어야 한다. 익숙한 제품들과 도구들을 제공한다. 결과를 확인한다. 사회적으로 수용하기 어려운 결과들(짙은 화장)의 수정을 제안한다. 면도칼 또는 화학물질들(머리나 손톱 제품들)의 사용을 감독한다. 새로운 헤어스타일, 과정들이나 도구들을 지원한다.	클라이언트는 준비를 하고 유해한 결과를 피할 도움이 있으면 치장하기의 익숙한 일과를 완료할 것이다. 보호자는 접근 가능한 위치에 익숙한 도구들을 제공하고, 새롭고 잠재적으로 위험한 도구 및 재료의 사용을 감독한다. 치과 검진 일정을 계획할 것이다.	3.8단계와 같다. 과제 완수를 위한 충분한 시간(평균속도 2~3배)을 허용한다. 면도칼로 자를 것을 예상한다.
4.2	치장하기의 익숙한 일과를 시작하고 완료한다. 시간이 적절한지 여부를 물어볼 수 있다. 익숙하고 접근 가능한 위치에서 자신의 물품들을 수집할 수 있다. 눈에 잘 띄는 오류(예: 면도기로 스스로 자르기)가 발생하면 멈추고 도움을 청한다. 한 번에 하나의 특징에 주목한다. 화장하기에서 눈에 띄는 결과를 선호하며, 사회적 적합성을 고려하지 않을 수 있다.	보호자는 머리 정돈, 면도, 치아와 손톱 관리를 위한 익숙하고 안전한 물체들과 제품들을 제공한다. 익숙하고 눈에 띄는 위치에 물체들을 보관한다. 새롭고, 날카롭거나 유해한 도구나 제품들의 사용을 감독한다. 결과를 확인하고 오류에 대한 수정을 제안한다. 채광이 밝은 곳과 큰 거울들은 결과 판단에 도움을 준다.	클라이언트는 유해한 결과를 피할 도움이 있으면 치장하기 과제들의 익숙한 일과를 완료할 것이다. 보호자는 오류의 수정을 돕고 유해한 재료들의 사용을 감독한다.	4.0단계와 같다. 짙은 화장 응용에 대한 수정에 논쟁이 있을 수 있다.

단계	행동	도움	목표	주의 사항들
4.4	평소 기간에 치장하기 일과를 시작하고 완료한다. 이전의 수행한 것과 상응하도록(예: 특정 헤어스타일) 빗질과 솔질, 머리를 유행하는 스타일로 한다. 익숙한 제품/용품/과제 수행 시간을 주장할 수 있다. 변함없는 속도, 규정 연령보다 더 느린 작업을 하고 속도를 변경할 수 없다. 익숙한 위치에서 용품들을 찾는다. 신경근육조절을 필요로 하는(컬링 아이론) 새로운 도구의 사용을 익힌다. 찾기 힘든 면을 놓치고 화장품, 향수('많을수록 좋음')의 눈에 띄는 효과를 선호한다.	보호자는 익숙하고 유일한 물체들을 제공하고 새롭거나 잠재적으로 위험한 용품들의 사용을 감독한다. 뜨거운 빗, 염색약, 탈모제, 날카로운 것. 때때 맞는 절차들을 감독한다(얼굴 마스크, 염색약, 핫 롤러). 핫 롤러에 설정하는 온도를 확인한다. 머리 뒤쪽에 주의하는 것을 수반하는 과제들을 한다(머리 자르기, 자택에서 하는 파마, 머리를 유행 스타일로 하는 것).	클라이언트는 유해한 결과들을 피할 도움이 있으면 치장하기의 익숙한 일과를 완료할 것이다. 보호자는 오류의 수정을 돕고 유해한 재료들과 새로운 절차 및 제품의 사용을 감독할 것이다.	클라이언트는 보통 재료들을 사용할 수 없는 경우 화가 날 수 있다. 위험이 예측되지 않는다.
4.6	치장하기 과제들을 시작하며 일반적인 절차의 한 측면이나 그 또는 그녀만의 한 특징(헤어스타일, 화장)에 따라 달라진다. 새로운 제품이나 도구를 시도할 의향이 있다. 신경근육 조정을 형성하는(치실, 컬링 아이론 사용법 익히기) 시도를 하지만 성공하지 않을 수 있다. 머리를 자르거나 염색하기를 원하지만 결과를 고려하는 데 실패할 수 있다. 필요한 도구 및 용품들을 위한 환경을 살핀다.	익숙하다면 접근 가능한 위치나 내부 서랍에서 용품들을 제공한다. 변수나 제품 대체의 결과를 설명한다. 우해한 제품의 사용을 감독한다.	클라이언트는 유해하거나 바람직하지 않은 결과들을 피할 도움과 그 또는 그녀의 수행 기준에서 약간의 변수가 있다면 익숙한 치장하기 일과를 완료할 것이다. 보호자는 오류 수정을 돕고 새롭거나 잠재적으로 유해한 제품 사용을 감독할 것이다.	주의할 내용으로 활동과 클라이언트를 위한 제품들의 변화에 대한 결과를 예측할 것을 권장한다. 활동은 충동적일 수 있다.
4.8	완료했을 때 정밀검사에 의해 치장하기, 헤어 스타일링, 응용이나 화장하기의 결과들을 확인한다. 모든 눈에 띄는 오류를 한 번에 수정한다. 천천히 기계적으로 새로운 치장하기 절차들을 학습한다. 중요한 치아 장치 같은 규정된 일과들을 엄격하게 따른다.	새로운 치장하기 절차를 천천히, 한 번에 한 단계씩 보여 준다. 이차적인 결과들에 대한 설명을 제공한다.	클라이언트는 치장하기 과제에서 인식된 오류를 한 번에 하나씩 교정할 것이고 면도하기, 치아, 손톱, 머리 관리에서 피해야 하는 유해한 이차적인 결과들에 대한 설명을 따를 것이다. 보호자는 새로운 용품의 사용을 감독하고 잠재적인 위험에 대한 설명을 제공한다.	

단계	행동	도움	목표	주의 사항들
5.0	독립적으로 일상적인 치장하기 과제들을 시작하고 완료한다. 다양한 압력이나 관절 가동범위에 따른 문제를 해결한다. 새로 학습된 해결책들을 잊을 수 있다. 치장용품 구입과 치과 검사나 헤어 커트 예약을 해야 하는 필요에 대한 예측에 실패할 수 있다. 화장품을 섞거나 화장에 맞는 옷의 조화를 고려하지 않을 수 있다. 새로운 제품에 대한 이차적인 결과들이나 눈에 보이지 않는 속성들(알레르기, 화학작용)을 예측하지 못할 수 있다. 새로운 제품을 사용하기 전에 지시 사항들을 읽지 않을 수 있다.	보호자는 표면 속성(화장품을 섞는 것)들, 공간적 특성(구강세정기로 치아 청소하기)들에 주의를 수반하는 문제들을 돕는다. 새로운 과제에서 이차적인 결과와 피해야할 위험한 점을 설명한다. 치장하기, 물품재고, 예약하기를 확인하도록 상기시킨다.	클라이언트는 새로운 과제에서 유해한 결과들을 피할 도움이 있으면 독립적으로 주요한 치장하기 일과를 완료한다. 보호자는 이차적 결과들을 설명하고 공간적 그리고 표면 특성과 관련한 도움을 제공할 것이다.	치장하기에 있어서 다른 사람들의 기대에 부합할 필요가 있는지 의문을 제기할 수 있다. 예정된 치과/헤어 일정을 놓칠 수 있다.
5.2	독립적으로 일상적 치장하기 과제를 시작하고 완료한다. 화장품을 섞어 쓰고, 표면 속성들(면도의 세밀함, 피부의 부드러움, 손톱 색상의 균일함)을 인식한다. 화장이 옷, 시기, 현재 유행에 맞지 않을 수 있다.	보호자는 공간적 속성들이나 사회문화적인 고려 사항들의 인식이 요구되는 문제의 해결을 돕는다. 새로운 과제에서의 이차적인 결과들을 설명한다. 용품 재고와 일정 잡기를 확인하도록 상기시킨다.	클라이언트: 5.0단계와 같다. 보호자는 이차적인 결과들을 설명하고 공간적 특성들과 관련한 도움을 제공할 것이다.	5.0단계와 같다.
5.4	독립적으로 일상적인 치장하기 과제들을 시작하고 완료한다. 새로운 치장 도구들(컬링 아이론, 롤러)과 관련된 미세-근육 조정을 성공적으로 해낸다. 새로운 결과들을 만들기 위한 일과, 제품들, 방법들이 다양하다. 치장하기 결과들을 적절하게 판단하는데 자기만의 기준을 응용하고 이에 대한 사회적인 결과들을 고려하지 않을 수 있다.	보호자는 치장하기의 사회적 기준에서 크게 벗어난 선택의 결과들을 지적한다. 새로운 절차나 제품들의 관한 잠재된 유해한 이차적인 결과들을 지적한다.	클라이언트: 5.0단계와 같다. 보호자는 이차적인 결과를 설명하고 결과들은 사회 규범을 통치하는 양상의 고려를 실패할 수 있을 것이다.	속도를 바꾸거나 사회적 기준을 고려하도록 요구하면 논쟁이 있을 수 있다.

단계	행동	도움	목표	주의 사항들
5.6	모든 치장하기 과제들에서 독립적이다. 옷, 화장, 헤어스타일의 결합이 조화롭다. 현재 화장법이나 치장하기 제품들에 관한 잡지나 다른 정보들을 찾아 상의할 수 있다. 요청한 작업의 속도를 조정할 수 있다.	보호자는 비교를 위한 다양한 기준을 의논한다. 새로운 제품의 잠재된 이차적인 결과와 피해야 할 절차들을 확인한다.	클라이언트: 5.0단계와 같다. 보호자는 새로운 절차/제품들의 잠재된 유해한 이차적인 결과들을 설명할 것이다.	일과가 바빠지고 시간의 경과에 대해 잊을 수 있다.
5.8	모든 치장하기 과제들에서 독립적이다. 모든 재료들이 사용 가능할 때 새로운 행동에 대해 세심하게 계획을 세운다. 새로운 제품이나 일과에 잠재된 유해한 결과들의(염색약, 알레르기 반응 등) 명확한 설명을 요구한다. 자택에서 파마하기의 지시 사항을 읽는 등, 필요한 경우에 속도를 달리한다.	보호자는 새로운 제품이나 절차들에 잠재된 유해한 결과들을 명확하게 설명한다.	클라이언트: 5.0단계와 같다. 보호자: 5.6단계와 같다.	

10.1 자기인식장애: 옷 입기(Dressing)

옷 입기는 시간, 온도, 계절, 편안함 그리고 옷을 어떻게 어울리게 입을지를 고려하여 옷을 선택하고 입는 것이 포함된다. 옷 입기는 보관함에서 옷을 꺼내고, 순차적인 방식으로 옷을 입고 벗으며, 옷과 신발을 채우고 조정하며, 보조 및 적응 도구(adaptive equipment)와 의수족 또는 보조기를 적용하고 채우는 것이 포함된다.

단계	행동	도움	목표	주의 사항들
1.0–1.6	선택, 꺼내기, 옷 입기나 보조도구 장착을 할 수 없다.	보호자는 의복을 선택하고 클라이언트를 입힌다. 보조도구를 놓는다(스플린트, posy belts). 의복을 쉽게 제거할 수 있게 느슨하게 사용한다.	보호자는 의학적 합병증을 방지하기 위한 보조도구를 적용하고 클라이언트에게 옷을 입힐 것이다.	맞지 않는 옷이나 보조도구로 인한 얽힌 흔적이나 피부 발적을 확인한다.
1.8.	클라이언트는 지시가 있을 때 옷 입기와 보조도구 장착을 돕기 위해 팔과 다리를 움직일 수 있다.	보호자는 의복을 선택한다. 협조적인 자세를 끌어내기 위해 언어적으로 명령을 하거나 촉각적 지시를 한다. 옷을 느슨하게 채우는 것이 바람직하다.	보호자: 1.0단계와 같다.	1.0단계와 같다.

단계	행동	도움	목표	주의 사항들
2.0	보호자에 의해 옷을 입는 동안 앉아 있는다. 입는 것을 돕기 위해 사지나 체간을 움직인다.	보호자는 옷을 선택한다. 체간이나 신체 부분을 움직이도록 언어적 명령이나 촉각적인 지시를 한다. 의복을 느슨하게 채운다.	클라이언트는 옷 입기를 돕기 위한 지시에 대한 반응에서 팔·다리와 체간을 움직인다. 보호자: 1.0단계와 같다.	1.0단계와 같다. 안정성을 확인한다(등받이가 있는 의자나 휠체어). 옷 입기에 저항할 수도 있다.
2.2–2.4–2.6	옷을 입히는 동안 서 있다. 다음 입을 부분이 열렸을 때 팔이나 다리를 의복에 집어넣는다. 익숙한 의복을 입는 것을 기억하고 시작할 수 있다(머리 위로 팔 들어올리기).	보호자는 옷을 선택한다. 다음 신체 부위에 옷을 위치시키고 적절한 때에 움직이도록 클라이언트에게 지시한다. 잠금장치를 채우고 끈을 묶는다. 보조도구를 적용한다. 주기적인 조정을 위해 옷을 주시한다.	클라이언트는 옷 입기를 돕기 위한 지시가 주어질 때 의복에 팔과 다리를 밀어 넣을 것이다. 보호자: 1.0과 같다.	1.0과 같다. 낙상 방지를 위해 앉아서 바지를 입힌다. 느슨한 신발이나 슬리퍼를 피한다. 재조정이 필요한지 살핀다.
2.8	옷이 입혀지는 동안 안정성을 위한 손잡이나 난간, 다른 지지할 것들을 잡고 앉거나 선다. 평소 천천히 움직인다.	보호자는 2.4단계에서와 같은 도움을 제공한다.	클라이언트는 옷 입기를 하면서 안정성을 위해 손잡이나 다른 물체들을 사용할 것이다. 보호자: 2.4단계에서와 같다.	1.0단계에서와 같다. 낙상 방지를 위해 앉아서 신발을 신고 바지를 입는다.
3.0	눈높이에서 제공된 의복을 움켜쥐거나 아래에 내려놓거나/던진다. 상황을 외면하고 떠나 버릴 수도 있다.	보호자는 2.4단계에서와 같은 도움을 제공한다. 클라이언트에게 의복을 건네 주고 움직이도록 지시한다.	클라이언트는 그/그녀에 손에 의복을 건네면 쥘 것이다. 보호자는 옷과 보조도구를 입기 위한 선택과 도움을 줄 것이다.	제공된 의복을 거부할 수 있다.
3.2	가까운 거리에 있는 의복을 집어 들고 입기 시작한다. 의복 유형에 따라 연관된 행동을 한다. 완성 전에 멈출 수 있지만 명령으로 재개할 수도 있다. 무엇이든 가까이에 있는 의복을 집어 들 수 있다. 꽉 끼는 의복, 양말을 입을 수 없거나 잠금장치 채우기를 못할 수도 있다.	보호자는 한 번에 하나씩 클라이언트의 의복을 선택하고 건네준다. 필요에 따라 움직이도록 주의를 다시 주거나 지시한다. 잠금장치를 채우고 끈을 묶는다. 보조도구를 적용한다. 주기적으로 옷과 보조도구가 옳게 되어 있는지 확인한다. 벨크로는 잠그는 것이 좋다.	클라이언트는 익숙한 의복을 잡고 착용을 하는 정확한 행동을 시작한다. 보호자: 3.0단계와 같다.	익숙하지 않고, 꽉 끼는 의복을 피한다.

단계	행동	도움	목표	주의 사항들
3.4	배치된 물품 중 선택하여 의복을 착용하기 시작한다. 많은 대안을 선택할 수 있는 경우 한 유형에 관한 여러 항목을 선택하거나 결정하지 못할 수 있다. 모든 익숙한 의류를 착용하지만 완성되기 전에 그만두거나 옷을 여러 벌 입거나, 입을 수도 입지 않을 수도 있다. 잘못 맞춰진 단추, 뒤집어진 의복, 짝이 맞지 않는 양말이나 신발, 찢어지거나 오염된 의복들을 포함한 실수들에 주목하지 않는다. 특이하거나 뒤에 위치한 잠금장치들은 채울 수 없다. 나비넥타이 매듭을 묶지만 팽팽하게 하는 것을 실패한다.	보호자는 침대나 다른 눈에 띄는 위치에 적절한 물품들을 배치하고 선택한다. 해당 의류들 사이에서 제한된 선택(2)을 제공할 수 있다. 시작할 시기를 알려 주고 진행 상황을 관찰한다. 특이한 잠금 장치를 채우도록 돕고, 속옷을 조정한다. 바람직하지 않은 의복으로의 접근을 제한한다. 결과를 확인하고, 오류를 수정한다. 보조도구를 입힌다.	클라이언트는 보호자의 도움하에 옷 입기를 완료한다. 보호자는 적절한 도움을 제공하고, 결과를 확인하여 오류를 수정할 것이다. 보호자는 입은 의류들을 바르게 조정하기 위해 관찰을 할 것이다.	클라이언트에 의해 선택된 의복은 시간, 온도, 계절, 때에 적절하지 않을 수 있다. 또한 의복이 적절한 상태(수선, 청결)가 아닐 수도 있다. 많이 겹쳐 입거나 옷을 감싸지 않을 수 있다.
3.6	서랍장/옷장에서 신체의 모든 부분을 덮는 하나의 상의와 하나의 하의를 선택한다. 반복해서 같은 의류를 선택하거나 특이한 기준을 사용할 수 있다. 아침식사처럼 상황에 맞게 시간과 연관 짓는다. 특이하거나 찾기 힘든 잠금장치, 딱 달라붙는 지퍼, 작은 단추나 넥타이를 제외하고 도움 없이 일반적인 의류 아이템을 입는다. 부정확하게 옷을 겹쳐 입을 수 있다. 의복 주위에 눈에 띄는 오류를 살필 수 있다(비뚤어진 밑단이나 잘못 배치된 단추들). 습관적인 행동의 수정을 따라할 수 있다(신발 당겨 신기).	보호자는 적절한 선택을 돕기 위해 서랍이나 옷장에서 입을 옷을 분류하거나 잘못된 선택을 수정하게 한다. 작고, 찾기 힘든 특이한 잠금장치들을 보조한다. 효과적인 입기를 발전시킬 습관적인 행동들 내에서 간단한 수정 방법들을 보여 준다. 하지만 이러한 지시를 다음 번에도 반복할 것이 예상된다. 보조도구를 입히고 조정한다.	클라이언트: 3.4단계와 같다. 보호자: 3.4단계와 같다	3.4단계와 같다. 보호자가 선택을 변경하도록 제안할 경우 논쟁이 있을 수 있다. 의학적 합병증을 피하기 위한 잘 맞게 모든 보조도구를 관찰한다.
3.8	특정 시간에 옷 입기를 시작하는 훈련을 할 수 있다. 순서에서 일부 잘못된 부분이 있으나 천천히 모든 의류의 일반적인 물품을 입는다. 옷 입기가 완료되었을 때 그것을 인지한다(모든 신체가 덮였다). 문제가 발생했을 때는 멈추고(고장 난 지퍼), 도움을 요청하지 못할 수 있다.	보호자는 3.6단계에서의 같은 선택하는 도움을 제공한다. 옷 입기를 시작하는 것을 돕도록 단서(사전 알람)를 제공한다. 다른 부분에서는 3.6단계와 같은 도움을 제공한다.	클라이언트는 선택하고 입기에 있어 도움이 있으면 스스로 옷을 입고 완성을 인식할 것이다. 보호자는 선택과 입기에 도움을 제공하고, 결과를 확인하고 오류를 수정할 것이다. 보조도구를 응용하고 조정할 것이다.	3.6단계와 같다.

단계	행동	도움	목표	주의 사항들
4.0	습관적인 시간에 옷 입기를 시작한다. 옷장에서 물품을 선택하지만 시간, 온도, 계절, 경우, 청결, 색상이나 패턴의 조화는 고려하지 못할 수 있다. 순서를 수정하면서 천천히 아이템을 입는다. 옷 입는 속도를 달리할 수 없다. 액세서리를 무시하거나 부정확하게 사용할 수 있다. 미세-근육의 협응이 요구되는 잠금장치 채우기에 어려움이 있을 수 있다. 뒤쪽에 있는 오류에 주의하지 못할 수 있다(셔츠가 안으로 넣어지지 않은 것, 라벨이 튀어나오는 것). 간단한 정적 스플린트는 착용할 수 있지만 잘 맞게 조정은 못할 수도 있다.	보호자는 기성복 조합에 사용할 의복의 수나 분류를 줄여 선택을 단순화한다. 부적절한 선택은 변경할 것을 제안한다. 바람직한 액세서리 정렬을 위해 잘 보이지 않는 오류를 교정한다. 간단한 스플린트의 조정을 점검하고 처리한다. 다른 보조도구를 착용시킨다. 눈에 띄고 손에 닿기 쉬운 위치에 의류를 보관한다. 더럽고, 손상되며, 몸에 잘 맞지 않는 의복은 제거한다.	클라이언트는 선택과 착용에 도움이 있으면 습관적인 시간에 옷 입기를 시작하고 완료할 수 있을 것이다. 보호자: 3.8단계와 같다.	3.6단계와 같다. 옷 입기 완성을 위해 충분한 시간을 허용한다(평균속도 2~3배).
4.2	습관적인 시간에 옷 입기를 시작한다. 현저한 특징에 기초하여 의류 아이템을 선택한다. 자주 마음에 드는 물품의 특징(신발에 묻은 먼지 같은)을 인식하게 되고 착용할 수도 있다(특정 신발 1쌍). 다른 관심으로 주의를 옮길 수 없다. 4.0단계에서와 같이 찾기 힘들 오류는 볼 수 없다. 간단한 정적 스플린트를 착용한다. 조정하면서 눈에 띄는 오류를 인식하고 도움을 청한다.	4.0단계에서와 같다. 보호자는 조합에 있어서의 오류를 수정하도록 다른 눈에 띄는 특징들을 지적한다.	클라이언트는 독립적으로 일치하는 단서에 따라 옷을 선택하고 일반 의복을 착용한다. 보호자는 새로운 의복, 잠금장치에 필요한 도움을 제공하고 옷 입기 오류를 관찰하며, 수정할 것이다. 보호자는 복잡한 보조도구를 적용하고 관찰한다.	4.0단계에서와 같다. 모든 보조도구가 잘 맞는지 관찰한다.

단계	행동	도움	목표	주의 사항들
4.4	익숙한 위치에서 의복을 찾는다. 평상시에 옷 입기를 시작한다. 익숙한 조합이나 의상을 선택한다. '전에 착용했던 것'이기 때문에 반복해서 같은 옷을 착용할 수 있다. 새로운 조합을 거부한다. 선택 요인으로 날씨, 계절, 시간, 상황, 색상이나 패턴의 조화를 고려하지 않을 수 있다. 셔츠가 밖으로 나왔거나, 무릎 높이 스타킹이나 속옷만큼 너무 짧은 치마, 단추가 떨어졌거나, 옷이 찢어진 것처럼 찾기 힘든 오류나 감지하기 어려운 문제들을 놓칠 수 있다. 고정된 액세서리를 사용한다. 미세-근육 조정이 요구되는 잠금장치를 다룰 수 없다. 동적 상지 보조기나 간단한 미리 조정된 상완 커프 슬링을 착용하는 절차를 학습할 수 있다. 보이지 않는 스트랩이나 버클을 채우지 못할 수 있다.	보호자는 익숙한 위치에 기성복 조건에 맞게 의복을 보관한다. 평소 조합이나 유형에 따라 의복을 분류한다. 새로운 물품의 조화를 고려하도록 눈에 띄는 특징을 지적한다. 결과를 감독한다. 찾기 힘들거나 감지하기 어려운 오류들을 수정할 것을 제안한다. 작거나 특이한 잠금장치를 채우는 것을 돕는다. 간단한 스플린트의 착용을 관찰하고 필요한 조정을 처리한다. 다른 보조 장치 들을 착용한다.	클라이언트는 새롭고 어려운 잠금장치 채우는 것을 도와주면 의류의 익숙한 조합을 사용하여 옷 입기를 시작하고 완료할 것이다. 클라이언트는 간단한 스플린트나 다른 보조 장치들을 적용할 것이다. 보호자: 4.2단계와 같다.	익숙한 조합을 사용할 수 없는 경우 화가 날 수 있다. 오류의 수정을 제안하면 논쟁이 있을 수 있다.
4.6	서랍이나 옷장에서 원하는 의류 물품을 찾는다. '새로운' 의상을 만들기 위해 익숙한 옷에서 한 가지 항목을 변경한다. 변경 사항이 전체적인 모양에 어떻게 영향을 주는지는 고려하지 않는다. 의상에 맞게 신발을 조정할 수 있다. 꽉 끼는 물품(부츠, 양말)의 착용을 시도하여 일부 성공하기도 한다. 미세-근육 조정(보석류 채우기, 얇은 양말, 작은 리본, 넥타이, 버클)이 필요한 것은 포기할 수 있다. 제안된 공간의 조정(스카프, 넥타이, 스플린트 스트랩의 위치)을 따른다.	4.4단계와 같다. 보호자는 결과를 향상시킬 공간적 위치로 변경하도록 시범을 보여준다.	클라이언트는 독립적이게 스스로 옷을 입을 것이며, 한 번에 한 가지 특징의 조합을 달리할 것이다. 간단한 스플린트나 미리 조정된 슬링을 적용할 것이다. 보호자: 4.2단계와 같다.	새로운 조합이 적절한지 관찰한다.

단계	행동	도움	목표	주의사항들
4.8	색상, 패턴, 상태, 일반적인 착용감을 포함하여 의복의 현저하게 눈에 띄는 특징들을 고려한다. 잘 두드러지지 않는 품질(청결, 천의 종류)에는 주목하지 않거나, 선택에 있어서 사회적 기준이나 현재 스타일을 고려하지 않는다. 천천히 옷을 착용하고 완료했을 때 여러 각도에서 거울을 보며 검사하여 결과를 확인한다. 의수족을 착용하는 것처럼 새로운 행동에 대한 순서를 생각하여 학습한다. 보조도구의 착용감이나 기능에 관한 예측 가능한 문제를 인식할 수 있다.	보호자는 날씨나 상황에 따라 옷을 지나치게 차려 입었거나 부족한 경우의 선택 결과를 지적한다. 의복 또는 보조도구를 입는 행동의 새로운 순서의 시범을 보여 준다.	클라이언트는 이차적인 결과들을 고려한 보호자의 도움을 받으면 모든 두드러진 특징들을 고려하여 의복을 선택할 것이다. 보호자: 4.6단계와 같다. 보호자는 의학적 합병증을 피하기 위해 복잡한 보조도구의 착용감과 기능을 관찰할 것이다.	새로운 의복이나 새로운 조합을 만들기 위한 추가적인 시간을 허용한다.
5.0	잠금쇠, 넥타이, 스트랩을 다루고 꽉 끼는 옷이나 신발을 착용하는 힘의 강도나 관절 가동범위가 달라진다. 표면 특성(다림질의 필요 여부, 청결)이나 사회적 기준을 고려하지 않을 수 있다.	보호자는 4.8단계 같은 도움을 제공한다.	클라이언트가 성공적으로 의복을 착용할 관절가동범위와 힘의 강도가 달라질 것이다. 보호자는 바람직하지 않은 결과를 방지하도록 선택에 대한 이차적 결과들을 설명한다.	선택을 바꾸도록 제안하면 논쟁이 있을 수 있다.
5.2	선택 시 의복의 모든 유형 특성(청결, 다림질 필요 여부, 천의 질감)을 고려하고 인식한다.	4.8단계와 같다.	클라이언트는 표면 특성을 고려하여 옷을 선택한다. 보호자: 5.0단계와 같다.	5.0단계와 같다.
5.4	자유롭게 의상 아이템을 섞는다. 기준은 특이한 것이나 '다른 것'이 될 수 있다. 결과가 이상하거나 사회적으로 부적절할 수 있다. 접근하기 어려운 위치에서 효과적으로 미세-근육 조정을 해낸다(떨어진 지퍼, 등이나 손목에 있는 단추, 의수족장치에 있는 버클). 더 나은 결과를 위해 의수족의 슬링과 스트랩을 조정한다.	보호자는 선택의 대한 바람직하지 않은 이차적인 결과들을 설명한다. 복잡한 보조 장비를 적절하게 착용하는지 확인한다.	클라이언트는 옷 입기에서 공간적 특성을 수반하는 새로운 문제를 해결한다. 보호자: 5.0단계와 같다.	이차적인 결과들에 따라 선택을 변경하라는 제안을 거부할 수 있다.

단계	행동	도움	목표	주의 사항들
5.6	의상과 액세서리의 조화나 조정을 위해 똑같은 심미적 기준을 사용한다. 현재의 유행 스타일을 알 수 있다. 심미적 외관의 영향으로 비율과 신체 유형을 인식할 수 있다. 시간의 제약을 준수하도록 돕는 착용 속도가 달라진다.	보호자는 다른 기준에 따른 선택에 대한 대체 가능성을 제안한다. 새로운 상황에서 시간의 제약을 지적한다.	클라이언트는 사회적 결과를 식별하는 데 보호자의 도움을 받아 만족스러운 결과로 옷의 조정을 고려할 것이다. 보호자: 5.0단계와 같다.	5.4단계와 같다.
5.8	이전에 경험에 근거하여 실재하는 이차적인 특성(천의 무게와 날씨)을 고려하여 선택한다. 새로운 시간 제약을 준수하기 위해 자발적으로 옷을 입는 속도가 달라진다.	보호자는 새로운 상황에서의 선택에 대한 결과를 설명한다.	클라이언트는 의복을 선택할 때 실재하는 이차적인 결과를 고려하고, 필요한 만큼 옷을 입는 속도를 조정할 것이다. 보호자: 5.0단계와 같다.	
6.0	일과나 특별한 상황에 대해 모든 의복의 특성, 사회적 상황의 요구, 착용 시간, 개인적 속성을 포함하여 옷 입기에 필요한 것들을 추측하고 계획한다.	도움이 필요하지 않다.	클라이언트는 보조도구를 착용하고 제거하는 것을 포함하여 독립적이고 적절한 시기에 스스로 옷을 입는다.	

10.2 자기인식장애: 목욕하기(Bathing)

목욕하기는 닦기, 헹굼, 건조, 보습 그리고 신체와 머리카락의 악취를 없애기 위해 비누, 물, 타월 그리고 세면도구 사용하는 것을 포함한다. 목욕하기는 침대, 욕실의 욕조 또는 샤워실에서 할 수 있다. 치장하기를 제외한다.

단계	행동	도움	목표	주의 사항들
1.0–1.4	목욕의 필요성에 대한 인식이 없다. 보호자의 손길을 피해 도망칠 수 있다.	보호자는 침대에서 스펀지로 클라이언트를 목욕시킨다.	보호자는 바람직하지 않은 의학적 합병증을 방지하기 위해 청결을 유지한다.	불결함으로 인한 피부 문제를 감독한다.
1.6–1.8	목욕을 돕기 위해 고유수용성 감각 단서에 따라 팔과 다리를 움직이거나 구를 수 있다. 지속적인 신호로 중력에 대항하여 체간이나 다른 신체를 유지할 수 있다. 목욕을 거부할 수 있다.	보호자는 수동적인 지원으로 침대에서 스펀지로 목욕을 시킨다. 원하는 움직임의 단서로 신체 부위를 자극한다.	1.0~1.4단계와 같다.	피부 문제를 관찰한다. 클라이언트는 목욕을 거부할 수 있다.

단계	행동	도움	목표	주의 사항들
2.0–2.2	스펀지로 목욕하는 동안 앉아 있다. 사지를 움직인다. 한쪽으로 떨어지는 것을 방지하기 위해 체간을 움직인다. 도움하에 이동 시 축이 될 수 있다. 목욕시키는 보호자의 수고를 안다.	보호자는 침대나 의자에 앉은 채 스펀지로 목욕을 시킨다. 신체 부위를 움직이도록 언어적 명령을 한다.	보호자는 바람직하지 않은 의학적 합병증을 방지하기 위해 클라이언트의 청결을 유지할 것이다.	실패의 결과로 발생할 수 있는 불편을 살핀다. 낙상을 주의한다.
2.4–2.6	욕실로 걸어갈 수 있고 도움하에 욕조 안으로 들어갈 수 있다. 지시에 따라 신체 부위를 움직인다. 샴푸를 위해 머리를 아래로 내려놓고 허리를 구부릴 수 있다.	보호자는 클라이언트를 목욕시킨다(스펀지나 욕조에 앉아서). 욕실로 가도록 지시한다. 목욕의자와 미끄럼 방지 매트를 사용한다. 낙상을 방지하기 위해 욕실에서 클라이언트를 말린다.	클라이언트는 신체 부위를 움직임으로써 목욕에 협조한다. 보호자: 2.0단계와 같다.	목욕할 때 낙상을 방지하는 것이 좋다. 낙상의 위험에 의해 두려워하고 욕조로 들어가기를 거부할 수 있다.
2.8	욕조에 들어가고 나올 때 손잡이를 사용한다.	2.4단계와 같다.	클라이언트는 안정성 있게 손잡이를 사용하여 목욕에 협조할 것이다.	2.4단계와 같다. 손잡이를 쥐는 것이 너무 약하거나 단단히 움켜쥘 수 있다. 천천히 이동한다.
3.0	수건, 비누, 타월, 샴푸를 쥐거나 손에 놓였을 때 그것들을 내려놓는다. 짧은 시간 동안 앞, 뒤로 움직일 수 있다.	욕실이나 샤워실에 앉아 있는 동안 클라이언트에게 목욕 도구를 건네준다.	클라이언트는 손에 놓인 익숙한 목욕 도구들을 쥘 것이다. 보호자는 목욕하기의 시작과 감독을 하고 도움을 제공할 것이다.	손에 닿는 범위 내에 있는 날카롭거나 위험한 물체들을 제거한다.
3.2	자발적으로 수건, 비누, 타월, 샴푸를 쥐고 관련된 움직임들을 시작한다. 명령에 따라 행동을 멈추고 시작한다. 행동이 순서적이지 않다.	3.0단계와 같다. 간단한 명령하에 행동을 시작하고 멈춘다.	클라이언트는 명령에 따라 행동을 시작하고 멈출 것이다. 보호자: 3.0단계와 같다.	3.0단계와 같다. 샤워를 시도하면 보호자가 젖을 수 있다.
3.4	수건, 비누, 타월을 집어 들고 손에 닿는 신체 부위를 닦는다. 비누의 사용을 잊거나 한 부부만 씻을 수도 있다. 헹구거나 건조시키는 것을 잊을 수 있다. 먼지가 없어지도록 충분히 문지르지 않을 수 있다. 완료되기 전에 그만 둘 수 있다. 허용이 된다면 욕조나 샤워실에 오랜 시간 머무를 수 있다. 이상한 시간에 목욕이나 샤워를 시작할 수 있다.	목욕할 시간임을 클라이언트에게 상기시킨다. 너무 자주 목욕시키지 않는다. 적절한 시간에 안전하고 필수적인 도구들을 제공한다. 정확한 과정을 통해 언어적 지시로 순서를 배열한다. 정확한 양으로 비누, 샴푸, 로션을 적용한다. 잘 보이지 않는 부위도 씻도록 클라이언트에게 상기시킨다. 클라이언트가 손이 닿기 어려운 부위를 씻긴다. 물의 온도를 확인한다.	클라이언트는 목욕이나 샤워를 완료하기 위한 익숙한 활동들을 지속하고 순서가 있는 행동을 위한 도움하에 머리를 감을 것이다. 보호자는 목욕하고, 머리 감기를 시작하며, 감독할 것이다. 행동을 통해 순서를 배열할 것이다.	혼자 남겨 두지 않는다. 샤워를 시도한다면 넘치는 물이나 낙상을 주의한다. 물의 온도를 확인한다. 목욕 완료 전에 클라이언트가 욕조나 샤워실을 떠날 수 있다.

단계	행동	도움	목표	주의 사항들
3.6	신체의 경계에 따라 씻기 활동을 한다. 다시 수행하려고 할 수도 있다. 열심히 문지르기 위한 보호자의 제안을 흉내 낸다. 물의 온도가 시원해지거나 따뜻해질 때까지 기다릴 수 있다. 순서의 단계를 잊을 수 있다(헹굼이나 건조). 샴푸, 로션, 탈취제의 양을 측정하지 않는다. 과제가 완료되기 전에 그만 둘 수 있다.	3.4단계와 같다. 더 효과적인 결과들을 위해 행동에서 간단한 변경 사항들 시범을 보여 준다(더 세게 또는 덜 세게 문지르기). 샴푸나 로션의 양을 미리 측정한다.	클라이언트는 더 효과적으로 목욕하기를 완료하기 위해 손으로 하는 행동을 수정하기 시작할 것이다. 보호자는 목욕하기를 시작하고 감독할 것이다. 더 효과적인 결과들을 위한 변경 사항의 시범을 보여 준다.	3.4단계와 같다. 낙상을 유발할 수 있는 충동적인 행동을 주의한다.
3.8	비누로 눈에 띄는 모든 신체 부위를 칠하고 헹궈 낸다. 잘 보이지 않는 부분이나 순서를 잊을 수 있다. 완료되었다는 것을 안다. 문제에 부딪혔을 때(예: 샴푸가 없음) 멈출 수 있지만 도움을 요청하지 않을 수 있다.	3.6단계와 같다. 보호자는 짧은 시간 동안 클라이언트를 남겨 둘 수 있다.	클라이언트는 목욕하기와 머리 감기 일과를 완료하기 위한 지시를 따를 것이고 그 또는 그녀가 완료했을 때 말을 할 것이다. 보호자: 3.6단계와 같다.	유해 물질로의 접근을 제한한다. 양을 측정할 수 있는 경우 낭비를 예측한다. 몇 분 이상 감독 없이 두지 않는다.
4.0	목욕을 할 필요를 인식하지만 부적절한 시간에 시작할 수 있다. 재료들에 접근 가능할 때 완수하거나 진이 다 빠질 때까지 익숙한 순서로 천천히 이동한다. 큰 문제(익숙하지 않은 수도꼭지의 작동이나 비누가 없을 때 등)에 대해 도움을 요청하지 않는다. 젖은 바닥을 주의하지 않을 수 있다.	보호자는 눈에 띄고, 팔이 닿는 위치에 필요한 용품들을 배치한다. 익숙한 제품을 제공한다. 문제 해결에 사용할 수 있다. 익숙하지 않은 수도꼭지의 작동을 보여 준다. 익숙하지 않은 제품의 용기를 연다. 미끄럼 방지 욕실 매트를 사용한다. 바람직하다면 결과의 질을 확인한다. 시작을 준비하고 감독 없이 남겨 둘 수 있다.	클라이언트는 유해한 결과들을 방지하기 위한 준비하에 목욕과 샤워를 완료할 수 있을 것이다. 보호자는 익숙하고 안전한 준비를 제공하고 문제 해결이 가능하게 하며, 결과를 확인한다.	불편한 시간에 목욕하는 것을 제한하기 위해 잘 보이지 않는 찬장이나 욕실 문이 잠긴 곳에 목욕용품을 보관한다. 물이 넘치는 것, 낙상을 주의한다. 과제를 완수하는 데 평균보다 2~3배의 시간이 더 걸릴 수 있다.
4.2	목욕의 필요성을 인지하고 시간이 적절하다면 요구할 수 있다. 눈에 띄는 곳에 위치한 용품들을 챙긴다. 일련의 과정을 따른다. 작거나 잘 보이지 않는 부위(머리의 뒷부분, 귀, 손톱)는 놓칠 수 있다. 비누가 부족한 것과 같은 문제를 인지하고 도움을 청한다. 한 번에 한 가지의 뚜렷한 특징에 주목한다.	보호자는 욕조나 샤워실 24인치 이내 눈에 띄는 곳에 익숙한 제품들을 보관한다. 결과의 질을 확인한다. 작거나 잘 보이지 않는 신체 부위를 씻도록 상기시킨다.	클라이언트는 유해한 결과들을 방지하기 위한 도움하에 눈에 띄는 곳에 자신의 용품들을 보관함으로써 목욕하기를 시작하고 완료할 것이다. 보호자: 4.0단계와 같다.	과제 완수를 위한 충분한 시간을 허용한다. 욕실에 인접한 위험 요인(전자기기)을 제거한다.

단계	행동	도움	목표	주의 사항들
4.4	습관적인 시간에 목욕, 샤워, 머리 감기를 시작하고 변하지 않고 일반적인 과정을 따른다. 익숙한 위치에서 용품들을 챙길 수 있다. 양(물이나 재료들을 저장하는 것)이나 수행 속도를 달리할 수 없다. 일부 제품을 원할 수 있다. 새로운 제품의 라벨을 읽지 않을 수 있다. '많을수록 좋다'고 생각하여 로션, 샴푸의 양을 과도하게 사용할 수 있다. 꽉 조여 있거나 일반적이지 않은 용기를 여는 데 미세-근육의 조정을 하지 않을 수 있다. 더위나 운동을 수용함으로써 발생하는 변화하는 규칙적인 일과를 거부할 수 있다. 다른 사람들과 욕실 공간과 용품을 공유하는 것에 대한 인식이 적거나 없다. 타월을 걸거나, 세면용품의 영역을 청소하지 않을 수 있다.	보호자는 익숙한 목욕용품을 구입하고 같은 위치에 보관하며, 라벨을 명확하게 한다. 결과를 확인한다. 빠트린 잘 보이지 않는 신체 부분을 가리켜 준다. 클라이언트를 혼자 남겨 둘 수 있다.	클라이언트는 유해한 결과를 방지하기 위한 도움하에 자신의 집에서 익숙한 순서로 목욕을 시작하고 완료할 것이다. 보호자는 익숙한 용품들을 제공하고, 오류를 수정하며, 새롭거나 잠재적으로 유해한 과정들을 감독할 것이다.	일상적인 제품을 사용할 수 없는 경우 화가 날 수 있다. 눈에 보이지 않는 위험(미끄러운 바닥, 물 근처에 있는 전자기기)으로부터 보호한다.
4.6	운동, 더운 날씨, 특별한 상황을 고려하여 목욕하기 일과를 변경할 수 있다. 좁은 공간에서 부분적으로 씻을 수 있다. 찬장을 열고 용품을 획득할 수 있다. 새로운 제품이나 제품의 대체를 기꺼이 시도할 수 있다. 변경 사항이 있는 제안을 따를 수 있다(욕실 근처에 용품 보관하기, 바닥에 넘어지는 것을 방지하기 위해 샤워실에서 말리기, 빈 공간을 사용한 후에 타월 걸기).	보호자는 찬장이나 선반을 열고 필요한 용품들을 제공한다. 제품 사용법이나 규칙적인 일과가 변경된 결과를 설명한다.	클라이언트는 유해하거나 바람직하지 않은 결과를 피하기 위해 도움하에서 일상적인 일정, 제품의 사용법, 제품의 보관의 변화에 따라 규칙적인 목욕하기를 시작하고 완료한다. 보호자: 4.4단계와 같다.	눈에 보이지 않는 위험을 제거한다. 다른 사람들과의 일정을 양쪽 모두에 맞게 조정하지 못할 수 있다.

단계	행동	도움	목표	주의 사항들
4.8	다른 사람들과의 목욕하기 일정을 조정할 수 있다. 자신의 모든 두드러지는 특징과 목욕 환경에 주목한다. 완성된 결과의 질을 확인한다. 반복적인 암기로 새로운 절차(물을 절약하며 목욕하기)를 학습할 수 있다. 이러한 것들(물 절약의 필요성, 장시간 또는 너무 자주 욕실을 이용하며 말릴 때의 결과, 다른 사람에게 불편을 끼치지 않도록 목욕 일정을 조정하는 것)을 설명할 때 이차적인 결과들을 이해한다. 보호자에게 부족한 용품들을 알린다.	보호자는 필요에 따라 이차적인 효과(예: 공유 공간에 대한 사용 빈도, 보존, 사회적 규칙)를 설명한다.	클라이언트는 독립적으로 규칙적인 목욕하기를 완료하고, 양질을 확인할 것이다. 클라이언트는 이차적인 결과들에 대한 설명을 이해할 것이다. 보호자는 유해하거나 바람직하지 않은 사회적 결과들이 초래할 수 있는 이차적인 결과들을 설명할 것이다.	4.6단계와 같다.
5.0	독립적으로 규칙적인 목욕하기를 시작하고 완료한다. 문제 해결(팔을 잃은 것 같은 신체적인 손상을 지닌 채 목욕하기)을 위해 힘의 강도나 관절가동범위가 달라진다. 새로운 제품에 대한 이차적인 결과나 눈에 보이지 않는 속성들(비누 알레르기)을 예측하지 못할 수 있다.	4.8단계와 같다.	4.8단계와 같다.	
5.2	독립적으로 규칙적인 목욕하기를 시작하고 완료한다. 피부, 손톱, 머리카락의 모든 표면 상태에 주목하고 이러한 제품에 의해 만들어진 미묘한 결과들에 근거하여 목욕 제품을 선택할 수 있다. 목욕 환경에 대한 모든 유형의 특징(젖었거나, 미끄러운 바닥)에 주목한다.	4.8단계와 같다.	4.8단계와 같다.	
5.4–5.8	모든 목욕하기 과정에 독립적이다. 새로운 제품의 라벨을 읽지 않을 수 있다. 시간의 경과, 목욕하기 속도를 변경하는 것을 고려하지 않을 수 있으며 새로운 환경에서 위험을 예측하지 못할 수 있다.	4.8단계와 같다.	4.8단계와 같다.	

10.3 자기인식장애: 걷기(Walking) 및 운동하기(Exercising)

걷기와 운동하기는 공간 안에서 다른 위치로 또는 다른 움직임의 패턴을 통해 정상적인 신체를 이동하는 방법에 대한 인식을 포함한다.

단계	행동	도움	목표	주의 사항들
1.0–1.6	이동하지 않는다. 누운 자세에서 앉은 자세로 바꾸는 데 협조하지 않는다. 수동적 관절가동범위 운동을 돕지 않는다.	사이드 레일이 있는 침대. 보호자는 피부의 온전한 상태를 유지하기 위해 신체를 돌린다. 침대에서 앉은 자세를 유지시키기 위해 수동적인 지원을 한다. 관절가동력에 대해 수동적 관절가동범위 운동.	보호자는 낙상을 피하기 위한 안전한 환경을 제공하고 부동으로 인한 의학적 합병증을 방지한다.	적절한 위치에 사이드 레일을 놓는다. 피부의 온전한 상태를 확인한다.
1.8	관절가동범위를 위해 팔을 올릴 수 있다. 멀리 밀어 냄으로써 수동적 관절가동범위 운동을 거부할 수 있다.	사이드 레일이 있는 침대. 보호자는 관절가동범위 운동이나 침대에서 엉덩이를 들어 올리기 위해 지속적인 지시를 준다.	클라이언트는 중력에 대항해 신체 부분을 유지해 관절가동범위 운동에 협조할 것이다. 보호자는 관절가동범위 운동을 돕는다.	밀어 냄으로써 거부할 수 있다.
2.0	이동하지 않는다. 앉아 있는 동안 신체를 곧게 편 자세를 유지한다.	보호자는 한 가지 앉은 자세에서 또 하나의 자세로 바꾸기 위해 기대도록 지속적인 지시를 한다.	클라이언트는 앉은 자세를 유지할 것이다. 보호자는 앉은 채 이동할 때 도움을 줄 것이다.	실패에서 오는 피로감이나 불편감에 주의한다.
2.2	설 수 있고 도움하에 몇 가지 단계를 수행할 수 있다. 이동에 축이 되어 협조할 수 있다. 낙상을 방지하기 위해 상지의 '정위반사'를 사용한다.	보호자는 선 자세, 보행, 이동 축 만들기를 돕도록 촉각적, 언어적 지시를 준다.	클라이언트는 설 수 있고 도움하에 이동 축을 만들 것이다. 보호자는 선 자세나 이동 시 지시 또는 도울 것이다.	낙상에 주의한다. 허리 상해를 피하기 위한 적절한 신체 역학을 관찰한다.
2.4	출입구와 가구 주변을 정처 없이, 천천히 이동한다. 서고 앉는다. 과도하게 걸을 수 있다.	보호자는 안전을 위해 영역의 단계를 제한한다. 접근을 제한하기 위해 문을 닫는다.	클라이언트는 낙상 없이 제한된 영역을 이동할 것이다. 보호자는 안전한 환경을 제공할 것이다.	방황을 하거나 제한이 없으면 길을 잃을 수 있다.
2.6	침대나 욕실 등 잘 알고 있는 목적지로 안내한다. 닫힌 문을 밀거나 '탕' 칠 수 있다. 고르지 못한 지형을 주의하지 않는다. 지시가 있을 때 계단을 오른다.	보호자는 원하는 목적지로 접근을 허락하기 위해 문을 연다. 지시와 신체적 안내를 통해 계단 오르기를 보조한다. 깔개나 장애물을 제거한다.	클라이언트는 제한된 영역 안에서 잘 알고 있는 목적지로 걸어갈 수 있을 것이다. 보호자는 계단을 오르도록 지시하고, 걷는 영역을 안전하게 제공할 것이다.	2.4단계와 같다.

단계	행동	도움	목표	주의 사항들
2.8	안정성 있는 자세나 앉고, 서며, 앞으로 나가기 위해 난간이나, 손잡이, 다른 물체를 잡는다. 앉기 전에 의자의 위치를 주의하지 않을 수 있다. 불안정한 물체를 잡을 수 있다. 지시에 따라 밀거나 당겨서 상지운동에 협조할 수 있다.	보호자는 클라이언트의 앞이나 옆에서 걸으며 원하는 위치로 안내한다. 난간을 가리킨다. 클라이언트가 앉기 전에 의자를 배치한다.	클라이언트는 신체 위치를 변경할 때 스스로 안정시킬 것이다. 보호자는 계단을 오르거나, 앉거나, 이동하는 데 지시와 도움을 제공할 것이다.	불안정한 물체나 사람을 잡아 넘어질 수 있다.
3.0	흥미 있는 대상이나 사람을 향해 천천히 이동한다. 걸을 때 지형의 변화에 주의하지 않는다. 단시간 빠르게 걷는 속도가 증가하지만 균형 소실이나 이동에 문제가 될 수 있다. 다른 한 사람이 동반된 운동으로 짧은 거리를 걸을 수 있다. 짧게 관절가동범위 운동을 따라한다.	보호자는 안전하게 영역의 단계를 제한한다. 계단 오르기를 감독한다. 시야로부터 문제가 되는 것들을 제거함으로써 흥미 있는 물체를 향한 혼란을 줄인다. 클라이언트가 앉기 전에 의자의 위치를 확인한다. 새로운 위치에서 보조한다.	클라이언트는 제한된 영역으로 이동할 것이다. 보호자: 2.8단계와 같다. 보호자는 새로운 위치에서 보조할 것이다.	2.6단계와 같다.
3.2	익숙한 행동(전화 받기)을 이끌어 내는 물체를 향해 제한된 영역 안에서 천천히 이동한다. 눈에 띄지 않는 물체들을 살피지 않는다. 산만할 경우 집단이나 안내를 떠나 새로운 것을 궁금해할 수 있다. 명령에 따라 속도를 바꿀 수 있지만 유지하지 못하고 정상 속도보다 더 천천히 돌아가게 된다. 계단을 천천히 오르지만 의존적이다. 운동을 위해 단거리를 무리를 지어 산책한다. 집요하게 반복되는 방식으로 관절가동범위 운동을 반복할 수 있다.	보호자는 시야로부터 물체들을 없애거나 문을 닫음으로써 바람직하지 않은 위치나 물체들로의 접근을 제한한다. 모든 새로운 위치로의 이동을 호위한다. 클라이언트가 앉기 전에 의자의 위치를 확인한다. 언어적 명령으로 집요하게 반복적인 움직임을 멈춘다.	클라이언트는 제한된 영역으로 이동할 것이다. 보호자: 2.8단계와 같다.	제한된 구역의 밖에서 새로운 공간을 궁금해하고 길을 잃을 수 있다.

단계	행동	도움	목표	주의 사항들
3.4	도움 없이 원하는 활동(화장실 이용, 음식, 커피)에 접근하기 위해 인접한 방 2~3개 이내로 이동한다. 목적지에 대한 인식 없이 새로운 위치에 대한 안내를 따른다. 명령에 따라 보행 속도를 변경할 수 있지만, 쉽게 산만해지고 이전의 속도로 되돌아간다. 앉은 자세에서 전 자세로 몸의 위치를 변경할 때 충동적일 수 있고 균형을 잃을 수 있다. 다른 사람과 함께 걸을 수 있다. 지형 변화나 신호등에 주의하지 않는다. 어렵게 걷고 말하기를 동시에 한다. 직접적인 감독하에 시작하고 멈추며, 반복적인 관절가동범위 운동이나 근력 강화 운동의 횟수를 센다.	보호자는 바람직하지 않은 새로운 위치로의 접근을 제한한다. 클라이언트는 지시에 따라 속도를 변경한다. 천천히 몸의 자세를 변경할 것을 클라이언트에게 상기시킨다. 작은 집단으로 공동체 안에서 호위할 수 있다. 모든 관절가동범위 운동과 근력 강화 운동을 직접적으로 감독한다.	클라이언트는 보호자의 도움하에 이동을 하고 앉은 자세에서 선 자세로 바꿀 것이다. 클라이언트는 보호자의 호위하에 공동체 안에서 이동을 할 것이다. 보호자는 새로운 위치로 클라이언트를 보조할 것이다.	특히 공동체 안에서 감독 없이 이동이 허용될 경우 새로운 위치를 궁금해하고 길을 잃을 수 있다. 충동적인 행동은 낙상의 원인이 될 수 있다.
3.6	닫힌 문으로 구분된 여러 익숙한 생활 영역 내에서 이동한다. 건물의 내부와 외부를 인식한다. 원하는 활동에 접근하기 위한 새로운 위치를 궁금해하고 길을 잃으며 되돌아갈 수 없다. 단시간 동안 보행 속도 변경하는 것을 따라할 수 있다. 단거리를 달릴 수 있다. 등급이 나뉜 관절가동범위 운동이나 근력 강화 운동에서 지속 시간이나 양의 변화를 따라하지만 유지하기 위한 지시를 필요로 할 수 있다.	보호자는 외부로 나가는 문을 잠금으로써 새롭거나 바람직하지 않은 영역으로의 접근을 제한한다. 생활 영역 밖의 모든 새로운 위치에 대해 보조한다. 필요에 따라 속도를 변경하도록 지시한다. 적절한 시간과 행동의 힘을 사용하도록 적절한 지시로 등급화된 모든 운동 프로그램들을 직접적으로 감독한다.	클라이언트는 익숙한 환경 안에서 이동 속도를 바꿀 것이다. 보호자는 새로운 위치로 보조할 것이다. 보호자는 반복적인 행동의 적절한 수행을 하도록 등급화된 운동을 감독한다.	3.4단계와 같다.
3.8	익숙한 장소나 짧은 거리의 분리된 공간에서의 보행(예: 뒤뜰, 이웃의 옆문). 도착 이후 목적지를 알고 놀람을 표현할 수 있다. 길을 잃었을 경우 왔던 길을 되돌아갈 수 없다. 피곤을 느끼거나 멈출 때까지 뛸 수 있다. ROM이나 근력 향상 운동 프로그램 완료하는 것을 인지할 수 있다.	보호자는 새롭거나 원하지 않는 장소에 접근할 때 제한된다. 이웃의 집과 같은 외부 모든 새로운 장소에 동행해야 한다.	클라이언트는 도움을 받으며 친숙한 곳 안에서 보행하거나 안전하게 이동할 때 길을 잃거나 과로를 피할 수 있다. 보호자는 지역사회의 새로운 장소에 갈 때 동행해야 한다.	3.4단계와 같다.

단계	행동	도움	목표	주의 사항들
4.0	신체적 능력 안에서 짧은 거리 안에 있는 미리 결정된 익숙한 목적지(예: 우편함 또는 이웃의 가게)로 걷거나 뛴다. 주요 건물이 없어지거나 우회로가 있는 경우와 같이 기대하지 못한 변화에 쉽게 혼란스러워한다. 새로운 환경에서 주도하도록 요청할 수 있다. 새로운 환경에 가기 위해 제한이 있을 수 있고 친숙한 가옥들을 선호한다. 서 있는 상태에서 앉을 때 일반적으로 천천히 안전하게 앉는다. 지역, 층, 주변 물건의 변화에 대해 주의하지 않을 수 있다. 여행이 가능할 수 있다.	보호자는 새로운 장소나 위험하거나 매우 자극적인 짐이 있는 경우 모두 함께해야 한다.	클라이언트가 독립적으로 친숙한 곳 안에서 원하는 곳까지 걷거나 이동한다. 보호자는 새롭거나 위험한 환경으로부터 도움을 제공해 주어야 한다.	공항, 쇼핑몰, 놀이공원, 카지노와 같은 높고 괴로운, 자극이 많은 곳에서 긴장하게 된다. 그러한 곳에 가는 것을 제한할 수 있다.
4.2	신체적 능력 안에서 친숙한 목적지를 향해 1/2~1마일 정도 걷거나 뛴다. 다양한 길을 갈 수는 없을 것이다. 걸을 때 눈 앞에 시야에 소음이나 활동에 참여하는 것을 실패할 수 있으나 힌트, 1~2개의 눈에 띄는 주요 건물을 통해 활동에 참여 할 수 있다. 길을 잃을 경우 도움을 요청할 수 있다. 예를 들어 울퉁불퉁한 지역과 같이 인식되는 문제에 반응하는 속도의 변화가 있다. 단계적인 단순한 운동 프로그램을 배우는 것이 가능하다.	보호자는 새로운 장소에 동행해야 한다. 주요 건물을 가리키는 것으로 새로운 환경에서 위치를 안내하는 힌트를 사용할 수 있다. 눈에 보이는 위험을 지적하는 것은 속도와 길을 조정할 수 있다. 모든 단계의 운동에서 수행을 확인한다.	클라이언트는 독립적으로 걸을 때, 이동을 할 때 원하는 곳에 도달하기 위한 1~2개의 시각적 힌트를 사용할 수 있다. 길을 잃을 경우 도움을 요청할 수 있다. 보호자는 넘어지거나 위험, 길을 잃는 것으로부터 도움을 제공할 수 있다.	4.0단계와 같다. 잠재적 위험에 대해 주의를 기울이지 못한다.

단계	행동	도움	목표	주의 사항들
4.4	신체적 능력 안에서 1~2마일 내의 동네나 친숙한 장소의 보행이나 뛰는 것은 길에 의존한다. 친숙한 길로부터 길을 선택할 수 있다. 눈높이에서 눈에 띄는 시각적 힌트를 알 수 있다. 대부분의 활동, 시야 밖에서의 소음 및 지형 변화(주요 건물을 제외한)에 주의를 기울이지 못한다. 반응에 의한 시간에서 속도의 변화는 강제적이다. 새로운 환경에서 방법을 찾기 위해 눈에 띄는 제한된 힌트를 사용할 수 있다. 길을 잃을 경우 도움을 요청할 수 있다. 안전이라는 이유 안에서 제한된 길을 받아들일 수 있지만 제안의 이유는 이해할 수 없다. 타인에 의해 새로운 길을 확인할 수 있고 몇 번의 연습, 몇 주, 며칠 동안 새로운 길을 인지하는 연습이 필요하다. 몇 번의 프로그램 후에 운동 프로그램에 따라 훈련할 수 있다. 위험을 예상할 수 없다. 또는 프로그램의 부정확한 실행의 이차적 효과. 반복적인 운동을 지루해할 수 있다. 반복 운동 시 20까지 셀 수 있다.	보호자는 4.2단계와 같이 도움을 제공한다. 위험으로부터 길을 자주 확인해야 하고(예: 기찻길을 건너는 것) 가장 안전한 길을 알고 도와야 한다. 잘 학습이 될 때까지 새로운 길을 함께 해야 한다. 잘 학습이 될 때까지 모든 단계적인 운동을 모니터링해야 한다.	클라이언트는 익숙한 지역을 도움과 함께 가장 안전한 길로 걸을 수 있을 것이다. 클라이언트는 며칠 동안 운동을 통해 새로운 길을 배우거나 운동 프로그램을 익힐 수 있다. 보호자는 길을 잃거나 위험을 피할 수 있도록 도움을 제공해야 한다.	4.0단계와 같다.

단계	행동	도움	목표	주의 사항들
4.6	일상적인 활동에 연관된 목적지에 도달하기 위해 익숙한 동네 내에서 다양한 루트로 수행한다. 눈으로 보아 명백히 알 수 있는 주요 건물이나 안내판과 같은 사인을 찾는다. 결과가 즉각적이고 명백할 때 안전한 위험 요소의 언어적 설명이 따라온다(건널목), 보이지 않는 위험을 이해하지 못한다(나쁜 이웃). 시간 제약에 대한 응답 속도를 변경하려고 시도할 수 있다. 그러나 유지되지 않는다. 다른 사람에 의해 확인된 새로운 노선은 연습 기간 이후 그것들을 배운다. 합병증에 대한 인식 없이 운동 속도를 변경, 시도할 수 있다. 프로그램에서 다음 연습으로 이동할 수 있다.	4.4단계와 같은 도움을 제공한다.	클라이언트는 위험을 알기 위해 보호자와 함께 익숙한 위치를 다양한 루트를 통해 갈 수 있다. 보호자: 4.4단계와 같다.	일반적인 경로의 변화는 경로의 안전성이나 주요 건물에 대한 시간의 영향 또는 위험을 미리 예상하지 않는다. 시골에서는 관리가 필요하기 때문에 도보여행의 즐거움을 잃어버릴 수 있다. 운동 프로그램의 변화는 안전을 위해 확인해야 한다.
4.8	노선을 지적하면 새로운 목적지로 걷거나 뛴다. 며칠 동안 기계적으로 새로운 노선을 배운다. 환경을 스캔하고 시각적 사인을 정확하게 안다. 거리표지판을 읽고 경로 정보를 사용하려고 시도하지만 잃으면 집으로 돌아올 수 없다. 위험 요소의 설명을 이해한다. 그러나 이차적이다(밤에 혼자 걷기). 운동 프로그램을 기계적 반복에 의한 암기로 배운다.	순서를 알게 될 때까지 보호자는 클라이언트와 함께한다. 안전 위험을 확인한다.	클라이언트는 도움을 받아 새로운 위치로 이동할 수 있다. 안전 위험에 대해 정밀하게 스캔한다. 보호자는 클라이언트가 지역사회 보행을 확실히 안전하게 할 수 있도록 도움을 제공한다.	
5.0	시행착오를 겪으며 새로운 위치로 이동한다. 새로운 노선을 잊을 수도 있다. 규정된 운동 프로그램 준수를 거부할 수 있다.	보호자는 규정된 운동 프로토콜을 준수하기를 거부하거나, 낯선 지역으로의 일탈과 같은 잠재적 위험을 식별한다.	클라이언트는 안전을 확인하기 위해 도움을 받아 새로운 위치로 스스로 이동할 것이다. 보호자는 안전 위험에 대한 경고를 제공하도록 한다.	운동 프로토콜을 준수하는 것을 거부할 수 있다.
5.2	모든 시각정보(주위환경의 특징)를 기록한다. 가이드워킹을 위해 이것들을 사용한다.	보호자는 5.0단계와 같은 도움을 제공한다.	클라이언트: 5.0단계와 같다. 보호자: 5.0단계와 같다.	

단계	행동	도움	목표	주의 사항들
5.4	독립적으로 친숙하고 새로운 위치로 이동한다. 걷기를 통해 건물과 거리의 공간 배치를 말한다. 새로운 노선을 발견하고 그것들을 기억한다. 안내지도를 참조하지만 효과적으로 사용하지 못할 수도 있다. 운동을 선택하고 거부할 수 있다. 이런 것들에 대한 이차적 영향에 대해 이해한다.	보호자는 눈에 보이지 않는 이차적 위험(물, 음식, 의류, 시골 지역에서의 하이킹을 위한 응급처치 등)을 확인한다. 운동의 주의사항(뜨겁거나 차가운 날씨, 오염된 공기 등)과 운동 프로그램 변경(부상, 피로)의 이차적인 합병증을 지적한다.	클라이언트는 원하는 활동의 새로운 위치로 이동하고 부상 방지를 위해 도움을 받아 운동 프로그램을 따른다. 보호자: 5.0단계와 같다.	5.0단계와 같다.
5.6	알려진 경로와 제안된 경로를 비교할 수 있고 그에 따라 변경할 수 있다. 열, 대기오염, 건강 상태나 시간 제한에 따라 운동이나 이동의 속도를 조절할 수 있다. 추천된 운동 프로그램을 수행할 때 대체방법을 고려할 수 있다.	보호자는 운동 프로그램이나 활동을 선택하거나 비교하는 것에 도움을 주는 정보를 제공한다.	클라이언트는 해로운 영향을 피하기 위한 프로토콜을 따르고 운동 방법을 비교한다. 해로운 영향을 피하기 위해 필요에 따라 보호자는 정보를 제공한다.	
5.8	시간에 제약에 의해, 모든 유형의 특성에 따라 속도(pace)가 변화한다. 운동 프로그램에서 손상 또는 사고를 피하기 위해 이차 또는 눈에 띄지 않는 사고에 대한 설명을 따른다.	5.6단계와 같다.	5.6단계와 같다.	
6.0	지도의 도움을 받아 새로운 위치로 이동할 수 있다. 컨디셔닝 프로그램이나 다른 운동 프로그램에서 고려해야 할 사항과 이차적 효과에 대해 이해한다.	필요 없다.	클라이언트는 규정된 활동의 위험, 이익 및 결과를 인식하고 컨디셔닝 프로그램에 참여한다.	

10.4 자기인식장애: 식사하기(Eating)

먹기는 테이블에 앉는 것이 포함된다. 입에 음식 넣기, 한입 크기의 조각으로 음식 절단하기, 음식의 흘림 없이 씹기와 삼키기, 얼굴·손·옷에서 음식 제거하기, 음식 온도에 따라 속도와 순서 조정하기, 조미료량 조절하기, 포장 열기로 구성된다.

단계	행동	도움	목표	주의 사항들
1.0-1.2	입술을 핥고, 침을 흘리며, 음식 냄새에 대한 반응이 없다. 명령에 따라 입을 열거나 삼키지 않는다. 튜브로 식사를 공급해야 한다.	보호자는 튜브를 배치하고 클라이언트에 공급한다. 적절한 영양을 보장하기 위해 섭취량을 모니터링 한다.	보호자는 일반 튜브 수유와 클라이언트의 영양요구에 맞게 제공한다.	충분한 섭취를 보장하기 위해 무게를 확인한다.
1.4-1.6	머리를 돌리고, 입을 열거나, 지시에 삼킨다. 중력에 대항하여 몸을 유지하여 앉아있을 수 있다. 부드러운 음식의 식이를 두 손을 번갈아가며 협력하여 사용할 수 있다. 불평 또는 미소로 음식의 선호 표현을 할 수 있다.	클라이언트는 1.0단계와 같거나 수동적인 지지를 이용하여 침대에 위치시킬 수 있다. 수저에 부드러운 음식을 놓고 삼키게 하며, 구두 명령과 함께 클라이언트에게 제공한다. 클라이언트의 손에 수저를 놓아 주고 입으로 잡은 손을 안내한다.	보호자는 클라이언트의 영양 요구에 맞게 구두 명령 또는 손을 입으로 이끄는 방법(hand-over-hand)으로 부드러운 음식을 제공하거나 튜브 공급을 한다.	질식에 주의한다.
1.8	손으로 집어 먹는 부드러운 음식(핑거푸드)을 집어 입에 넣을 수 있다. 손 안에 컵을 놓고 마실 수 있다. 수저나 포크 등의 기구를 사용하지 않는다. 의식 없이 음식이나 액체를 엎지를 수 있다. 보호자를 밀어낼 수 있다.	보호자는 클라이언트의 앞에 부드러운 핑거푸드를 둔다. 손에 액체가 담긴 컵을 놓는다. 먹기 좋은 사이즈로 음식을 자르고 포크나 수저 위에 놓는다. 입으로 수저를 가이드한다(hand-over-hand method).	보호자는 부드러운 핑거푸드, 음료를 영양 요구에 맞게 제공한다. 클라이언트는 핑거푸드를 스스로 먹는다.	질식에 주의한다. 단단한 음식은 미리 자르고, 씹기 어려운 음식과 질긴 음식은 피하라. 음식의 온도를 확인하고, 액체가 넘치는 것을 살펴보라.
2.0-2.2	먹는 동안 앉아 있다. 자발적으로 손가락으로 음식을 집을 수 있다. 먹거나 마시기 위해 컵이나 수저를 집을 수 있다. 음식의 온도, 크기 등을 알아채지 못한다. 수저로 음식을 담지 못한다. 아주 천천히 먹을 수 있다.	보호자는 침대, 휠체어의 트레이에 음식을 놓는다. 음식을 미리 자른다. 부드럽거나 씹기 쉬운 음식을 선호한다. 비식용 물체를 제거한다. 넘치는 것을 방지하기 위해 반만 채운다. 음식의 온도를 확인, 먹기 유지를 위해 신호를 한다.	보호자는 음식을 미리 자르고 필요에 따라 스스로 먹기를 도와 클라이언트의 영양 요구를 충족시켜 준다. 클라이언트는 간병의 도움이나 핑거푸드, 수저를 사용하여 스스로 먹는다.	1.8단계와 같다.

단계	행동	도움	목표	주의 사항들
2.4	먹기 유지를 위해 알림이 필요하다. 입안에 먹을 수 없는 것을 넣을 수 있다. 넘치는 것을 알지 못한다. 식탁으로 안내에 따라 이동할 수 있다 또는 말했을 때 앉고 식탁으로 걸어갈 수 있다. 수저나 컵을 들 수 있다. 신호 없이 마시거나 먹기를 시작할 수 있다. 식사가 끝나지 않거나 천천히 먹을 수 있다. 수저로 음식을 얻을 수 없고 손가락을 사용할 수도 있다. 음식의 온도, 식사순서를 인식하지 못한다. 음식을 흘리거나 넘치는 것을 무시한다.	보호자는 식사 시간을 상기시키고 테이블로 에스코트한다. 음식을 씹기 좋게 미리 잘라 놓는다. 음식의 온도를 확인한다. 용기 뚜껑 여는 것을 돕는다. 냅킨으로 얼굴 닦는 신호를 주어야 한다.	보호자: 2.0단계와 같다. 클라이언트: 2.0단계와 같다.	2.0단계와 같다.
2.8	도움 없이 익숙한 먹는 지역으로 걸어서갈 수 있다. 신호 없이 수저나 컵을 집을 수 있고, 마시거나 먹을 수 있다. 수저로 액체를 뜨거나 작은 음식을 담아 유지하기가 어렵다. 칼로 자르는 것을 할 수 없다. 접시 위의 음식을 먹는다. 접시를 비울 때까지 먹을 수 있거나 특정 음식을 거부할 수 있다. 음식이 넘치거나 음식의 온도, 식사 예절과 같은 것을 의식하지 않는다.	보호자는 2.4단계와 같은 도움을 제공한다. 선호하는 음식을 고려하여 섭취량을 증가시킨다.	보호자: 2.0단계와 같다. 음식을 잘라 주고 뚜껑을 열어 주는 간병의 도움으로 기존 수저와 같은 기구로 스스로 음식을 먹을 수 있다.	2.0단계와 같다. 음식의 선호도를 고려해야 한다.

단계	행동	도움	목표	주의 사항들
3.0–3.2	배고플 시간에 음식을 요구한다. 눈에 보이는 음식을 먹을 수 있다. 식사시간을 유지할 수 없다. 칼을 제외한 모든 기구를 사용할 수 있다. 스푼/포크로 음식을 절단하려고 할 수 있다. 식사 중 이야기를 하거나, 식사예절 준수, 요리 전달을 하지 않는다. 간단한 용기(우유, 투명 다이어트 키트)를 열 수 있다. 좋아하는 음식을 과도하게 먹을 수 있다. 바닥에 흘린 음식을 알지 못할 수 있다. 시끄럽게 입으로 씹을 수 있다.	보호자는 식사시간을 클라이언트가 깨닫게 한다. 적절한 도움을 제공, 바람직하지 않은 음식에 대한 접근을 제한한다. 고기나 다른 어려운 음식을 자른다. 적절한 용기에 쓰레기 처리하는 것을 상기시킨다. 모든 특수식에 대한 요구 사항을 계획하고 감독한다.	보호자는 필요한 영양을 제공하기 위해 적절한 음식을 제공하고 바람직하지 않은 음식에 대한 접근을 제한한다. 자르기와 캔에 대해 도움을 제공한다. 클라이언트는 캔을 열고 음식을 잘라 주는 도움을 통해 기존의 기구를 사용해 스스로 먹을 수 있다.	선호하는 음식에 대해 제한이 없으면 과식하는 수가 있다. 식이 제한을 수행할 수 없다.
3.4	익숙한 신호(주방활동, 냄새 등)에 기초하여 식사시간을 예상할 수 있다. 칼을 제외한 모든 기구를 사용하며, 포크나 수저의 옆면으로 음식을 자른다. 먹기는 스스로 흡입할 수 있다. 너무 많은 양, 선호하는 음식만 먹을 수 있다. 균형 잡힌 식단에 따라 제한하거나 변경해야 한다.	보호자는 3.0단계와 같은 지원을 제공한다. 필요에 따라 길게 씹을지 느리게 씹을지 사인을 준다.	보호자: 3.0단계와 같다. 클라이언트: 3.0단계와 같다.	3.0단계와 같다. 식사예절을 지키지 않으면 다른 사람들이 멀리할 수 있다. 음식과 음료의 온도를 확인한다.
3.6	먹기 전에 앉아서 기다릴 수 있다. 음식을 준비하는 짧은 시간 동안 기다릴 수 있다. 행동의 수정을 모방할 수 있다(입 다물고 씹기, 뚜껑 열기, 자르기). 짧은 시간 동안 먹는 속도를 변경할 수 있다.	보호자는 식사예절의 표준과 같은 전통적인 행동의 수정을 시범 보인다. 음식이 식거나 준비 또는 제공될 때까지 대기시킨다.	보호자는 클라이언트의 영양 요구에 맞게 제공한다. 클라이언트는 기존의 기구를 사용하여 스스로 먹을 수 있다. 클라이언트는 전형적인 먹기 행동을 모방한다.	3.4단계와 같다.
3.8	규칙적인 식사시간에 식사 공간에서 식사하도록 훈련할 수 있다. 다른 사람을 기다리고, 완료할 때까지 흘린 음식이 있는지 점검할 수 있고, 냅킨으로 입을 닦을 수 있도록 훈련할 수 있다. 식사 테이블에서 사회적 대화에 참여하지 않는다.	보호자는 몇 주 동안 하루에 한 번 사회적 예절을 교육시킨다. 새로운 용기의 사용이나 신경근육의 새로운 움직임이 필요한 어려운 자르기 기술에 도움을 제공한다. 특수식의 요구를 계획하고 감독한다.	보호자는 클라이언트의 영양 요구에 맞게 제공한다. 바람직한 사회적 태도가 필요하다. 클라이언트는 기존의 먹는 기구를 사용하여 스스로 먹을 수 있다. 특별식의 요구사항을 준수한다. 클라이언트가 높은 가치의 사회적 역할을 따르도록 훈련한다.	3.4단계와 같다.

단계	행동	도움	목표	주의 사항들
4.0	하루 일과 중 하나로 식사 테이블에 오기 시작한다. 일반적 방법으로 수저를 사용한다. 넘치거나 부스러기에 집중하지 않을 수 있다. 식사 시 이야기를 하나 다른 사람을 인식하지 못할 수 있다. 자르기 힘든 음식을 자를 때 도움이 필요하다. 3.8단계와 같은 예절 훈련을 할 수 있다. 음식을 거부할 수 있다. 용기에 액체를 넘치게 담는다. 음식 온도를 확인 안 할 수 있다. 뚜껑을 열 때 도움이 필요하다.	친숙한 메뉴의 규칙적인 식사 일과는 클라이언트에 의해 선호된다. 3.8단계와 같이 바람직한 사회적 태도로 훈련한다. 뜨거운 음식의 온도를 확인하는 것을 상기시킨다. 클라이언트는 컵에 넘치게 담는 것에 주의하지 않는다. 특이식의 요구, 특정 식품에 대한 이해를 강화한다.	클라이언트는 특이식을 먹는 데 도움을 받아 스스로 먹을 수 있다. 한 번에 한 단계씩 사회적 역할을 배울 수 있다. 보호자: 3.8단계와 같다.	뜨거운 액체나 음식을 다루는 데 도움이 필요하다.
4.2	하루 일과 시간 중 하나로 테이블로 오기 시작한다. 통상적인 방식으로 일반적인 수저 및 기구를 사용한다. 눈에 보이는 오류(컵에 물 넘침)를 인식하고 도움을 요청한다. 제한식의 새로운 음식 수용을 결정하는데 도움을 요청한다. 음식이 식거나 지연 제공되는 것으로 문제가 있을 수 있으나 지연에 대한 설명을 이해한다.	4.0단계와 같다.	4.0단계와 같다.	4.0단계와 같다.
4.4	하루 일과 중 하나로 식사 테이블에 오기 시작한다. 일반적 방법으로 수저를 사용한다. 넘치거나 떨어진 음식을 치울 수 있다. 실수를 예상할 수 없다(빠르게 물 따르기, 핫 패드 없이 뜨거운 그릇 잡기 등). 먹으면서 대화할 수 없다. 먹는 속도를 요구에 따라 변경하지 못한다. 메뉴와 다이어트 식이의 변경에 저항할 수 있다.	보호자는 특이식 준수를 모니터링한다. 뜨겁고 무거운 액체 요리를 전달할 때 클라이언트에게 경고한다.	클라이언트는 기존의 기구를 사용하여 스스로 식사할 수 있다. 테이블 매너와 식이 제한의 알림을 불평 없이 따른다. 보호자는 클라이언트에게 표준 테이블 예절을 상기시켜야한다.	뜨겁고 무거운 액체 요리의 처리를 관찰한다. 새로운 제한이나 식이의 변화에 저항할 수도 있다.
4.6	지시에 따라 먹는 속도를 변경할 수 있지만 유지 못할 수 있다. 다양한 방법으로 뚜껑 열기를 시도할 수 있다. 효과적으로 음식을 자를 수 있지만 그러지 못할 수도 있다. 음식의 변경 등을 별다른 저항 없이 받아들일 수 있다. 식탁 위에서 필요한 음식을 찾을 수 있다.	보호자: 4.4단계의 도움을 제공한다.	클라이언트, 보호자: 4.4단계와 같다.	4.4단계와 같다.

단계	행동	도움	목표	주의 사항들
4.8	모든 기구 사용을 관리한다. 먹고 얘기하고 동시에 할 수 있다. 온도와 매운맛 등을 확인하기 위해 상기시킬 필요가 있다. 새로운 기구를 사용하여 새 음식을 먹고 순서를 배울 수 있다.	보호자는 식이 제한을 준수하도록 도움을 준다. 익숙하지 않은 기구나 절차의 사용을 시범 보인다.	클라이언트는 독립적으로 새로운 기구나 절차를 배워 사용하고 독립적으로 스스로 먹을 수 있다. 보호자는 새로운 음식 제한을 판별한다.	식이 제한과의 호환을 위해 새로운 음식을 관찰한다.
5.0	새로운 기구나 용기를 사용하기 위해 운동 범위나 근력을 다양하게 사용한다. 먹으면서 다른 사람과 대화가 가능하다. 부스러기나 흘리는 것을 알지만 때론 정리되지 않을 수 있다. 무형의 식이를 식별하는 데 도움이 필요하다.	보호자는 제한된 음식 등 음식의 모든 속성을 식별하는 데 도움을 준다.	클라이언트는 다양한 행동으로 새로운 기구의 사용을 배울 수 있고 독립적으로 스스로 먹을 수 있다. 클라이언트는 보호자의 도움으로 식이 제한을 따른다. 보호자: 4.8단계와 같다.	4.8단계와 같다.
5.2	먹고 있는 구역에서 즉시 부스러기, 흘림 등을 안다. 얘기 없이 쓰레기를 처리한다. 사회적 식사예절을 사용할 수 있다. 5.0단계의 식사예절에 집중할 수 있다. 튀기거나 구운 요리 준비에 참여할 수 있다.	5.0단계와 같다.	클라이언트, 보호자: 5.0단계와 같다.	4.8단계와 같다.
5.4	사회적으로 수용되는 식사예절을 알고 있고 인식할 수 있다. 행동 변경에 대한 선택을 할 수 없다. 식이의 다양성을 추구할 수 있다. 식품의 선호도를 강력하게 표현할 수 있다. 식품과 식이의 제한에 대한 설명을 이해한다.	5.0단계와 같다.	클라이언트, 보호자: 5.0단계와 같다.	
5.6	새로운 상황에서 사회적 기준을 준수하기 위해 식사예절을 식별하려는 시도를 할 수 있다. 입맛에 맞게 조미료 사용을 할 수 있다. 다양한 다이어트 식이를 비교할 수 있다.	5.0단계와 같다.	클라이언트, 보호자: 5.0단계와 같다.	식이 제한을 준수하지 않을 수 있다.
5.8	식품의 실질적인 속성에 대한 정보를 검색한다.	보호자는 해로운 영향을 피하기 위해 새로운 음식 특성에 대한 정보를 제공한다.	클라이언트는 도움을 받아 식이 제한을 따른다. 보호자: 5.0단계와 같다.	

10.5 자기인식장애: 화장실 이용하기(Toileting)

욕실로 이동, 문 닫기, 의류의 조절, 몸 닦기, 손 세척과 손 건조, 배뇨 등이 포함되어 있다.

단계	행동	도움	목표	주의 사항들
1.0–1.4	배변이나 소변에 대한 요구의 인식이 없다. 화장실활동에 대한 지원을 하지 않는다.	보호자는 클라이언트의 기저귀를 배치한다. 규칙적인 변경과 확인을 한다.	보호자는 대·소변 실수를 조절할 수 있다. 요실금의 합병증을 예방할 수 있다.	피부질환(발진, 손상)에 주의한다.
1.6–1.8	배변·배뇨에 대한 의사소통의 요구나 인식이 없다. 신호와 함께 닦기에 도움을 주거나 변기의 위치를 용이한 쪽으로 굴려 협력할 수 있다.	1.0단계와 같다.	1.0단계와 같다.	1.0단계와 같다.
2.0	보호자가 도와 변기에 앉는다. 힌트를 줄 때 닦는 것을 배울 수도 있다.	보호자는 규칙적인 간격으로 변기 또는 화장실에 클라이언트를 위치시킬 수 있다. 옷을 정리하고 닦는다.	클라이언트는 화장실에 앉는다. 그리고 도움에 협력할 수 있다. 보호자: 1.0단계와 같다.	화장실에 혼자 방치하지 않는다.
2.2	화장실에서 클라이언트는 pivot transfer에 협력할 수 있다. 닦기와 의류를 정리하는 동안 명령에 의해 앉을 수 있다.	보호자는 규칙적인 간격으로 욕실로 옮길 수 있다. Pivot transfer 동안에 촉각, 언어적 지원을 제공한다.	클라이언트는 서고 앉는 명령에 협력을 할 수 있다. 보호자: 1.0단계와 같다.	부상을 방지하기 위해 적절한 신체 역학을 준수하여야 한다.
2.4	자발적으로 앉고 설 수 있다. 의류의 조절이나 닦는 것을 기다리지 못할 수 있다. 신호를 통해 물에 손을 넣을 수 있다.	보호자는 규칙적인 간격으로 욕실로 이끈다. 물기를 닦고 옷 입기를 돕는다. 물속에 손을 넣어 비누 사용에 대한 신호를 준다.	클라이언트는 보호자를 따라 화장실 사용을 완료하는 데 협력할 것이다.	낙상을 살펴야 한다.
2.6	화장실 사용을 위한 요구에 대해 의사소통할 수 있다. 욕실까지 걸어갈 수 있지만 제시간에 갈 수 없다. 신호를 주어야 손을 물에 담글 수 있다.	보호자는 요구에 따라 욕실로 이끌 수 있다. 의복에 대해 재조정하거나 클라이언트를 닦아 주는 데 도움을 준다. 벗기 쉬운 의류로 사고를 줄일 수 있다.	클라이언트는 보호자의 도움을 받아 협력할 수 있고, 화장실 사용을 요구하는 것 같이 의사소통할 수 있다. 보호자는 클라이언트에게 화장실 사용 여부에 대하여 물어볼 수 있다. 활동을 완료하는 데 도움을 제공한다.	2.4단계와 같다.
2.8	익숙한 욕실로 천천히 걷는다. 앉거나 설 때 가로대(grab bar) 또는 다른 물체를 잡는다. 닦거나 의복에 대해 조절이 필요할 때 도움이 필요하다.	보호자는 2.6단계와 동일한 도움을 제공한다. 안정성을 위해 가로대(grab bar)를 설치한다.	서거나 앉을 때 가로대(grab bar)를 사용한다. 보호자: 2.6단계와 같다.	욕실 하드웨어를 잡아당겨 떨어뜨릴 수 있다.

단계	행동	도움	목표	주의 사항들
3.0	화장실을 사용할 필요가 있을 때 스스로 걸어간다. 하지만 주의가 산만하고 시간 내에 도착하지 못할 수 있다. 헐렁한 바지를 아래로 잡아당기거나 벗지 못할 수 있다. 손에 화장지를 가지고 있지만 효율적으로 사용하지 못할 수 있다. 신호에 따라 손을 씻을 수 있다.	보호자는 클라이언트를 욕실로 이끈다. 또는 욕실에 클라이언트가 잘 도착했는지 체크한다. 의복을 제거하기 위해 도움을 준다. 클라이언트의 손에 화장지를 놓아준다. 서서 소변을 보는 클라이언트에 도움을 준다.	클라이언트는 보호자의 도움을 받아 적절한 시작과 끝맺음을 한다. 보호자는 배변활동 순서에 대해 클라이언트에게 적절한 단서를 제공하고, 안전하고 위생적인 결과를 보장하기 위해 도움을 준다.	클라이언트를 욕실에 혼자 두지 않는다. 결과를 확인한다.
3.2	욕실 사용 요구에 대한 의사소통을 할 수 있다. 명령에 중지하고 시작할 수 있다. 성공적으로 헐렁한 바지를 입을 수 있다. 하지만 셔츠를 입는 데는 실패한다. 3.0단계와 같은 행동을 통해 순서를 정해 줄 필요가 있다. 남성은 일반적으로 서서 소변을 볼 수 있지만 화장실을 놓칠 수 있다.	보호자는 3.0단계와 같은 도움을 제공한다.	3.0단계와 같다.	3.0단계와 같다.
3.4	익숙한 욕실로 갈지, 가지 말지 인식한다. 일반적인 문손잡이를 작동할 수 있다. 하지만 욕실에 있는 동안 문을 닫지 않을 수 있다. 옷을 입고 벗는 데 지퍼를 내리는 것과 같은 일에 도움이 필요할 수 있다. 화장지를 과도하게 사용할 수 있다. 반복해서 닦을 수 있다. 손 씻는 것을 잊을 수 있다. 셔츠를 바로 입지 않거나 지퍼를 열어 둘 수 있다.	보호자는 결과를 확인한다. 화장지의 과도한 사용을 방지한다.	클라이언트는 보호자의 도움과 함께 익숙한 환경의 화장실 사용을 시작하고 완료할 수 있다. 보호자는 바람직하지 않은 의학적, 사회적 결과를 피하기 위해 정확하게 오류를 확인한다.	결과를 확인하지 않으면 피부문제, 배변문제 등 바람직하지 않은 문제를 만들 수 있다.
3.6	닦기의 수정을 모방할 수 있다(길게 닦기, 딱딱한 것으로 닦기, 화장지를 조금 사용하여 닦기 등). 효과는 아직 언급되지 않는다.	보호자는 3.4단계 같은 도움을 제공한다.	클라이언트는 더 나은 결과를 위한 행동의 수정을 모방한다. 보호자는 필요에 따라 시범을 보인다.	3.4단계와 같다.
3.8	1~2단계를 제외하고 화장실 사용 행동의 순서를 완료할 수 있다. 완료 후 보호자에게 알릴 수 있다. 도움을 요청하지 않을 수 있다.	보호자는 3.4단계 같은 도움을 제공한다.	클라이언트: 3.6단계와 같다. 보호자: 3.6단계와 같다.	3.6단계와 같다.

단계	행동	도움	목표	주의 사항들
4.0	하루 중 규칙적인 시간에 배변활동을 시작한다. 미세한 조절을 필요로 하는 일부활동에 문제를 가지고 있다. 닦기 결과를 체크한다. 과도하게 화장지를 사용할 수 있다. 공용화장실로 안내할 필요가 있다.	화장지, 비누, 수건과 같은 물품을 시각적으로 보이는 위치에 놓아 제공한다. 의복을 입는 것에 대한 에러를 확인한다. 화장지의 양을 모니터링하고, 필요한 경우 미리 절단하여 제공한다. 공중화장실로 안내한다.	클라이언트는 화장실에서의 일을 시작하고 완료한다. 보호자는 바람직하지 않은 영향을 방지하기 위해 문제를 해결할 적절한 설정 및 지원을 제공한다.	화장실 사용을 완료하는 데 평균 이상의 시간이 걸릴 수 있다.
4.2	화장실 사용의 완료를 위한 어려움을 인식하고 요청한다. 장이나 방광의 변화를 보고할 수 있다.	4.0단계와 같다.	클라이언트: 4.0단계와 같다. 보호자: 4.0단계와 같다.	4.0단계와 같다.
4.4	친숙한 환경의 변화 없이 배변 행동을 한다. 공중화장실의 사용은 지적을 해야 할 필요가 있다. 익숙하지 않은 조작은 못할 수도 있다. 화장지를 너무 많이 사용할 수 있다. 다른 사람의 요구를 고려하지 않는다(화장실에서 기다리는 사람, 의자를 낮추는 행동 등).	여행 전 욕실 사용을 클라이언트에게 상기시켜 준다. 의류 조정에 대한 오류를 확인한다. 공공시설의 위치를 지적한다. 익숙하지 않은 조절의 사용에 대해 시범을 보여준다. 눈에 보이는 위치에 화장실용품을 제공한다.	4.0단계와 같다.	4.0단계와 같다.
4.6	필요한 용품(화장지, 비누, 종이수거, 기저귀 등)을 위해 환경을 탐색할 수 있다 그러나 찾지 못할 수 있다. 화장지 또는 수건의 사용량을 수정할 수 있다.	4.4단계와 같다.	4.0단계와 같다.	4.0단계와 같다.
4.8	독립적으로 화장실 역할을 수행한다. 새로운 환경에서는 눈에 띄는 단서를 통해 공공화장실을 찾는다. 예상하지 못한 일에 어떤 행동을 취할지 배울 수 있다. 규칙적으로 발생하는 사건에 대한 주의해야 한다. 기계적으로 화장식 예절을 배울 수 있다.	보호자는 클라이언트가 다른 사람과 시설을 공유해야 할 때 화장실 사용과 관련된 규범을 확인시킨다. 여행 전에 화장실 사용을 권장한다.	클라이언트는 사회적 규칙을 따라 보호자의 도움으로 독립적으로 화장실 사용을 할 수 있다. 보호자는 사회적, 위생 기준을 유지하기 위해 클라이언트를 위해 바람직한 행동을 증명한다.	
5.0–5.8	독립적으로 모든 화장실 수행이 가능하다. 도움 없이 화장실을 찾을 수 있다. 화장실 시설이 없거나 특별한 상황에서의 화장실 사용에 대한 필요성을 예상하거나 고려하지 않을 수 있다.	보호자는 위생에 대한 고려 사항을 파악한다.	클라이언트: 4.8단계와 같다. 보호자: 4.8단계와 같다.	

10.6 자기인식장애: 약물 복용하기(Taking medication)

약물을 복용하는 것은 약의 복용 이유, 용기의 개방과 폐쇄, 정확한 금약, 삼키기, 처방전 받기, 의사에게 부작용을 보고하는 것 등의 내용 인식이 포함되어 있다.

단계	행동	도움	목표	주의 사항들
1.0–1.8	약물치료의 요구 인식이 없다. 약을 입에 놓으면 삼킬 수 있다. 명령에 따라 머리를 들고 고정한다.	보호자는 삼키기 지시와 함께 적절한 시간에 클라이언트의 입에 약을 놓아 준다. 약을 분쇄 또는 액체 상태로 해 주는 도움을 주고 부작용에 대한 모니터링을 한다.	보호자는 합병증을 방지하기 위해 하루 중 적절한 시기에 정확한 양의 약을 분배한다.	약을 삼키지 못할 수 있다.
2.0–2.8	약물치료에 대한 필요성을 인식하지 못한다. 손에 약을 두거나 물약을 마실 때 입에 약을 머금을 수 있다. 컵을 쥐거나 약 삼키는 것을 거부할 수 있다.	보호자가 손으로 약을 주거나 미리 측정된 액체를 지시에 따라 삼키게 한다. 분쇄 알약이나 액체 형태가 바람직하다.	보호자: 1.0단계와 같다. 클라이언트는 보호자에 의해 약물을 삼킨다.	알약 형태의 약을 삼키지 못할 수 있다. 수행을 거부할 수 있다.
3.0	약물치료에 대한 필요성을 인식하지 못한다. 클라이언트 앞에 놓인 약을 파악하거나 집는 것을 거부할 수 있다. 자발적으로 입에 넣을 수 없다.	보호자는 클라이언트의 앞에 알약 또는 미리 측정된 액체를 둔다. 삼킬 수 있게 언어적 신호를 주거나 삼킨 것을 확인한다.	보호자: 1.0단계와 같다. 클라이언트: 2.0단계와 같다.	2.0단계와 같다. 접근 가능한 위치에 약물을 두지 않는다.
3.2	약물치료에 대한 요구 인식이 없다. 약을 집어 입에 넣을 수 있다. 지시에 따라 시작하고 멈출 수 있다.	3.0단계와 같다.	보호자: 1.0단계와 같다. 클라이언트: 2.0단계와 같다.	3.0단계와 같다.
3.4	약물의 색이나 모양을 인식할 수 있지만 양과 시간을 알지 못한다. 약물의 부작용, 반응을 이해하지 못한다. 어린이 접근 방지 용기를 열 수 없다. 특이체질의 이유로 수행을 거부할 수 있다.			
3.6	친숙한 모임하에서 약을 복용할 수 있다. 알약의 색/모양을 인식하여 양에 주의할 수 있다. 어린이 접근 방지 용기를 열 수 없다. 약물치료를 기다릴 수 있다. 부작용을 이해하지 못한다. 수행을 거부할 수 있다.	3.4단계와 동일한 드움을 제공한다.	보호자: 3.4단계와 같다. 클라이언트: 3.4단계와 같다.	3.4단계와 같다.

단계	행동	도움	목표	주의 사항들
3.8	하루 중 특정 시간에 약 복용을 시작하는 훈련을 할 수 있다. 알약의 색상, 모양 등을 인식하고 약물이 변경되었을 때 알 수 있다. 양을 주의하지 않고 제공되는 모든 약을 복용할 수 있다.	3.4단계와 같은 지원을 제공한다. 정확한 양으로 분배를 한다. 부정적 영향을 확인한다.	보호자: 3.4단계와 같다. 클라이언트: 3.4단계와 같다.	3.4단계와 같다.
4.0	약의 색상, 모양 및 크기를 인식한다. 규칙적인 시간에 약 복용을 시작한다. 문제를 인식하지만 도움을 요청하지 않을 수 있다. 약의 이름을 안다. 약의 목적과 필요에 대해 이해하지 못할 수 있다. 원하는 효과와 부작용을 혼란스러워할 수 있다. 정확하게 약체의 양을 측정할 수 없다.	용기를 연다. 부작용이나 부작용에 대한 모니터링이 필요하고 필요에 따라 처방을 다시 받는다. 보호자가 넣어 준다. 일상적인 스케줄이 중단될 때 준수하도록 도움을 준다. 약 분류기를 권장한다.	유해한 영향을 방지하기 위해 보호자의 도움으로 간단한 복용을 취한다. 보호자는 바람직하지 않은 효과에 대해 모니터링하고 처방을 갱신한다.	클라이언트가 발생 문제에 대한 도움을 요청하지 않을 수 있다. 일상적인 활동이 변화하는 것은 혼란이 올 수 있다.
4.2	하루 중 규칙적인 시간에 약물의 복용을 시작한다. 약의 일반적인 색, 모양, 크기에서 차이를 인식할 수 있다. 4.0과 같이 효과, 부작용 등을 이해하지 못할 수 있다. 용기를 열지 못할 수 있다. 효과의 잘못된 생각을 가질 수 있다.	4.0단계와 같다.	클라이언트: 4.0단계와 같다. 보호자: 4.0단계와 같다.	4.0단계와 같다.
4.4	하루 중 일정한 시간에 약물의 복용을 시작한다. 처방의 변화에 저항할 수 있다. 견본을 통해 몇몇 다른 양의 약을 올바르게 조절할 수 있다. 명확하게 물약의 양을 측정한다. 몇 주 동안 약물의 주입 훈련을 할 수 있다. 눈에 보이는 문제 또는 부작용을 알지 못한다. 처방전을 갱신해야 하는 것을 예상하지 못한다. 어린이용 용기를 열 수 있다.	보호자는 약물치료를 모니터링한다. 새로운 용기 사용이나, 처방전 변경 또는 스케줄 변경에 도움을 준다. 처방전을 갱신한다. 눈에 보이는 위치에 약물을 보관한다.	클라이언트는 해로운 영향을 방지하기 위해 보호자의 도움으로 일상적인 약물을 복용한다. 보호자는 부작용 및 이상반응을 모니터링한다.	클라이언트는 일상적인 처방의 변화에 저항할 수 있다. 효과에 대한 잘못된 신념에 따라 약 복용을 거부할 수 있다.
4.6	새로운 용기 열기를 시도할 수 있으며, 성공하지 못할 수 있다. 약의 종류 변경이 가능하지만 잠재적인 위험은 인식하지 못할 수 있다. 시각적으로 약을 찾기 위해 환경을 검색한다.	보호자는 처방전을 벗어난 문제를 설명한다.	클라이언트: 4.4단계와 같다. 보호자: 4.4단계와 같다.	4.4단계와 같다.

단계	행동	도움	목표	주의 사항들
4.8	새로운 처방에 따른다. 3개 이상의 변수(시간, 간격, 양, 약의 유형 고려)를 배울 수 있다. 부작용을 나타낼 수 있는 기능을 안다. 갱신과 처방을 위해 다른 사람에 의해 설정된 일정을 따를 수 있다.	보호자는 부작용에 대해 설명한다. 클라이언트가 잘 알게 될 때까지 새로운 처방전을 모니터링한다. 처방을 갱신하거나 일정을 새로 설정할 때 중단되는 것을 막기 위해 도움을 줄 수 있다.	클라이언트는 안전하고 해로운 영향을 방지하기 위해 적절하게 자신의 약을 관리한다. 보호자는 부작용을 확인하고 새로운 절차를 배울 때까지 모니터링한다.	클라이언트는 약물의 복용 및 확보에 대하여 변화 또는 중단이 생기면 혼란이 있을 수 있다.
5.0	새로운 약품용기를 연다. 약물치료 일정을 이해하지만 제시간에 약을 복용하지 않을 수 있다. 약물 중단을 선택할 수 있다. 신경근육조절(떨림, 경직, 진전)이상의 부작용을 인식할 수 있다.	보호자는 클라이언트의 경험 사례와 효과, 부작용, 정확한 자기보고의 이해를 돕기 위해 설명해야 한다. 기능 개선을 포함하여 혜택의 구분에 도움을 준다. 제때 수행할 수 있도록 도움을 준다.	클라이언트가 안전하고 규정에 따라 약물을 먹는지 모니터링 및 보고한다. 보호자는 처방전을 갱신하고 필요에 따라 효과 설명을 위해 클라이언트에게 상기시킨다.	약물을 복용하지 않게 선택할 수 있다.
5.2	피부(미묘한 울퉁불퉁한 발진이나 색상 변화)의 가시적인 변화에 대한 문제를 의사에게 보고할 수 있다. 약물의 효과와 부작용 증상을 혼동한다.	보호자는 5.0단계와 같은 도움을 제공한다. 정신질환과 생물학적 치료의 역할을 이해하는 데 도움을 준다.	클라이언트: 5.0단계와 같다. 보호자: 5.0단계와 같다.	5.0단계와 같다.
5.4	정신장애의 존재를 인식하고 약물의 기능과 효과를 고려할 수 있다. 의사의 진단을 준수하지 않는 선택을 할 수 있다. 또한 필요한 사항의 변경도 선택할 수 있다. 특정 증상에 반응하여 투여량에 대한 기준을 적용할 수 있다. 다양한 개념(부작용, 약물의 시너지 효과, 예방 등)을 혼동할 수 있다. 때때로 정확한 효과를 보고할 수 있다.	보호자는 복용량의 기준 등 준수 사항을 모니터링한다. 용량 또는 복용에 대한 무차별 변경에 대해 잠재적인 해로운 결과를 지적한다.	클라이언트는 안전하고 정확하게 약물을 투여하고 효과를 명확히 하기 위해 도움을 받아 의사에게 보고한다. 보호자는 기능 개선을 확인하는 데 도움을 준다.	5.0단계와 같다.
5.6	개인의 상황과 효과, 비용, 편의 및 적합성에 대한 처방전을 비교한다. 의사나 다른 사람의 조언을 구할 수 있다. 만성질환에 대한 약물의 의존이 사회적 낙인으로 되는 것에 대한 우려를 할 수 있다. 잠재적 효과에 대한 논의를 이해하지 못할 수 있다.	보호자 제공 또는 정보의 비교를 돕기 위해 간병을 제공한다.	클라이언트: 5.4단계와 같다. 보호자: 5.4단계와 같다.	

단계	행동	도움	목표	주의 사항들
5.8	불가피한 이차적 효과 설명을 이해할 수 있다(안전을 위해 피해야 할 것: 금지된 식품 등) 하지만 잠재적 치료의 위험을 지적해야 할 수 있다. 안전한 약물 확보를 계획한다. 일주일 이상 필요한 약에 대해 고려할 수 있다.	보호자는 5.6단계와 동일한 도움을 제공한다.	클라이언트: 5.4단계와 같다. 보호자: 5.4단계와 같다.	
6.0	규정된 약물을 복용할 수 있다. 효과, 부작용에 대해 모니터링할 수 있고 의사의 지적을 확인한다. 약물 공급을 확보하기 위해 미리 계획한다. 비상사태의 경우와 같이 대비할 수 있는 계획을 포함한 관련 개념과 위험에 대해 이해하고 있다.	도움이 필요하지 않다.	클라이언트는 독립적으로 약물을 복용하면서 주의 사항을 준수한다.	

10.7 자기인식장애: 보조도구 사용하기(Using adaptive equipment)

보조도구(adaptive equipment)를 사용한다. 신체장애를 인식하고, 보조도구를 사용하는 것에 대한 학습이 포함된다.

단계	행동	도움	목표	주의 사항들
1.0–1.8	신체장애에 대해 어떤 인식도 하지 못한다. 보조도구의 목적에 대한 이해를 하지 못한다. 부목이나 스트랩이 적용되는 동안 팔, 다리, 몸통을 고정시킬 수 있다.	보호자는 정확하고 적합한 장비를 적용하여 모니터링한다. 보호자가 모든 장비를 유지하고 관리한다.	보호자는 바람직하지 않은 합병증을 방지하기 위해 보조도구의 사용을 공급하고 모니터링한다. 클라이언트는 중력에 대해 신체부위를 고정하는 것에 협력한다.	부적절한 크기, 혈액의 흐름을 제한하거나 불쾌감을 야기할 수 있으므로 보조도구의 위치 등을 확인한다.
2.0–2.8	어떠한 신체장애도 인식하지 않는다. 보조도구의 목적에 대한 어떠한 이해도 하지 않는다. 휠체어에 앉아 있지만 추진하지 못하거나 대상에 대한 인식 없이 짧은 거리를 추진한다. 보조 바를 잡거나 이동판(transfer board)을 이용한다(2.4). 신호에 따라 휠체어에서 몸의 위치를 이동할 때 상지를 밀거나 당길 수 있다(2.8). 낙상 방지를 위한 불편한 보조도구 장착을 거부할 수 있다.	보호자는 1.0단계와 같은 보조도구를 사용한다. 보호자는 모든 보조도구를 유지 관리한다. 휠체어 잠금장치를 한다. 미끄럼 방지 매트 같은 것으로 화장실에서 낙상을 방지할 수 있다. 목욕의자에 앉기 위한 포지셔닝을 돕는다.	보호자: 1.0단계와 같다. 보호자의 신호에 따라 손잡이를 잡고 밀고 당기는 등 포지셔닝을 통해 이동하는 것에 협력을 제공한다.	새로운 신체장애에서의 보행 또는 이동 중 낙상을 관찰한다. 불편한 자세를 유발하는 장치는 제거되거나 거부될 수 있다.

단계	행동	도움	목표	주의 사항들
3.0	대동작 기능 또는 사지의 손실에 대해 인식할 수 있다. 워커, 지팡이, 목발을 사용하지 않는다.	2.0단계와 같다. 휠체어는 보행의 어려움을 극복하는 데 바람직하다. 보조도구는 눈높이에서 제공되어야 한다.	보호자: 2.0단계와 같다. 클라이언트는 보조수저를 이용하여 스스로 먹거나 잡을 수 있다. 휠체어를 사용한다.	2.0단계와 같다.
3.2	대동작, 사지의 운동 능력 손실을 인식할 수 있다. 자발적 잡기가 가능하고 보조도구의 도움을 받아 협력하여 행동을 시작할 수 있다. 행동을 순차적으로 하지 않는다. 명령에 의해 시작과 중단을 할 수 있다.	3.0단계와 같다.	보호자: 2.0단계와 같다. 클라이언트는 익숙한 물체를 조작할 때 협력행동을 할 수 있다.	잠재적 위험을 가진 보조도구를 제거해야 한다.
3.4	대동작, 사지의 운동 능력 손실을 인식할 수 있다. 협응 능력 또는 ROM, 근력의 손실을 알 수 없다. 빌트업 수저를 정상적인 방법으로 사용 가능하도록 적응할 수 있다. 습관적인 동작을 반복한다. 앞으로 또는 뒤로 휠체어를 추진할 수 있다. 작은 출입구를 통해 목표물을 통과할 수 없다. 브레이크 설정을 잊는다. 비의학적 원인으로 능력의 손실을 얻었다고 할 수 있다(예: 당신이 충분히 지지해 주지 않았기 때문에 내가 약하고 아프다).	보호자는 모든 보조도구의 사용을 감독한다. 보행이 어려운 사람들의 휠체어 보행을 선호한다. 이동성 증가를 위해 손상을 줄 수 있는 가주 등을 제거한다. 스트랩, 기타 수동장치를 정기적으로 점검한다. 반복적인 작업을 멈추게 한다. 장애 인식이 부족할 때 낙상의 결과가 발생할 수 있다.	보호자는 모든 적절한 보조도구의 사용을 감독한다. 해로운 영향을 방지하기 위해 적절한 도움을 주고 보조도구를 익숙하게 사용하도록 돕는다.	3.2단계와 같다.
3.6	보조도구의 사용에 대해 행동을 수정하고 모방할 수 있다. 우세손으로 정상 동작하여 익숙한 장치를 사용하는 법을 배우게 할 수 있다.	보호자: 3.4단계와 같다.	보호자: 3.4단계와 같다. 클라이언트: 3.4단계와 같다.	3.4단계와 같다.
3.8	신체장애를 인식할 수 있지만, 원인을 이해하지 못할 수 있다. 작업 완료에 대한 인식은 보조도구 수용을 증가(사용)시킬 수 있다.	보호자는 안전주의 사항과 보조도구의 준수 사항을 아는 데 드움을 준다.	보호자: 3.4단계와 같다. 클라이언트: 3.4단계와 같다.	3.4단계와 같다.

단계	행동	도움	목표	주의 사항들
4.0	운동기능의 손실을 인식할 수 있고 일련의 작업을 완료할 수 있는 능력의 제한을 알 수 있다. 행동의 순서를 알고 사용하며 보조도구를 수용할 수 있다. 사용하는 보조도구의 목적을 이해한다. 보조효과를 이해하지는 않는다(에너지 절약 등). 신경근육조절(neuromuscular adjustment)을 필요로 하는 경우 사용을 포기하거나 안전하지 않은 방법으로 사용할 수 있다.	보호자는 클라이언트의 보조도구 적용 또는 공급을 관리, 감독한다. 클라이언트를 위해 시각적 신호를 제공한다. 사용하는 보조도구에 대한 기억을 돕기 위해 보호자는 눈에 보이는 위치에 놓는다. 보호자는 보조도구의 모든 유지 관리, 보수를 처리한다. 워커를 안전하게 사용하지 못하는 클라이언트를 위해 휠체어를 제공한다.	클라이언트는 보호자의 도움으로 해로운 영향을 방지하고 익숙한 움직임 패턴으로 보조도구를 사용한다. 보호자는 바람직하지 않은 합병증을 피하기 위해 보조도구를 사용하고 공급에 대하여 관리, 유지, 감독한다.	정확한 위치를 모니터링한다. 클라이언트는 보조도구 사용을 잊을 수 있다.
4.2	신체장애의 인식에서는 4.0단계와 같다. 일상적인 옷 입기의 일환으로 보조도구를 사용하여 연습할 수 있다. 단지 일반적인 행동 패턴을 위한 보조도구를 사용한다. 어려운 순서로 익숙한 행동을 익힐 수 있다. 잘못된 잠재적 위험을 이해하지 못한다.	보호자는 4.0단계와 동일한 도움을 제공한다.	클라이언트: 4.0단계와 같다. 보호자: 4.0단계와 같다.	4.0단계와 같다.
4.4	4.0단계와 동일한 신체장애의 인식을 가진다. 워커 같은 보조도구를 한 번에 천천히 한 단계의 순서로 사용하는 훈련을 할 수 있다. 눈에 띄는 보조도구를 특징을 알 수 있지만 스트랩의 팽팽함이나 위치 같은 것은 알 수 없다. 유해성을 예상하지 못한다. 학습한 보조도구 변화에 저항할 수 있다.	보호자는 모든 보조도구의 검사 조정을 하고 감독, 유지, 보수 처리를 한다. 접근하기 쉬운 장소에 보조도구의 놓는다. 클라이언트가 알게 될 때까지 모니터링한다. 안전을 위협하는 요소를 제거한다(양탄자, 휠체어, 미끄러운 바닥 등).	클라이언트: 4.0단계와 같다. 보호자: 4.0단계와 같다.	4.0단계와 같다.
4.6	4.0단계와 동일한 신체장애 인식을 한다. 더 나은 이동성을 위해 바퀴의 압력을 낮추는 것 같이 더 나은 효과를 위해 위치, 시간, 강도의 자발적 조정이 가능하다. 하지만 이러한 조정은 지속되지 않을 수 있다. 보조도구를 위한 시각적 환경을 스캔한다. 이차적인 영향(부종 등)의 고려 없이 하나의 특징만 조정하는 것을 시도할 수 있다. 언어적 안전주의 설명을 이해할 수 있다.	보호자는 4.4단계와 동일한 도움을 제공한다.	클라이언트는 익숙한 움직임 패턴을 사용하여 보조도구를 사용한다. 그리고 보호자의 도움을 받아 더 나은 효과가 발생하도록 간단한 자발적 조정을 할 수 있다. 보호자는 보조도구의 사용에 대해 감독하며, 바람직하지 않은 의학적 결과를 피하기 위해 보조도구를 유지(maintain)할 것이다.	클라이언트의 바람직하지 않은 수정 방법에 대해 모니터링한다.

단계	행동	도움	목표	주의 사항들
4.8	대동작 운동 능력, 근력, ROM, 협응 능력의 손실을 인식한다. 새로운 활동 시 손실의 영향을 예상하지 못할 수 있다. 느린 속도로 새로운 일련의 작업을 배울 수 있다. 전기 자동공급장치, 스윙스픈, 바퀴 달린 워커의 사용을 배울 수 있다. 보조기의 정확한 위치를 확인하여 스트랩을 할 수 있다. 자발적인 신경근육 조절을 하지 않는다. 이차적 영향을 예상할 수 있다.	보조도구의 사용을 잘 알게 될 때까지 보호자는 보조도구의 사용을 모니터링한다. 보호자는 해로운 것을 피하기 위한 또는 이차적 영향에 대한 설명을 제공한다. 보호자는 수행에서 요구하는 신경근육 조절 문제를 해결하고 보조도구의 유지를 위한 보수를 제공하며 계속 모니터링한다.	클라이언트는 해로운 영향을 받는 것을 방지하기 위해 보호자의 지원을 지속적으로 필요로 하지 않는다. 보호자는 적절한 유지보수를 제공한다.	적응 활동의 기능을 다하기 위해 충분한 시간이 필요하다.
5.0	다양한 기능적 역량을 위해 보조도구의 잠재성을 인식할 수 있고, 자신의 신체적 장애를 인식할 수 있다. 새로운 보조도구를 사용하기 위한 방법을 배울 수 있다. 문제에 대한 해결책을 잊을 수 있다. 행동을 취하기 전에 공간 및 표면의 특성 등을 고려하지 않을 수 있다. 오프너, 키홀더를 사용하기 위해 자신의 신경근육 조절이 가능하다. 보조도구를 사용하지 않아도 될 수 있다.	보호자는 클라이언트가 새로운 보조도구에 대하여 잘 알게 될 때까지 사용에 대해 모니터링한다. 보조도구의 유지, 보수를 제공한다. 안전을 위해 고려해야 할 요소를 지적한다. 이동 시 거리와 공간 식별에 대해 간단한 원리를 아는 데 도움을 제공한다.	클라이언트는 신경근육 조정 움직임이 요구되는 보조도구의 사용을 배운다. 보호자: 4.8단계와 같다.	충동으로 인한 안전하지 않은 행동을 조심한다.
5.2	5.0단계와 같은 신체적 장애를 인식한다. 피부 표면의 상태 변화, 보조도구의 청결, 보행에 영향을 미치는 바닥의 특성, 보조도구의 정확한 위치를 포함한 물체와 환경의 모든 유형적 특성을 다룰 수 있다. 고르지 못한 표면에서는 안전하게 보행 보조기를 사용한다. 좁은 공간에서의 휠체어 사용에 문제를 가질 수 있다(좁은 공간에서 휠체어 조작하기, reacher 또는 dressing stick 사용)	보호자는 5.0단계의 도움을 제공한다. 공간의 특성에 대한 문제를 해결하는 데 도움을 준다. 보이지 않는 속성이나 안전을 위해 피해야 하는 것들에 대해 도움을 제공한다.	클라이언트는 신경근육 조절을 필요로 하는 보조도구 사용에 대한 학습을 하고, 해로운 영향을 방지하기 위해 보호자의 도움을 받아 문제를 해결한다. 보호자: 4.8단계와 같다.	5.0단계와 같다.

단계	행동	도움	목표	주의 사항들
5.4	5.0과 같은 신체적 장애를 인식한다. 공간의 특성 등에 따라 보조도구의 사용을 달리한다. 좁은 공간에서 휠체어를 조작한다. 보조도구(면도기, 한 손 깡통따개 등)의 사용이 가능하다. 더 나은 사용 방법을 알아내어 다양하게 사용한다. 보이지 않는 특성(에너지 소비, 에너지 과부하 등)에 주의하지 않을 수 있다. 너무 많은 에너지와 너무 많은 시간의 소요를 요구할 때 보조도구를 선택할 수 있다.	보호자는 피해야 하는 보이지 않는 이차적 영향에 대하여 클라이언트에게 설명을 제공한다. 클라이언트의 요구를 확인한다. 일상적인 유지 보수를 수행하는 것을 클라이언트에게 상기시켜야 한다. 바람직하지 않은 결과에 대한 영향에 대하여 시범을 보여줘서 클라이언트의 이해를 도울 수 있다.	클라이언트는 신경근육 조절이 요구되는 보조도구의 사용법을 배운다. 보호자의 도움으로 모든 유형에 대한 기능을 익히고 문제를 해결한다. 보호자: 4.8단계와 같다.	5.0단계와 같다.
5.6	보조도구 사용을 하기 위한 최선의 방법에 대해 비교, 의논한다. 공간의 대략적 추정치를 판단할 수 있다(휠체어가 사용 가능한 공간인지 등). 잠재적인 이차적 영향(에너지 소비, 지출)을 이해하지 못할 수 있다.	5.4단계와 같은 도움을 제공한다.	클라이언트는 기기(보조도구)를 사용하여 문제 해결하기 위한 방법을 비교한다. 보호자는 바람직하지 않은 결과를 방지하기 위해 잠재적인 보조 효과에 대하여 구별한다.	5.4단계와 같다.
5.8	보조도구 사용을 하기 위해 필요한 행동을 새롭게 계획한다. 필수적, 부수적인 영향에 대한 예상이 가능할 수 있다(보조도구 유지). 잠재적인 이차적 영향에 대한 설명이 필요하다(클러치 각도에 따른 상완신경손상, 관절보호법칙을 보지 않음으로 인한 관절 손상).	보호자는 보조도구 손상이나 충격을 피하기 위해 잠재적인 이차적 영향에 대한 설명을 제공한다.	클라이언트는 잠재적으로 해로운 영향을 확인하기 위한 도움과 행동에 대한 계획을 세워야 한다. 보호자: 5.6단계와 같다.	
6.0	새로운 상황에서 보조도구를 사용하기 위해 예상되는 문제와 가장 효과적인 해결 방법을 생각해 볼 수 있다. 적절한 감각운동 모델과 잠재적인 이차적 영향에 대해 생각한다. 새로운 보조도구의 사용에 대해 말 또는 글로 쓰인 정보(주의점, 합병증, 예방적 유지)를 이해할 수 있다.	보호자는 문제 해결 방법을 생각하는 데 도움이 될 수 있는 정보를 제공한다.	클라이언트가 최상의 기능을 수행하도록 일반적인 유지를 제공하여 보조도구를 효과적이고 안전하게 사용할 수 있도록 한다.	

11.0 상황적인 각성장애(Situational awareness disability): 집안일하기(Housekeeping)

집안일은 먼지, 더러움, 잡동사니가 쌓여 있는 걸 알아차리는 것이 포함된다. 물품들을 청소하는 것, 바닥 대청소/걸레질/진공청소기 돌리기, 가구·창·거울·도구·장식품 씻기/먼지 털기/광내기, 화장실·욕조·샤워·싱크대·선반 청소, 서랍·옷장·찬장 정리 정돈, 꺼냈던 물건 제자리에 넣어 두기, 언제 고치거나 재배치하거나 버릴 것인지 결정하기, 쓰레기 비우기 등의 일이다.

이하의 설명에서는 음식준비나 가족이 함께하는 활동이 포함되지 않는다.

단계	행동	도움	목표	주의 사항들
1.0–2.8	집안일에 참여하지 않는다.	보호자가 집안일을 모두 해 준다.	보호자는 집안일을 모두 해 줘야 한다.	모든 집안청소 세제나 도구는 안 보이는 곳에 놓아둔다.
3.0–3.2	집안일이 필요하다는 인식이 없다. 옷을 집어 들거나 효과는 없지만 청소를 위한 앞·뒤 움직임 시작이 가능할 수 있다.	보호자는 1.0단계 같은 보조를 제공한다.	1.0~2.8단계와 같다.	1.0~2.8단계와 같다.
3.4	집안일이 필요하다는 인식이 없다. 빗자루 같은 청소도구를 집어 들거나 청소하는 움직임을 시작할 수 있으나 성과는 없다. 산만해질 때 멈춘다. 물체가 눈에 보이는 곳에 놓여 있을 때 (옷을 집어 들거나 쓰레기통을 비우는)과제를 시작할 수는 있다.	보호자는 클라이언트가 옷을 건조시키거나 먼지를 털 때 주의를 기울여 바른 위치로 하도록 얘기해 준다. 좋은 결과를 기대하지 않는다, 필요한 만큼 다시 집중해야 한다. 행동을 통한 연속적인 순서, 도구들은 예기치 않은 사용을 방지하기 위해 보이지 않는 곳에 넣어 둔다.	보호자는 반복적 행동을 사용하는 청소도구를 제공한다. 유해한 영향을 피할 수 있게 감독한다. 클라이언트는 반복적인 활동을 지속적으로 할 수 있다.	효과적인 결과를 기대하지 않는다.
3.6	집안일이 필요하다는 인식이 없다. 닦거나 청소하는 물체의 주변을 따라서 하거나 행동의 양이나 장소가 바뀌는 것을 모방할 수도 있다(접시를 더 오래 말리거나 테이블 아래가 보이는 경우에 닦는 것). 놀라운 효과(바닥에서 옷을 집어 드는 것)를 보일 수도 있지만 감지하기 어려울 수(표면을 청소하거나 광내기, 서랍 정돈하는 것)도 있다.	3.4단계와 같다.	보호자는 모든 집안일 과제를 해줘야 한다. 익숙한 도구들은 사용을 감독해야 하고 해로운 효과를 피하기 위해 반복적인 행동을 사용해야 한다. 클라이언트는 보호자의 시연에 의해 행동이 일어나는 장소나 양에 관련된 변화를 따라 할 것이다.	3.4단계와 같다.

단계	행동	도움	목표	주의 사항들
3.8	집안일이 필요하다는 인식이 없다. 행동의 순서를 지시된 대로 따라할 수 있다(예: 그릇 제자리에 넣기, 쓰레기통 비우고 닦기). 모든 물체나 물품들이 사용되고 나서 과제가 끝난 것을 알 수 있다(예: 그릇 제자리에 넣기). 무시(neglect) 측이나 등 뒤, 다른 부분 말고 물체(테이블 위에 올려 있는 것)의 모든 표면을 닦을 수 있다.	보호자는 주로 쓰이는 도구(빗자루, 쓰레받기, 걸레, 마른 수건 등)를 언어적 암시를 통해 순서대로 제공한다. 예비 과제는 눈에 보이는 변화(물체 주변으로 이동하기)와 손이 닿는 범위 내에 도구들을 놓는 것이 포함된다. 보호자는 다른 과제, 질에 대한 체크, 수정을 해 준다.	보호자는 도구 제공, 사용하는 것에 대한 모니터링, 결과에 대한 체크를 통해 선택된 집안일 과제를 감독해 줄 수 있다. 보호자는 행동을 통해 클라이언트에게 순서화시켜 줄 수 있다. 클라이언트는 시연과 언어적 단서에 따라 선택된 집안일 과제를 완료할 수 있다.	3.4단계와 같다.
4.0	물품들이 접근 가능할 때 잘 학습된 집안일 일상을 시작할 수 있다. 행동을 완료하기 위해 서열화한다. 부정확한 순서는 스스로 교정할 수 없으나 모방된 교정은 가능하다. 더 나은 효과를 위한 도구 사용이나 다양한 행동은 불가능하다. 놀라운 효과를 수행하지만(화장실의 눈에 보이는 곰팡이 제거) 눈에 보이지 않는 것들(먼지나 정리되지 않아 어수선한 것들, 부서진 물건들, 서랍 속 정리되지 않은 것들)은 불가능하다. 친숙하지 않은 과제들에 대해 다음 단계를 요청할 수도 있다. 일이 끝날 때까지 시간이 다 되거나 지칠 수 있다.	보호자는 잘 훈련된 과제의 물품들(먼지떨이, 빗자루 등)에 한해 접근 가능한 곳에 놓아둔다. 위험하거나 해로운 물질은 보이지 않는 곳에 놓아둔다. 행동과 수정된 에러의 순서를 체크한다. 위생적인 결과를 위해 청소의 질적인 부분을 체크한다. 보호자는 안전한 물건, 서랍과 찬장을 조직화한 것, 새로운 문제를 해결하는 것을 포함하여 집안일 활동을 계획하고 우선순위를 매긴다. 잠재적으로 유해한 약물을 사용하는 것에 대한 감독이 필요하다.	클라이언트는 감독하에 유해한 영향을 피하고 순서를 수정함에 따라 선택된 일상적인 집안일 과제를 완료할 수 있다. 보호자는 선택된 집안일 과제를 감독하고, 잠재적으로 위험한 도구들의 사용을 감독하며 그 영향을 체크해야 한다.	친숙하지 않은 도구나 잠재적으로 유해한 영향을 가지고 있는 물질에 대한 제한적인 접근이 가능하다. 안전을 위해 청소용품 사용에 대한 감독이 필요하다. 청소 결과에 대한 질적 부분 체크가 필요하다.
4.2	집안일 활동의 일상적인 것들을 시작하거나 완료한다. 자신에게 중요한 과제들의 우선순위를 세팅할 수도 있고, 또 다른 중요한 과제에 대해 집중을 변동하거나, 우선순위에 고정시켜야 할 수도 있다. 눈에 확연히 보이는 특성, 하나의 특징 정도의 것을 청소하기, 광내기, 닦기, 물건 배치가 가능하다.	보호자는 4.0단계와 같은 보조를 제공한다. 문제를 해결하기 위해 시간 내에 한 가지, 적절한 단서를 집어 준다.	클라이언트는 해로운 영향을 피하고 눈에 보이는 단서를 가지고 감독하에 일상적인 선택된 집안일 과제를 완료할 수 있다.	4.0단계와 같다.
4.4	낮 시간 동안의 일상적인 집안일 과제를 시작하고 완료할 수 있다. 시연된 샘플이나	보호자는 접근 가능한 장소에 친숙한 집안일 도구나 물품을 제공해야 한다. 잠재적으	클라이언트: 4.2단계와 같다. 보호자: 4.2단계와 같다.	청소, 광내기 물질의 과사용에 대해 지켜본다. 특히 뻗거나 보기 어려운 장소에 대

단계	행동	도움	목표	주의 사항들
	눈에 보이는 단서를 사용하여 닦기, 청소하기, 광내기, 전에 수행했던 것과 맞게 물체를 둘 수 있다. 구석의 더러운 것이나 먼지, 숨겨진 표면을 보는 것은 어렵다. 청소하거나 먼지를 터는 동안 자세를 바꿀 수는 있지만 물체를 옮기는 것은 어렵다. 근력이나 소운동 동작의 수정은 원하는 결과를 만들어 내기 위해 시도할 수 있으나 그만둘 수는 없다. 청소기, 광내기 또는 물을 과하게 사용하는 것이 생각 이상으로 더 나을 수도 있다. 청소 물질의 부수적인 특징을 알고 사용하는 것은 어렵다(필름으로 된 비누, 해로운 가스, 연소 성분). 일상이나 물건을 바꾸는 것에 대한 저항이 있을 수 있다. 새로운 절차나 물건에 대해 단계적으로 시연하는 것을 모방할 수 있다. 외관에 따라 재활용품(신문, 음료수 캔)을 기억할 수 있고 비슷한 외관을 가진 것들에 대한 혼동이 있을 수 있다(인쇄된 반짝이는 종이). 수리해야 하는 물체를 버릴 수 있다.	로 유해하거나 새로운 청소물품의 사용은 감독해야 한다. 위생적 결과를 위해 청소의 질을 확인해야 한다. 새로운 문제 해결을 위해 안전한 물품, 찬장이나 서랍의 조직화, 수리할 것들에 대한 보조가 필요하다. 보호자는 도구의 사용이나 표면의 특성에 대한 인식을 포함하여 청소나 광내기를 할 때 신경근적 조정이 필요할 수 있다.		해 위생적인 결과를 확인해야 한다. 눈에 보이는 단서들을 통해 물체를 조직화 할 수 있다. 비슷한 물건들 사이의 차이점을 확인하는 것은 어렵다.
4.6	청소, 광내기, 물건을 놓을 때 필요한 물품, 먼지, 어수선한 것들을 위해 환경을 살펴본다. 성공하지 못해도 더 나은 결과를 위해 다양한 근력과 협응력(비비거나 빨기)을 시도할 수 있다. 잠재적으로 위험한 결과에 대한 인식 없이 다양한 도구나 물건을 고를 수 있다. 조직화된 옷장이나 찬장 또는 물체를 놓아두는 것과 같이 물체의 공간적인 배치에서 시연된 변화를 모방할 수 있다.	보호자는 4.4단계와 같은 보조를 제공한다. 집안일과 관련된 물질을 좀 더 효과적으로 배치하는 것을 시연한다. 안전을 위해 잠재적으로 유해한 물건을 사용하는 것을 감독하고, 원하지 않는 결과를 만들어 낼 수 있는 도구나 물건의 사용을 확인한다.	클라이언트: 4.4단계와 같다. 보호자: 4.4단계와 같다.	전형적인 도구나 물건을 사용하는 것에 대한 변화는 원하지 않는 결과를 가져올 수도 있으므로 지켜본다.

단계	행동	도움	목표	주의 사항들
4.8	고정된 방식 안에서 일상적인 집안일 활동을 시작하거나 완료할 수 있다. 암기에 의해 느리게 새로운 절차를 배울 수 있다. 물체를 보조 없이 그 주변의 비슷한 것들이 놓인 곳에 둘 수 있다. 부수적인 효과에 대한 인식 없이 한 번에 하나 정도 눈에 보이는 에러를 수정할 수 있다. 안전상의 이유로 눈에 보이는 부수적인 효과를 피하기 위해 언어적 설명을 따를 수 있다(피부습진 방지를 위해 장갑 끼고 청소하기). 집안일을 하기 위해 필요한 물품을 예상할 수는 없어도 보호자에게 최소의 물품에 대해 요청할 수는 있다. 찬장 안을 정돈할 때 필요한 집안일 관련 물품의 전형적인 사용법은 예상할 수 없다. 재활용 절차나 안전 관련 주의사항은 암기에 따를 수 있다.	보호자는 새로운 물건이나 절차를 배울 때 기억해야 할 것들에 대한 순서와 한 번에 한 단계씩 그리고 하나씩 추가해 나가면서 암기할 수 있게 보조한다. 안전상의 이유로 부수적인 효과는 숙지할 수 있게 알려 준다(유독성의 청소물질 사용 시 적절한 환기, 화학혼합물의 연소 가능성, 음식물로부터 강한 유독물질은 멀리 둘 것). 매월 고정적으로 사용하는 안전이 필요한 물품은 보조해 준다. 물건에 대해 회상하기 쉽게 효과적으로 찬장이나 서랍 정리를 보조해 준다.	클라이언트는 문제 해결 방법을 확인하고, 유해한 효과를 피하며, 보조를 받아 새로운 절차를 암기하여 배우고, 집안일 활동을 완료할 수 있다. 보호자는 새롭게 배우는 것과 새로운 절차나 물건에 대해 배우고 암기하는 것에 대한 보조를 제공한다.	전기, 가스, 가전제품, 유독물질, 독약, 위법적 쓰레기 처리, 날카로운 물건의 보관 같이 위험을 야기할 수 있는 집안일을 확인한다.
5.0	보조 없이도 효과적으로 다양한 움직임 각도와 근력으로 걸레질하거나 광내거나 청소할 수 있고 결과가 더 좋아진다. 한 번에 여러 단계 시연을 보고 행동의 새로운 순서(새 물건을 어떻게 사용하는지)를 배울 수 있다. 일 도중이나 물체의 공간적인, 뭐라 말할 수 없는 표면적 특징에 대해 생각하는 동안 속도를 바꿀 수 없다. 집안일 활동의 주간 스케줄을 짜거나 따를 수 있지만 문제가 발생할 수 있다.	보호자는 문제 해결을 위해 공간적 특성이나 적절한 표면들을 확인한다(금이 간 유리잔, 부스러기가 있거나 먼지 낀 표면). 원하지 않는 부수적 효과나 애매한 특징에 대해 확인한다(장벽에 의한 잠재적인 충격, 작업대 위의 테이프나 날카로운 도구들, 집안일 관련 도구들의 전기적 부하량, 유독성 청소물품의 보관 부주의로 인해 오염된 음식, 쓰레기 처리 중 오염된 음식을 너무 많이 집어넣어 생기는 배관 문제, 화장실 변기에 많은 양의 휴지를 넣는 것). 요구되는 만큼 필수적인 집안일 과제에 대해 클라이언트에게 상기시켜 준다.	클라이언트는 표면이나 공간적 특징을 포함한 문제 해결에 대해 보조를 받으며 일상적인 집안일을 시작하거나 완료할 수 있다. 보호자는 유해한 영향을 방지하기 위해 부수적인 영향과 유형적이고 공간적인 특징을 확인한다.	4.8단계와 같다.

단계	행동	도움	목표	주의 사항들
5.2	집안일 활동 중에 문제 해결하는 것은 청소기의 양을 조절하는 것과 신경근적 조절을 통하여 모든 눈에 보이는 특징(얼룩, 바탕과 색깔이 다른 것, 광택이 있는 목재나 금속의 빛, 나무 표면의 결, 금속의 변색된 면, 더러운 표면)에 대한 인식이 요구된다. 잠재적인 영향이나 문제에 대한 예상은 할 수 없다. 해결 방법을 잊어버릴 수 있다. 집안일 활동에 대한 주간 스케줄을 따를 수는 있지만, 속도를 변경하는 데는 문제가 있을 수 있다. 충동적인 모습이 발견될 수 있다. 특별한 도구와 청소물품을 구별할 수 있다(유리와 금속 재질의 청소도구).	보호자는 문제 해결 시 도움을 제공하기 위해 적절한 공간적인 특징을 확인하고 표면적 특성을 사용하여 새로운 해결 방법을 확인한다. 5.0단계와 같이 유해한 영향을 피하기 위해 부수적인 영향과 눈에 보이지 않는 특징을 확인한다. 도움 제공은 확인된 특징에 기초하여 습득하는 데 제공한다.	클라이언트는 공간적 특성과 안전상의 이유로 부수적인 영향에 대한 설명을 포함하여 문제 해결에 보조를 받아 일상적인 집안일 활동을 시작하고 완료할 수 있다.	4.8단계와 같다.
5.4	공간적 특성에 대한 인식이 요구되는 집안일 활동에서 문제 해결이 가능하다. 필요한 물품을 서랍, 찬장, 옷장에서 찾고(엉망진창인 상태라도), 청소하거나 물건을 놓아둘 때 물체를 유연하게 옮길 수 있다(물건과 벽, 천장 사이 청소하기). 지루한 과제는 그만할 수도 있다(은 광택내기). 효율적이거나, 질서 있거나, 미적으로 좋을 수는 없어도 청결이나 집안일의 조직화, 배치에 대해 자기 기준대로 할 수 있다. 미적으로 보이거나 기능을 강화하는 데 대해서 설명이 필요할 수 있다.	보호자는 공간적인 특성을 사용하여 새로운 해결 방법을 확인한다. 5.0단계와 같이 부수적인 영향이나 눈에 보이지 않는 것에 대해 확인한다. 기능(물건 저장)이나 미적 모습에 대해 강화하는 방법에 대한 언어적 설명을 제공한다.	클라이언트는 문제 해결을 위해 모든 눈에 보이는 특성을 인지하는 보조와 함께 일상적 집안일 과제를 시작하고 완료할 수 있다.	4.8단계와 같다.

단계	행동	도움	목표	주의 사항들
5.6	깨끗하게 하기 위해 공간 내에 집안 물체를 유연하게 옮기고 미적인 면이나 좀 더 기능적인 것을 위해 조직화할 수 있다. 선택을 통해 집안 전체에 최신 스타일이나 데코를 시도해 볼 수 있다. 가정에 대한 출판물이나 향상시킬 수 있는 다른 방법, 정보들을 찾아볼 수 있다. 사회적인 관습은 일상 내에서 변경될 수 있다(집에서 묵고 갈 손님을 위해 좀 더 청소하는 것). 장기간의 효과는 고려하지 않는다(재산적 가치에 따른 리모델링이나 장식).	보호자는 사회적 기준과 잠재적 부수적 영향을 포함한 방법 비교에 대한 보조를 위해 정보를 제공한다.	클라이언트는 원하지 않는 영향을 피하기 위해 보조를 받아 집안일을 향상시키고 다양한 방법을 비교할 수 있다.	4.8단계와 같다.
5.8	집안의 물체에 대해 새로운 방법으로 계획할 수 있다. 새로운 물건을 사용하는 것에 대한 지시문을 읽을 수 있다. 잘 맞춰진 시계와 물체의 유형적 특징에 따라 다양하게 속도를 낼 수 있다. 다른 것에 대한 필요성은 고려하지 못할 수도 있다. 잠재적으로 부수적인 영향에 대해서는 설명을 요구할 수 있다.	보호자는 잠재적으로 부수적인 영향에 대해 설명을 제공한다.	클라이언트는 물체가 주어질 때 집안일 문제에 대한 해결 방법의 새로운 방법으로 계획을 세울 수 있다.	
6.0	물체가 놓여 있지 않아도 새로운 문제의 해결 방법에 대해 계획을 세울 수 있다. 사람과 재산에 대한 장기적인 영향, 화학적·전기적 또는 유독적 특징, 비용문제, 환경적인 영향, 사회적 고려 사항에 의해 위험한 요소들을 포함한 잠재적으로 부수적인 영향에 대해 고려할 수 있다.	도움은 필요 없다.	클라이언트는 장기적인 필요성에 대해 계획하는 것을 포함하여 효과적인 집안일을 안전하게 계획하고 완료할 수 있다.	

11.1 상황적인 인식장애: 음식 준비/차리기(Preparing/Obtaining food)

음식 준비/차리기는 손을 사용해 식료품의 목록을 구성하는 것, 영양 밸런스를 계획하는 것, 장보기 리스트를 준비하는 것, 음식을 차리는 것, 음식을 저장하는 것, 레시피를 따라하는 것, 요리를 적절한 때에 하는 것, 식탁을 세팅하는 것, 음식을 나르는 것, 음식 준비한 곳과 기구들을 깨끗하게 하는 것, 테이블과 접시들을 닦는 것, 상했거나 먹다 남은 음식을 버리는 것들이 포함된다. 이번 카테고리에 먹기, 가족들과 나누기는 제외되었다.

단계	행동	도움	목표	주의 사항들
1.0–3.2	계획, 준비, 테이블에 음식 놓는 것을 할 수 없다. 식사 후 치울 때 보조가 있어도 할 수 없다. 음식의 양을 과하게 차릴 수 있다. 배고플 때 냉장고에서 무언가를 꺼내어 먹을 수 있다. 음식물의 제한은 관찰할 수 없다.	보호자는 모든 음식을 계획하고, 차려 주며, 준비하고, 제공해 주어야 한다. 보호자는 식사 후 치우고 음식물을 저장하는 모든 것을 해 주어야 한다.	보호자는 클라이언트의 건강을 위한 음식물의 제한, 클라이언트의 음식 선호도 등의 식이법을 제공해야 한다.	모든 날카롭고 뜨거운 물건이나 재료는 보이지 않게 치워야 한다. 클라이언트가 난로 근처에 있을 때 감독해야 한다.
3.4	**A. 계획하기** 음식을 위한 계획은 할 수 없다 **B. 차리기** 냉장고에서 꺼내어 먹는 것은 가능할 수도 있다. 음식점에서 기다릴 수 없다. 가게에 가지 않는다. **C. 준비하기** 음식 준비에서 반복적이고 수동적인 행동은 가능할 수도 있다(콩깍지 까기, 야채 씻기, 딸기 꼭지 따기). 효과를 기대할 수 없다. 느리고, 작은 실질적인 도움일 수 있으나, 충동적이거나, 빈번하게 재지시를 해야 할 수도 있다. **D. 나르기** 식탁을 세팅할 때 지시하고 물체를 다루는 것은 가능할 수도 있다. 물체를 정확한 장소에 주는 것은 무시할 수도 있다.	보호자는 계획하고, 구하며, 준비하여 모든 음식을 차려 줘야 한다. 실수를 수정해 주고, 결과를 확인하며, 식탁을 차리고, 클라이언트에게 필요한 물건을 쥐어 줘야 한다. 필요할 때 새로운 행동으로 변화하거나 반복적인 행동을 중지해야 한다. 과제를 위해 집중할 수 있게 재지시를 해야 한다. 날카로운 도구나 기기에 더한 접근은 제한한다(다루기 뜨겁거나, 무거운 것, 젖은 접시). 내놓는 음식의 양과 음식물 제한에 대해 따르는 것을 감독한다.	보호자는 클라이언트를 위해 음식물 제한과 선호하는 음식을 고려하여 건강한 식사를 제공해야 한다. 클라이언트는 음식준비나 보호자의 지시에 의해 치우는 것에 대한 보조를 받아 반복적인 행동을 유지해야 한다.	날카로운 도구에 접근하는 것을 제한한다(위험한 기기, 뜨거운 물체나 표면, 무겁거나 젖은 접시). 위험할 수도 있는 충동적이거나 반복적인 행동은 잘 지켜봐야 한다. 주의산만에 대해 잘 지켜봐야 한다.

단계	행동	도움	목표	주의 사항들
	자기 자신의 것을 나를 때는 부적절한 양을 놓을 수 있고 단서를 줘도 양을 변경할 수 없다. 음식물의 제한은 관찰할 수 없다. 뜨거운, 무거운 또는 젖은 접시를 안전하게 이동할 수 없다. **E. 치우기** 알아차리지 못하거나 쏟은 것을 치울 수 없다. 지시했을 때 식탁을 치우거나, 접시를 건조시키거나, 은식기를 닦는 것은 가능할 수도 있다. **F. 저장하기** 적절히 음식을 저장하고 먹다 남은 음식을 버려야 할 필요성을 모른다.			
3.6	**A. 계획하기** 음식을 위한 계획을 할 수 없다. **B. 차리기** 냉장고에서 꺼내 먹는 것은 가능할 수도 있다. 말을 하면, 패스트푸드점이나 차려진 식탁에서 짧은 시간 기다리거나 앉아있을 수도 있다. 가게에는 가지 못한다. **C. 준비하기** 수정에 대한 이유는 이해하지 못해도 당근의 놓친 부분을 깎거나, 파슬리를 잘게 자르고, 상추를 오래 씻는 것처럼 반복적 행동은 수정이 가능할 수 있다. 다듬기와 같은 단순한 준비 과정을 보조할 수 있다. **D. 나르기** 식탁 세팅 시 시연을 보여 주면 접시나 다른 기구(숟가락 등)를 정확한 위치에 놓을 수도 있다. 단서를 주면 음식을 놓는 크기를 변경할 수도 있다.	보호자는 계획하고, 구하며, 준비하고, 모든 음식을 차려 줘야 한다. 음식 준비나 치우기에서 반복적인 행동에 대한 장소를 시연해 주고 결과를 확인한다. 결과를 보여 주기 위해 클라이언트의 행동을 차례대로 알려 주고 필요한 데로 집중할 수 있게 재지시한다. 날카로운 도구들, 기기, 뜨거운 표면, 액체를 다루는 것들의 사용이 요구되는 과제나 정확한 결과가 요구되는 과제는 피한다.	보호자: 3.4단계와 같다. 클라이언트는 음식준비나 보호자에 의해 지시되는 뒷정리에서 보조를 받아 반복적인 행동을 수정할 수 있다.	3.4단계와 같다.

단계	행동	도움	목표	주의 사항들
	차갑거나 적당한 온도의 음식은 안전하게 놓을 수 있다. **E. 치우기** 지시하면 깨끗한 접시를 정확한 위치에 놓거나 식탁을 닦을 수도 있다. **F. 저장하기** 음식을 적절하게 저장해야 할 필요성을 모를 수 있다.			
3.8	**A. 계획하기** 음식을 위해 계획을 세울 수 없다. **B. 차리기** 냉장고에서 음식을 꺼내 먹는 것은 훈련하면 안할 수도 있거나 음식을 먹는 공간에 대해 알거나 카페테리아의 라인에서 살펴보거나 음식의 수를 제한적으로 고를 수도 있다. **C. 준비하기** 훈련하면 1~2개 정도의 재료를 가지고 간단한 샌드위치를 만들 수도 있다(땅콩 버터와 젤리). 표면을 덮거나, 물품이 모두 사용될 때까지 행동을 계속한다(예: 모든 완두콩의 껍데기, 젤리로 빵 덮기, 미리 잘려 있는 쿠키로 쿠키 반죽 덮기). 알려 주면 매우 잘 보이는 결과를 인식한다(예: 벗기지 않아 남아 있는 감자 껍질). 과제 완료를 인식한다. **D. 나르기** 식탁이나 표면에 보이는 모든 그릇과 도구들을 놓는다. 훈련하고 많이 반복한 후에 음식 놓는 크기나 정확한 음식을 고르는 것	보호자는 모든 음식에 대해 계획하고 사와야 한다. 반복적이고 안전한 활동(필러, 수세미, 숟가락 사용)으로 음식 준비를 도와주고 그 효과를 확인한다. 기능적인 결과를 보기 위해 클라이언트에게 행동을 차례대로 알려 준다. 무겁고, 뜨겁거나 젖은 접시를 다루는 활동, 위험한 주방용 집기에 노출되는 것은 피한다. 눈에 보이는 결과를 알려 주어 결과를 확인한다. 저장된 음식은 제대로 덮여 있는지 확인 한다.	보호자: 3.6단계와 같다. 클라이언트는 반복적 행동으로 수행하는 것을 계속하고 과제 완료 후에 알 수 있다.	3.4단계와 같다.

단계	행동	도움	목표	주의 사항들
	이 가능할 수도 있다. 훈련을 하면 음식을 먹거나 치우는 것을 시작하기 전에 다른 사람이 앉기를 기다리는 것처럼 음식 놓기와 관련된 사회적인 절차를 따를 수도 있다. **E. 치우기** 지시하면 식탁에서 모든 더러운 접시들을 치울 수 있고, 모든 도구들을 씻거나 건조시키며, 완료된 것을 인식한다. 결과를 확인할 수는 없지만 설거지를 할 수 있다. 보호자의 단서에 의해 먹은 장소에서 쏟은 부스러기들을 즉시 치울 수 있다. **F. 저장하기** 훈련하면 냉장고에 남은 음식을 놓을 수도 있다. 적절한 용기에 넣는 것을 못할 수도 있다.			
4.0	**A. 계획하기** 음식을 위한 계획을 할 수 없다. 음식에 대해 지나치거나 건강에 해로운 요구를 할 수 있고, 설명을 해도 이해할 수 없다. **B. 차리기** 낮 동안 일상적인 시간에 식탁이나 주방으로 오는 것을 시작할 수 있다. 식사시간을 인식하기 위해 환경적인 단서에 의존할 수도 있다(점심 호출 소리, 음식 카트의 도착). 일상적인 음식 제한이 아무것도 없다면 음식을 차리고 (단지 하나의 식당에서 먹는다고 할 때) 배고파지는 것에 대해 유연하지 않은 일상을 따를 수도 있다. 날마다 상점에서 같은 음식 재료를 사거	보호자는 클라이언트에게 필요한 음식을 계획한다. 원하지 않는 음식이나 몸에 해로운 음식은 제한한다. 정확히 일상적인 식사시간과 친숙한 메뉴는 클라이언트가 선택하게 한다. 스낵은 잘 보이는 장소에 두고 차갑거나 적당한 온도의 친숙한 식재료, 안전한 도구들을 제공한다. 날카로운 칼이나 기기의 사용이 요구되는 모든 뜨거운 음식이나 요리들은 준비해 준다. 뜨겁거나 무거운 접시를 놓을 땐 클라이언트에게 주의를 준다. 액체를 따른다. 식기세척기를 제대로 다 채웠는지, 도구나 접시의 더러운 부분을 잘 닦았는지 결과를 확인한다. 남은 음식과 부패한 음식에 대해 확인한다.	클라이언트는 보호자의 도움으로 유해한 영향을 피하고 필요한 재료를 제공받아 잘 배운 간단한 음식을 준비할 수 있다. 클라이언트는 기대하지 않은 변화에 대해서는 조절하는 보호자의 도움을 받아 친숙한 식당에서 익숙한 음식을 주문할 수 있다. 보호자는 음식 제한과 좋아하는 음식의 양 그리고 클라이언트에게 영양적으로 필요한 것에 대해 계획해야 한다. 보호자는 친숙한 찬 음식의 준비를 위해 잘 보이는 장소에 안전한 도구와 재료들을 제공해야 한다. 보호자는 모든 새로운 문제를 해결하고 음식 제한에 대해 클라이언트에게 상기시켜 줘야 한다.	모든 전기 기구나 가스 기구, 날카로운 도구들에 대한 사용은 감독하거나 접근을 제한해야 한다. 접하지 않았으면 하는 모든 음식이나 보조도구들은 보이지 않는 곳에 놓아 둬야 한다. 클라이언트가 혼자 외식하고 싶다면, 일반적으로 제공되는 것들에 대한 가능성을 확인해야 한다.

단계	행동	도움	목표	주의 사항들
	나 메뉴에 따른 몇 개의 재료를 주문할 수도 있다. 식이요법적인 제한을 따르거나 균형이 잡힌 식사법에 대한 이해는 하지 못할 수도 있다. **C. 준비하기** 잘 배운 몇 가지 재료를 이용한 차갑거나 적정 온도의 간단한 음식을 준비하는 것은 가능할 수도 있다(샌드위치, 샐러드). 준비하는 데 다양한 방법은 사용할 수 없다. 잘 알고 있는 양을 사용할 수도 있다. 측정, 시간적 절차, 레시피를 따르는 것은 어려울 수도 있다. 일반적인 재료를 잊어버린다고 해도 버리는 것은 가능할 수 있다. 날카롭고 뜨거운 기기를 이용할 때 스스로를 베거나 화상 입힐 수도 있다. 스토브를 끄는 것을 잊어버리거나, 물을 틀어 놓고 가버리거나, 전기나 불과 관련된 사고 예방을 잊어버릴 수도 있다. **D. 나르기** 음식을 스스로 나르고 접시나 쟁반에 집어 올리는 것을 시작할 수 있다. 식탁에 다른 사람들이 있다는 것에 대한 인식이 가능하고 접시를 둘 수 있다. 집어 들기 전에 접시의 무게나 온도를 확인하는 것은 할 수 없을지도 모른다. **E. 치우기** 잘 배우면 일상적으로 테이블을 치우거나, 뒷정리는 잘 따라서 시작할 수 있다. 더러운 접시의 잘 보이는 부분은 닦거나 씻어낼			

단계	행동	도움	목표	주의 사항들
	수 있다. 보이는 더러움, 비눗기를 약간은 놓칠 수도 있다. 더 나은 결과를 위해 다양한 방법으로 씻는 것은 할 수 없다. 익숙한 장소에 접시를 넣는다. **F. 저장하기** 덮지 않은 채로 냉장고에 집어넣을 수 있다. 두어야 할 음식과 버려야 할 음식, 추후 사용할 음식에 대해 구별하는 것은 못할 수도 있다.			
4.2	**A. 계획하기** 장기적으로 필요한 음식에 대한 계획은 세울 수 없다. 음식이 필요할 때 언제든 반복적으로 갔던 상점에 갈 수도 있으나 즉시 필요한 것만 살 수 있다. 쇼핑 전에 재고에 대해 확인할 수 없을지도 모른다. 세팅의 우선순위를 알 수 있다(음식을 위해 특별한 재료를 가져오는 것). 다른 중요한 과제에서 무언가를 찾기 위해 집중력을 옮기는 것은 어려울 수도 있기에 우선순위는 고정될 수도 있다. 캔 음식을 먹거나 식사를 완료할 때 미리 포장되는 것을 선택할 수도 있다. **B. 차리기** 낮 시간에 음식을 먹는 일상적인 기준을 따를 수 있다(주방이나 익숙한 식당, 슈퍼마켓 가기). 특별한 음식 재료를 위해 즉시 식료품 저장실, 식료품 선반 등의 위치를 찾을 수도 있다. 재료를 찾지 못할 때는 도움을 요청할 수도 있다.	보호자는 영양적으로 필요하고, 음식선호도, 식이적 제한을 고려하여 장기적으로 필요한 음식에 대한 계획을 세운다. 금지된 음식을 확인하는 것과 새로운 음식들을 보고 확인하고 1인분의 적당한 양을 시연해 주는 것을 통해 식이적 제한 준수를 강화해 준다. 간단한 음식준비 시 안전하고 익숙한 재료와 도구들을 제공해 준다. 뜨겁고 날카로운 도구와 기구들을 사용할 때는 4.0단계와 같이 감독한다. 4.0단계와 같이 음식을 저장하고 뒷정리하는 것에 대한 질적 부분을 확인한다.	클라이언트는 잘 배운 간단한 음식을 준비할 수 있다. 눈에 보이는 잘못을 인식할 수 있고 도움을 요청할 수 있다. 보호자는 장기적으로 필요한 음식에 대해 계획한다. 보호자는 차갑고 익숙한 음식의 준비를 위해 안전한 도구와 재료들을 눈에 잘 보이는 곳에 제공하고 날카로운 도구나 기기를 사용할 때는 감독해 준다. 보호자는 문제 해결이 가능해야 한다.	4.0단계와 같다. 위험한 도구나 기구들을 사용할 때 주방에 혼자 두고 떠나지 않는다.

단계	행동	도움	목표	주의 사항들
	C. 준비하기 잘 배워 간단한 음식은 준비할 수 있다. 겉 포장지 샘플이나 농축된 모델에서처럼 눈에 보이는 것으로 편향되게 인식할 수 있으나 문제의 이유를 확인할 수 없다. 도움을 요청하는 것이나 눈에 보이는 한 가지 정도의 특징을 맞춰보는 것에 의해 문제를 해결할 수도 있다. 통조림이나 냉동식품을 데우는 것처럼 즉각적인 결과가 있는 준비를 선호할 수도 있다. 가스나 전기제품 사용 시 주의할 점을 살피지 않아 스스로를 베거나 화상을 입게 할 수도 있다. 따기 어렵거나 평범하지 않은 용기를 여는 것은 못할 수도 있다. 새로운 것을 준비하기 위해 지시문을 읽거나 새로운 레시피를 따라 하는 것은 못할 수도 있다. **D. 나르기** 샘플에 맞춰 적당한 사이즈로 변경하는 것이 가능할 수 있다. **E. 치우기** 눈에 보이는 더러움이나 문제를 인식할 수 있고 도움을 요청할 수 있다(세제가 없거나 건조기가 꽉 찬 것). **F. 저장하기** 부패한 음식(악취, 눈에 보이는 곰팡이)을 인식할 수 있고, 음식을 버려야 할 때 요청할 수 있다.			
4.4	**A. 계획하기** 장기적으로 필요한 음식에 대한 계획은 세울 수 없다. 음식이 필요할 때 언제든	보호자는 장기적으로 필요한 음식에 대한 계획을 세우고, 필수적인 음식 재료의 항목을 모니터링하며, 쇼핑 전 필요한 아이템을	클라이언트는 음식준비, 저장, 뒷정리까지 새로운 문제를 해결하는 것과 유해한 영향을 피하기 위해 보호자의 도움을 받아 잘	클라이언트의 기기 사용에 대한 인식을 확인한다. 잠재적으로 유해한 영향을 가진 모든 도구나 물질을 사용할 때 감독한다. 신

단계	행동	도움	목표	주의 사항들
	반복적으로 갔던 상점에 갈 수도 있으나 즉시 필요한 것만 살 수 있다. 고정적인 식단으로 평상시 먹던 음식이 없다면 굶을 수도 있다. 빈번히 떨어지는 필수적인 재료나 음식 품목을 확인하지 못할 수도 있다. 통조림, 냉동식품, 포장된 음식들만 선택할 수도 있다. 영양적인 필요성이나 특별한 음식물 제한은 잘 배우더라도 고려할 수 없다. **B. 차리기** 음식을 차릴 때 기존의 방식대로 따른다. 가족끼리 먹는 장소, 식료품점, 익숙한 식당에 갈 수 있다. 일반적인 방식으로 접근이 허용되지 않을 때 먹지 못할 수도 있다(식당의 폐점). 일반적인 특징, 사이즈, 모양에 의해 인식하고 식료품 저장실이나 식기실에서 3~4발자국 떨어진 곳에서도 필요한 음식들을 찾을 수 있다. 익숙한 특별 식이요법은 인지할 수 있지만 식이적 제한 준수를 확인하기 위해 라벨을 읽을 수는 없다. **C. 준비하기** 뜨겁거나 찬 잘 배운 간단한 요리는 준비할 수 있다. 익숙한 장소에서 음식이나 기구를 사용하거나 3~4발자국 떨어진 곳에서도 찾아 사용할 수 있다. 치우치지 않고 일반적인 양을 사용할 수 있다. 새로운 레시피를 읽을 수는 있지만 따라할 수 없거나 한 번에 한 단계를 하기에 어려울 수 있다. 명확히 표시된 정량 도구를 사용할 수 있다. 음식준비와 그에 대한 도구들에 관련된 일차적인 영향은 눈에 보이게 수행할 수 있	확인할 것을 클라이언트에게 상기시켜 준다. 4.2단계와 같이 음식물 제한에 대해 준수하도록 강화해 준다. 원하지 않는 효과를 방지하기 위해 모든 위험 요소가 있는 도구와 기기와 새로운 절차를 사용할 때 도움을 주고 감독한다. 모든 문제를 해결한다. 뒷정리의 질과 음식 저장이나 더러운 곳을 지적하고, 저장 절차를 확인하며, 해결방법을 시연해 주어 확인한다. 저장된 음식 중 부패된 것이 있는지 감독한다. 친숙한 도구나 음식들은 접근하기 쉽고 잘 보이는 장소에 놓아 준다.	배운 요리를 준비할 수 있다. 보호자는 클라이언트가 장기적으로 필요한 음식을 계획하는 것과 유해한 영향을 피하기 위해 음식 저장, 준비하는 것에 대해 감독한다. 보호자는 뒷정리 시 위생적인 결과를 모니터링해야 한다.	경근적 조절을 포함하여 문제를 해결한다(예: 뼈에서 고기를 자르는 것, 새로운 용기를 여는 것).

단계	행동	도움	목표	주의 사항들
	다. 부수적인 것이나 눈에 보이지 않는 특징(열, 팬 바닥의 열기, 불꽃 근처의 가연성, 전기적 위험 요소, 작업 표면과 도구의 보이지 않는 오염)에 대해서는 실패할 수 있다. 해결 방법을 시연하는 데는 제한이 있다. 가스불이나 스토브를 끄지 못하거나 스스로를 베거나 화상을 입히는 등의 위험한 상황에 대해 주목하지 못한다. **D. 나르기** 익숙한 결과와 어울리게 식탁을 세팅할 수 있다. 요청될 때 다른 이들을 기다리거나 음식을 건네주는 일반적인 사회적 행동을 순응적으로 시도할 수 있다. 음식의 제한된 양을 나눌 필요는 고려하지 못할 수도 있다. 집어 들기 전에 무게나 온도를 확인하지 못할 수도 있다. **E. 치우기** 매우 잘 보이는 쏟거나 떨어뜨린 음식들을 치우거나 인지할 수도 있다. 부스러기나 잘 안 보이는 더러운 것은 주목하지 않는다. 음식준비를 하는 동안 작업 영역에서 나온 쓰레기를 치워야 한다는 생각은 못할 수도 있다. 식탁을 치우는 것을 시작할 수 있고 일상적인 뒷정리를 따를 수 있다. 구석을 치우거나 숨겨진 장소(냉장고 안쪽)를 치우는 것은 단서가 필요하며, 냄비나 팬이 끈적거리는 것, 기름기, 굳은 음식을 제거하기 위한 신경근적 조절은 할 수 없다. **F. 저장하기** 남겨진 음식과 새로운 것에 대한 저장은 일상적으로 시도된 것을 따라 가능할 수도 있			

단계	행동	도움	목표	주의 사항들
	다. 오염되는 것을 예상하거나 정기적으로 사용하는 저장된 물품들을 확인할 수 없다. 눈에 보이는 오염(곰팡이)의 징후나 악취를 알아차릴 수도 있다. 작은 벌레가 들어 있는 것은 알아차릴 수 없을 수도 있다(쌀, 밀가루). 음식을 덮어야 한다는 것은 생각하지 못할 수도 있다. 냉장고에서 나는 냄새로 오염을 없애기 위해 음식을 분리하지 못할 수 있다.			
4.6	**A. 계획하기** 4.4단계와 같다. **B. 차리기** 음식을 나르는 것은 일상적인 시도를 따라 한다. 식료품 가게나 저장실에서 필요한 물품을 보이는 선반이나 판매대에서 살펴볼 수 있다. 익숙한 물품이 없어도 대용품을 고를 수 있다. **C. 준비하기** 결과가 미치는 영향에 대해 알지 못한 채 개인별로 접시를 바꾸고 추가하고 재료를 없애는 것을 시도해 볼 수도 있다. 보이지 않는 이전에 사용했던 물건들에 대해 요청할 수도 있다. 성공할 수는 없어도 자르고 껍질을 벗기고 섞을 때 사용되는 근력이나 소운동 협응력을 더 나은 효과를 위해 각기 다르게 시도해 볼 수 있다. 단서를 줄 때나 15분 동안 시간이 지나가는 것을 인지한다. **D. 나르기** 필요한 물품들을 보이는 조리대나 식탁에서 살펴볼 수 있고 일반적인 스타일대로 식	보호자는 기능적인 이유를 설명하는 것과 공간적인 장소의 변화(자르는 곳, 기구의 위치)에 대한 시연을 제외하고 4.4단계와 같은 보조를 제공한다. 필요할 때, 다양한 변화의 원하지 않은 결과를 설명한다(좀 더 추가하는 것/팽창제나 양념). 기기, 도구 사용 시 피해야 하는 위험 요소에 대해 시연하거나 설명하고 감독한다(전자레인지에는 금속을 넣으면 안 되는 것, 열 주위에 플라스틱을 두면 안 되는 것, 전기 기구 플러그를 빼 놓아야 하는 것 등).	클라이언트는 새로운 문제를 해결하고 유해한 효과를 피할 수 있도록 보호자에게 도움을 받아 잘 배운 요리를 준비할 수 있다. 클라이언트는 필요한 물품에 대해 환경적으로 살펴볼 수 있고 평범한 것에서 각기 다른 행동을 할 수 있다. 보호자는 장기적으로 필요한 음식에 대해 클라이언트에게 도움을 주거나 계획하고 유해한 효과를 피하기 위해 음식의 저장과 준비하는 것을 감독한다. 보호자는 뒷정리의 위생적인 결과에 대해 감독한다.	4.4단계와 같다. 행동의 변화와 전형적인 도구 사용이나 유해한 영향을 미칠 수 있는 음식 조합을 관찰한다.

단계	행동	도움	목표	주의 사항들
	탁을 세팅할 수 있다. 이전에 사용했던 물품들에 대해 물어볼 수도 있다. 식탁보, 접시 또는 식탁의 다른 특징을 바꾸는 것을 즐길 수도 있다. 음식의 크기를 제한할 필요가 있다는 것을 이해하지 못할 수도 있다. **E. 치우기** 근력을 바꿔 시도해 보거나 냄비나 팬을 깨끗하게 하기 어려워서 도구를 사용하는 시도를 해 볼 수도 있다. **F. 저장하기** 투명 플라스틱 포장재로 밀폐된 용기는 다룰 수 있으나 플라스틱 용기를 열고 닫는 데 다양한 움직임이 필요하다. 요청을 하면 부패 징후가 보이는 냉장고 안 모든 눈에 보이는 것들은 살펴볼 수 있다.			
4.8	**A. 계획하기** 장기간 필요한 음식에 대해서 계획할 수 없다. 균형 잡힌 식사나 특수한 음식물의 필요성을 포함한 음식물품 구매에 대한 계획은 암기를 통해 배울 수도 있다. 모든 눈에 보이는 사물에 대한 세심한 검토에 의해 음식 목록을 구할 수 있다. **B. 차리기** 식료품 가게에서 음식을 사는 것에 대한 주간 스케줄을 따를 수도 있다. 새로운 식당, 임무 또는 눈에 보이는 모든 단서들로 주목시킨 먹는 장소나 다른 이에 의해 방향을 안내받은 곳에 갈 수도 있다. 가게나 식료품 저장실에서 필요한 것이 시야 아래나 위에 있어도 살펴볼 수 있다.	보호자는 주간 쇼핑을 하기 위해 균형 있는 식사, 제한 음식과 선호 음식을 고려하여 필수적인 음식의 리스트를 작성하는 것으로 보조한다. 새로운 과제는 한 번에 하나씩 시연해 주고 발견된 새로운 해결 방법은 암기 학습으로 촉진되는 것을 인정한다. 안전상의 이유로 피해야 할 위험한 부수적인 영향에 대해 설명한다 안전 절차와 음식 저장 방법의 준수를 위해 정기적으로 확인한다. 도구 사용, 용기를 열거나 닫을 때 근력이나 관절가동범위의 변화에서 요구되는 문제를 해결한다.	클라이언트는 문제 해결과 유해한 영향을 피하는 것에 대한 보호자의 보조와 암기에 의해 음식준비에 대한 새로운 방법을 배울 수 있다. 클라이언트는 음식 준비에서 모든 눈에 보이는 효과에 주목할 수 있다. 보호자는 장기적으로 필요한 음식에 대해 계획하는 것을 도와주고, 암기에 의해 새로운 것을 배우는 것을 도와주며, 안전을 위해 정기적으로 감독하고, 문제 해결 방법을 확인한다.	클라이언트가 독립적으로 남겨질 때 안전에 대해 매일 체크한다.

단계	행동	도움	목표	주의 사항들
	C. 준비하기 요리 준비 시 한 번에 하나씩, 천천히 행동의 새로운 순서를 기억할 수 있다. 일할 때 눈에 보이는 모든 특징을 가지고 수행할 수 있다(크기, 모양, 색, 질감). 지시문의 의미에 대해 확인을 요청하며 고정된 방식대로 써 있는 레시피를 따를 수 있다. 암기에 의해, 냄비 핸들을 안쪽으로 돌리거나 사용 후 기기의 플러그를 빼놓는 것, 손가락을 베지 않기 위해 각도를 돌리는 것과 같이 안전상의 절차대로 시연된 것을 따를 수도 있다. 공간적인 장소(주방 주변으로 물체 옮기기)를 변경하는 것을 포함하여 문제 해결을 할 수도 있으나 지속적인 신경근적 조정은 못할 수 있다(부드러운 케이크의 장식, 뼈에서 고기 잘라 내기). 짧은 시간 동안 요리를 위해 가까이에 있는 시계로 시간을 볼 수 있다. 긴 시간은 단서가 필요하다(타이머). **D. 나르기** 컵과 그릇에 넘치지 않게 하는 것을 포함해서 놓아야 할 부분에 적당한 양을 놓는 것을 배울 수 있다. **E. 치우기** 눈에 보이는 더러움을 씻고 나서 도구와 그릇들을 세밀하게 확인할 수 있다. **F. 저장하기** 암기에 의해 새로 저장된 것과 남은 음식들을 일상적으로 알 수 있다. 모든 음식들에 대해 똑같이 다룰 수 있다(고정된 스케줄 속에서 모든 남은 음식이나 사용했던 음식			

단계	행동	도움	목표	주의 사항들
	들을 저장한다). 버려야 하는 것에 영향을 미치는 눈에 보이지 않는 특징을 이해 못할 수도 있다(보존 기간, 습도, 음식의 자연스런 상태).			
5.0	**A. 계획하기** 외식하기 위해 예약을 할 수도 있지만 늦게 도착하거나 기억하는 것은 실패할 수도 있다. 식료품 가게에 쇼핑을 가는 것도 스케줄 잡는 것은 가능하지만 적절하게 하는 것은 실패할 수 있다. **B. 차리기** 4.8단계와 같다. **C. 준비하기** 음식준비에서 더 나은 결과를 위해 효과적으로 근력, 관절가동범위의 변화를 줄 수 있다. 새로운 또는 어려운 용기를 열 수 있다. 자르기(얇게 썰기, 채썰기, 저미기), 섞기(딱딱한 반죽) 방법을 조절할 수 있다. 지루한 과제는 포기할 수도 있다. **D. 나르기** 무거운 접시(요리)도 안전하게 놓을 수 있다. **E. 치우기** 다양한 움직임으로 닦기 어려운 냄비, 팬, 작업 표면 더러움도 깨끗이 할 수 있다. **F. 저장하기** 4.8단계와 같다.	보호자는 4.8단계와 같은 보조를 제공한다. 신경근적 효과를 수반한 문제를 해결하는 방법을 확인한다. 보호자는 표면이나 공간적인 특성에 대한 인스을 포함하여 문제를 해결한다.	클라이언트는 유해한 영향을 피하기 위해 보호자의 도움을 받아 신경근적 영향의 다양함을 포함하여 음식준비 시 문제를 해결할 수 있다. 보호자는 장기적으로 필요한 음식에 대해 계획하는 것을 도와주고, 문제가 생겼을 때 해결 방법을 확인하며, 일반적인 안전과 문제 해결 방법을 확인하기 위해 감독해야 한다.	클라이언트가 혼자 산다면 안전을 위해 매주 마다 확인한다.
5.2	**A. 계획하기** 쇼핑과 외식을 위해 주간 스케줄을 짜는 것은 가능할 수 있지만 충동적으로 리스트나 스케줄을 변경할 수 있다.	보호자는 충동구매의 결과나 특히 식이 제한을 따르지 않는지 확인한다. 공간적 특징에 대한 인식이 요구되는 문제에 대한 보조와 눈에 보이지 않는 특징을 포함하는 문제	클라이언트는 유해한 영향을 피하기 위한 보호자의 도움을 받아 눈에 보이는 모든 특징들을 포함한 음식준비의 문제를 해결할 수 있다.	클라이언트가 혼자 산다면 안전을 위해 매주마다 확인한다.

단계	행동	도움	목표	주의 사항들
	B. 차리기 브랜드, 음식의 상태, 가격에 기초해서 항목들을 구별할 수 있다. **C. 준비하기** 눈에 안 보이는 특징들을 포함하는 음식준비에서 문제를 해결할 수 있다(야채를 씻고 껍질을 완전히 벗기기, 나쁜 부분은 잘라내기, 주의 깊게 팬에 기름 두르기, 더러운 표면 주목하기). 질감(빵 같은), 광택(사탕, 소스, 장식) 그리고 색감이나 질감의 지속성에 대해 주목할 수 있다. 특수화된 도구들 구별이 가능하다. 일하는 대로 쓰레기 버리는 것이 가능하다. **D. 나르기** 5.0단계와 같다. **E. 치우기** 식탁과 작업 영역에 쏟은 것이나 부스러기를 보고 치울 수 있다. 팬을 달구고 (기름기를) 씻을 수 있다. 구석 청소는 못할 수도 있고 청소 과제가 지루하다면 끝까지 못해 낼 수도 있다. **F. 저장하기** 오염이 시작된 눈에 보이지 않는 변화에 주목할 수 있다(색, 곰팡이, 건조, 응고된 상태). 효율적인 사용을 위해 음식을 저장하지 않을 수도 있다. 오염 방지나 음식의 부패 방지를 위해 일반적인 관리는 못할 수도 있다.	에 대해 해결 방법을 확인한다. 도구나 기기의 사용에서 안전상의 이유로 피해야 할 눈에 보이는 부수적인 영향을 확인한다. 음식준비와 저장에서 안전을 감독한다.	보호자: 5.0단계와 같다.	

단계	행동	도움	목표	주의 사항들
5.4	**A. 계획하기** 스케줄을 유지하거나 필요한 음식에 대한 계획을 짜기 위해 논쟁을 할 수도 있다. 음식 예산의 중요성을 알지만 따르지 않을 수도 있다. **B. 차리기** 필요한 음식, 도구, 장비를 가까운 찬장, 서랍, 캐비닛에서 찾을 수 있다. 새로운 환경에서 사용해 봤던 도구나 음식 재료들을 요청할 수도 있다. 새로운 상점에서 성공적으로 품목을 찾을 수 있다. **C. 준비하기** 작업 공간 주변으로 도구와 기기들을 옮길 수 있다. 소근육 조절이 필요한 도구들을 사용할 수 있다(젓가락 사용, 껍질 까기, 미끄럽게 썰기, 작은 것들 썰기). 사회적, 미적 결과에 대한 고려 없이 재료와 요리들을 자유롭게, 다양하게 혼합할 수도 있다. 원하는 결과를 위해 도구 사용을 바꿀 수 있다. **D. 나르기** 식탁 차리는 것과 놓는 부분을 유연하게 바꿀 수 있다. **E. 치우기** 내·외부 공간을 닦을 수 있다(스토브, 찬장, 냄비). 식기세척기에 알맞게 접시들을 옮길 수 있다. 구석과 손 닿기 어려운 장소도 청소할 수 있지만 지루하게 생각하는 뒷정리는 끝마치지 못할 수도 있다. **F. 저장하기** 다른 것에 대한 저장 가이드라인을 따를 수 있고 필요한 질문을 할 수도 있다.	보호자는 음식준비와 저장 시 식이적 가이드라인과 예산(재정적 제약) 또는 안전 절차를 따르는 데 실패하는 영향/결과를 확인한다. 문제 해결이나 안전에 대해 필요할 때 부수적인 영향의 확인과 함께 보조해 준다. 도구 사용의 대체적인 방법을 제안한다.	클라이언트는 유해한 영향을 피하기 위해 보호자의 도움을 받아 다양한 공간적인 특성이 있는 음식준비에서 문제를 해결할 수 있다. 보호자: 5.0단계와 같다.	새로운 주방에서의 잠재적 안전에 대한 위험 요소를 확인한다.

단계	행동	도움	목표	주의 사항들
5.6	**A. 계획하기** 레시피에 대해 상담하거나 음식계획을 세우는 데 다른 사람들의 의견을 요청할 수도 있다. 비슷한 질감, 외관에 대해 고려할 수도 있다. **B. 차리기** 최신 트렌드나 다른 이의 권고를 인식하는 것을 포함하여 가게나 식당을 고른다. **C. 준비하기** 보고 먹기에 좋은 결과를 달성하기 위해 다양한 음식을 혼합한다. 양념을 하거나 허브를 갈아 넣을 수 있다. 바쁠 땐 시간이 경과한 것을 모를 수도 있다. 여러 개의 요리에 대해 적절한 타이밍으로 하는 데 문제가 생길 수도 있다. **D. 나르기** 음식 스타일과 특정한 때(행사)와 어우러지게 식탁을 차리는 것을 변경할 수도 있다. **E. 치우기** 5.4단계와 같다. **F. 저장하기** 저장 영역의 필요성과 인식이 가능하다. 저장 방법들을 비교한다.	보호자는 음식준비, 저장에서 식이적 가이드라인과 예산(재정적 제약)을 따르거나 안전절차를 지키는 데 실패하는 영향/결과를 확인한다. 문제 해결의 일차적인, 부수적인 영향을 비교하는 데 도움을 준다. 시간 경과에 대해 상기시켜 준다.	도움과 함께 클라이언트는 음식준비와 유해한 영향을 피하는 데 문제 해결 방법을 비교할 수 있다. 보호자: 5.0단계와 같다.	5.4단계와 같다.
5.8	**A. 계획하기** 재료가 있을 때 새로운 요리, 메뉴에 대해 계획할 수 있다. 1주 이상 기대되는 메뉴 요청이 가능할 수도 있다. 당연한 것에 대한 고려는 가능할 수도 있지만 계획에 대한 잠재적인 부수적 효과는 고려할	보호자는 총체적인 조직화에 대해 계획 세우는 것을 보조해 준다. 보호자는 음식에 대한 계획과 준비에 대해 적절한 사회적인 고려 사항에 대해 짚어 준다. 안전상의 이유를 고려하여 부수적인 영향을 확인한다.	클라이언트는 유해한 영향을 피하기 위해 보호자의 도움을 받아 음식준비를 완성하기 위한 재료나 물체들에 대한 계획을 세울 수 있다. 보호자는 전체적인 조직화에 대해 계획하는 것을 도와주고, 안전상의 이유로 피해야 하는, 보이지 않고 부수적으로 생길	5.4단계와 같다.

단계	행동	도움	목표	주의 사항들
	수 없다. **B. 차리기** 음식을 사는 곳에서 신문광고나 쿠폰 같은 것을 사용할 수도 있다. **C. 준비하기** 새로운 레시피를 따를 수 있다. 시계, 경험, 보이지 않는 특성들에 따라 속도와 시간, 행동을 다양하게 할 수 있다. **D. 나르기** 제한된 음식량대로 음식 크기를 고르게 나눠 주도록 계획할 수 있다. 적절한 부분 내에서 개인적으로 요청할 수도 있다. **E. 치우기** 효율성을 증가시키기 위해 보이는 모든 재료, 도구들의 씻는 방법을 계획할 수 있다. **F. 저장하기** 얼리거나 저장하기 위해 나누고, 포장하고, 라벨 붙이고 날짜를 적을 수도 있다. 더 쉬운 접근성을 위해 서랍, 찬장 안에 품목들을 위치시킬 수도 있다. 잠재적으로 부수적인 효과를 피하기 위한 설명을 붙일 수 있다.		수 있는 영향들에 대해 확인하기 위해 도움을 제공한다.	
6.0	**A. 계획하기** 1달, 그 이상의 기간에 대해 특별한 음식이 필요한 것을 포함하여 스스로와 다른 이들에게 추가적으로 필요한 것들에 대해 계획할 수 있다. 재료 없이도 새로운 문제에 대해 추측할 수 있다(익숙하지 않은 장소로 캠핑 갈 때 메뉴나 음식 준비).	도움은 필요 없다.	클라이언트는 식이 제한을 계산하는 것에 따라 스스로 건강한 식이 요점을 안전하게 준비하고 음식을 얻을 수 있다.	

단계	행동	도움	목표	주의 사항들
	B. 차리기 가격 비교, 질에 대한 인식, 다른 적절하고 가치 있는 범주에 의해 쇼핑 장소와 음식 선택을 결정할 수 있다. 외식할 때 리뷰 같은 것을 선택적으로 결정하여 식당 가이드를 이용할 수도 있다. **C. 준비하기** 요리책이나 다른 정보를 이용해 음식 준비 시 문제점을 추측할 수 있다. 예상 문제와 부수적 효과를 고려할 수 있다. **D. 나르기** 적절한 양을 위한 계획과 손님을 위해 나누는 크기를 고려할 수 있다. **E. 치우기** 필요한 뒷정리를 예상할 수 있다. 요구되는 시간, 재료, 장소에 대한 계획을 세울 수 있다. 음식을 만들고 난 후 최소한의 노력이 필요하게 뒷정리를 준비한다. **F. 저장하기** 음식의 부패, 오염을 최소화하고 효율적인 접근을 위해 음식 저장을 계획할 수 있다. 먹다 남은 음식의 저장은 추후 사용 가능성과 자연 그대로의 상태를 고려해서 할 수 있다. 정기적으로 오염 여부를 확인할 수 있다.			

11.2 상황적인 인식: 지출하기(Spending money)

지출하기는 지역적 통화에 대한 가치를 이해하는 것, 상품과 서비스에 대해 지불이 요구되는 상황을 인식하는 것, 최신의 가격에 대해 아는 것, 비용 계산/환전과 남은 돈을 계산하는 것, 지출에 대해 계산(설명)하는 것, 개인 소득의 변화에 따라 가격 변화를 조절하는 것, 미래 구매를 예상하는 것, 돈을 지불 하는 것, 신용카드를 사용하는 것, 수표를 적절히 사용하는 것, 재정 보증을 계획하는 것 등이 포함된다.

단계	행동	도움	목표	주의 사항들
1.0-3.0	돈을 다룰 수 없거나 다루어 볼 기회가 주어진 적이 없다. 돈거래가 발생하는 것을 인지하지 못한다.	보호자는 클라이언트를 위해 계획하고 소비하고 저축하는 모든 재정적인 문제를 관리해야 한다.	보호자는 예기치 않는 결과를 막기 위해 클라이언트의 재정을 관리해야 한다.	갖고 있다면 돈을 잃어버릴 수 있다.
3.0-3.2	지역통화와 그것의 가치를 알 수도 있다. 단서가 있으면 다른 사람에게 돈을 건네줄 수 있을지 모르지만 거래, 환전의 양에 대해 알지 못하거나 거래가 발생한 것을 깨닫지 못할 수도 있다.	1.0~3.0단계와 같다.	보호자: 1.0단계와 같다.	1.0단계와 같다.
3.4	지역통화를 알 수도 있다. 익숙한 환전 상황에서(상점에서 지불하기) 다른 사람에게 돈을 건네줄 수 있지만 돌려받거나 적당하게 주지 못할 수도 있다. 서비스에 대해 돈을 줘야 한다는 것을 이해 못할 수도 있다. 대개 수입의 원천이나 양에 대해 잘 모른다.	보호자는 클라이언트에게 돈을 주고 그것을 타인에게 줄 수 있지만 환전의 정확한 양을 확인한다.	보호자: 1.0단계와 같다.	돈이 주어지면 줘 버리거나 잃어버릴 수 있다.
3.6	단계에 따라서 순서대로 할 때 버스에서 요금을 지불하거나 음료수를 사기 위해 자동판매기에 동전을 넣을 수 있다.	보호자는 모든 재정계획을 관리해야 한다. 언어적 지시를 통해 단계적으로 단순한 돈 교환을 할 수 있다.	보호자는 계획을 세우거나 클라이언트의 재정 상태를 관리할 수 있고 위험한 영향을 피하기 위해 단순한 금융거래를 클라이언트가 순서에 따라 하게 할 수 있다. 클라이언트는 보호자로부터 모든 돈거래를 몇 개의 힌트를 받아 따를 수 있다.	3.4단계와 같다.

단계	행동	도움	목표	주의 사항들
3.8	돈의 양을 고정시킨 상태로 단순한 은행 거래를 몇 단계로 나누어 훈련받을 수 있다(커피를 사거나 자판기에서 음료수를 사는 것). 거래의 완성을 인지한다. 돈거래의 다른 모든 것에서 도움을 요청할 수 있도록 훈련할 수 있다. 오래된 가격은 기억하지만 현재 가격의 조절은 할 수 없다.	보호자는 모든 자금계획을 관리한다. 높은 가치와 직접 서비스나 물건의 직접 서비스에 대해 훈련한다. 다른 거래의 모든 과정을 단계를 나누어 진행하거나 클라이언트가 하도록 한다.	보호자는 계획이나 재정을 관리한다. 위험한 영향을 피하기 위해 감독하고, 일상 거래의 가치에 대해 훈련할 수 있다. 클라이언트는 물건이나 서비스를 위해 일상 거래를 완성하는 것을 인지할 수 있다.	3.4단계와 같다.
4.0	도움 없이 작은 것을 구매하는 단순한 거래를 완료할 수 있다(가격 확인, 현금 받기, 거스름돈 확인). 모든 동작이 대단히 느리다. 매우 높은 액수 몇 가지는 인지한다(매달 받는 장애검사 또는 집세). 반면에 대부분의 서비스나 물건들 가격은 모른다. 과소비, 저소비와 같은 자금관리를 해 주어야 한다.	보호자는 작거나 일상적인 구매를 하는 것을 제공한다. 월수입, 필수 서비스(집세, 약)에 대한 예산에 대한 계획과 과소비, 저소비를 피한다. 일반적이지 않은 큰 소비와 장기간 필요하거나 진행 중인 계획에 대해서 관리한다.	클라이언트는 독립적으로 작은 물건을 일상적으로 구매할 수 있고 위험한 영향을 피하기 위하여 보호자의 도움 안에서 돈을 관리할 수 있다. 보호자는 클라이언트를 도와 한 달 수입관리를 할 수 있고, 일상적인 구매를 허락할 수 있다. 보호자는 진행 중이고 장기간 동안 사용하지 않는 금전 거래를 관리해야 한다.	도움의 필요성에 대해 깨닫지 못하고 도움이 제한적이다.
4.2	높은 가치에 따라 소비의 우선순위를 정할 수 있다. 물건에 집착하면 필요 시 적절히 조절하지 못한다.	보호자는 4.0단계 수준의 도움을 제공한다. 필요하면 소비의 양 조절을 도와준다.	클라이언트: 4.0단계와 같다. 보호자: 4.0단계와 같다.	4.0단계와 같다.
4.4	즉각적인 필요에 의한 일상 구매를 관리한다. 종이와 연필을 사용하여 계산하고, 돈을 세는 것이 매우 느릴 것이다. 매우 친숙한 것에 대해서만 신용카드 또는 수표를 사용할 수 있다. 하지만 계좌의 균형을 모르기 때문에 제한을 두어야 한다. 일상적, 필수적이고 정확한 구매의 양을 정할 수 있을 것이다. 도움 없이 월 예산을 계획할 수 없다. 세금, 보상가치 또는 돈에 대한 다른 팁에 의한 계좌 수입을 기억할 수 없다. 수입 변화 또는 가격의 조절을 할 수 없다. 제한 없이 돈을 쓸 수 있거나 가진 것보다 거의 없게 돈을 쓸 수 있다. 돈 관리의 일상적인 사용 변화(자동현금인출기 사용을 배우는 것)를 저지할 수 있다.	보호자는 월 소비를 도와주고 일상 지출을 준비한다. 일상 지출과 소비 변화를 조절하는 것을 도울 수 있다. 신용카드 사용과 가계부를 관리하고, 과도한 카드 사용을 피한다. 장기간 재정 필요에 대한 계획을 세운다.	클라이언트는 보호자가 월 예산을 지정해 준 것으로부터 도움을 받아 일상 지출을 관리할 수 있다. 위험한 영향을 방지하기 위해 은행과 신용카드 사용을 관리한다. 보호자는 월 예산을 도와주고 은행이나 신용계좌 사용 전체를 관리한다.	은행이나 신용카드 계좌에 접근하는 경우 과소비할 수 있다.

단계	행동	도움	목표	주의 사항들
4.6	돈 관리를 다양하게 일상에서 할 수 있다(자동현금인출기를 사용하여 현금을 얻는 것). 다양한 사용계획을 시도하거나 문제에 대한 결과를 예상할 수 없다.	보호자는 4.4단계 정도의 도움을 제공한다. 일상적인 돈 관리에서 권하는 것을 수정하여 나타낼 수 있다.	클라이언트: 4.4단계와 같다. 보호자: 4.4단계와 같다.	4.4단계와 같다.
4.8	암기하여 천천히 예산을 세우거나 다른 사람들이 세워 놓은 금전관리 절차를 배운다. 수입, 비용 또는 흔한 은행 절차의 변화에 적응한다. 드물게 큰 비용을 준비한다. 돈이나 카드를 도둑맞는 긴급 상황 대처를 위한 도움이 필요할 수 있다.	보호자는 1달에 1번 예산을 세우는 데 도움을 주며 금전관리에 대한 모든 절차를 잘 학습할 때까지 설명할 수 있다(수표 적기, 금전 저축하기, 입출금 내역서 읽기). 문제를 해결하고 적응할 수 있도록 하루 동안의 도움과 함께 관찰할 수 있다. 장기간의 계획이 필요하다.	클라이언트는 나쁜 영향을 피하기 위해 보호자로부터 도움을 받으면서 암기하여, 예산을 세우고 절차를 따름으로써 일상적인 자금관리를 할 수 있다. 보호자는 클라이언트가 일상적인 절차들을 학습할 수 있고 문제 해결력을 키우고 장기간의 계획을 세우는 데 도움을 제공할 수 있다.	만약 클라이언트가 독립적으로 살 수 있다면 금전 관련 문제를 매일 체크해야 한다.
5.0–5.2	도움 없이 과거 경험을 바탕으로 일상적인 금전에 대한 1달 예산을 세울 수 있지만 그것을 지키는 데 어려움을 가질 수 있다. 지불할 수 있는 능력 밖으로 금전을 쓰거나 신용 한도를 초과할 수 있다. 수표 관리에 어려움이 있을 수 있다. 드물게 과도한 비용에 대한 준비가 안 되거나, 작고 부수적인 수수료는 설명할 수 있다. 일련의 설명서에 나온 단계에 따라서 새로운 은행 업무를 학습할 수 있다. 다른 사람들이 설명한 금전관리와 관련된 이차효과들을 가지는 것이 필요하다(현금과 카드 구매 사이의 비용 차이, 당좌대월의 결과). 장기간의 재정 보안에 대한 계획을 세우지 못한다. 소비가 충동적일 수 있다.	보호자는 모든 새로운 은행절차를 설명할 수 있다. 예산을 세우거나 적절한 절차를 따르지 못하는 결과를 확인할 수 있다. 드문 경우로 불명료한 자금에 대한 계획을 세우는 데 도움을 준다. 금전관리의 효율성을 확인하기 위해 주간 점검을 하고 새로운 문제를 해결할 수 있도록 해 준다. 장기간의 재정 보호를 계획할 수 있도록 도움을 준다.	클라이언트는 보호자의 도움을 받아 일상적인 주간, 월간 수입과 비용을 관리할 수 있으며, 새로운 문제를 해결하고, 부정적인 영향을 피하여 미래의 재정 보호를 계획할 수 있다. 보호자는 새로운 은행 절차를 설명하고, 원치 않는 영향을 피하기 위해 결과를 확인하며, 새로운 문제들을 해결하고, 장기간의 재정 보호를 계획할 수 있도록 도움을 준다.	만약 클라이언트가 독립적으로 살 수 있다면 금전 관련 문제에 대해 매주마다 체크해야 한다.

단계	행동	도움	목표	주의 사항들
5.4–5.6	보통 일상적이며 부수적 요금을 포함해 1달간 예산을 만든다. 보통 일상적이고 매우 가치 있는 상품에 대한 현재 가격을 인식한다. 은행 업무 방법들이 목적하에 다양하거나 결과 인식 없이 예산에서 벗어날 수 있다. 예산이나 적절한 은행 업무 절차를 지키기 위해 요구사항을 주장할 수 있다. 문제들(예: 당좌대월)은 면제 또는 최소화될 수 있다. 비용에 대한 준비를 할 수 있는 우선사항들에 다른 사람의 요구를 고려할 수 없다. 문제에 대한 해결들을 기억하고 이차적 효과의 설명을 이해할 수 있지만 오직 원치 않는 효과가 발생한 후에 행동하기 쉽다. 비용에서 예측할 수 있는 변화들(생활비)을 예상하거나 발생 후 조정하지 못한다.	보호자는 5.0~5.2단계 수준과 같은 도움을 제공할 수 있다.	클라이언트: 5.0단계와 같다. 보호자: 5.0단계와 같다.	추천된 절차들을 따르거나 원치 않는 결과가 발생한 후 행동들을 변화시키는 데 도움을 줄 수 있다.
5.8	필요한 정보(구체적 수치와 비용)가 전부 있을 때 새 예산 계획을 세울 수 있다. 종합적 조직 계획을 위해 도움이 필요할 수 있다. 피해야 하는 이차적 효과에 대한 설명을 요구하며, 기대하지는 않지만 이러한 것들이 확인되었을 때 다른 사람의 요구가 포함될 수 있다. 장기간 재정계획을 고려하지 못한다(은퇴 계좌 등).	보호자는 다른 사람들의 요구를 포함하면서 모든 중요한 비용들을 정의함으로써 새로운 예산을 계획하는 것에 도움을 준다. 계획을 고려하기 위한 이차적인 효과들, 우선순위, 장기간의 요구들을 알 수 있도록 도움을 준다.	클라이언트는 일상적인 수입과 비용을 관리하며 요구되는 항목들이 모두 확인될 때 새로운 예산을 계획할 수 있다. 보호자는 중요한 고려 사항 모두를 확인함으로써 새로운 예산을 계획하는 것과 장기간의 재정계획에 대해 도움을 줄 것이다.	
6.0	드문 비용을 포함하면서 수입과 비용을 고려함으로써 돈의 사용을 계획한다. 본인과 가족들을 위한 장기간의 재정 보안에 대한 계획을 세운다. 관련 있는 자원들에 대해 학습하기 위해 필사물을 사용하거나 다른 사람들과 상담한다(예금 또는 저축 계좌들, 투자 기회, 은퇴 계좌, 세금 고려 사항들).	도움이 필요 없다.	클라이언트는 일상적이며 장기간의 재정활동을 계획하고 관리할 수 있다.	

11.3 상황 인지장애: 쇼핑하기(Shopping)

쇼핑은 필요한 물품을 정하는 것, 물건을 살펴보기 위해 가게에 들르는 것, 우편 배송 카탈로그를 찾아보고 세일이나 특가 상품 광고를 찾아보는 것, 사야 한다는 목적을 기억하는 것, 가게 안에서 물건의 위치를 찾는 것, 물건과 가격을 비교하는 것, 예산을 알고 이에 맞춰 지출하는 것, 돈을 지불하는 방법을 선택하는 것, 현금 및 수표와 신용카드를 도둑맞지 않게 간수하는 것을 말한다. 이 항목에서 돈을 쓰는 행위는 제외한다.

단계	행동	도움	목표	주의 사항들
1.0–3.2	쇼핑을 갈 기회가 없다. 상품을 안중에 두지 않고 가게나 쇼핑몰 안을 목적 없이 돌아다닌다.	보호자는 클라이언트를 위해 필요한 물품을 정하고, 이들의 위치를 찾으며, 이를 사는 것까지의 모든 쇼핑을 해 준다.	보호자가 클라이언트의 모든 쇼핑을 해 준다.	쇼핑몰 안의 자극 요소들이 클라이언트를 당황시키고 압도할 수 있다. 클라이언트가 길을 잃거나 배회한다.
3.4–3.8	가이드를 따라 가게나 쇼핑몰에 간다. 디스플레이나 창문 안을 기웃거린다. 물건을 살 의지가 없을 수 있다. 돈을 지불하지 않고 물건을 가지고 나올 수 있다. 또는 사고 싶은 무언가가 있지만 이것의 가격을 확인하지 못하거나, 본인이 가진 돈의 여부를 인지하지 못하기도 한다. 익숙한 물건을 집어 들고 다루기도 한다.	1.0~3.2에서처럼 보호자가 클라이언트를 위한 모든 쇼핑을 해 준다. 가게 안에서 클라이언트가 배회하거나 물건을 가져가는 일을 방지하기 위해 언제나 클라이언트를 주시한다.	보호자: 1.0~3.2단계와 같다. 보호자는 원치 않은 상황을 만들지 않기 위해 쇼핑 장소 내에서의 클라이언트의 행동과 위치를 확인, 주시한다.	쇼핑 장소 내에서 클라이언트를 혼자 두지 않는다. 클라이언트가 판매 물건을 집어 들거나 떨어뜨리거나 가져올 수 있다. 클라이언트는 약 30분 정도의 짧은 쇼핑만 견딜 수 있다.
4.0	익숙한 가게로 짧은 거리를 걸어가 익숙한 물건들을 구입할 수 있다. 가게 모습, 가격, 상품의 모습 변화로 인해 당황할 수 있다. 간단한 돈 거래를 할 수 있지만 아주 느리게 가능하다. 몇 가지 비싼 물건의 가격을 알지만 보통 가격을 예상하거나, 가격을 비교하거나, 예산에 지출을 맞추는 것을 하지 못한다. 물건과 돈을 도둑맞는 것을 스스로 방지하지 못한다. 새로운 쇼핑 장소는 거부하기도 한다. 원래 알던 장소에 물건이 놓여 있지 않으면 도움을 요청한다.	모든 새로운 쇼핑 장소나 자극이 많거나 위험한 장소에는 보호자가 동행한다. 클라이언트가 필요한 것들과 필요한 돈을 확인하는 것을 돕고, 작고 주기적인 지출에 걸맞은 예산 안에서 돈을 준다. 비싸거나 일반적이지 않은 구매는 직접 관리한다. 필요한 가격 비교를 해 준다.	클라이언트는 익숙한 가게에서 익숙한 물건을 찾을 줄 알고, 유해한 영향을 피하기 위해 보호자의 도움을 받아 다른 지출을 한다. 보호자는 필요한 물품을 확인하는 데 클라이언트를 도우며, 간단한 지출을 위한 돈을 제공하고, 새로운 쇼핑 장소에 동행할 것이다.	쇼핑에 도움 받기를 거부할 수도 있다. 새로운 쇼핑 장소에 가는 것을 거부할 수도 있다. 쇼핑몰에서 극히 긴장할 수도 있다. 1시간 정도의 짧은 쇼핑만을 견딜 수 있다.

단계	행동	도움	목표	주의 사항들
4.2	익숙한 가게에 지폐로 당장 필요한 것을 사러 가는 것을 반복적으로 할 수 있다. 4.0에서와 같이 쇼핑 리스트를 만들지 않으며, 가격을 비교하지 않고 가격을 예상하지 않는다. 자신이 물건을 살 여력이 되는지 생각하지 않고 어떤 물건을 사는 것에 집념을 보일 수 있다. 물건을 찾기 위해 익숙한 장소를 확인하고 그 물건과 눈앞의 물건을 한 번에 하나의 도드라진 특징(박스의 색이나 모양)씩 맞춰 간다. 찾는 물건이 익숙한 장소에 없거나 모양이 바뀌었으면 도움을 요청한다.	4.0단계에서처럼 보호자의 보호가 필요하다.	클라이언트: 4.0단계와 같다. 보호자: 4.0단계와 같다.	4.0단계와 같다. 클라이언트가 비현실적이거나 실용적이지 못한 물건을 사는 데 집념을 보이기도 한다.
4.4	일상에 필요한 물건을 사러 익숙한 가게에 간다. 가격이나 모양의 변화 등에 물건을 알아보지 못하거나 물건에 접근할 수 없으면, 이 물건이 없는 대로 산다. 필요한 물건과 눈앞의 물건을 한 번에 2개씩 시각적 특징을 매칭 할 수 있고, 광고 속 이미지 등으로 물건을 알아볼 수 있다. 가격, 품질 등으로 물건을 비교하지 않고 재료, 물질의 성질, 동작 설명, 위험 등을 확인하기 위해 라벨을 읽지 않는다. 총 예산에 관하여 물건의 가격을 생각하지 않을 수도 있다. 쇼핑을 할 때 자기 앞에서 3~4피트 떨어져 있는 곳을 찾아보고 알아본다. 표지판, 특가 광고, 통로 라벨, 안전하지 못한 상황과 같은 다른 주변 환경은 인지하지 못하기도 한다. 물건과 돈을 도둑맞는 것을 스스로 방지하지 않는다.	모든 새로운 쇼핑 장소에 보호자가 동행한다. 클라이언트가 쇼핑 리스트를 만들어 가게를 방문하는 횟수를 줄일 수 있도록 돕는다. 보통 사는 물건이 없을 때 대체품이나 다른 선택지를 찾는다. 클라이언트의 예산 활용을 최대한으로 해야 할 때, 가격 비교를 통해 익숙한 물건들을 어디에서 제일 합리적인 가격으로 살 수 있는지 제시한다. 수표장과 신용카드사용 내역을 관리한다("돈 쓰기" 참조). 즉각적인 필요를 구매하는 데 클라이언트가 쓰는 돈을 제한한다. 쇼핑 중에 물건이나 돈을 도둑맞는 것을 클라이언트가 방지하는 방법을 제시한다.	클라이언트는 원치 않은 효과를 방지하기 위한 보호자의 보조와 함께 익숙한 장소에서의 주기적 쇼핑을 할 것이다. 보호자는 가격 또는 물품 비교, 익숙하지 않은 가게 방문, 익숙하지 않은 물건의 구매와 예산 제한 고려를 도울 것이다.	신용카드나 은행 계좌를 주면 지나친 지출을 할 수도 있다.

단계	행동	도움	목표	주의 사항들
4.6	새로운 가게를 방문하고 구할 수 없는 물건을 대신해 다른 브랜드의 물건을 사는 것과 같이 보통의 일상적 쇼핑에 변화를 준다. 가게에 들어가선 열려 있는 찬장과 선반을 찾아보며 밑에 있는 옷을 보기 위해 위에 쌓여 있는 옷을 치운다. 원하는 신호(표지판이나 통로 표지)를 찾기 위해 주변의 환경을 둘러본다.	4.4단계와 같은 보호자 도움이 필요하다.	클라이언트는 익숙한 장소에서의 주기적 쇼핑을 할 것이며, 원하는 물건을 찾기 위해 주변 환경을 둘러볼 것이다. 원치 않은 효과를 방지하기 위해 보호자의 보조를 수용한다. 보호자: 4.4단계와 같다.	4.4단계와 같다. 일상적 쇼핑의 변화에서 야기되는 예상치 못한 문제를 주의한다.
4.8	익숙한 가게에서 일상적인 물건을 산다. 암기를 통해 새로운 쇼핑 장소에 가는 방법을 익힌다. 타인에 의해 암기를 통해 쇼핑 리스트를 사용하고, 가게에서 가격을 비교하고 쿠폰 등을 쓰는 절약행위를 하도록 학습될 수 있다. 이러한 행동은 고정된 절차를 따른다. 절도를 방지하기 위한 안전 수칙을 학습할 수 있다. 용량과 가격을 확인하기 위해 물건을 뒤집어 상표를 찾을 수 있다. 옷감 취급에 대한 라벨이나 음식의 재료에 대한 라벨을 읽지 않고 고려하지 않기도 한다. 이것과 물건이 실용적인지, 자신에게 구매능력이 있는지와 같은 이차적인 영향은 고려하지 않는다.	보호자는 쿠폰을 자르고 쇼핑 리스트를 만들고, 자주 사지 않는 물건의 새로운 재고를 가게에 확인하는 것과 같은 구매 기술을 암기 학습 시키는 데 돕는다. 제한된 예산을 최선으로 활용하기 위한 가격과 품질 비교를 돕는다. 고려해야 할 보이는 이차적 영향(가구가 들어갈 공간, 옷장 안의 다른 옷들과 이 옷이 맞는지, 취급 설명서)을 인식한다. 클라이언트에게 이차적 효과(지출이 예산에 미친 영향, 보증서, 물품의 품질 차이)를 설명한다.	클라이언트는 암기를 통해 일상적 물건을 살 것이고, 더 효율적으로 물건을 살 수 있는 방법을 습득할 것이다. 보호자는 암기를 통한 원하는 방법의 학습을 돕고, 원치 않은 이차적 효과를 피하게 도울 것이다.	클라이언트가 독립적으로 생활한다면 쇼핑과 관련된 어려움을 겪고 있는지 매일 확인한다.
5.0–5.2	필요한 물품에 대한 일간 또는 주간 스케줄을 짜지만 이에 맞추지는 못한다. 취급 설명 라벨, 섬유의 재질, 물 빠짐 성질, 완성도 등을 포함한 요소를 확인하기 위해 물건의 뒤나 안을 볼 줄 안다. 구매할 물건의 잠재적 이차적 성질(세탁 시 사이즈가 주는 것, 예산과 활동에 적합성)을 고려하지 않을 수도 있다. 충동적 지출을 할 수도 있다. 백화점, 라벨과 브랜드를 가짜 또는 모조 브랜드와 차별하기도 한다.	보호자는 지출을 줄이기 위한 방법의 학습을 단계적으로 시범을 보이는 것으로 돕는다. 가격과 품질 비교를 돕고, 물건의 무형 형질과 구매의 이차적 효과를 인지하는 것을 돕는다. 일상적이지 않은 특별 할인과 세일을 확인한다. 충동구매의 결과를 일깨워 준다.	클라이언트는 무형 형질과 이차 성질을 분별하는 보호자의 도움과 함께 주기적인 일간/주간 쇼핑을 한다. 보호자는 유해한 영향을 방지하기 위해 이차 성질을 식별하고, 일반적이지 않은 지출을 보조한다.	유연하지 않은 쇼핑의 규칙적인 순서를 따르거나 가게가 열려 있는 제때 가게를 들르는 것에 어려움을 겪기도 한다. 클라이언트가 독립적으로 산다면 쇼핑과 관련된 어려움을 겪고 있는지 매주 확인한다. 충동구매를 주의한다.

단계	행동	도움	목표	주의 사항들
5.4	일간/주간 쇼핑을 주기적으로 한다. 새로운 가게를 둘러보거나 새로운 물건이 어떤지 알아보기 위해서 사기도 한다. 원하는 물건의 위치를 찾기 위해 가게 안을 둘러본다. 가격은 비교하나 이동한 거리, 보증과 물건의 품질 차이와 같은 구매의 이차적 효과는 생각하지 않을 수도 있다. 자주 물건을 환불하는 경우가 생긴다. 과도한 지출을 하고 원치 않은 결과가 나타난 후에야 행동을 바꾼다.	문제 해결을 돕고 위해한 영향을 피하기 위해 물건의 무형 형질과 구매의 이차적 효과를 식별해 준다. 과도한 소비의 결과를 알려 준다.	클라이언트: 5.0단계와 같다. 보호자: 5.0단계와 같다.	5.0단계와 같다.
5.6	가게, 물품과 지불 방법의 장점과 단점을 비교한다. 카탈로그, 신문광고, 소비자 잡지 등의 도움을 받기도 한다. 이동 시간, 시간 지출과 계절별 가격 차이 등의 숨겨진 요소들을 고려하는 데는 도움이 필요하다.	보호자는 새롭거나 일반적이지 않은 지출과 장기적 지출 계획을 세우는 데 도움을 준다. 숨겨진 지출과 타인의 요구, 특정 세일에 의한 경제적 이득, 계절별 가격 변화와 대량 구매 등의 다른 요소들을 고려하는 데 도움을 준다.	클라이언트: 5.0단계와 같다. 보호자: 5.0단계와 같다.	
5.8	가게 안에서나 카탈로그를 통해 물건을 눈앞에서 보며 새로운 지출계획을 세운다. 물건의 세탁과 보관, 물건을 사는 데 걸린 시간과 같은 피할 수 없는 이차적 영향을 고려한다. 타인의 요구와 잠재적 영향을 예상하지 못한다. 스스로의 페이스를 조절한다.	보호자는 5.6단계에서와 같은 보조를 제공한다.	클라이언트: 5.0단계와 같다. 보호자: 5.0단계와 같다.	계획 세우는 것을 돕기 위해 눈에 보이는 물품을 제공하라.
6.0	개인적 우선순위에 따라 쇼핑을 한다. 큰 지출에 대한 영향을 예상하고 수용한다. 가격, 품질과 이와 관련된 다른 요소를 고려해 물건을 비교한다. 이 행동들은 물건이 눈앞에 없을 때도 가능하다. 장기 지출과 물건의 필요를 계획하고 타인의 필요도 고려한다.	도움이 필요하지 않는다.	클라이언트는 우선순위를 정하고 타인의 요구를 고려하고 총 예산에 대한 지출의 영향을 고려하는 등, 모든 구매 필요를 스스로 처리할 것이다. 물건과 서비스를 비교하고 상품의 재고 여부를 고려하여 필요에 따라 계획을 조정한다.	

11.4 상황 인지장애: 빨래하기(Doing laundry)

빨래하는 행동은 언제 옷이 더러운지 인식하는 것, 색깔과 세탁법에 따라 옷을 분류하는 것, 세탁기나 세면대에 옷을 넣고 빠는 것, 건조를 위해 옷을 분류하는 것, 건조기에 옷을 넣는 것, 건조를 위해 옷을 걸거나 펼쳐 놓는 것, 필요와 옷감 종류에 따라 다리미질하는 것, 옷걸이에 옷을 걸어 두는 것, 보관을 위해 옷을 개어 두는 것, 단추를 다시 달거나 찢어진 소매를 꿰매는 등의 간단한 수선, 옷이나 침구류를 넣어 두는 것을 포함한다. 이 분류에서 빨래하기는 손빨래, 기계 빨래와 드라이클리닝을 포함한다.

단계	행동	도움	목표	주의 사항들
1.0–3.2	빨래를 하지 않으며, 빨래를 할 기회를 갖지 못한다. 더러운 옷과 침구류는 타인에 의해 걷어지고 세탁된다. 불편함을 느끼기 때문에 젖은 옷은 인지하기도 한다. 하지만 더럽고, 주름지며, 찢어진 옷은 인지하지 못한다.	보호자는 클라이언트를 위한 모든 빨래를 한다. 이에는 옷을 분리하고 세탁하며 건조시키고 다림질하며 개어 보관하는 것이 포함된다.	보호자가 클라이언트의 모든 빨래를 관리하고 처리할 것이다.	눈에 보이는 곳에서 독성 있는 물질은 제거한다.
3.4	옷이나 침구류가 더럽다는 것을 인지하지 못할 수도 있다. 빨래를 하는 여러 방법을 인지하지 못하고 이에 대한 설명을 이해하지 못할 수도 있다. 손으로 옷가지를 씻는 반복적인 행동은 행하기도 하지만 이에 대한 결과물을 끝까지 책임지지 않으며, 씻기–헹구기–건조의 일반적인 절차를 따르지 않는다. 침대에서 깔개를 빼내고 수건을 엉터리로 갤 줄 알기도 한다. 다림질, 수선 또는 지시를 받았을 때 옷을 정돈해 바구니에 넣어야 할 필요를 느끼지 못한다.	보호자가 클라이언트를 위해 옷과 침구의 빨래를 해 준다. 클라이언트에게 빨래 바구니에 더러운 옷을 담고 침대에서 시트를 벗겨 내라는 지시를 한다.	보호자가 클라이언트를 위한 모든 빨래를 처리하고 관리한다. 클라이언트는 침대에서 시트를 벗기거나 더러운 옷을 바구니에 넣는 등의 지시를 따른다.	세탁용품을 만지게 허용했을 때 비효율적이거나 유해한 효과를 초래하지 않게 주의한다.
3.6	가장자리를 맞추어 옷과 수건 등을 갤 수 있다. 시범을 보인다면 이에 따라 침대 시트를 벗겨 낼 수 있다.	보호자가 클라이언트에게 더러운 빨랫감은 빨래 바구니에 넣고 침대 시트를 벗기는 시범 및 시트를 접는 올바른 방법을 보여 준다. 모든 세탁, 건조, 수선, 다림질과 개어 보관하는 것까지의 작업을 한다.	보호자: 3.2단계와 같다. 클라이언트는 옷을 들거나 침대 시트를 벗기는 반복적인 동작의 시범에서 보인 변화를 따라할 것이다.	표백제, 얼룩 리무버 스프레이 등과 같은 독성 있는 물질과 뜨거운 다리미에 대한 접근을 제한한다.

단계	행동	도움	목표	주의 사항들
3.8	특정한 크기와 모양으로 옷을 접는 동작에 대한 변조를 모방할 수 있다. 다시 지시해 주지 않으면 보이는 모든 옷가지를 개어 버리거나 모든 빨래를 빨래 건조대에 널어 버릴 수도 있다.	보호자가 클라이언트에게 빨래를 개거나 너는 동작을 순차적으로 보여 주거나 이런 동작들을 클라이언트 대신 해 준다. 이 외의 다른 세탁, 건조, 수선, 다림질과 개어 넣는 동작은 클라이언트 대신 한다.	보호자가 클라이언트에게 빨래를 개거나 너는 동작을 순차적으로 보여 주거나 이외의 다른 빨래 요구를 처리해 줄 것이다. 클라이언트는 지시에 따라 빨래를 개고 너는 동작을 완료할 것이다.	3.6단계와 같다.
4.0	깨끗한 옷을 먼저 요구하거나 더러운 옷을 바구니에 넣는다. 빨래의 필요를 인지하는 것에 대해 신뢰하지 못할 수도 있다. 스스로 손빨래나 기계빨래를 단계별로 할 수 있지만 손빨래, 기계빨래와 드라이클리닝 전용 옷감을 구별하지 못하기도 한다. 세제를 분류하거나 필요한 세제의 양을 측량하지 않는다. 건조하기 위해 건조기를 쓰거나 빨랫줄에 빨래를 널지만 온도에 대한 환경 설정을 인지하지 못하기도 한다. 펼쳐서 납작한 상태로 건조되어야 할 옷가지를 걸어서 건조시키기도 한다. 깨끗한 이불보와 옷을 개어서 일반적으로 보관하는 장소에 가져다 놓는다. 다림질을 하다 옷을 태우거나 자신에게 화상을 입히기도 한다. 문제가 생기면 하던 일을 중단할 수도 있다.	보호자는 모든 빨래 행위에서 순서가 잘못된 부분, 세탁하고 건조시키는 방법, 물과 세제의 양과 분류의 오류 등을 확인하고 관리한다. 클라이언트를 신뢰할 수 없을 때 빨래를 하라고 신호를 주기도 하고, 클라이언트를 대신하여 모든 빨래를 하기도 한다. 클라이언트가 기계를 다루는 것이 허락된다면 보호자가 세탁기와 건조기의 온도와 시간 설정을 확인해 준다.	클라이언트는 올바른 순서로 일을 하게 하고 유해한 것을 방지하려는 보호자의 도움과 함께 빨래를 익숙한 순서대로 행할 수 있다. 보호자는 클라이언트가 올바른 순서를 따라 주기적으로 빨래를 하는 것을 보조하거나 클라이언트를 위해 빨래를 해 줄 것이다.	일상적 세탁 순서 변화를 거부할 수도 있다. 동작의 올바른 순서를 따르지 않아 발생하는 유해한 영향을 주의하라. 감독 없이 세탁기나 다리미를 사용하게 두는 것은 권장하지 않는다.
4.2	색깔이나 다른 하나의 도드라진 요소(예: 수건이라는 확실한 증거)에 따라 빨랫감을 구분하여 분리한다. 빨래를 우선으로 생각하여 주기적으로 하고, 다른 경우에는 필요하지도 않은데 빨래를 하기도 한다. 이전의 경험과 부합하지 않는 오류(흙이 과도하게 묻어 있음, 물 빠짐, 찢어진 옷, 세제 과다, 빨래방의 새로운 기계)를 인식하지만 이에 대한 해결책은 생각해 내지 못하여 도움을 요청한다.	4.0단계에서와 같은 보조를 제공한다. 기기 공급의 변화로 인한, 또는 분류를 제대로 하지 못해서 생기는 오류로 인한 문제 해결을 돕고, 제대로 된 세탁과 건조 방법을 사용하며, 적절한 물의 온도, 열, 세제와 표백제의 양 등을 맞출 수 있게 돕는다. 세탁, 빨래 개기와 널기를 돕기 위해 한 번에 하나씩 부합 신호(예: 건조기나 세탁기 버튼에 테이프로 알맞은 온도 부분에 표시를 해 줌, 필요한 물품을 잘 보이고 쉽게 접근할 수 있는 장소에 둠)를 준다.	클라이언트는 보호자로부터 환경의 변화나 모든 연관된 성질을 고려하지 못해 일어나는 문제 해결 도움을 받아 주기적 세탁 활동을 행할 것이다. 보호자는 클라이언트가 주기적 세탁 활동을 하는 것을 돕기 위해 클라이언트에게 시각적 부합 신호를 제공하고, 문제를 해결하며 위협을 제거한다.	4.0단계와 같다.

단계	행동	도움	목표	주의 사항들
4.4	주기적 빨래를 습관적인 시간에 스스로 시작하여 끝을 낸다(익숙한 기계를 사용하거나 손빨래를 한다. 익숙한 빨래방에 간다). 한 번에 두 가지 시각 형질을 사용해 물건을 분류하거나(옷의 색과 종류 또는 취급지시 라벨에 쓰인 물의 온도) 특이한 자신만의 분류 기준으로 빨래를 분류한다. 옷감의 종류, 속옷, 드라이클리닝이 필요한 옷 등은 구분하지 못한다. 옷의 얼룩이나 건조기나 물의 온도 설정 또는 수선의 필요 여부 등을 확인하지 않기도 한다. 정해진 스케줄 또는 단계만을 확고하게 따른다(언제나 표백제를 넣음 또는 특정 양의 세제를 넣음). 특별하거나 일반적이지 않은 세탁의 필요를 예견하지 못하거나 이에 따라 행위의 변형을 주지 못한다. 찌꺼기 거름망을 청소하는 것을 잊어버리기도 한다. 다리미를 쓰기 전에 예열되는 것을 기다리지 못하기도 하며, 온도와 단계 설정을 확인하지 않고 사용하기도 한다. 다리미 끄는 것을 잊어버리기도 한다.	4.2단계에서와 같은 수준의 보조를 제공한다. 모든 빨래용품을 눈에 잘 보이는 익숙한 장소에 둔다. 주기적으로 찌꺼기 거름망을 확인하고, 드라이클리닝 맡긴 옷을 찾아오는 것을 클라이언트에게 상기시켜 주거, 여행, 방문 또는 특별 행사와 같은 일반적이지 않은 필요에 대비할 수 있도록 돕는다. 위험한 도구와 물품의 사용을 감독한다(다리미 전원 끄기, 표백제 사용).	클라이언트: 4.2단계와 같다. 보호자: 4.2단계와 같다.	사용 후 다리미가 꺼졌는지 확인해야 한다. 지나치게 많은 세탁물이 건조기나 세탁기에 들어가 있지는 않은지 확인한다. 분류 기준을 확인한다. 특수하거나 손상되기 쉬운 옷감의 세탁은 대신 한다.
4.6	필요한 물품을 찾아 즉시 환경을 둘러보기도 한다. 일반적인 순서에서 의도적으로 벗어나기도 한다(다른 날에 빨래를 함, 분류 기준을 바꿈).	4.4단계에서와 같은 보조를 제공한다. 필요한 물건들을 작업 공간에서 눈으로 스컨 가능한 범위 내에 보관하도록 한다.	클라이언트: 4.4단계와 같다. 보호자: 4.4단계와 같다.	4.4단계와 같다.

단계	행동	도움	목표	주의 사항들
4.8	고정된 순서의 빨래를 스스로 시작하고 끝을 낸다. 새로운 절차를 천천히, 한 단계씩 암기한다(새로운 기계, 빨래방 또는 스케줄을 사용을 배운다). 얼룩과 수선의 필요 여부를 검사하기 위해 옷을 살펴본다. 새로운 취급주의 라벨을 읽으려 노력하지만 이를 이해하는 데는 도움이 필요하다. 눈에 보이는 오류(떨어진 단추나 잘 안 지워지는 얼룩) 등을 눈치 채고 수정하려 시도할 수도 있다. 하지만 눈에 잘 보이지 않는 이유(세탁물이 너무 많이 들어간 세탁기, 라벨에 적혀 있지 않은 옷감의 형질)로부터 비롯된 것이라면 그것이 왜 생겼는지 이해하지 못한다. 특정 행사 또는 일정 전에 빨래를 끝내기에 필요한 시간과 같이 특별한 행사, 사건에 따른 필요를 예견하지 못한다.	빨래의 새로운 절차나 방법을 한 단계씩 시범 보이고, 결과를 확인해 준다. 무형 형질과 분류하고 세탁 방법, 물, 열, 다리미의 온도 설정을 선택하는 데 따른 이차적 영향에 대한 설명을 제공한다.	보호자는 유해하거나 원치 않는 영향을 방지하는 데 도움을 주고, 클라이언트는 이에 따라 세탁을 하는 방법을 배울 것이다. 보호자는 새로운 절차의 역할 학습에 대한 도움을 제공할 것이며, 해로운 영향을 방지하기 위해선 오로지 고려해야 할 무형 형질과 이차적 영향만을 식별해 줄 것이다.	클라이언트가 독립적으로 생활할 때는 빨래와 관련된 문제가 있는지 매일 확인한다.
5.0	매주 반복되는 스케줄이 있고 이를 따르지만 이를 완벽하게 고수하는 데는 어려움을 겪는다. 옷의 얼룩과 지우기 어려운 흙 자국을 없애기 위해 효과적으로 동작의 범위와 세기를 조절한다. 한 번에 몇 가지 단계씩 시범으로 보인 새로운 행동의 절차(새로운 세탁기나 세탁용품을 사용하는 방법)를 배운다. 효과적으로 다리미를 사용할 수 있다.	보호자는 클라이언트의 필요에 따라 중요한 세탁 과제를 클라이언트에게 상기시켜 준다. 새로운 상품의 사용을 시범 보이거나 제대로 사용하도록 확실히 하기 위해 글로 쓰인 지시문을 설명해 준다. 문제 해결, 적절한 세탁 방법 또는 온도 설정과 일반적이지 않거나, 새롭거나, 라벨이 붙어 있지 않은 옷의 관리를 돕기 위해 숨겨진 형질과 이차적 영향을 식별해 준다. 독성이 있는 세탁용품의 적절한 보관법과 다루는 법을 알려 준다.	클라이언트는 유해한 상황을 방지하는 보호자의 도움을 받으며 빨래 활동에서의 새로운 문제를 해결하기 위해 동작의 범위와 세기를 조절할 것이다. 보호자는 원치 않는 결과를 방지하기 위해 이차적인 영향을 식별해줄 것이다.	클라이언트가 독립적으로 생활한다면 매주마다 클라이언트가 세탁에 어려움을 겪고 있지는 않는지 확인한다.

단계	행동	도움	목표	주의 사항들
5.2	옷의 모든 유형의 형질(얼룩, 잘 보이지 않는 더러움, 스팀 다림질과 보통 다림질이 주름에 미치는 영향의 차이 등)을 인식한다. 옷감의 종류를 구별한다(색 빠짐, 줄어드는 정도, 물빨래 또는 세제 사용). 물의 온도와 적절한 세제를 인식하고 사용한다. 충동적일 수 있다.	5.0단계와 같은 도움을 제공한다.	클라이언트는 유해한 영향을 방지하는 보호자의 도움과 함께 빨래 활동에 있어서 유형 형질이 관여하는 모든 문제를 해결할 것이다. 보호자: 5.0단계와 같다.	5.0단계와 같다.
5.4	더 좋은 효과를 탐색하기 위해 일상적인 순서나 방법에 변화를 가한다. 덜 두드러지거나 지루한 절차(사전에 얼룩에 작은 조치를 취함, 빨래한 것을 원래의 모양으로 돌려놓는 것)의 필요성에 의문을 가진다. 세탁기의 공간 넓이를 알고 있으며 적당한 양의 빨랫감을 넣는다. 이차적인 영향(빨래에 표백제나 염색약을 두는 것, 주름지는 것을 방지하기 위해 건조기에서 옷을 꺼내는 것)을 예견하지 못하기도 한다. 어떤 행사 전에 빨래를 마쳐야 하는 시간 계산을 하지 못하기도 한다.	5.0단계와 같은 도움을 제공한다.	클라이언트는 유해한 영향을 방지하는 보호자의 도움과 함께 공간적 형질과 연관된 문제를 해결할 것이다.	5.0단계와 같다.
5.6	세탁 방법, 대체 제품과 방법 등을 일차적, 그리고 알고 있는 이차적 영향을 고려하여 비교한다. 잠재적인 이차적인 영향은 고려하지 못할 수도 있다.	보호자는 피해야 할 잠재적인 이차적 영향을 짚어 준다.	클라이언트는 유해한 영향을 방지하는 보호자의 도움과 함께 세탁활동에 있어서의 문제를 해결하기 위해 방법을 비교할 것이다. 보호자: 5.0단계와 같다.	
5.8	물체가 있는 앞에서 새로운 해결법을 계획한다. 타인이 필요로 하는 것(복합주택의 세탁 시설을 공유하는 것)에 대해선 고려하지 않을 수도 있다. 잠재적인 이차적 영향은 고려하지 않을 수도 있다.	보호자는 타인을 고려한 새로운 빨래 순서를 구성하는 걸 돕는다. 새로운 해결법을 확인한다. 옷, 기계와 사람에게 피해가 가해지는 것을 방지하기 위해 잠재적 영향을 식별한다.	클라이언트는 물체가 눈앞에 있을 때 문제에 대한 해결법을 계획할 것이다. 보호자: 5.0단계와 같다.	

단계	행동	도움	목표	주의 사항들
6.0	눈앞에 물체가 없어도 새로 발생한 세탁 문제의 해결법을 계획해 낸다. 잘못된 사용, 보관, 세탁 화학용품의 혼합에 따르는 위험과 옷과 침구를 손상시킬 수도 있는 행동과 사용을 계획하고 물품을 구입하는 것에 타인의 필요를 고려한다. 일상적인 순서와 특별한 행사에 맞춰 빨래를 끝낼 수 있는 적당한 시간을 허용한다.	보조가 필요하지 않다.	클라이언트는 안전하고 효과적이며 유연성 있는 방법으로 자신과 타인의 빨래를 스스로 계획하고 행할 수 있을 것이다.	

11.5 상황 인지장애: 이동하기(Traveling)

이동은 자신과 물건의 이동 수단으로서 건물 내와 마을 주변에서 탈것을 사용하는 것을 포함한다. 탈것에는 카트, 화물차, 휠체어, 자전거, 차, 버스, 기차와 비행기가 있다. 이동하는 행위에는 목적지를 정하고, 이동 수단, 가는 길, 갔다 돌아오는 시간을 정하는 것, 여정에 필요한 물건을 수집하는 것과 스스로 목적지에 갔다 돌아오는 길을 찾는 것이 포함되기도 한다. 이 분류에서 이동은 걷기와 주요 역할장애를 포함하지 않는다.

단계	행동	도움	목표	주의 사항들
1.0–1.6	바퀴나 들것이 부착된 침대에 누워 있고 보호자가 목적지로 밀어 준다. 이동하고 있다는 것을 인식하지 못한다.	옆에 가드레일이 있는 침대. 클라이언트가 잘 묶여 있거나 고정되어 있는지 확인한다.	보호자가 들것이나 침대에 있는 클라이언트의 이동을 관리할 것이다.	클라이언트가 잘 묶여 있거나 고정되어 있는지 확인한다.
1.8	목적지로 누군가 밀어주고 있는 휠체어에 묶여 있을 때 제대로 앉을 수 있다.	보호자는 클라이언트가 의자에서 미끄러지지 않게 클라이언트를 고정해 준다.	보호자는 들것이나 휠체어에 탄 클라이언트가 중요한 목적지로 이동하는 것을 관리할 것이다.	클라이언트가 잘 고정되어 있는지 확인한다. 중요한 이동만이 권장된다.
2.0–2.2	보호자가 밀어 주는 휠체어에 앉아 있다. 미끄러지기 시작하면 자기 스스로 몸을 조정한다(2.2). 휠체어를 타는 것을 즐기거나 정반대로 휠체어에서 벗어나려고 애쓸 수도 있다.	휠체어를 제공해 주고 휠체어로 클라이언트를 이동시킬 것을 신호한다. 클라이언트가 서는 것을 방지하기 위해 휠체어에 고정시킨다(2.2).	보호자는 휠체어를 탄 클라이언트가 짧은 거리를 이동하는 것을 관리하고 도움을 제공한다. 클라이언트는 짧은 거리를 이동할 때 휠체어를 사용한다.	오로지 짧은 거리 여정만이 권장된다. 휠체어를 벗어나려는 몸부림 또는 탑승을 거부하는 행위로 불편함을 표출하기도 한다.

단계	행동	도움	목표	주의 사항들
2.4	가이드를 따라 차나 다른 이동수단에 탄다. 차에 올라타는 데는 도움이 필요할 수도 있다. 짧은 거리 여정 중에 밖을 쳐다보며 차를 타는 것을 즐기기도 한다. 목적지에 대한 인식은 없다.	보호자는 클라이언트의 짧은 여정 이동을 마련하고 관리한다. 클라이언트를 차량으로 안내한다. 말 또는 헝동으로 차에 타는 것을 돕는다.	보호자는 짧은 여정을 마련하고 도움을 제공하거나 원하는 목적지로 휠체어를 밀어준다. 클라이언트는 차량이나 휠체어에 앉아 타인이 정해 주는 목적지로 이동한다.	클라이언트를 혼자 두면 휠체어나 차량에서 벗어나 돌아다닐 수 있다. 차문을 잠근다.
2.6	지시를 받았을 때 차량 쪽으로 걸어가 차에 탄다. 내리거나 타려고 닫힌 문을 미는 행동을 하기도 한다.	보호자는 클라이언트를 차량으로 안내한다. 짧은 여정을 마련하고 관리한다.	보호자: 2.4단계와 같다. 클라이언트: 2.4단계와 같다.	2.4단계와 같다.
2.8	들어가거나 나오는 행동을 보조하기 위해 문의 손잡이를 잡거나 의자 등받이를 잡기도 한다. 짧은 거리를 이동하기 위해 스스로 휠체어를 밀기도 한다.	보호자는 2.4에서와 동일한 도움을 제공한다. 차를 타고 내리는 행동을 보조하기 위해 차량의 손잡이나 바를 잡으라는 신호를 준다.	보호자: 2.4단계와 같다. 클라이언트는 타인이 정해 주는 목적지에 도달하기 위해 차나 휠체어에 앉아 있을 것이다. 차를 타고 내리는 행동을 보조하기 위해 손잡이를 잡는다.	휠체어로 가구나 벽을 들이받을 수 있다.
3.0	차를 타고 내릴 때 손잡이를 잡기도 한다. 휠체어로 이동하는 대신 원을 그리고 있기도 한다.	모든 여정을 마련하고 짧은 여정은 동행한다(개인 차나 택시 이용).	보호자: 2.4단계와 같다. 클라이언트: 2.8단계와 같다.	2.8단계와 같다.
3.2	차량의 문을 여는 것을 시도하기도 하고, 차량이 아직 움직이고 있을 때 실수로 문을 열기도 한다.	보호자는 3.0단계와 동일한 도움을 제공한다. 안쪽에서 문을 잠근다.	클라이언트: 2.8단계와 같다. 보호자: 2.4단계와 같다.	안쪽에서 문을 잠근다.
3.4	타인이 운전하는 차나 택시에 30분 정도까지 앉아 있는 걸 할 수 있다. 목적지에 대한 의식은 없을 수도 있지만, 아주 익숙한 길의 몇 가지 특징은 알아보기도 한다. 이동시간이 30분보다 길 때는 중간 중간 휴식이 필요하다. 짧은 거리를 가기 위해 스스로 휠체어를 앞·뒤로 밀 수 있지만 가구를 돌아가거나 좁은 문을 통과하는 것은 하지 못하고, 브레이크를 잡는 것을 잊어버리거나 밖에 둘 경우엔 길을 잃을 수도 있다. 익숙하다면 자전거나 스케이트보드를 타려 시도할 수도 있지만 종종 넘어진다. 차량이 멈추기 전에 타거나 내리려 할 수도 있다.	보호자가 목적지, 이동 수단, 출발 시간을 정하고 짐을 싸는 것을 포함하는 모든 여행 관련 일을 담당하고 관리한다. 필요에 따라 이동 중에 휴식을 취한다. 식사와 같은 손을 쓰는 활동을 제공하고, 클라이언트의 긴장을 줄여 주고 주의를 끌기 위해 음악, 대화 등을 제공한다. 클라이언트가 휠체어를 타고 있을 때는 기동성을 최대화하기 위해 공간을 확보하고 벽과 가구에 가하는 손상을 제한하라. 자전거, 스케이트보드와 대중교통의 접근을 제한하여라.	클라이언트는 보호자가 정해 준 목적지에 도달하기 위해 차량에 앉아 있을 것이다. 보호자는 여정을 마련하고 동행하며 긴장 또는 산만함에 의한 불편함을 방지하기 위해 보조한다.	클라이언트가 돌아다니는 경향을 갖고 있을 시엔 클라이언트가 대중교통을 이용하는 것을 제한한다. 혼자 외출하지 못하도록 한다.

단계	행동	도움	목표	주의 사항들
3.6	신호를 주었을 때는 차에서 내리기 전 차량이 멈출 때까지 기다린다. 목적지나 교통비에 대한 의식 없이 아무 차, 버스, 기차 또는 엘리베이터에 탄다.	보호자는 3.4단계와 같은 도움을 제공한다.	클라이언트: 3.4단계와 같다. 보호자: 3.4단계와 같다.	버스에 타거나 승강기를 기다리는 충동적인 행동에 주의하라.
3.8	차나 택시 안에서 1시간 정도까지 앉아 있을 수 있다. 목적지에 도달하면 목적지에 왔다는 인식을 표출한다. 보호자의 도움으로 짧은 여정을 갈 때 버스나 기차를 탈 수 있다.	보호자는 목적지를 결정하고 이동수단을 마련하고 짧은 여정에 대한 비용을 지불한다. 버스나 다른 형태의 대중교통을 이용할 때 클라이언트와 동행한다. 이동요금을 내거나 티켓을 사는 행동을 절차대로 한다.	클라이언트는 타인이 밀어 주는 휠체어에 1시간 정도까지 앉아 있을 것이다. 보호자는 짧은 여정에 대한 이동 수단을 마련할 것이고, 대중교통 여정에 동행할 것이다.	클라이언트가 대중교통을 이용해야 할 경우 보호자가 항상 동행한다.
4.0	아주 익숙한 방법(버스나 자전거)으로 짧은 거리 안에 있는 익숙한 목적지로 스스로 이동한다. 예상하지 못한 환경의 변화에 의해 쉽게 당황하고 어리둥절해한다. 여정 내내 목적지를 인식하고 있다. 익숙하지 않은 장소나 익숙한 이동 수단에서 벗어나는 것을 꺼려할 수도 있다. 1시간 이상의 여정은 참지 못하기도 한다. 중요한 물품(버스 요금)이나 절차를 잊어버리기도 하고 이동 시간이나 다른 이차적 영향(노선의 위험성)을 고려하지 않기도 한다. 환경 내에 존재하는 위험을 초래하는 몇 가지 두드러지는 시각 신호에만 반응한다. 지나가는 자동차, 횡단보도 신호 또는 고르지 못한 땅을 인지하지 못할 수도 있다.	보호자는 아주 일상적이고 가까운 여정 외의 모든 여정을 계획하고 관리한다. 모든 새로운 장소에 클라이언트와 동행한다. 클라이언트가 짧은 거리의 혼자 가는 여정에 필요한 모든 물건(길을 잃었을 때 전화할 수 있는 번호와 돈)을 가지고 있는지 확인한다. 차가 많은 도로에서의 자전거 사용은 권장해 주지 않는다. 다른 노선을 알려 주고 클라이언트가 이를 완전히 학습할 때까지 동행한다.	클라이언트는 위험을 방지하려는 보호자의 도움과 함께 익숙한 이동 수단을 사용한 익숙한 목적지로의 여정을 스스로 시작하여 끝마칠 것이다. 보호자는 모든 새롭거나 먼 장소로의 이동을 계획하고 이에 동행하며, 위험을 방지하기 위해 클라이언트의 근거리 여정을 감독할 것이다.	새롭거나 많은 자극이 도사리는 환경(버스 터미널이나 공항)에선 극도로 불안해할 수 있다.

단계	행동	도움	목표	주의 사항들
4.2	익숙한 이동 수단으로 익숙한 장소로 스스로 이동한다. 어떤 요소나 절차(택시를 부르는 것과 같은)에 집착하며 이를 해 내는 데 어려움을 겪기도 하며, 타인에게 짜증과 불편함을 유발할 정도로 행동을 천천히 하기도 한다. 1시간 정도까지의 시간을 버스, 기차, 택시와 지하철에서 동행자 없이 앉아서 보낼 수 있고, 한 번에 1개씩, 언제 내려야 할지를 구별하는 지표로서 익숙한 랜드마크를 이용한다. 길을 잃었을 때나 랜드마크에 변화가 있을 때는 도움을 요청한다. 보조 없이는 익숙한 노선을 바꾸지 않고 새로운 장소에 가 보지 않는다.	보호자는 클라이언트가 행하는 익숙한 여정을 관리 감독하고 새로운 장소로의 여정의 모든 것을 구상한다. 비상시를 대비하여 클라이언트에게 전화번호와 돈을 제공하고 길을 잃었을 때 무엇을 해야 하는지 클라이언트에게 일러 준다. 새로운 곳으로의 여정이나 원거리 여정에 동행한다.	클라이언트: 4.0단계와 같다. 보호자: 4.0단계와 같다.	4.0단계와 같다.
4.4	타인이 운전하는 차량으로 주기적으로 정해진 시간에 익숙한 목적지로 스스로 이동한다. 새로운 노선이나 여행 절차는 타인의 확인을 필요로 한다. 그리고 며칠에서 몇 주일 정도의 연습으로 시각적 신호를 주의하는 법을 배우며 이를 학습한다. 새로운 환경에서 제한된 숫자의 두드러진 신호를 길을 찾는 데 사용할 수 있기도 한다. 자동차나 스쿠터를 운전하는 것에 관심을 보이지만 이를 안전하게 두기 위해 필요한 환경의 신호들에 반응하지 못한다. 이동에 충분한 시간을 허용하지 않기도 하고, 여정을 시작하기 전에 다른 스케줄을 고려하지 않기도 한다. 보다 긴 여정에 필요한 것들(비용, 의료품, 날씨, 활동, 여정의 기간에 따라 필요한 옷)을 고려하지 못하기도 한다. 차를 운전하거나 새로운 장소에 혼자 가보는 것을 강력하게 주장하지만 부정적인 결과를 가져온다.	보호자는 4.2단계와 같은 도움을 제공한다. 여정에 필요한 것들과 긴 여정의 계획을 돕는다. 짐과 돈을 안전하게 지키는 방법을 알아 둔다. 자동차와 스쿠터의 사용을 권장하지 않는다. 헬멧과 두릎보호대와 같은 안전장비 없이 스케이트나 스케이트보드 타는 것을 권장하지 않는다.	클라이언트는 타인이 운전하는 차량으로 주기적 여정을 스스로 시작하고 끝마칠 것이다. 새롭고 먼 여정에 대한 도움을 수용할 것이다.	일반적인 노선 변화에 기분이 상할 수도 있다. 자동차 운전을 권장하지 않는다.

단계	행동	도움	목표	주의 사항들
4.6	결과를 고려하지 못하고 익숙한 노선에 변화를 주기도 한다. 새로운 장소로 충동적으로 가 봤다가 길을 잃기도 한다. 여정을 안내할 정보(적혀 있는 스케줄, 게이트 번호)를 찾아 환경을 둘러보기도 한다. 4.4단계처럼 새로운 상황에서 필요할 수 있는 것들이나 발생할 수 있는 문제를 예견하지 못한다.	보호자는 4.4단계와 같은 도움을 제공한다.	클라이언트: 4.4단계와 같다. 보호자: 4.4단계와 같다.	일반적인 노선의 변화로부터 야기되는 문제와 불시 자발적인 여정에 주의한다.
4.8	암기를 통해 새로운 노선이나 여행 절차(버스 노선 읽기)를 천천히 학습한다. 타인이 일러 준 여행 관련 안전 수칙을 따르기도 한다. 위험을 예견하지 못한다. 느리게 휠체어를 사용하는 법을 익히지만 좁은 장소에서 휠체어를 조종하고 필요한 공간을 어림잡는 데 어려움을 겪기도 한다. 자동차를 운전하도록 허락을 받았을 땐, 아주 천천히 또는 위험하게 운전할 수 있다. 다른 것의 움직임을 예상하거나 이에 빠르게 반응하지 못한다.	보호자는 암기를 통해 새로운 노선과 절차를 클라이언트가 학습하는 것을 한 번에 하나씩 새로운 단계를 더해 감을 통해 보조한다. 안전 수칙(돈을 지키기, 가방에 라벨달기, 비상시 필요할 전화번호 소지하기)을 클라이언트에게 일러주고 긴 여정에 필요한 것을 챙기는 걸 도와준다. 차를 운전하는 것 보다는 대중교통의 사용을 권장한다.	클라이언트는 위험을 방지하기 위한 보호자의 도움과 함께 새로운 장소로 여행하고 암기를 통해 새로운 여행 절차를 학습할 것이다. 보호자는 여행 노선과 절차의 암기 학습을 돕는다.	자동차를 운전하는 것은 위험할 수 있다.
5.0	휠체어, 자전거, 스케이트보드와 스케이트를 배우기 위해 동작과 힘의 범위를 변화시키거나 카트를 끌고 차의 기어를 변화시킬 수 있다. 새로운 장소로의 여행 스케줄을 만들 수 있지만 이를 따르는 데는 어려움을 겪는다(버스, 기차와 같은 시간이 정해진 이동 수단을 자주 놓친다). 익숙하지 않은 버스나 기차 일정표를 읽고 이해하는 데 도움이 필요할 수도 있다.	보호자는 교통수단의 연결이 잘 이루어질 수 있도록 출발 시간을 계획하는 것을 돕는다. 이차적이거나 숨겨져 있는 안전의 위협을 가하는 것들을 식별한다. 비상금과 비상시 사용할 수 있는 전화번호를 포함한 여행에 중요한 것들을 계획하는 것을 돕는다.	클라이언트는 위험을 방지하기 위한 보호자의 도움과 함께 새로운 이동 방법을 사용하여 새로운 장소로 여행할 것이다. 보호자는 관련된 이차적 영향과 여행 중 고려해야 할 안전 수칙 등을 일러 준다.	클라이언트가 출발 시간이 정해져 있는 이동 수단을 놓칠 수 있다.
5.2	일정표에 쓰인 버스, 기차 시간을 읽고 이해할 수 있다. 알람과 달력에 의존해 여행일정을 따를 수 있을 수도 있다. 경비, 옷, 의료용품 등을 계획하지 않은 채 충동적으로 주변인들에게 알리지 않고 여행을 떠날 수도 있다.	보호자는 익숙하지 않은 장소로의 계획되지 않은 여행의 영향과 결과를 설명한다.	클라이언트: 5.0단계와 같다. 보호자: 5.0단계와 같다.	클라이언트가 충동적으로 여행을 갈 수도 있다.

단계	행동	도움	목표	주의 사항들
5.4	타인의 도움 없이 새로운 장소로 여행을 떠난다. 길과 건물의 공간 배치를 고려하고 여행한 거리에 대한 인식을 보통 갖고 있다. 필요한 시간을 예측하는 데 어려움을 겪어 버스나 기차 등의 연결을 놓치곤 한다. 종종 길을 잃기도 한다. 지도를 사용하려 시도하지만 성공적이지는 못하다. 새로운 노선과 길을 발견해 내고 이를 기억한다. 자동차를 운전할 줄 알지만, 다른 차량과 보행자의 이동을 예측하고 고려하지 못하고 자신의 행동을 계획하지 못하기에 발생하는 문제(사고, 연료 부족, 주차 벌금)의 양도 늘어난다. 자신의 행동이 위험하다고 인지하지 못할 수도 있다. 일정을 계획하고 필요한 것들을 확인하는 절차의 필요성에 의문을 가질 수도 있다.	보호자는 새로운 장소로의 여행에서 발생할 수 있는 위험을 확인하고 비상상황에 대처하는 법을 포함한 여행에 필요한 것들을 계획하는 데 돕는다. 일정과 타인이 필요로 하는 것들을 고려하지 못했을 때 발생하는 문제를 일러 준다. 스쿠터나 자전거 사용 시 헬멧 사용을 권장한다.	클라이언트는 위험을 방지하기 위한 보호자의 도움과 함께 새로운 장소로 여행을 갈 것이다. 보호자: 5.0단계와 같다.	차량이나 스쿠터를 다루는 것은 위험할 수도 있다. 클라이언트가 도움을 거부할 수도 있다.
5.6	목적지로 향한 이동 노선과 방법들을 비교한다. 여행 책자, 지도와 여행에 대한 다른 사람의 조언을 참고하기도 한다. 공간에 있는 물건의 부피를 예측하고 이에 따라 움직인다(휠체어를 주변환경에서 효율적으로 움직이고, 좁은 공간에 차를 세운다). 여행에 소요된 시간을 알고 있다. 새로운 환경에서 타인의 필요, 위험과 여행에 필요한 것들을 고려하지 못하기도 한다.	보호자는 5.4단계와 같은 도움을 제공한다.	클라이언트는 위험을 방지하기 위한 보호자의 도움과 함께 여행 노선과 방법을 비교할 것이다. 보호자: 5.0단계와 같다.	클라이언트가 여행할 때 타인의 필요를 무시하기도 하므로 이기적으로 보일 수 있다.
5.8	물체(일정표, 달력, 필요한 물품 리스트)가 있는 앞에서 새로운 여행계획을 짠다. 전체적인 구상을 짤 때 도움이 필요할 수도 있다. 결정을 내릴 때 타인과 협력할 수 있다. 새로운 이차적 영향과 고려사항(보험의 필요성, 환전, 해외여행 시 필요한 예방접종, 시차적응, 시차변화, 여행 시 지역의 문화적 관습을 알아야 할 필요)을 확인시켜줘야 할 수도 있다.	보호자는 여행 계획에 도움이 되는 물건을 제공하고, 전체적인 구성을 제시해 주는 것으로 새로운 여행계획을 짜는 것을 돕는다. 중요한 안전 수칙과 새로운 이차적, 무형질의 영향을 확인시켜 준다.	클라이언트는 보호자의 도움으로 물건이 앞에 있는 상태에서 새로운 여행의 계획을 짤 것이다. 보호자: 5.0단계와 같다.	

단계	행동	도움	목표	주의 사항들
6.0	여러 가지 가능성을 고려하여 여행 방법과 노선을 계획한다. 고려하는 요소들에는 타인의 필요, 시간과 비용의 제한, 여정 내내 필요한 것 등이 있다. 자신과 타인에게 발생할 수 있는 알려진 또는 잠재적 위험을 방지하기 위해 계획하고 안전 수칙을 고려한다. 적절한 주의를 기울여 자동차를 운전한다.	도움이 필요하지 않다.	클라이언트는 선택한 방법으로 일상적이거나 새로운 목적지로의 여정을 안전하게 스스로 시작하여 끝마칠 것이다.	

11.6 상황 인지장애: 전화하기(Telephoning)

전화 사용 행위에는 전화기 사용법 이해하기, 전화를 걸 결심하기, 번호를 얻고 전화 걸기, 메시지 남기기, 전화 받기, 메시지 답장하기, 시차 고려하기, 비상사태를 감지하고 비상시 사용할 번호를 사용하기, 전화 요금 내기가 포함된다.

단계	행동	도움	목표	주의 사항들
1.0–3.0	전화기를 사용하지 않거나 사용할 기회가 없다.	모든 전화 사용 행위는 타인이 클라이언트를 대신해서 행한다.	보호자가 클라이언트 대신 모든 전화를 걸고 받는 것을 할 것이다.	클라이언트가 넘어지는 것을 방지하기 위해 통로에서 멀리 떨어진 곳에 전화카드를 배치한다.
3.2	잡을 수 있는 거리의 전화기를 집어 들고 (전화기가 울리지 않는 상태에서) 귀에 갖다 댄다. 전화를 받으며 대화를 하지 않을 수 있고, 아무와도 통화 중이지 않은데 전화에 대고 혼잣말을 하기도 한다. 상대방과의 전화를 끊지 않기도 한다. 전화를 걸거나 메시지에 답을 하지 못한다.	보호자는 전화기를 클라이언트의 시야와 손닿는 거리에 두지 않는다. 모든 전화 사용을 클라이언트를 대신해서 행한다.	보호자: 1.0단계와 같다.	클라이언트의 손닿는 거리와 시야 밖에 전화기를 둔다.

단계	행동	도움	목표	주의 사항들
3.4	전화기가 울리면 이를 받고 "여보세요?" 대답을 할 수 있다. 다른 사람을 위해 전화를 걸지 못하며, 자기에게 온 전화가 아니면 그냥 끊어 버리기도 한다. 메시지를 주고받거나 받은 메시지를 이해하지 못하기도 한다. 1~2개 정도의 잘 알고 있는 번호로 계속해서 전화를 걸기도 한다. 아무 이유 없이 전화를 걸기도 한다. 전화 끊는 것을 잊기도 한다. 전화번호부에서 번호를 찾거나 다른 정보를 찾는 것을 하지 못한다.	보호자는 클라이언트를 위한 모든 전화 사용 행위를 하거나 개인 핸드폰으로 전화를 거는 것을 감독한다. 클라이언트가 돈을 낭비하고 잃어버리는 것을 방지하기 위해 공중전화 사용을 제한한다. 사교적 전화를 거는 절차를 설명해 준다. 클라이언트 대신 전화를 받거나 메시지에 답할 때는 보호자를 부르라고 클라이언트에게 지시한다.	클라이언트는 보호자의 감독하에 익숙한 번호로 전화를 걸 것이다. 보호자는 전화 통화를 하는 절차를 클라이언트에게 설명한다.	익숙한 번호나 비상용 번호로 계속해서 전화를 걸기도 한다.
3.6	전화를 받을 때 보호자나 자동응답기가 발동되기를 기다리는 행동이나 통화를 완전히 끊기 위해 확실히 전화기 지지대 위에 전화기를 올려놓는 행동 등에 변형을 주는 것을 따라 한다. 이런 변형을 하는 이유는 이해하지 못한다. 911에 전화를 하는 훈련이 되어 있을 수도 있지만 언제 비상 번호를 사용해야 하는지 판단하지 못할 수도 있다.	보호자는 전화기의 보다 효과적인 사용을 위해 클라이언트에게 이러한 변형을 시범으로 보여 준다.	클라이언트는 감독하에 새로운 익숙한 번호를 전화하는 데 전화기를 사용할 수 있을 것이며 원하는 변형을 흉내 낼 수 있다. 보호자는 전화 통화의 성과를 보장하기 위해 클라이언트의 통화를 감독하거나 대신해 줄 것이며 가능한 행동의 변형을 시범 보일 것이다.	
3.8	새로운 번호와 절차를 사용하는 간단한 전화 통화를 완수하도록 훈련될 수 있다[보호자의 전화번호나 911(긴급 신고 전화번호)]. 새로운 상황에 알고 있던 상황을 보편화시켜 적용하지 않고 언제 전화를 할지 결정하지 못할 수도 있다.	보호자는 3.6단계와 같은 도움을 제공한다. 클라이언트가 아주 중요한 번호와 이에 관련된 행동을 배우도록 훈련시킨다.	클라이언트는 감독하에 몇 가지 익숙한 번호로 전화를 걸 것이고, 아주 중요한 번호로 전화를 걸도록 훈련을 받을 것이다. 보호자는 전화 통화의 성과를 보장하기 위해 클라이언트가 전화를 거는 것을 감독하거나 대신 전화 통화를 한다. 그리고 클라이언트가 아주 중요한 전화 통화를 할 수 있게 클라이언트를 훈련시킨다.	비상상황이 언제인지 판단하지 못한다. 적절하지 못할 때 911(긴급 신고 전화번호)에 전화하기도 한다.

단계	행동	도움	목표	주의 사항들
4.0	익숙한 번호로 스스로 전화를 거는 행위를 시작하고 끝마친다(수화기 들기, 번호 누르기, 응답 기다리기, 대화하기나 메시지 남기기, 끊기). 공중전화를 쓸 줄 안다면 알고 있는 번호로 전화를 걸 수 있다. 그러나 돈을 가져오지 않거나, 잘못된 액수의 돈을 집어넣기도 한다. 단순한 메시지를 다른 사람에 읊어 줄 수 있기도 하다. 어떤 문제가 생겨 전화 통화를 끝까지 하지 못할 때엔 전화 통화를 포기하기도 한다. 도움을 청하지 않을 수도 있다. 하루 중 전화 받기 좋은 시간대를 고려하지 않고, 시차와 전화요금을 고려하지 않는다. 전화한 이유를 잊어버리기도 한다.	보호자는 새로운 번호를 찾아 주고 익숙하지 않은 전화를 해 준다(전화 교환원과의 통화, 공중전화, 해외전화). 클라이언트 대신 메시지를 받아 주고 클라이언트가 전화를 마치는 것과 관련된 문제를 해결해 준다. 하루 중 전화를 걸기에 적절한 시간을 알려준다. 클라이언트가 전화기를 과도하게 사용하거나 적절치 못하게 사용할 때엔 전화기에 접근하지 못하게 한다. 클라이언트가 익숙하지 않고 어려운 장비(자동응답기, 팩스, 전화카드) 다루기를 배울 것이라 기대하지 않는다.	클라이언트는 함께 익숙한 번호로 스스로 전화를 걸고 끊을 것이고, 유해한 영향을 방지하는 보호자의 도움과 함께 새로운 번호로 전화를 걸 것이다. 보호자는 문제를 해결하고 새로운 번호로 전화를 하고 유해한 영향을 방지하기 위해 전화를 거는 행동을 관리할 것이다.	과도하게 비상 번호나 다른 번호로 전화를 걸 수도 있다. 전화할 때의 시간을 고려하지 않기도 한다.
4.2	한 자리씩 확인하며 써 놓은 새로운 번호로 전화를 건다. 모르는 번호를 얻기 위해 서비스센터로 전화할 수 있지만, 번호를 불러줬을 때 아주 천천히 받아 적는다. 번호를 다시 들으려고 전화하기도 한다. 전화번호부나 디렉토리를 사용하지 않을 수 있다. 주소록에서 자주 쓰지 않는 번호를 찾는 데 어려움을 겪기도 한다. 전화를 건 이유는 기억하나 이유가 있을 때 계속해서 한 사람에게만 전화를 걸기도 하고, 한 번으로 끝내지 않고 여러 번 전화하기도 한다. 다른 사람의 일정, 시간대, 통화요금, 시차 등을 고려하지 않는다. 익숙하지 않은 전화기로 전화를 걸거나, 긴 번호와 어려운 절차가 필요한 전화통화에는 도움이 필요하다. 문제를 인식하고 도움을 요청한다.	보호자는 4.0단계와 동일한 도움을 제공한다. 전화기 옆 눈높이에 자주 쓰는 번호와 비상번호 등을 붙여 놓는다. 메시지를 적거나 미래에 할 전화 목록을 적기 위한 연필과 종이를 전화기 옆 시야 안에 둔다.	클라이언트는 적힌 번호를 누르는 번호와 비교하며 전화를 걸 것이고, 모르는 번호를 찾는 것과 전화 통화에서의 문제를 해결하기 위해 보호자의 도움을 요청할 것이다. 보호자는 적힌 번호를 제공할 것이고, 문제를 해결하고 유해한 영향을 방지하기 위해 전화 통화를 감독할 것이다.	4.0단계와 같다.

단계	행동	도움	목표	주의 사항들
4.4	개인 전화기와 공중전화에서 익숙한 번호로 주기적 통화를 할 수 있다. 모르는 번호를 얻기 위해 전화 교환원에게 전화 하는 것을 선호하기도 한다. 새로운 번호나 메시지를 천천히 받아 적는다. 도드라진 형질(업종별 전화번호부의 광고 사진, 진한 글씨체, 페이지 번호)을 찾기 위해 주소록이나 디렉토리 사용을 시도하기도 한다. 애매한 시간 또는 한밤중에 전화를 걸기도 하고, 상대방의 일정을 신경 쓰지 않고 길게 이야기하기도 한다. 시간 제한에 맞추기 위해 말의 속도를 조절하지 못한다. 통화 요금과 장거리 통화에 있어서 시차를 고려하지 않는다.	보호자는 자주 쓰이는 번호와 비상용 번호 목록을 전화기에서부터의 눈높이나 3~4피트 떨어진 곳에 붙여 둔다. 주소록이나 디렉토리에서 눈에 띄도록 중요한 번호를 표시한다. 익숙하지 않은 절차가 포함된 전화 통화나 다른 시간대의 지역으로 통화하는 것을 보조한다. 911을 사용해야 하는 상황을 정확히 일러 준다. 필요에 따라 자동응답기와 같은 익숙하지 않은 기기를 사용하도록 한 단계씩 훈련시킨다.	클라이언트는 시각적 신호의 도움으로 주기적 전화통화를 할 것이고, 유해한 영향을 방지하기 위한 보호자의 도움을 수용할 것이다. 보호자: 4.2단계와 같다.	적절하지 못한 시간에 전화를 하기도 하고, 과도한 통화 요금을 초래하기도 한다.
4.6	시간 제한(3분)을 맞추기 위해 말의 속도를 조절할 수 있다. 전화를 걸고 받는 일반적인 절차를 변화시키는 것에 따른 문제점을 예견하지 못하고 절차에 변화를 주기도 한다. 주소록과 디렉토리에서 특정 단어나 이름을 찾아 번호를 알아 낼 수 있다. 업소별 전화번호부의 분류 카테고리를 사용하여 원하는 것을 찾지 못하기도 한다.	보호자는 4.4단계와 동일한 도움을 제공한다. 전화기 사용 순서를 단계별로 시범을 보여 설명한다.	클라이언트는 주기적으로 전화 통화를 할 수 있을 것이다. 전화를 걸어야 한다는 신호를 찾아 주변환경을 둘러볼 수 있을 것이고, 문제를 해결하기 위한 도움을 수용할 것이다. 보호자: 4.4단계와 같다.	전화 사용 순서의 변화로부터 발생하는 문제 상황에 주의한다.
4.8	새 전화기, 자동응답기와 공중전화의 사용법 암기와 물체의 두드러진 형질 인식을 통해 학습한다. 새로 학습한 것은 그대로 적용하고, 동작을 변형하지 않으며, 절차나 번호 변화에 어렵게 적응한다. 비상시 행동 수칙을 그대로 따르지만 행동이 느릴 수 있다. 전화를 걸 알맞은 시간을 기억하기도 한다. 사전에 정해 둔 시간으로 전화 통화의 길이를 제한하기도 한다. 전화 사용 절차의 변화에 적응하고, 새로운 기술 사용법을 배우며, 전화번호부에서 세부 분류 문항을 찾고, 통화 예절 인지에 도움이 필요할 수 있다.	클라이언트의 개인 전화기나 용품을 사용하여, 한 단계씩 더해 가는 방법으로 클라이언트가 새로운 전화 기술이나 절차를 암기 학습하는 것을 돕는다. 비상시 전화 사용 절차를 클라이언트에게 확인시켜 주고 이를 이해했는지 확인한다. 전화하기에 적절한 시간과 다른 행동 수칙을 클라이언트가 인지하는 것을 돕는다. 업소별 전화번호부에서 세부 분류를 사용해 전화번호 찾는 것을 돕는다. 과도한 전화 사용의 이차적 영향을 클라이언트에게 알려 준다.	클라이언트는 유해한 영향을 방지하려는 보호자의 도움과 함께, 새로운 전화 기술의 사용법이나 통화 예절을 암기 학습할 것이다. 보호자는 클라이언트가 새로운 통화 절차를 암기 학습하는 것을 돕고 유해한 이차적 영향을 확인시켜 줄 것이다.	

단계	행동	도움	목표	주의 사항들
5.0–5.4	1시간에 몇 가지 단계를 모방하면서 새로운 전화 거는 과정을 배울 수 있다. 독립적으로 주소록을 보거나 검색해서 새로운 번호를 찾을 수 있다. 전화번호부를 사용하지 않거나 하위 집단을 사용하는 것을 실패할 수 있다(도시에서의 정부기관 리스트). 새로운 옵션을 무시하는 경우(자동응답기, 전화 대기, 팩스, 녹음 기능 텔레비전 전화기) 혼란이 있거나 또는 실수나 도전을 통해 배울 수도 있다. 특별 서비스 번호를 혼동할 수 있다(114, 119 등). 전화 사용 패턴이 자기중심적이다(발신 번호를 보고 선택적 전화 받기, 전화 거는 시간과 다른 사람의 일정을 고려하지 않기, 통화 길이를 고려하지 않기). 전화 요금이 많이 나올 수 있다. 장거리 전화의 다양한 종류나 요금이 비싼 전화를 구분할 수 없다. 제한된 시간에 말하는 양을 조절하는 데 어려움을 겪을 수 있다. 전화로 이야기를 하려고 노력하고 동시에 다른 것을 하려고 시도하나 실수가 많다.	보호자는 전화의 종류, 길이, 요금 고려하기의 과정이 실패하는 것을 알아야 한다. 이해하는 것을 확인하고 새로운 도구 사용을 설명한다. 복잡한 장비와 처리, 제한된 예산 안에서 사용을 유지하며 전화 사용 계획을 도와야 한다. 전화번호부 사용을 돕는다.	위험한 상황을 피하고 예방하기 위해 전화 사용에 대해 보호자의 도움을 받아 관리할 수 있다. 보호자는 전화를 피하는 이차적 영향에 대해 알아야 한다.	클라이언트는 전화 사용을 본인 중심으로 할 수 있다. 비싼 요금이 나올 수 있다.

단계	행동	도움	목표	주의 사항들
5.6	다른 방법이나 변경을 통해 잘 학습된 과정을 비교한다(상황에 의존하여 몇 가지 다른 방법으로 전화를 걸 수 있다). 시간 조절을 통해 다양한 양의 대화를 할 수 있으나 대화 시간에 따라 대화의 흐름을 잃을 수 있다. 특별기관(119)을 포함한 전화 예절을 고려할 수 있다. 주소록을 사용하여 성공적으로 전화를 할 수 있다. 전화를 하기 전에 보조 효과에 대한 설명을 찾을 수 있다(돈, 다른 사람의 편의, 시간 변화). 특별한 상황에서의 전화의 필요(여행)에 대해 인지하지 못할 수 있다.	5.0단계 수준과 같은 도움을 제공한다.	클라이언트는 피할 수 있는 보조 효과를 고려하여 도움을 받아 전화하는 과정을 비교하고 대체한다.	5.0단계와 같다.
5.8	다른 사람으로부터 올 수 있는 옵션과 보조 효과가 새로운 전화에 대하여 계획을 세운다.	보호자는 새로운 전화를 걸 계획을 세우는데 도움을 주기 위해 보조 효과나 다른 옵션(요금, 다른 사람의 일정, 고려해야 할 시간)에 대해 지적해 준다.	클라이언트는 새로운 전화의 보조 효과에 대해 도움을 받으면서 계획을 세운다. 보호자는 보조 효과를 확인하고 계획을 세우는 것을 돕는다.	
6.0	새로운 전화에 대한 계획을 독립적으로 세우고 가격, 다른 사람에 대한 능력, 시간의 변화에 대한 보조 효과를 고려할 수 있고 최상의 방법을 선택할 수 있다(사생활, 돈, 차 또는 회사 전화). 다른 사람에 상황과 시간에 대해 알고 대화를 선택한다. 특별 전화 서비스나 직접적인 전화 계획을 세울 수 있다.	도움이 필요 없다.	클라이언트는 다양한 상황을 고려하고 과정에 따라 전화를 계획하고 실행한다.	

제 8 장

Teaching the Physically Disabled

신체장애를 가진 경우의 교육

Tina Blue, OTR

이 장에서는 신체장애와 인지장애를 함께 가졌을 때 신체장애에 적응하기 위한 교육이 필요한 경우에 대해 설명한다. 신체적인 손상을 받는 영역에는 감각, 관절가동범위, 근력, 비정상적인 반사와 긴장, 전반적인 상지의 협응과 운동조절, 미세협응 등이 해당한다. 이 상황에서 작업치료사, 클라이언트 그리고 보호자의 역할에 대해 설명한다. 또한 효과적으로 치료 목표를 달성할 수 있는 방법들도 소개할 것이다.

신체 손상에 대한 환경 변형을 통한 보상은 이 장의 두 번째 부분에서 설명할 것이다(건축물의 장애/안전, 휠체어, 보조기, 의수족). 이 장에서는 환경을 통한 보상에 대한 일반적인 접근법을 소개할 것이며, 보다 세부적인 보조도구에 대한 접근은 제9장에서 논의할 것이다. 세 번째 부분에서는 신체장애를 가지고 기능적 활동(functional activity)을 할 수 있는 새로운 방법을 교육하고 훈련하는 기술에 대해 설명할 것이다. 본문에서 사용하는 더 특정화된 십진수 체계와 작업치료를 연계시키는 방법을 설명할 것이다. 이 주제에 옷 입기, 자리이동(transfer), 관절 보호, 에너지 보존을 포함시킬 것이다. 이 주제들은 보조도구가 필요하지 않은 조건으로 설명할 것이다.

작업치료, 클라이언트 그리고 보호자(caregiver)의 역할

작업치료사들은 선택된 의미 있는 활동에서 잠재적인 기능의 최대 수준을 완벽하게 수행할 수 있는 상태로 촉진시킨다는 목표하에 치료한다. 여기에는 자신들의 장애를 인식하는 능력과 클라이언트가 신체적으로 할 수 없는 일을 보호자가 어떻게 도와야 하는지 알려 주도록 하는 것도 포함된다. 인지장애가 있을 때 클라이언트는 자신의 장애를 인식하지 못하거나 치료사가 알려 주는 실제적인 치료 결과를 확신하지 못할 수도 있다. 신뢰할 수 있는 보호자는 목표를 알고 있어야 하기 때문에 치료 시작부터 계획에 참여해야 한다. 보호자는 치료 과정에 함께 참여함으로써 치료 방법이 어떻게 적용되는지 알아야 할 뿐만 아니라 클라이언트가 안전이 확보된 상황에서 최대의 능력을 발휘할 때 필요한 신체적 또는 인지적인 보조 방법을 알아야 한다. 클라이언트와 보호자는 수행이 진전되지 않고 약간의 회복만이 기대되는 전형적인 상태인 자연적인 치료 과정의 경우도 알아야 한다. 인지장애를 가진 경우에는 치료사가 이런 관계들을 통합하는 중요한 역할을 한다.

치료 시 고려사항

다음과 같은 것이 초기 평가 동안 이루어진다면 효과적인 목표와 방법을 세울 수 있다.

- 발병 이전의 기능적 수행 수준을 파악한다.
- 클라이언트의 현재 기능적 상태를 기술한다. 장애의 형태(예: 자기 관리의 장애, 신체 기능 상실의 장애, 기민성 장애 등): 인지적인 보조 정도, 신체적인 보조 정도
- 신체적인 독립과 작업적인 장애의 측면에서 삶의 스타일에서 예상되는 변화를 파악한다. 장애의 잠재적인 결과에 대해 클라이언트/보호자가 인식한다.
- 클라이언트에게 현재 가능한 사회적 지원 시스템의 내용, 특히 추후에 지속적으로 보호자의 역할을 할 수 있는 사람이 있는지 파악한다.
- 장애와 관련된 손상의 상태를 측정한다(예: 신체 기능 상실이나 기민성 장애를 유발하는 관절가동범위와 근력의 손상)
- 클라이언트/보호자에게 중요하면서 치료 목표로 설정할 때 사용할 활동들을 파악한다.
- 클라이언트의 생활 범위에서 재활 잠재성, 목표하는 기능적 결과, 의미 있게 감소하는 장애를 예상한다.

신체장애가 있는 경우 교육을 실행하기 위한 가장 최근의 지침은 학습 능력이 정상이라는 조건하에 이루어진다. 클라이언트가 레벨 6단계에서 진행한다고 가정하지 말아야 한다. 인지능력을 판별하기 위한 ACL (Allen Cognitive Level) 과제 평가를 시행해야 한다. 클라이언트가 ACL을 할 수 없는 상황이라면 치료 목표와 방식을 선택하기 전에 클라이언트가 할 수 있는 다른 활동의 수행을 관찰해야 한다. 이것은 특히 레벨 2, 3처럼 낮은 경우의 클라이언트를 평가할 때 특히 필요한데, 이들은 신체적인 제한은 없지만 가죽으로 무언가를 하는 것을 거부할 수 있다. 재활 세팅에서 MRMT(Minnesota Rate of Manipulation Test)나 폼보드(form boards)와 같은 활동들은 반복적인 행위를 따라하고 지속하는 능력, 물건을 사용했을 때 나타나는 결과를 알 수 있는 능력(예: 디스크를 돌리면 다른 색깔이 나타나는 것), 행위에 영향을 주는 모양이나 색깔을 평가하기 위해 사용할 수 있다.

인지능력(cognitive ability)을 타당하게 결정하는 데 클라이언트가 말하는 정보를 사용하는 것은 부적합하다. 클라이언트들은 언어 기능에 손상이 없지만 관련 장애를 가진 경우가 많다. 클라이언트가 말하는 것과 실제적인 운동 능력에는 차이가 있다는 것을 자주 발견할 수 있는 데, 이것은 중추신경계에 장애를 가진 클라이언트의 경우에 과장되어 표현할 수 있기 때문이다. 예를 들어 우측 대뇌반구에 손상을 입은 클라이언트는 레벨 5인 것처럼 말하지만 운동 수행은 레벨 3일 수 있다.

치료가 클라이언트에게 정보를 교육해야 하는 것이라면 치료 목표와 방법을 선택할 때 인지 능력으로 신체장애를 보완할 수 있다. 좋은 예로는 관절 보호와 에너지 보존의 기술을 교육하는 경우인데, 클라이언트가 방법들을 일상적인 상황으로 일반화할 수 있을 것으로 기대할 수 있다. 이런 자기 수행 방식(self-administered)

프로그램들의 성공 여부는 클라이언트의 학습과 정보를 전이시킬 수 있는 능력에 달려 있다. 그러므로 학습할 수 있는 인지능력은 신체적인 문제보다 더 중요한다.

신체적 장애가 심각하여 물체를 조작할 수 없기 때문에 인지 단계를 판단하기 어려울 때는 신체 손상이 인지 단계를 압도하는 경우이다. 신체 손상을 포함하는 초기 치료 목표와 방법을 선택하고 인지능력을 평가할 수 있는 관찰 기회를 가져야 한다. 심각한 신체적인 제한이 있고 인지 기능에 영향을 반드시 받은 상태가 아닌 경우에는 인지능력의 관찰은 레벨 6을 가정해서 진행한다. 이런 클라이언트들은 보호자를 지시하여 과제 수행을 하기 때문에 이를 통한 관찰이 가능하다. 클라이언트가 보호자에게 지시할 때 목표 지향적인 방식으로 하는지? 클라이언트는 안전과 효율적인 요소와 관련하여 자신의 신체장애의 레벨을 고려하여 새로운 학습 상황을 보호자에게 지시할 때 적용하여 계획하는지? 과제에서 필요한 레벨의 프로그램을 분석함으로써 인지능력을 평가할 수 있기 때문에 컴퓨터를 사용할 수도 있다(여기에는 공간에 관한 요소를 배열하고 행동의 순서를 정하는 문제 해결 능력이 포함된다). 경험이 있는 치료사들은 레벨 6의 클라이언트들이 지역사회에서 매우 안전하고 효율적인 수행을 할 수도 있다는 것을 안다. 이 사람들은 신체적인 장애가 심한 데도 불구하고 가정부나 가사 도우미를 통하여 환경의 개조, 보조도구를 사용할 수 있다.

기능적 결과, 치료 방법 그리고 인지적 보조

다음의 두 섹션들은 인지 단계가 레벨 6에 이르는 기능적 결과를 성취하는 데 필요한 인지적인 보조의 방법과 양을 설명한다. 신체적 손상은 발병 직후의 급성기 치료 단계에서 치료적인 중재를 통해 향상된다. 남아 있는 손상은 장애의 원인이 되거나 영향을 주며 장애를 줄이기 위한 재활 단계에서 증진되거나 보상적인 방법을 사용하여 보완된다. 클라이언트들이 재활에 왔을 때 많은 클라이언트들은 아직 발병 후 회복기에 있기 때문에 안전하고 신속한 규칙은 없다. 그러므로 치료를 위한 지침은 급성기 이후와 재활 단계를 모두 포함하게 된다.

치료의 선택은 무한하고 전문가적인 판단에 의해 시행된다. 그러나 특정한 치료 기술은 다양한 인지 손상을 가진 사람들에게 상황에 따른 지침을 통하여 필요한 치료 접근으로 선택된다. 우리는 교육의 내용이 정해지지 않은 레벨 6에서 시작하고, 보호자가 대기하면서 보조하는 레벨 5로 진행하며, 시각적인 지시가 주어지고 특정한 상황에서 훈련을 실시하는 레벨 4로 수정한다. 치료 방법은 보호자의 책임성이 증가하는 레벨 3의 반복 행동에서 클라이언트를 이끌어 가는 방법으로 바꿔어 기능적 결과와 클라이언트의 안전을 보장한다. 치료 방법에서 활동을 수행하고 의학적인 합병증을 예방하는 최대한의 또는 전반적인 보조가 필요하다면 레벨 2와 1 상태와 같은 경우로 보호자를 우선적으로 교육하는 방법을 사용한다. 보호자의 보조 규칙은 기능적 결과를 보장하는 데 필요한 인지적인 보조의 양을 포함하고 치료 중에 치료사가 시행하는 인지적인 보조의 양을 설명하는 형태가 될 수 있다. 코드의 설명은 제3장의 35페이지를 참조하라.

여기서 레벨을 통해 설명하는 1차적인 목적은 치료사들에게 치료를 통한 성공 여부를 예측하고 클라이언트의 안전성을 확보하기 위한 것이다. 레벨을 읽는 동안에 독자는 클라이언트에게 주는 치료 정보 방식과 상대적인 보호자의 보조의 중요성을 비교해 보아야 한다. 안전상의 문제를 예방하기 위해 주의를 기울이고 인지장애 레벨에 적당한 치료 방법을 제시했다.

신체 손상: 감각

단계	기능적 결과	치료 방법	보호자의 보조	주의 사항들
6	신체의 기능 상실이나 기민성 장애를 줄이기 위해 손상된 상지를 증진시킨다. 의학적 합병증을 예방한다.	피부, 운동, 입체인식 등의 감각을 평가한다. 말, 문자, 그림으로 표현한 설명을 사용하여 클라이언트에게 감각 재교육이나 감각 둔화 방법을 교육한다. 신경재생을 스스로 확인할 수 있는 방법인 티넬 사인(Tinel's sign)과 같은 방법을 교육한다. 클라이언트가 상태에 대한 개념과 추상적인 의학적 설명을 이해할 수 있다. 감각이 없는 부분을 시각적으로 보상하는 것을 교육하고 물리적인(mechanical) 손상을 예방하기 위한 방법을 계획한다.		
5	6단계와 같다.	평가 결과에 따른 치료 프로그램을 보여준다. 감각이 없는 부위의 물리적인 손상을 일으킬 수 있는 잠재적 위험성이 있는 활동을 알게 한다(예: 담배, 음식 자르기). 시각, 생체역학, 물리적인 보상 방법을 보여준다. 볼 수 있도록 혹은 촉각적인 신호로 손상된 부분을 지목한다. 신경재생을 스스로 확인할 수 있는 방법인 티넬 사인(Tinel's sign)과 같은 방법을 교육한다. 중수신경/자신경의 손상의 결과로 나타나는 쥐기 형태를 보여 주고 기능적 활동 시에 클라이언트가 신경근육적인 측면의 적응이 가능하도록 한다. 효과적이지 못한 움직임, 손상의 위험이 있는 비정상적인 자세(예: 이완성 어깨), 잠재적인 손상 가능성이 있는 상황에 시각과 언어적 신호를 준다. 치료적인 효과를 촉진시킬 수 있는 방법을 보호자에게 교육한다.	대기 상태 유지: 치료의 적절성을 확인한다. 잠재적인 위험 상황을 지적한다.	클라이언트에게 상태에 대한 추상적인 의학적 설명을 자제한다. 치료가 부적절할 때 나타나는 결과의 분명한 예를 제시한다(예: 책의 그림, 실제 손상이 있는 부위). 손상된 부분에 스플린팅을 하지 않거나 수정한다. 문서로 된 개별화된 홈 프로그램을 제공한다.

감각 (계속)

단계	기능적 결과	치료 방법	보호자의 보조	주의 사항들
4	앞과 같다.	손상의 가능성이 있는 영역에 대해 보호자와 클라이언트에게 알려 준다. 클라이언트에게 물의 온도를 마비가 없는 부분을 이용하여 확인하는 것을 훈련한다. 보호자에게 모호한 기기의 조절장치의 명칭을 분명하게 교육한다. 감각 자극 기술에서 클라이언트 훈련의 시작은 한 단계씩 한 번에 부분적으로 시작한다. 쌀에서 '보물찾기' 같은 입체인지를 위한 도표 지향적 활동을 계획하고 클라이언트에게 정상적인 손으로도 대상 물건들을 탐색할 수 있게 해서 비교할 수 있도록 한다. 보호자에게 신경재생의 과정을 확인할 수 있는 티넬 사인과 같은 현상을 교육한다. 감각이 없는 부위를 보호하거나 남아 있는 손상으로 인한 쥐기를 보상하기 위해 간단한 보조기구의 사용을 시범으로 보여 준다(예: 두껍게 만든 손잡이, 길게 만든 디스펜서 손잡이, 벨크로 잠금장치 등). 과제 분석을 통하여 양손을 사용하는 공예나 유사한 기능절 활동을 포함시킨다. 클라이언트가 이완성 마비를 가진 상지의 손상을 예방하기 위한 자세를 만들 수 있도록 신호를 제공한다. 보호자가 가정에서 활동을 어떻게 정하고 보조할지 훈련한다.	최소 보조: 가정 내 프로그램을 시작하고 진행할 수 있도록 한다. 손상의 위험이 있는 부분을 인지할 수 있도록 클라이언트에게 신호를 제공한다. 장애를 보상하기 위해 가정환경을 개조한다.	보호자는 의학적인 합병증을 예방해야 한다. 클라이언트에게 추상적인 의학적인 설명은 사용하지 않는다. 감각이 없는 부위에 스플린팅을 피한다.

감각 (계속)

단계	기능적 결과	치료 방법	보호자의 보조	주의 사항들
3	의학적인 합병증 예방을 위해 손상된 상지의 감각을 보상한다.	전반적인 피부와 운동 감각을 평가하고 보호자에게 손상된 부분을 보호하도록 알려 준다. 마사지나 수동적 관절가동범위 운동과 같은 감각 자극의 방법을 훈련할 수 있다. 쥐는 패턴이 저하된 것을 보상하기 위한 간단한 보조기구를 적용하거나 사용을 시범으로 보여 주고(예: 두껍게 만든 손잡이), 전통적인 상지 움직임을 반복하는 동안 손상된 손을 사용하도록 격려한다. 클라이언트와 함께할 수 있도록 보호자를 감독한다.	중등도 보조: 클라이언트에게 위험할 수 있는 상황을 감독한다. 비정상적인 자세와 손상의 우려가 있는 상황을 수정한다(예: 이완성 마비를 가진 상지). 자극 기술을 적용하고 클라이언트의 반응을 확인한다.	보호자는 의학적인 합병증을 예방한다. 감각이 없는 부위에 스플린팅을 피한다. 클라이언트에게 언어적인 지시가 간단한 형태로 제공되도록 한다(즉, 명사와 동사).
2	3단계와 같다.	전반적인 피부 감각을 평가하고 보호자에게 알려 준다. 만약 클라이언트에게 해롭지 않다면 감각 자극의 방법을 보호자에게 교육할 수 있다. 클라이언트의 반응을 확인하는 동안 보호자의 수행을 감독한다. 만약 스플린팅이 필요하다면 저항이 작은 재질을 가지고 유사한 자세로 만들어 준다[예: 폼, 튜빙(tubing) 등]. 눌리지 않도록 교정하기 위해 보호자가 자주 확인하도록 훈련한다.	최대 보조: 자극 방법을 적용할 수 있게 한다. 스플린트 맞춤 및 자세를 확인한다.	보호자는 의학적인 합병증을 예방한다. 감각이 없는 부위에 스플린팅을 피하거나 변형한다. 손상된 부분을 제한하는 것을 피한다.
1	앞과 같다.	보호자에게 손상이 예상되는 부분을 알려 준다. 손상이 예상되는 부분에 다른 형태의 스플린팅을 사용한다. 보호자에게 자세를 잡아 주는 도구를 훈련시키고 눌리는 부위나 전체적인 변화를 자주 확인하도록 훈련한다.	전반적 보조: 2단계와 같다.	보호자는 의학적인 합병증을 예방한다. 손상이 예상되는 부위에 스플린팅이나 제한을 피한다.

신체 손상: 관절가동범위

단계	기능적 결과	치료 방법	보호자의 보조	주의 사항들
6	신체의 기능 및 기민성 장애를 향상시키기 위해 관절가동범위를 증진시킨다. 남아 있는 제한을 보상한다.	클라이언트에게 관절가등범위 운동을 교육하고 원하지 않는 움직임이나 약한 근육의 손상을 예방할 수 있는 특수한 방법을 교육한다. 스플린트는 착용과 관리를 위해 설명서가 함께 있는 상태로 제공할 수 있다. 줄 수 있는 정보의 형태나 양의 제한은 없다. 남아 있는 제한을 보상하기 위해 필요한 보조기구 사용을 포함한다.		
5	6단계와 같다.	클라이언트에게 정확한 움직임과 그렇지 않은 것을 시범으로 보여 준다. 방법을 수정하기 위해 언어적이고 시각적인 신호를 사용한다. 스플린트의 정확한 사용과 그렇지 않은 경우를 시범으로 보여 준다. 필요한 움직임을 사용하는 활동으로 일반화할 수 있도록 공예와 같은 기능적인 활동을 사용한다. 남아 있는 제한을 보상하기 위해 필요한 보조기구를 사용하는 것을 시범으로 보여 준다. 치료 효과를 증진시킬 수 있는 지속적 보조 방법을 보호자에게 교육한다.	대기 상태: 금기시되는 움직임에 대해 신호를 제공한다. 치료 효과를 확인한다.	
4	앞과 같다.	클라이언트의 운동을 교육할 때 한 번에 하나의 부분과 움직임을 교육한다. 부적당한 자세, 해서는 안 되거나 안전하지 않은 움직임을 교정하기 위해 지속적으로 촉각, 시각, 언어적인 신호를 준다. 치료사가 손으로 안전을 위해 약해진 관절을 지지한다(예: 디완성 어깨). 스플린트의 착탈은 한 번에 한 단계씩 시범을 보인다. 필요한 움직임이 포함된 과제 분석이 이루어진 공예 활동이나 친근한 과제를 감독한다. 양쪽 상지를 사용하도록 격려하여 마비된 상지를 '보호만' 하려는 것을 방지한다. 보호자에게 운동과 스플린트 착용 방법과 홈 프로그램을 교육한다.	최소 보조: 훈련을 지속시키기 위해 부적당하거나 안전하지 않은 방식에 신호를 주거나 수정을 위해, 운동, 스플린트 착용, 관리를 위한 홈프로그램을 시작한다. 필요에 따라 스플린트 자세와 스트렙을 재배치한다.	보호자가 의학적인 합병증을 예방한다. 클라이언트에게 추상적인 의학적인 설명이나 도표 사용을 피한다. 클라이언트는 대각선 방향의 방식을 하는 데 보조가 필요할 수 있다. 새로운 신경근육의 작용을 만들기 위해 필요할 수 있는 익숙하지 않은 보조도구를 사용하지 않는다. 클라이언트가 일반화할 수 있다고 기대하지 않는다.

관절가동범위 (계속)

단계	기능적 결과	치료 방법	보호자의 보조	주의 사항들
3	앞과 같다.	반복적인 능동 관절가동범위 운동을 따라할 수 있도록 클라이언트에게 훈련한다. 보속증이나 안전하지 않은 방법을 중단시키기 위해 시각적이고 촉각적인 신호를 준다. 움직임을 강화할 수 있는 간단하고 반복적 활동들을 포함시킨다(예: MRMT, 페그, 자기 위생, 자조 관리 활동). 보호자에게 스플린트의 탈착법, 가정에서의 착용과 관리를 위해 스트랩을 재조정하는 방법을 훈련한다. 또한 보호자에게 가정 운동 프로그램을 상기시키면서 클라이언트의 수행을 감독하도록 교육한다.	중등도 보조: 능동 관절가동범위 운동 참여를 지속하기 위해, 안전을 위한 수동 관절가동범위 운동을 적용하기 위해, 운동 및 스플린트 착용과 관리를 위한 일정표를 시작하고 이에 따르게 한다.	보호자는 의학적인 합병증을 예방한다. 약해진 관절의 과신장을 방지하기 위해 자가 관절가동범위 운동을 피해야 한다. 클라이언트에게 언어 지시는 간단하게 한다(명사와 동사만 사용). 스플린트는 주의해서 사용한다. 클라이언트가 벗어 버리거나 안전하지 않은 방식으로 사용할 수 있다.
2	클라이언트 간병과 관련된 신체기능 상실의 장애를 감소시키기 위해 관절가동범위의 손상을 개선시킨다. 관절 변형과 관련된 의학적 합병증을 예방한다.	보호자에게 능동적 관절가동범위 운동의 적용을 훈련시킨다. 친근한 물건들을 가지고 하는 활동(예: 비치볼 토스하기, 먹는 도구 사용하기 등)을 포함한 반복적인 신체 움직임을 보여 줌으로써 자세 활동을 자극한다. 만약 어깨가 약하지 않거나 이완성 마비를 가지지 않았다면 풀리(pulley)를 이용한 상·하운동을 반복적으로 시행하는 운동을 포함시킬 수 있다. 보호자에게 스플린트/자세보정장치 등의 적용에 대해 훈련한다. 보호자가 클라이언트와 함께 수행하는 것을 감독한다.	최대 보조: 능동적이고 수동적인 관절가동범위 운동을 적용한다.	보호자는 의학적인 합병증을 예방한다.
1	2단계와 같다.	보호자에게 수동적인 관절가동범위 운동, 스플린트/자세보정장치 적용을 훈련시킨다. 보호자가 클라이언트와 함께 수행하는 것을 감독한다.	완전 보조: 운동, 스플린트/자세보정장치의 착용과 관리를 위한 일정을 따른다.	2단계와 같다.

신체 손상: 상지근력

단계	기능적 결과	치료 방법	보호자의 보조	주의 사항들
6	이동, 신체의 기능 상실 또는 기민성 장애를 감소시키기 위해 손상된 근력을 증진시킨다.	점진적인 저항운동과 활동을 교육한다. 원하지 않는 보상적 움즈임이나 약해지거나 아탈구, 수술을 받은 관절의 손상을 예방하기 위한 치료 기술들을 포함시킨다. 각 프로토콜에서 안전이 보장된 한도에서 저항 증가시키기를 고려한 정보를 제공한다. 잔존 제한들을 보상하기 위한 mobile arm support, suspension sling 그리고 다른 보조도구들의 사용과 관리를 설명한다.		
5	6단계와 같다.	저항운동 시범을 보인다. 안전하지 않은 자세, 속도, 움직임의 기간을 조정할 수 있는 신호를 준다. 프로그램에 대한 클라이언트의 반응을 모니터링하고 각 프로토콜에 저항을 증가시킨다. 잔존한 제한을 보상하기 위한 보조도구의 사용과 관리의 시범을 보인다. 근력을 증진시키고 안전의 원리를 강조하여 과제 분석된 활동을 감독한다. 보호자에게 옆에 있으면서 보조하는 방법과 가정에서 치료 효과를 유지할 수 있는 방법을 훈련한다.	대기 상태: 자세, 속도 움직임의 기간에 대한 신호를 제공한다. 치료의 적절성을 확인한다. 적용 가능한 모니터링해야 할 핵심 사항들을 클라이언트에게 알려 준다.	클라이언트는 권장한 것보다 더 빨리 목표를 달성하기 위해 충동적으로 불안할 수 있기 때문에 분명한 목표를 천천히 안전하게 달성하도록 해야 한다[예: '과한 운동(over-exercising)'이 더 좋다]. 부적절한 치료 과정의 분명한 예시를 보여 준다(예: 탈구된 관절 그림, 클라이언트의 통증과 뻣뻣함). 클라이언트에게 추상적인 의학 설명을 피한다. 휴식 시기를 포함한 운동과 활동에 대한 개별적인 계획을 제공한다. 웜업(warm up)을 포함시키고 적용 가능한 중요 기능을 확인한다.

상지근력 (계속)

단계	기능적 결과	치료 방법	보호자의 보조	주의 사항들
4	앞과 같다.	클라이언트에게 저항운동을 한 번에 한 부분씩 훈련시킨다. 효과가 없거나 안전하지 않은 방법, 기간의 오류, 움직임의 속도를 교정하기 위해 지속적이며 시각적이고 촉각적인 신호를 제공한다. 필요한 움직임과 양쪽 상지를 모두 사용하는 친근하거나 과제 분석된 기능적 활동들로 수정한다. 프로토콜마다 저항을 증가시킨다. Mobile arm support/suspension slings, 클라이언트 팔의 자세를 설정하고 특정 과제를 선택하여 훈련한다. 남아 있는 약화를 보상하기 위한 간단 보조장치 사용을 클라이언트에게 훈련하고(예: 길이를 길게 한 디스펜서 손잡이), 정상적인 움직임 패턴을 사용하여 작동시킬 수 있어야 한다(예: 루프로 연결된 가위). 보호자에게 운동, 활동, 장치의 착용과 관리를 위한 가정 프로그램을 훈련한다. 방법들이 효과성을 높이기 위한 클라이언트의 수행을 감독한다.	최소 보조: 훈련을 지속적으로 실시하고 속도와 기간을 포함하여 원하지 않는 움직임의 교정을 위한 신호를 제공한다. 개별화된 프로그램으로 시작하고 여기에는 새로운 활동들을 추가 설정하고 핵심적인 기능들을 모니터링한다.	보호자는 의학적 합병증을 예방한다. 추상적인 의학 설명의 사용을 피하고 문서나 그림으로 이루어진 설명서를 클라이언트에게 사용한다. 클라이언트는 특정한 근육군을 목적으로 하는 대각선 방향의 방식으로 보조가 필요할 수 있다. 새로운 신경근의 적응이 필요한 낯선 보조도구를 사용하지 않는다. 클라이언트가 일반화할 수 있다고 기대하지 말아야 한다.
3	앞과 같다.	반복적인 저항운동과 활동(예: 웨이트 착용, 높이가 달라지는 빨래집게 꽂기, theraputty, 손의 쥐기, theraband, 젖은 수건 짜기 등)의 형태를 클라이언트에게 적용하기 시작한다. 무조건적인 반복이나 안전하지 않은 움직임을 중단시키기 위한 시각적이고 촉각적인 신호를 준다. 프로토콜에 따른 저항의 양을 결정하고 수정한다. 필요한 중요 기능을 모니터링한다. 잡는 것(grasp)과 쥐기(pinch)에 제한이 남아 있다면 이를 보상하기 위해 특정 움직임을 사용하는 보조도구(예: 두껍게 만든 손잡이, 문고리를 길게 만든 장치 등)를 제공한다. 클라이언트의 수행을 감독한다.	중등도 보조: 훈련을 지속시키기 위해, 활동을 설정하는 것을 포함한 홈 프로그램을 시작하고 시행하며, 보조도구를 적용하고, 중요 기능을 모니터링한다.	보호자는 의학적이나 합병증을 예방한다. 특정한 근육군을 목표로 한 의도적인 새로운 신경근 적응을 만들기 위해서 대각선 방향이나 미세운동을 사용하는 방법을 피한다. 원하지 않는 움직임을 유발하는 활동들을 피한다. 클라이언트에게 언어적 지시는 단순하게 유지한다(명사와 동사만 사용). 클라이언트가 목적 지향적이 되도록 조장하거나 새로운 신경근 적응을 학습해야 될 보조도구의 사용을 피한다.

상지근력 (계속)

단계	기능적 결과	치료 방법	보호자의 보조	주의 사항들
2	손상된 근력을 증진시킨다. 클라이언트 관리와 관련된 자기관리장애를 감소시키기 위한 능동적 관절가동범위를 지속한다.	능동운동 및 능동보조운동을 위한 자세와 관련된 행위를 촉진시키기 위해 보호자를 훈련시킨다. 친근한 물건을 가지고 하는 움직임을 포함시킨다(예: 손잡이를 두껍게 만든 먹기 도구, 손잡이가 큰 컵, 비치볼 토스하기). 치료 방법의 효과성을 보장하기 위해 클라이언트 수행을 보호자가 감독한다.	최대 보조: 능동적이고 능동 보조적인 운동의 적용을 위해, 보조도구의 적용과 활동의 시작, 휴식기를 포함한 개별적으로 작성된 일정을 따르고 적용 가능한 중요 기능을 모니터링한다.	보호자는 클라이언트의 의학적인 합병증을 예방한다.
1	가능한 경우 능동적 움직임을 지속한다. 클라이언트의 관리를 목적으로 하는 약해진 움직임을 보조한다(예: 자세 잡기).	상지의 능동적인 움직임을 시도하고 단들기 위해 필요한 감각자극 방법을 보호자에게 훈련시킨다.	전반적 보조: 감각 자극의 기술을 적용하기 위해, 능동적인 움직임의 보조를 위해 제공한다.	특정한 근력 강화를 위해서 목표는 적용할 수 없다 보호자는 의학적인 합병증을 예방한다.

신체 손상: 비정상적인 반사/긴장

단계	기능적 결과	치료 방법	보호자의 보조	주의 사항들
6	보행, 신체의 기능 상실 또는 기민성 장애를 줄이기 위해 비정상적인 반사/긴장을 정상화한다.	감각운동, 신경발달 자세와 핸들링, PNF 기술, Affolter, 브룬스트롬 접근 등을 통해 정상적인 자세반응, 근긴장, 선택적 움직임이 가능하다. 클라이언트에게 기본적인 신경생리학적 원리를 설명한다. 계획된 치료 방법의 적용 범위를 넓히는 특정한 기술을 훈련한다. 클라이언트는 운동행동의 계획, 조직화, 종료를 위해 내·외부의 피드백 시스템을 사용하여 설명을 따를 수 있어야 한다. 만약 남아 있는 손상이 심각하지 않다면 클라이언트는 훈련과 연습이 일정시간 진행된 후에 학습된 원리를 이해하고 확대 적용할 수 있어서 원하지 않는 움직임을 교정하거나 예방하고 퇴원한 후에 일상생활에서 수행하는 운동행동에 포함시킬 수 있어야 한다.	만약 중등도에서 중도의 신체적 손상이 있다면 클라이언트는 보호자를 지시하여 환경을 설정하고 촉각적인 신호를 이용하여 외부 조절의 중요 포인트(key points of control)를 제공해야 한다.	
5	6단계와 같다.	치료를 수행하는 중에 기본적인 신경생리학적 원리를 시범 보인다. 운동을 하는 동안 자세와 타이밍, 기간을 교정하기 위한 언어, 시각, 촉각 신호를 준다. 행동을 계획할 때 보조한다. 움직임을 기능적인 과제에 포함시키고 다른 많은 세팅으로 일반화를 연습할 수 있는 기회를 준다. 보호자에게 치료 방법을 훈련시키고 가정환경에서 효과가 계속 나타나도록 클라이언트 수행을 감독한다.	대기 상태: 클라이언트가 집안의 기능적인 과제에서 전환하는 움직임을 수행할 때 신호를 주기 위해 필요하다.	추상적인 의학 설명은 클라이언트에게 피한다. 운동감각과 고유감각의 손상이 심각할 경우에는 내부적인 피드백 시스템 정보가 제한적이기 때문에 효과가 없을 수 있다.

단계	기능적 결과	치료 방법	보호자의 보조	주의 사항들
4	앞과 같다.	자세와 핸들링 기술이 적용되면서 특정 환경 세팅에서 클라이언트를 훈련한다. 자세를 설정하고 이 기술이 클라이언트의 신체에 어떤 원인과 결과를 보이는지 시범을 보인다. 원하는 움직임은 한 번에 한 단계씩 시범을 보인다. 전환하는 움직임을 하는 동안 자세의 수정, 패턴, 속도, 기간에서 반복되는 실수를 교정하기 위해 시각 그리고 촉각적인 신호를 준다. 보호자에게 기본적인 신경생리적 원리와 치료 방법을 교육한다. 치료의 적절한 효과를 퇴원 세팅에서 보이도록 클라이언트와 함께 수행하는 보호자를 감독한다.	최소 보조: 훈련을 지속시키기 위해, 활동을 설정하기 위해, 자세를 설정하고 원하지 않는 자세의 변화와 전화하는 움직임의 교정을 위한 신호를 주기 위해 필요하다.	클라이언트는 특정 과제 환경에서 장시간의 반복적인 훈련을 필요로 할 수 있다. 클라이언트는 전환적인 움직임에 신경근육의 조정을 수정하는 것이 어려울 수 있다. 클라이언트가 대각선 방식에 보조를 필요로할 수 있다. 클라이언트는 실행하기 전에 행동을 계획하는 데 보조를 필요로 할 수 있다. 이 기술은 심각한 감각의 손상이 있는 경우 실제적인 효과가 없을 수 있다. 목적 지향적인 행동을 학습할 필요가 있는 기술은 클라이언트에게 부적합하다.
3	클라이언트 관리와 관련된 자기관리, 신체의 기능 상실, 기민성 장애를 감소시키기 위한 비정상적인 반사/긴장에 대한 보상 방법을 획득한다.	협동적 움직임(synergistic movement)을 친근하고 반복적인 활동에 포함시켜서 간단한 자기관리활동을 설정한다. (만약 클라이언트가 협조적이고, 보호자가 운동을 지속하고 싶어해서 치료 방법의 효과를 판단하다면 감각운동/NDT 접근을 시도할 수 있다. 무조건적인 반복을 예방하기 위해 시각과 촉각의 신호를 준다.) 필요하다면 손상된 쥐기를 보상하기 위해 두껍게 만든 손잡이를 가진 도구를 사용한다. 가능하다면 보상과 핸들링 기술을 보호자에게 훈련시킨다. 퇴원 세팅에서 치료의 적절한 효과를 촉진시키기 위해 클라이언트의 수행을 감독한다.	중등도 보조: 활동을 세팅하기 위해 훈련을 지속하며 행동을 통한 순서를 만들어 간다. 만약 감각운동 접근을 시도한다면 외부 지지를 통한 자세를 잡아 주어야 한다. 친근한 반복적인 행동 시에 실수를 교정하기 위해 시각과 촉각에 대한 지속적인 신호를 주기 위해 필요하다	클라이언트가 목표 지향적인 행동을 학습하는 것은 어렵다. 클라이언트에게 지시하는 것은 간단하게 유지해야 한다(명사와 동사만 사용). *만약 클라이언트가 매우 산만하면 NDT의 효과는 반감될 수 있다. *만약 클라이언트에게 지속적인 시각적이고 촉각적인 신호가 없다면 전환하는 행동의 움직임, 속도, 기간을 변경할 수 없을 것이다.

단계	기능적 결과	치료 방법	보호자의 보조	주의 사항들
2	앞과 같다.	보호자에게 자세를 만들기 위해 긴장을 줄이거나 조절의 중요점을 이용한 핸들링을 훈련한다. 자세보조장치로 신체 부위를 지지하고 자세를 유지한다. 가능하다면 개조된 컵을 사용하여 협동적 움직임을 마시는 활동에 포함시킨다. 치료의 적절한 효과를 촉진하기 위해 클라이언트의 수행을 감독한다.	최대 보조: 클라이언트의 반사 억제 패턴을 만들기 위한 신체적인 가이드를 주기 위해, 자세를 유지하기 위해, 자세보조장치와 필요 시 재배치하기 위해, 정해진 보조도구를 이용한 먹기를 시작하기 위해서 필요하다.	클라이언트가 괴롭거나 통증이 있으면 핸들링을 거부할 수 있다.
1	변형을 예방하고 클라이언트 관리와 관련된 신체기능 상실 장애를 줄이기 위해 비정상적인 반사/긴장에 대한 보상 방법을 획득한다.	보호자에게 반사 억제 패턴(reflex-inhibiting patterns)을 훈련시키고 자세보조장치를 사용한다. 클라이언트의 수행을 감독한다.	전반적 보조: 기술과 자세보조장치를 적용하기 위해, 필요한 경우 재조정을 하기 위해 필요하다.	

신체 손상: 상지의 대운동 협응/운동 조절("비정상적인 반사/긴장" 참조)

단계	기능적 결과	치료 방법	보호자의 보조	주의 사항들
6	신체기능 상실 장애를 줄이기 위해 대동작 협응과 운동조절의 손상을 완화시킨다. 남아 있는 제한을 보상할 수 있는 방법을 획득한다.	대동작 협응운동을 교육한다. 신체 부위에 무게를 더하거나 저항을 주는 활동과 보조도구를 사용하는 것과 같은 보상적인 기술을 교육한다. 가능한 감각운동 접근을 적용한다. 근육 재교육 기술을 교육하고 기능적인 과제에 이를 포함시킨다. 저항이 있는 bracing을 고려하기 전에 이것의 비용과 클라이언트의 미적 요소에 대한 잠재적인 고려를 생각하여 클라이언트와 미리 논의한다.		
5	6단계와 같다.	보조도구를 포함하여 운동을 교육하고 보상적인 기술의 시범을 보인다. 가능한 감각운동 접근을 적용하고 언어, 시각, 촉각 신호를 주어 자세, 타이밍, 운동 기간을 조절할 수 있게 한다. 근육 재교육 기술을 시범 보이고 효과적 활동을 가이드 할 수 있는 신호를 준다. 방법의 일반화 유도 가능한 감독하에서 과제 분석적인 활동을 사용한다. 저항이 있는 bracing을 고려할 때는 클라이언트와 미리 의논한다. 보호자에게 집에서도 확대되어 적용할 수 있도록 치료 방법을 훈련한다.	대기 상태: 효과적이지 않은 자세와 움직임에 대해 큐를 주기 위해, 치료 효과를 확인하기 위해 필요하다.	클라이언트에게 추상적인 의학적 설명은 피한다. 운동에 대한 개별화되고 문서화된 프로그램을 제공한다.
4	앞과 같다.	대동작운동의 한 번에 하나의 패턴을 시범 보인다. 가능한 감각운동 접근을 적용한다. 행동의 원인과 결과를 보여 준다. 효과적이지 않은 자세, 타이밍, 운동의 기간을 교정하기 위해 시각적이고 촉각적인 신호를 준다. 클라이언트는 근육 재교육 기술을 학습하기 위해 특정 과제 상황에서 단계별로 시범을 보일 필요가 있다. 새로운 신경근 사용을 학습하기 위해 과제 분석이나 일상적인 활동을 설정한다. 원하지 않는 결과를 인식하고 교정하기 위해 지속적인 감독과 보조를 실시한다. 신체 일부분에 무게를 더하여 남아 있는 손상을 보상하고 정상적인 행동이 포함된 보조도구의 사용을 시범 보인다. 보호자에게 기술을 훈련시키고 클라이언트의 수행을 감독하여 퇴원 세팅에서 치료 효과를 촉진한다.	최소 보조: 훈련을 지속하기 위해 새로운 활동을 설정하기 위해, 운동 프로그램을 시작하기 위해 원하지 않는 자세와 움직임에 대한 신호를 주고 교정하기 위해 필요하다.	추상적인 의학적 설명, 도표, 문서를 클라이언트에게 사용하는 것을 피한다. 클라이언트는 중추신경계의 손상이나 기능적 수술로 인한 대운동 패턴의 분리와 근육 재교육을 위해 장시간 훈련이 필요할 것이다. 클라이언트는 대각선 패턴에서 보조가 필요할 수 있다. 클라이언트는 보조도구를 작동하기 위해 필요한 신경근육 조정의 수준으로 인해 저항이 있는 bracing이 적당하지 않다.

상지의 대운동 협응/운동조절 (계속)

단계	기능적 결과	치료 방법	보호자의 보조	주의 사항들
3	앞과 같다.	친근하고 반복적인 활동(예: 머리 빗질, 테이블 닦기, 비치볼 토스하기, 콩 주머니 놀이 등)으로 클라이언트 훈련을 시작한다. 만약 클라이언트가 노력을 하려고 한다면 감각운동 접근을 사용한다. 반복적인 활동을 유발하는 동안 자세를 유지하기 위해 외부를 지지한다. 신체 부분에 무게를 더하거나 정상적인 보상 움직임을 친근한 반복적인 활동에 포함시켜서 남아 있는 제한을 보상한다. 보호자에게 치료 방법을 훈련시킨다.	중등도 보조: 훈련을 지속한다. 정상적인 행동을 통해 시행되는 활동과 순서의 설정을 포함한 홈 프로그램을 시작하고 준수한다. 만약 감각운동 접근이 효과적이라면 반복적인 움직임을 만드는 동안 자세를 유지시키기 위한 외부 지지를 제공한다.	클라이언트는 목표 지향적인 상황이 필요한 활동에 부적합할 수 있다. 클라이언트에게 움직임의 대각선 방향 패턴을 보여 주지 않도록 하고 효과적인 결과에 대해 신호를 준다. 언어적인 지시를 클라이언트에게 줄 때는 간단하게 해야 한다(명사와 동사만 사용). 클라이언트에게는 저항이 있는 bracing이 부적합하다.
2	클라이언트 관리와 관련된 자기관리장애를 줄이기 위해 대운동 협응/운동 조절의 손상을 보상한다.	자세 조절을 촉진하기 위한 치료 방법을 보호자에게 교육한다. 치료의 효과를 촉진하기 위해 클라이언트의 수행을 감독한다.	최대 보조: 자세 조절, 신체 부분의 무게 추가, 무게가 있는 먹기 보조기, 수정된 컵('미세운동 협응' 참조)을 시범 보이기 위해 필요하다.	
1	특정한 보상은 적용하기 어렵다. 현실적인 목적은 보호자를 훈련시켜서 관리의 목표를 위한 움직임을 계속하도록 노력을 유지시키는 것이다.	보호자를 교육한다.	전반적 보조: 가능할 때 능동 관절가동범위를 보조하기 위해 필요하다.	

신체 손상: 미세동작 협응

단계	기능적 결과	치료 방법	보호자의 보조	주의 사항들
6	기민성 장애를 줄이기 위한 미세동작 협응의 손상을 증진시킨다. 남아 있는 제한을 보상한다.	미세동작 협응의 운동과 활동을 교육한다. 동적 쥐기 보조나 기능적인 자세를 만들어 주는 스플린트의 착용과 관리를 설명한다. 남아 있는 손상을 보조도구로 보상한다.		
5	앞과 같다.	특정한 위치와 잡기 패턴, 치료 방법에서 원하는 그리고 원하지 않는 결과를 보여 준다. 언어, 시각, 촉각 신호를 통해 원하지 않는 결과를 수정하도록 한다. 클라이언트가 수공예 활동을 통해 새로운 움직임 패턴을 연습할 수 있는 기회를 갖도록 한다. 클라이언트가 일반화할 수 있는 비교 가능한 기능적 활동들을 지정한다. 지지 기능이나 동적 기능을 가진 스플린트의 사용과 관리 그리고 남아 있는 손상을 보상하기 위한 보조도구를 사용법을 보여 준다.	대기 상태: 운동과 활동 중에 클라이언트에게 신호를 주기 위해, 치료의 적합성을 확인하기 위해 필요하다.	추상적인 의학적인 설명은 피한다. 운동, 스플린트의 착용과 관리를 위한 개별화되고 문서화된 프로그램을 제시한다.
4	앞과 같다.	클라이언트에게 올바른 자세, 잡기 패턴, 양쪽 상지의 사용을 강조하는 과제 분석된 활동을 하도록 한다. 단계별로 시범을 보이고 촉각적인 신호를 사용하여 효과가 없는 움직임 패턴을 수정하기 위해 지속적으로 감독한다. 남아 있는 손상을 보상하기 위한 간단한 보조도구를 제공한다(예: 손잡이를 두껍게 만든 도구, 쓰기 보조도구, 정적 손목 보조기 등). 클라이언트와 보호자에게 도구의 착용과 관리 방법을 보여 준다. 도구를 클리닉 활동과 특정 상황의 과제에 통합되도록 한다(예: 쓰기, 위생, 옷 입기 등). 보호자에게 치료 방법을 교육하고 클라이언트의 수행을 감독한다.	최소 보조: 훈련을 지속시키고, 활동을 설정하며, 원하지 않는 자세와 움직임을 수정하고, 신호를 주기 위해, 스플린트를 수정하고 장기간 유지할 수 있도록, 보조도구의 부적당한 사용을 수정하기 위해 필요하다.	클라이언트에게 추상적인 의학 설명을 피한다. 미세운동을 수정하는 것은 이 단계에서는 특히 어렵다. 자세 또는 간단한 수정 기술(예: 벨크로 잠금장치), 필요하다면 보조도구 등을 통해 보상 방법을 확보한다. 추가적인 새 학습과 신경근 적응이 필요한 동적 보조기와 복잡한 보조도구는 피한다. 미세운동에 대한 새로운 방법을 학습하기 위해서는 긴 시간이 필요하다.

미세동작 협응 (계속)

단계	기능적 결과	치료 방법	보호자의 보조	주의 사항들
3	앞과 같다.	기능적인 주기와 상지의 사용을 강조한 친근하고 반복적인 미세운동과 활동(MRMT, 페그, 손 씻기, 쓰기, 이불보 접기 등)에 클라이언트를 참여시키면서 시작한다. 클라이언트가 너무 좌절하는 일이 아니라면 과제 분석된 수공예 활동을 단계를 통한 순서에 보조를 제공하여 적용한다(예: 큰 타일을 집어서 식탁에 붙이는 것). 보호자에게 홈 프로그램을 훈련시키고 클라이언트의 수행을 감독한다.	중등도 보조: 활동을 계획하고 정상적인 행동을 통해 클라이언트가 순서를 따르는 것을 포함하여 훈련을 지속시키고 홈 프로그램을 시작하며 준수하기 위해, 보조도구와 스플린트를 적용하고 유지하기 위해 필요하다.	클라이언트는 목적 지향적인 능력이 필요한 활동에는 적당하지 않다. 클라이언트에게 주는 언어적인 설명은 간단하게 유지한다(명사와 동사만 사용). 정적 보조기를 사용하는 데 주의한다. 클라이언트는 안전하지 않은 방법으로 연습하고 사용할 수 있다. 만약 손상이 심각하다면 보호자는 보상을 선호하고 클라이언트는 학습의 제한으로 인해 신경근육 수정이 필요한 상황에 좌절을 느낄 수 있다.
2	클라이언트 관리와 관련된 개인 관리 장애를 줄이기 위해 미세운동 협응의 손상을 보상한다.	간단한 보조도구(손잡이를 두껍게 만든 먹기 도구, 손잡이를 크게 만든 컵)를 사용하여 남아 있는 손상을 보상한다. 보조도구의 적용과 자세 조절을 촉진하기 위한 방법을 보호자에게 훈련시킨다. 클라이언트의 수행을 감독한다.	최대 보조: 클라이언트의 손에 보조도구를 쥐어 주기 위해, 그리고 먹기와 마시기를 위해, 자세 조절을 촉진하기 위해 필요하다.	
1	적용 안 된다.	적용 안 된다.	전반적 보조: 남아 있는 손상을 보상하기 위해 필요하다.	

환경적 보상: 건축물의 제한/안전

환경적인 보상은 남아 있는 신체적인 제한과 관련된 의학적인 합병증을 예방하고 장애를 감소시키기 위해 사용된다. 다음 사항들은 인지 6단계에 따른 치료 방법을 분석하기에 앞서 제시된 형태와 연계된 지침이다. 주의: 1, 2단계의 클라이언트는 전형적으로 가정에서 관리되지 않으며 일반적으로 숙련된 간병 시설로 퇴원한다. 그러나 보호자의 책임을 가족이 기대하는 상황에서 클라이언트를 보호하기 위한 지침 내용이 포함된다.

단계	기능적 결과	치료 방법	보호자의 보조	주의 사항들
6	손상된 기동성과 자기관리, 이동, 신체 기능 상실로 인한 장애를 감소시키는 건축물의 제한을 보상하고 의학적인 합병증을 예방한다.	클라이언트와 협력하여 안전에 관련된 브조도구, 가정과 직장의 수정이 필요한 집과 건축물의 환경장애를 고려한다. 도표나 모델을 사용하여 환경을 개념화한다. 미래의 필요성, 지역사회의 연구 자원에 대한 분석 능력을 촉진하고 가장 안정하고 효율적인 수행에 필요사항을 계획한다.	신체적인 보조를 위해 클라이언트는 다른 사람에게 요청한다.	
5	6단계와 같다.	클라이언트 및 보호자와 협력하여 가정과 직장 그리고 환경에 있는 건축물의 장애를 예측한다. 3차원 모델을 사용하여 안전을 위한 보조도구와 다른 환경적인 적응에 대한 필요성을 알아내거나, 병원이나 클리닉 세팅에서 필요 사항을 일반화한다. 클라이언트와 보호자가 필요하다고 생각한 가정과 직장의 환경에 집중한다. 추가적인 보조의 필요성을 예측하고 다른 것들을 지정할 수 있는 계획을 설정한다. 역할 놀이의 기회를 주어서 주변 사람들에게 보조를 요청할 수 있는 상황을 연출한다. 보호자에게 다른 상황으로 확대가 가능하도록 교육한다.	대기 상태: 위험을 예측할 수 있는 신호를 주고 더 효율적인 행동을 지정한다.	가정을 방문한 후 보조도구를 주문하기 전에 이 장비의 필요성을 최종 평가한다.

건축물의 제한/안전 (계속)

단계	기능적 결과	치료 방법	보호자의 보조	주의 사항들
4	앞과 같다.	보호자 및 클라이언트와 협력하여 미래의 필요 사항을 결정한다. 잠재적인 문제를 피하는 것을 중점으로 하고 과제 환경을 단순화한다. 가정과 지역사회의 잠재적인 안전의 위협을 알고 제거하기 위해 보호자를 교육한다. 장애를 최소화하기 위해 가정환경을 개조하고, 잠재적으로 위협적인 상황을 피한다(예: 미끄럼 방지 매트, 가구의 재배치, 손잡이, 목욕의자 등). 표준 과정에서 클라이언트의 훈련을 시작한다. 방법에 대해 보호자를 훈련하고 안전 표준에 적합하도록 촉진한다.	최소 보조: 환경적인 보조를 사용하기 위해 클라이언트를 훈련시킨다. 안정의 위해 요소를 제거하고 경험이 없는 건축 장애물에 대해 보조한다.	보호자는 잠재적인 안전의 위해 요소와 관련된 의학적인 합병증을 예방한다. 최소한 2회 가정을 방문한다. 1회는 보조기구를 주문하기 전 확인하기 위해 보호자와 같이 방문하고(가능하다면 설치를 위한 배치 포함), 다른 1회는 특정 환경에서 방법을 연습하기 위해 보호자와 클라이언트를 동반한다. 클라이언트가 클리닉에서 배운 과정을 집이나 지역사회 환경으로 일반화할 수 있을 것이라고 기대하지 않는다.
3	클라이언트 관리와 관련된 자기관리, 이동 또는 신체기능 상실의 장애를 줄일 수 있는 이동 능력의 손상과 건축물의 장애를 보상할 방법을 습득한다. 의학적인 합병증을 예방하고 환경을 보호한다.	보호자와 협력하여 미래의 필요 사항을 확인한다. 가정환경을 수정하여 클라이언트를 보호한다(예: 신발 접지부에 미끄럼 방지 설치, 매트 고정, 바닥 액체 제거, 가구의 기본적으로 익숙한 배치를 바꾸지 말 것, 안전 레일, 스토브 버너의 사용과 외부 전기 배출부 커버 설치 등). 환경적인 보조를 이용하여 표준절차를 따르는 훈련을 시작한다. 변기 덮개를 사용하고, 넘어질 수 있는 물건들을 고정하거나 제거하여 환경을 보호한다. 방법을 보호자에게 훈련시키고 클라이언트의 수행을 감독한다.	중등도 보조: 훈련을 지속하기 위해, 표준 과정의 순서를 완수하기 위해, 클라이언트와 환경을 보호하기 위해 제공한다.	4단계와 같다. 클라이언트와 환경은 목적 지향적이지 않은 행동으로 보호되어야 한다. 클라이언트에게 주어지는 언어적 설명을 간단하게 만든다(명사와 동사만 사용).

건축물의 장애/안전 (계속)

단계	기능적 결과	치료 방법	보호자의 보조	주의 사항들
2	3단계와 같다.	보호자와 협력하여 환경의 수정과 안전장치를 포함한 미래의 필요성을 확정한다. 안전손잡이와 목욕의자를 사용하여 자세 조절을 촉진할 수 있도록 한다. 클라이언트의 안전을 보장할 환경적 수정을 실시한다(예: 가드레일을 천으로 감싼다, 관절 보호장치 사용, 제한장치, 자세를 잡아 주는 장치 등). 가정환경을 개조하여 휠체어나 침대의 이동 가능성을 높인다. 보호자에게 방법을 훈련하고 클라이언트의 수행을 감독한다.	최대 보조: 환경적 보조를 사용하여 자세 조절을 촉진한다. 클라이언트와 환경을 보호한다.	보호자는 의학적인 합병증을 예방한다. 클라이언트가 혼자 움직이는 사건 발생 시 환경을 보호한다. 최소 2회의 가정 방문을 갖는다. 1회는 장비를 주문하기 전에 보호자와 필요성을 확정하기 위해서, 2회째는 보조도구 사용 방법을 보호자가 연습하기 위해 실시한다.
1	전반적인 클라이언트의 관리와 관련된 신체기능 상실을 줄이기 위해서 이동 능력의 손상과 건축물의 장애에 대해 보상 방법을 습득한다. 의학적인 합병증을 예방한다.	보호자와 협력하여 미래의 필요성을 예측한다. 가드레일을 천으로 감싸거나 관절 보호대나 자세보조장치를 적용하는 등의 클라이언트의 안전을 보장하는 환경적인 수정을 실시한다. 적당한 제한 기술과 자세보조장치의 적용에 대해 보호자를 교육한다. 클라이언트의 수행을 감시한다. 의자와 침대의 이동이 가능한 환경으로 수정한다.	전반적 보조: 클라이언트의 자세를 만들고 클라이언트를 보호한다.	보호자는 의학적 합병증을 예방한다. 가정환경을 수정하기 위해 최소 1회의 가정 방문을 보호자와 갖고 추가적인 안정과 클라이언트 관리의 필요성을 평가한다.

환경적 보상: 휠체어

단계	기능적 결과	치료 방법	보호자의 보조	주의 사항들
6	이동장애를 줄이기 위해 휠체어의 사용을 통해 이동 능력을 향상시킨다.	**선택**: 진단명, 예후, 연령, 체중, 안전 요소, 자리 이동의 방법 그리고 휠체어 밀기 방법을 고려하여 클라이언트의 필요에 가장 부합하는 휠체어를 선택한다. 클라이언트와 협력하여 비용적인 요소, 삶의 스타일, 환경을 고려한다. 최적의 기능을 위해 필요한 특성들을 고려하여 능동적인 문제 해결을 유도한다. 수리와 부분적인 교체를 위한 방법에 관해 클라이언트에게 설명한다. **이동 능력**: 클라이언트에게 휠체어의 관리 공간을 알기 위한 추론 방법, 휠체어의 속도와 길이를 판단하는 방법 등을 교육한다. 다른 눈높이로 환경을 보도록 수정한다.		
5	6단계와 같다.	**선택**: 클라이언트, 보호자와 협력하여 비용적인 요소, 삶의 스타일, 환경을 고려한다. 선택사양에 대해 소개하고 데모한다. 휠체어 유지 방법을 데모하고 일반적인 문제들을 알려준다. **이동 능력**: 휠체어 관리 기술을 보이고 관련된 모든 안전 요소들을 알려 준다. 공간을 측정할 수 있는 귀납적이고 연역적인 방법을 알려 주고 휠체어의 속도와 거리를 판단하는 방법을 알도록 촉진한다. 안전을 저해하는 요소를 예측하는 것이 실패했는지 확인한다. 조직화되지 않았거나 너무 빠른 경우와 같은 충동적인 행동 시 신호를 준다. 보호자에게 다른 상황에서도 적용이 가능하도록 훈련한다.	대기 상태: 유지를 확인하기 위해, 안전을 저해하는 상황을 예측하는 것이 실패한 경우를 확인하기 위해, 안전하지 않은 방식에 신호를 주기 위해 필요하다.	유지를 위한 개별화된 계획을 기록하고 판매회사의 전화번호 주소를 포함한 보증, 수리, 부분적인 교체에 대한 정보를 제공한다. 충동적이거나 안전하지 않은 방식의 결과를 알아야 한다[예: 교통체증이나 내려가는 계단 이용 시에는 '휠라이(wheelies)'를 한다].

휠체어 (계속)

단계	기능적 결과	치료 방법	보호자의 보조	주의 사항들
4	앞과 같다.	**선택**: 클라이언트의 욕구를 고려하고 보호자와 협력하여 비용적인 요소, 삶의 스타일, 환경을 고려한다. 최적의 기능을 위해 필요한 조건들만을 고려한다. 보호자에게 유지관리 방법을 교육한다. **이동 능력**: 클라이언트에게 각 단계별로 시범을 보임으로써 휠체어 관리를 훈련한다. 클라이언트가 안전하고 효과적으로 휠체어를 이용할 수 있도록 공간, 속도, 거리를 측정하는 방법을 알기 위해 퇴원 세팅에서 특정 상황의 훈련을 실시한다. 수행을 지도하기 위한 시각적인 신호를 제공한다(예: 바닥 표시, 가구 랜드마크 등). 표준 과정의 적합성을 확인하고 반복적 오류를 알아내어 수정하기 위해 보조를 제공한다(예: 잠금장치 보고 잠그기 등). 신체 부위의 위치를 잡는다. 보호자에게 홈 프로그램을 교육하고 클라이언트 수행을 감독한다.	최소 보조: 훈련을 지속시키기 위해, 유지를 시작하기 위해, 새로운 문제를 해결하기 위해, 신체 일부를 다시 배치하기 위해, 잠재적으로 안전하지 않은 상황을 알고 위해 요소를 제거하기 위해, 안전하지 않은 장소와 저항이 있는 지형의 경우에 보조를 제공하기 위해, 표준 과정이 적합하도록 신호를 주기 위해 필요하다	보호자는 의학적 합병증을 예방한다(예: 신체의 일부를 재배치하고, 안전하지 않은 휠체어의 부분을 수리하며, 안전하지 않은 상태를 인식하고 위해 요인을 제거하는 것).

휠체어 (계속)

단계	기능적 결과	치료 방법	보호자의 보조	주의 사항들
3	앞과 같다.	**선택**: 보호자와 협력한다. 보호자에게 유지 방법을 교육한다. **이동 능력**: 직접적인 신호를 이용하여 휠체어를 전진 또는 후진시키기 위해 반복적 행동을 촉진하는 훈련을 시작한다. 약해진 신체 부위의 자세를 만들고 직접적인 신호를 통해 클라이언트가 브레이크를 잠그거나 풀 수 있도록 한다. 안전을 위한 표준 과정 순서를 완수한다. 클라이언트가 안전하게 운행할 수 있는 넓은 공간을 제공한다. 보호자에게 홈 프로그램을 교육하고 클라이언트의 수행을 감독한다.	중등도 보조: 클라이언트 훈련을 지속하기 위해 건축물의 장애 주변에서 손으로 보조한다. 표준 절차의 순서를 완수하기 위해 필요하다.	보호자는 의학적인 합병증을 예방한다. 클라이언트에게 주어지는 언어적 지시는 간단하도록 유지한다(명사와 동사만 사용). 휠체어에서 클라이언트의 안전을 확보하기 위해서 환경적 보조를 활용한다. 클라이언트가 안전하지 않은 방식으로 휠체어를 작동할 때 잠재적인 위해 상태에 클라이언트가 있다면 사용할 수 있는 추가적인 잠금 장치나 뒤쪽에 설치된 브레이크를 설치한다. 보소증 행위나 안전하지 않은 방식의 휠체어 사용을 막기 위해 보조를 제공한다.
2	클라이언트 관리와 관련된 이동장애를 최소화하기 위해 이동 능력을 증진시킨다.	**선택**: 3단계와 같다. **이동 능력**: 환경적인 지지를 사용하여 휠체어에서 클라이언트의 자세를 만들고 필요시 신체 부위를 재위치시키는 것을 보호자에게 훈련한다. 보호자에게 안전과 환경의 요소들을 고려한 휠체어 관리 방법을 교육한다. 클라이언트의 수행을 감독한다.	최대 보조: 클라이언트의 자세를 잡고 추진하기 위해서, 휠체어를 유지하기 위해서 필요하다	보호자는 의학적 합병증을 예방한다. 환경적인 지지를 통해 휠체어에서 안전을 확보한다.
1	2단계와 같다.	같다.	전반적 보조: 같다.	2단계와 같다.

환경적 보상: 상지 보조기

단계	기능적 결과	치료 방법	보호자의 보조	주의 사항들
6	손기능 향상/보호, 몸의 감소되는 ROM 및 민첩성 장애의 의학적 합병증을 예방한다.	클라이언트가 적용할 수 있도록 가르치고 정적/동적 스플린트를 사용한다. 케어 길정을 설정한다. 스플린트가 수술과 관련되어 있다면 쓰기, 말하기, 정보를 사용하는데 손상의 과정을 이해하도록 촉진한다. 합병증(국소빈혈, 욕창, 통증 증가, 부종)을 예방하기 위한 의학적 상태 변화의 민감성을 촉진하고 즉시 요청되는 다른 상황을 알아야 한다.		
5	6단계와 같다.	정적 또는 동적 스플린트의 맞지 않는 부분과 맞는 부분을 클라이언트에게 설명한다. 시스템 변화, 적절한 맞춤에 대한 증상, 잠재적 압력이 미치는 위치에 대해 지적한다. 클라이언트의 신체 일부분의 결합체를 비교하고 사용에 있어 세 가지 축을 설명한다. 스프린트 사용 시 할 수 있는 활동에 대해 설명한다. 적절한 문제에 대한 힌트를 제한하거나 원하는 활동에 대해 통합하도록 공예 활동을 시작한다. 클라이언트에 신체적 도움이 되는 활동을 지적한다. 보호자에게 촉진하는 방법을 가르친다.	대기 상태: 치료 규정을 확인한다.	

상지 보조기 (계속)

단계	기능적 결과	치료 방법	보호자의 보조	주의 사항들
4	앞과 같다.	한 번에 한 단계, 한 부분을 스플린트에 적응할 수 있도록 훈련한다. 동적 스플린트를 사용하는 것이 필수적이라면 적절히 맞는지, 정렬이 맞는지 보호자에 의해 훈련되도록 한다. 스플린트를 한 채로 양쪽 상지를 사용하는 친숙한 활동이나 과제 분석적인 공예 활동을 설명한다. 도움이 필요한 활동을 포함하여 방법에 대해 보호자를 훈련하고, 필요하면 도움을 준다. 클라이언트 수행 시 감독이 필요하고, 계획에 맞춰 스플린트를 착용할 수 있도록 보호자가 도움을 준다.	최소 보조: 훈련을 계속한다. 스플린트를 착용하고 케어 일정에 따라 필요하다면 스플린트를 재조절한다. 시스템의 변화를 확인한다. 클라이언트가 할 수 있든 없든 활동에서 보조한다.	보호자는 의학적 합병증을 예방한다. 부적절하게 맞는다면 그 결과로부터 발생할 수 있는 의학적 합병증을 예방하기 위해 동적 스플린트를 피한다. 클라이언트의 기능적 제한이 있다면 스플린트를 사용하지 않는다. 의존하거나 아프다고 하는 스플린트 부분에 대한 인상을 강화시킬 수 있다. 기능적인 동적 스프린트(톱니 스플린트)를 조절하여 신경운동학적 학습이 되도록 클라이언트에게 장기간 반복적인 훈련이 필요하다.
3	앞과 같다.	적응, 주위, 정적 스플린트의 관리를 위한 보호자의 훈련이 필요하다. 스플린트에 부착하여 우세한 상지의 기능적 사용을 촉진하기 위한 단순한 보조도구를 제공한다. 양쪽 상지를 사용한 반복적인 동작과 함께 친숙한 활동을 시작한다. 클라이언트가 수행 시 보호자가 감독을 해야 한다.	중등도 보조: 스플린트를 의뢰하고, 케어와 입는 일정에 따라 조절을 한다. 시스템적 변화를 체크한다.	보호자는 의학적인 합병증을 예방해야 한다. 새로운 신경운동적 조절이나 지속적인 모니터링이 요구되는 동적 스플린트의 사용을 피한다. 위험한 옷이나 색다른 물질을 사용하는 경향이 있는 클라이언트는 스플린트 사용을 피한다. 목적에 직접적이지 않은 클라이언트의 이차적 움직임으로 조기에 제거되는 것을 막기 위해 D링이나 버클을 안전 스트랩에 적용한다.

상지 보조기 (계속)

단계	기능적 결과	치료 방법	보호자의 보조	주의 사항들
2	클라이언트 관리와 연관된 신체기질 장애들을 감소시키기 위해 변형들을 예방하거나 약한 관절을 보호한다. 관절 변형과 연관된 합병증들을 예방한다.	스프린트의 적용과 관리에서 보호자를 훈련시킨다. 의료적 합병증들을 예방한다. 입고 관리하는 스케줄을 제공한다. 스프린트에 의해 발생할 수 있는 통증에 대한 클라이언트의 반응을 점검하도록 한다. 클라이언트와 함께 보호자 수행을 감독한다.	앞과 같다.	보호자가 의료적 합병증을 예방한다.
1	2단계와 같다.	2단계와 같다.	2단계와 같다.	2단계와 같다.

환경적 보상: 상지 의수족

단계	기능적 결과	치료 방법	보호자의 보조	주의 사항들
6	신체기질과 민첩성 장애를 줄이기 위해 의수족 사용을 통해 절단 상지를 보상한다.	절단부(stump) 위생관리를 클라이언트와 검토한다. 의수족의 부위 명칭을 확인한다. 관리를 점검하거나 가르친다. 의수족의 조작을 시범, 구두, 서면, 도식화된 지시를 사용하여 가르친다. 부적절한 착용에 대한 증상들에 대해 가르치고 조절을 위해 의지장구사에게 알리는 클라이언트의 판단을 신뢰한다. 심리적인 검사와 직업 재활의 필요를 토의한다.		
5	6단계와 같다.	클라이언트의 의수족 부분들의 이름을 확인시킨다. 관리 시범을 보인다. 착용감과 구성을 평가하고 불일치에 대해 의지장구사에게 알린다. 의수족 조작을 시범 보인다. 클라이언트들이 일반화할 수 있는 활동들로 새로운 신경근육 조절을 훈련할 기회를 제공한다. 잘못된 동작을 수정하고 잠재적인 위험 또는 동작의 비효율적인 결과를 지적하는 도움을 줄 수 있는 클리닉에서 공예와 같은 기능적인 활동들을 제공한다. 새로운 장애에 심리적인 조절에 대해 토의한다. 심리학적 후속 관리와 직업재활에 대한 도움을 평가한다.	대기 상태: 치료 순응을 점검하기 위해 필요하다.	절단부와 의수족 관리를 위해 개별화된 스케줄을 제공한다. 치료 불이행의 구체적 예시를 제공한다. 재조절을 위해 의지장구사와 약속을 잡는다. 만약 가능하다면 약한 정도의 인지장애를 고려한 다른 서비스들을 상의한다.

상지 의수족 (계속)

단계	기능적 결과	치료 방법	보호자의 보조	주의 사항들
4	앞과 같다.	절단부 관리를 클라이언트 및 보호자와 검토하고 시범을 보인다. 클라이언트의 의수족의 이름을 한 번에 한 부분씩 확인한다. 의지장구사에게 부적합한 착용을 고려하도록 알린다. 한 번에 한 단계씩 보조도구 입고 벗는 것을 시범 보인다. 상황-특정 과제들에서 보조도구 사용에 대해 한 번에 행동으로 클라이언트를 훈련시킨다. 불안전하거나 비효율적인 행동들과 지렛대 작용을 수정하기 위해 구두와 시각 단서를 제공한다. 홈 프로그램에서 보호자를 훈련시킨다.	최소 보조: 절단부 및 의수족 관리를 시작한다. 훈련을 계속한다. 잠재적으로 불안전한 활동들에 도움을 준다.	보호자가 의료적인 합병증들을 예방하도록 한다. 복잡한 역동적인 말단 보조도구들은 새로운 신경근육 조절을 만들기 위한 더 높은 요구 때문에 효율적인 선택이 아닐 수 있다. 더 단순한 대체품을 고려하기 위해 의지장구사와 상의한다(예: 분명하게 보이는 작동 부분들, 덜 복잡한 지렛대 작용 등). * 주의: 만약 좀 더 복잡한 보조도구가 요구된다면, 학습의 전이와 기능적인 효율성을 평가하기 위해 적어도 1달 동안 집중적인 프로그램을 시작하기 위해 보호자와 보험회사와 상의해야 한다. 서면, 도식화된 지시들을 피하고, 클라이언트와 모델 또는 유사품을 사용한다. 훈련은 기술의 일반화에 대한 적은 기대를 가진 과제-특정 상황에서 구체적이고 분명해야만 한다. 클라이언트에게는 효과적인 결과를 위한 새로운 신경근육 조절 학습을 위해 장기간 반복적인 훈련이 요구될 것이다.

상지 의수족 (계속)

단계	기능적 결과	치료 방법	보호자의 보조	주의 사항들
3	앞과 같다.	절단부 및 의수족 관리를 보호자에게 훈련시킨다. 의수족을 입고 벗는 것을 보호자에게 시범 보인다. 전체 도움으로 손상 측 상지의 사용을 강조한 반복된 활동들에서 클라이언트의 훈련을 시작한다. 의료적 예방조치와 치료 방법을 보호자에게 훈련시키고 클라이언트의 수행을 감독한다.	중등도 보조: 절단부와 의수족 관리하기; 입고 벗기를 돕기; 훈련 계속하기; 양측 미세-운동과 잠재적으로 불안정한 활동을 돕기	보호자는 의료적 합병증을 예방한다. 새로운 단계들과 신경근육 조절의 연속을 배우기 위한 목표 지향적인 행동들이 요구되는 역동적인 말단 보조도구들을 피한다. 더 단순한 대체물들을 위해 의지장구사와 상의한다. 부적절하게 사용하거나 비목적적인 방식으로 사용된다면, 잠재적으로 안전상 위험을 보일 수 있는 말단 보조도구는 피한다(예: 후크).
2	상지 절단과 연관된 의료적 합병증을 예방한다. 클라이언트 관리와 관련된 개인위생, 이동, 신체 그리고 민첩성 장애들을 줄여주기 위해 기능 손실을 보상한다.	보호자와 절단부 관리를 검토한다. 의료적 예방책을 메모하며, 보호자에게 위생관리와 붕대 감기를 시범 보인다. 먹기와 자세유지를 위해 양측 자세 행동들로 클라이언트를 돕기 시작한다. 클라이언트와 보호자가 수행하는 방식들을 감독한다. 보호자가 인지능력의 향상을 관찰하고 만약 적용 가능하다면 치료사에게 재평가를 알린다.	최대 보조: 절단부 관리를 수행한다. 양측 자세 행동이 요구되는 활동들을 돕는다.	보호자는 의료적인 합병증을 예방한다. 클라이언트는 말단 보조도구 적용 대상이 아니다. 보행 활동하는 동안 잠재적 손상된 균형에 대해 처음부터 돕는다.
1	2단계와 같다.	보호자에게 절단부 관리를 시범 보인다. 클라이언트와 하는 수행을 감독한다. 보호자가 인지능력의 향상을 관찰하고 만약 적용 가능하다면 치료사에게 재평가를 알리도록 한다.	전반적 보조: 절단부 관리를 수행한다. 움직임의 손실에 대해 보상한다.	2단계와 같다.

훈련 절차

새로운 신체장애들에 대한 학습 훈련 절차들은 클라이언트의 정보처리 체계에 교육적이고 생체역학적인 요구들을 추가해 놓는다.

주된 교육적 요구들은 개인에게 내재되어 있고 다음을 하도록 요구하는 것이다.

- 새로운 방식으로 활동들을 성취하는 방법을 배우기 위해 필요를 인식한다.
- 새로운 행동들의 순서를 배우고 획득하거나 친숙한 행동들의 순서로 변경할 수 있다.
- 정상 움직임 패턴으로 변경할 수 있다(새로운 신경근육 조절).
- 행동들의 결과들을 향상시키는 표면과 공간적 특성에 대한 문제들을 해결할 수 있다.
- 행동들의 잠재적인 이차적인 결과들을 고려할 수 있다(예: 이동하기 전에 휠체어를 잠그고, 활동하는 동안 전체 고관절 또는 심장 예방책을 준수한다).

신체장애를 증가시키고 인지능력에 추가적인 요구들을 더하는 생체역학적 요구들은 다음과 같다.

- 손상된 감각
- 손상된 운동가동범위
- 손상된 근력
- 손상된 협응
- 손상된 균형
- 움직임에 통증
- 부종
- 손상된 지구력

증가된 신체장애는 개인위생, 이동, 신체 그리고 민첩성 장애들을 안전하고 효율적인 방식으로 효과적으로 보상하기 위해 증가된 인지능력을 요구한다. 레벨 6에서 이것은 문제가 아니다. 레벨 4에서 훈련은 상황(특정 환경)에서 치료사가 새로운 학습 절차들을 단계적으로 나누고 안전을 점검하는 것으로 길고 지루할 것이다. 인지 수준 4.6에서 클라이언트는 간단한 신경근육 조절을 만들 수 있고 몇 가지 새로운 단계들을 따르도록 훈련될 수 있다. 훈련은 레벨 4.8에서보다 레벨 4.6에서 좀 더 반복이 필요할 것이다. 레벨 4.8에서 한 번에 한 가지 새로운 조절에 대해서 활동이 부분으로 나눠질 때 클라이언트는 여러 가지 신경근육 조절들을 만들도록 훈련될 수 있다. 레벨 5에서 훈련 절차들은 매우 적은 수의 반복이 요구될 것이다. 새로운 단계들의 연속과 신경근육 조절들을 배우지만 보호자가 안전을 위한 신호를 주기 위해 곁을 지켜야 하고, 표면과 공간적인 특성에 대한 새로운 문제를 해결하기 위해 필요하다.

작업치료사들에 의해 일반적으로 사용되는 선택된 일상생활 훈련 절차들은 그것들을 효과적으로 배우기 위해 요구되는 최소한의 수행 방식에 의해 분석될 것이다. 제5장에서 언급되었던 소수점 체계의 더 큰 특별함은 훈련 절차의 인지적 복잡성을 더 분류하기 위해 사용될 수 있다. 제7장에서 소수점 체계의 적용을 확인할 수 있다. 만약 보호자 도움이 신호를 제공하고, 안전 예방 조치를 준수하며, 새로운 문제들을 해결하기 위해 필요하게 된다면, 추가적 범주가 추가될 수 있다.

가끔 클라이언트가 매우 의욕적이고, 근면하며, 훈련을 계속하는 데 동의하고, 신호를 제공하며, 새로운 문제를 해결할 지지적인 보호자가 있다면, 교육적 요구 수준 아래 인지능력을 가진 상태에서도 성공적인 결과가 성취될 수 있다. 최소한 수행 방식은 전문가적인 판단에 의해 뒤집어질 수 있는 제안으로 간주되어야만 한다.

우리는 중추신경계 손상에서 인지능력과 복잡한 생체 역학적 요인들의 감소가 대부분 수반되기 때문에 중추신경계 손상에서 사용되는 훈련 절차들을 선택하였다.

자가-시행을 위한 관절 보호와 에너지 보존 기술과 같은 교육적인 기술들은 또한 배우기 위해 요구되는 최소한의 수행 방식에 의해 분석될 것이고, 일상의 사용에 대한 정보로 일반화할 것이다. 보호자 도움은 기본적으로 재활에서 지향되는 것은 아니지만 새로운 상황에서 새로운 방식들의 확정과 잠재적인 행동의 이차적인 결과들을 지시하기 위해 포함될 것이다.

이 범주들에서 치료사와 클라이언트에게 훈련 기술의 무한한 다양성이 포함되지는 않는다. 치료사들은 전문적인 판단에 기초하여 선택한 훈련 절차들을 분석하기 위해 이 예시들을 사용할 수 있을 것이다.

레벨	훈련 절차	요구들	보호자 도움
4.8	편마비 클라이언트 옷 입기 상지 • 안정성을 위해 자세를 잡기 • 옷을 정확하게 위치시키기(셔츠의 안쪽이 위로 향하고, 칼라를 최대한 클라이언트 가까이에 두기 등) • 먼저 손상 측 팔을 옷에 두기 • 소매에 완전하게 넣기 • 보조도구를 사용하거나 사용 없이 옷을 어깨 주위까지 올리기 • 잠금장치를 채우기 • 벗을 때는 반대로 하기	암송하며 새로운 행동 순서를 기억하기, 한 번에 한 가지씩 새로운 신경근육 조절을 따라 하기, 기본적인 행동의 결과를 메모하고 도움 없이 실수들을 수정하기, 도움 없이 옷을 돌리고 공간위치 문제들을 수정하기, 이차적인 결과에 대해 수정하라는 신호에 반응하기(입은 후에 끝단과 칼라를 정리하기, 일어서는 동안 바지가 벗겨지는 것을 예방하기 위해 벨트 고리를 손가락에 끼우기	다른 형태의 옷 입기와 환경에서 표면과 공간적 특성에 대한 문제를 해결하기, 새로운 순서를 기억하기 위해 여유시간을 주기 작거나 잠금장치에 닿기 어려운 것을 도와주기 이차적인 결과에 대해 신호 주기
같음	하의(앉은 자세) • 안정성을 위해 자세 잡기 • 정상 측 다리 위에 손상 측 다리를 교차해서 올리기 • 손상 측 다리에 바지를 미끄러지듯 올려 입기 • 교차된 다리 풀기 • 엉덩이까지 바지를 올리기 • 양옆으로 꿈틀꿈틀 움직여서 바지를 엉덩이 위쪽까지 올리기 • 벗을 때는 반대로 하기	같음	같음
4.8	편마비 클라이언트의 이동 휠체어에서 피봇 트랜스퍼 • 휠체어를 가구와 수평으로 더 강한	암송하며 새로운 행동 순서들을 기억하기, 한 번에 한 가지씩 새로운 신경근육 조절을 따라하기, 휠체어의 공간	환경에서 안전 위험을 제거하기 안전을 위한 표준 절차에 순응하는지 점검하기

레벨	훈련 절차	요구들	보호자 도움
	쪽으로 위치시키기 • 휠체어 브레이크 잠그기 • 발을 몸 아래에 평평하게 두기 • 강한 쪽 상지로 휠체어 팔걸이를 밀어 일어나기 • 서있는 동안 짧게 균형유지 • 앉기 위해 무릎을 구부리고 강한 쪽 상지로 몸을 안정시키면서 강한 쪽을 향해 몸을 돌리기	위치 수정하기, 안전 위험 예방을 위해 이동 시도 전에 일관되게 휠체어 브레이크 잠그는 것의 중요성을 알기	새로운 해결책을 기억하기 위한 여분의 시간을 허용하여 친숙하지 않은 환경에서 재교육하기
5.4	슬라이딩 보드를 사용한 이동 • 가구와 강한 쪽이 수평이 되도록 휠체어를 위치시키기 • 브레이크를 잠그기 • 휠체어 팔걸이를 제거하고 근처에 두기 • 이동 보드를 엉덩이 밑과 가구에 걸쳐지도록 놓기 • 강한 쪽을 사용하여 몸을 당기며, 보드와 가구로 이동하기 • 이동 보드를 제거하고 근처에 두기 • 휠체어를 약간 떨어뜨려 두기 • 만약 누우려면, 정상 측 다리를 환 측 다리 아래에 걸어서 가구 위로 당기기 • 휠체어로 돌아가기 위해 반대 순서로 하기	휠체어와 가구 사이에 공간을 고려하는 능력, 휠체어와 가구 사이의 거리에 관계하여 이동 보드를 두는 것을 고려하기, 휠체어 팔걸이를 제거하기 위해 소근육을 조절하기, 이동 높이가 다를 경우 자세 조절을 하기, 안전 예방조치를 고려하여 구두 설명에 주의를 기울이기	안전을 점검
5.6	관절염 클라이언트의 관절 보호 원칙들: • 관절에 과도한 압력이 가하지는 활동들을 대상으로 함 • 변형을 일으키는 자세를 피하기 • 자세를 유지하는 친숙한 형태로 변경하는 것을 알기 • 지속적인 자세 유지는 피하기, 자세 또는 활동을 자주 바꾸기 • 필요에 따라 보조도구 사용하기 • 필요하면 도움을 얻기 • 무거운 일을 할 때 가장 강한 관절을 사용하는 행동을 계획하기 • 가장 큰 기계적 이점으로 관절을 사용하기 위해 지렛대 원칙을 적용하기 • 통증을 주시하기 • 필요들에 우선순위 매기기 • 기능과 운동가동범위를 최대화하고 변형을 예방하기 위한 활동들을 계획하기	수행을 다양하게 하고 향상시키기 위해 방법들을 비교하는 능력, 요청에 행동의 속도를 바꾸기	• 필요에 따라 자세 또는 활동들을 바꾸도록 클라이언트에게 상기시키기 • 필요에 따라 통증과 휴식을 존중하도록 클라이언트에게 상기시키기 • 다른 사람의 스케줄을 고려하여 도움을 얻기 위해 필요를 확인하기 • 필요들의 우선순위로 행동들을 계획하고, 지렛대 원칙을 사용하여 도와주기 • 새롭고 기대하지 않은 상황을 피하기 위해 잠재적인 이차적인 결과들을 지적하기

레벨	훈련 절차	요구들	보호자 도움
5.6	에너지 보존 원칙들 • 불필요한 에너지를 소모하거나 클라이언트를 위험에 둘 수 있는 활동들을 대상으로 함 • 에너지를 보존하기 위해 과제들을 결합하기 • 필요들에 우선순위를 정하기 • 보조도구 사용, 환경 조정, 그리고 도움을 얻는 것을 포함하여 행동들을 계획하기 • 필요에 따라 의료적인 상태를 관찰하기(혈압, 맥박)	수행을 다양하게 하고 향상시키기 위해 방법들을 비교하는 능력, 요청에 행동의 속도를 바꾸는 능력, 삼차원 공간에서 부분과 전체 사이의 관계를 아는 능력	• 필요들에 우선순위를 정하고 활동들 계획하는 것을 돕기 • 클라이언트에게 시간 제약 상기시키기 • 다른 사람의 스케줄을 고려하여 도움을 얻기 위해 필요 확인하기 • 장기적인 필요를 위해 계획하는 것을 돕기 • 필요에 따라 의료적인 상태를 관찰하도록 클라이언트에게 상기시키기 • 새롭거나 기대하지 않는 상황을 피하기 위해 잠재적인 이차적인 결과들을 지적하기
같음	업무 단순화: • 좀 더 효율적인 수행을 위해 단순화할 수 있는 활동들을 대상으로 함 • 대근육 활동을 위해 반대 또는 대칭 움직임으로 작업하기 위해 양손을 사용하기(먼지 털기, 창문 닦기 등) • 들어 올리고 옮기는 것을 피하기, 물건을 미끄러지듯이 이동시키기 • 움직임을 돕기 위해 중력 이용하기 • 작업 공간을 정리하기 • 가능하면 언제든지 앉아서 작업하기 • 작업하기 위한 최상의 접근성을 위해 환경 변경하기(작업대 높이 조절하기 등) • 필요할 때 도움 얻기 • 필요에 따라 의료적 상태 관찰하기	같음	같음

여섯 가지 인지 단계들은 치료 목표를 설정하기 위한 일반적인 틀로서 사용될 수 있다. 전문적인 판단은 치료 목표들을 이어가고, 방법을 찾고 목표를 성취하기 위해 필요한 시간을 추정하기 위해 요구된다. 보호자는 클라이언트 입원 후 필요한 도움 수준을 고려하는 치료 과정의 통합된 부분으로서 간주되어야 한다. 이 장에서 클라이언트의 현재 인지 단계로 성취할 수 있는 것에 대한 지침을 제공한다.

감사 인사

알렌인지수준 과제를 그들의 클라이언트에게 검사하도록 허락해 준 캘리포니아에 있는 Glendale Adventist Medical Center의 작업치료과에 감사를 전한다. 내가 그곳에서 지난 4년간 했던 일상적인 관찰들은 재활 환경에서 신체와 인지장애 클라이언트들에게 이 모델을 확정하는 데 기여하였고 매우 유용하였다.

참고문헌

Allen, C.K. (1985). *Occupational therapy for psychiatric diseases: Measurement and management of cognitive disabilities.* Boston: Little, Brown.

Allen, C.K. (1989). Treatment plans in cognitive rehabilitation. *Occupational Therapy Practice, 1,* 1-8.

Allen, C.K., Foto, M., Sperling, T.M., & Wilson, D. (1989). Outpatient occupational therapy Medicare part B guidelines (DHHS Transmittal No. 565). In *Health insurance manual.* Baltimore, MD: Health Care Financing Administration.

Finger, S. (1988). *Brain injury and recovery: Theoretical and controversial issues.* New York Plenum Press.

Kaplan, P.E., & Smith, H.D. (1986). *Stroke rehabilitation.* Boston: Butterworth.

추천문헌

Abreau, B.C., & Toglia, J.P. (1987). Cognitive rehabilitation: A model for occupational therapy. *American Journal of Occupational Therapy, 41,* 439-448.

Bailey, D.M., & DeFelice, T. (1991). Evaluating movement for switch use in adults with severe physical and cognitive impairments (case report). *American Journal of Occupational Therapy, 45,* 76-79.

Bonita, R., & Beaglehole, R. (1988). Recovery of motor function after stroke. *Stroke, 19,* 1497-1500.

Brandstate, M.E., & Basmajian, J.V. (Eds.). (1987). *Stroke rehabilitation.* Baltimore, MD: Williams & Wilkins.

Duncan, P.W., & Badke, M.B. (Eds.). (1987). *Rehabilitation: The recovery of motor control.* Chicago: Year Book Medical Publishers.

Earhart, C.A., & Allen, C.K. (1988). *Cognitive disabilities: Expanded activity analysis.* Colchester, CT: S & S Worldwide.

Hasselkus, B.R. (1991). Ethical dilemmas in family caregiving for the elderly: Implications for occupational therapy. *American Journal of Occupational Therapy, 45,* 206-212.

Hopkins, H.L., & Smith, H.D. (Eds.). (1988). *Willard and Spackman's occupational therapy* (7th ed.). Philadelphia: Lippincott.

Lee, W.A. (1989). A control systems framework for understanding normal and abnormal posture. *American Journal of Occupational Therapy, 43,* 291-301.

O'Sullivan, S.B., & Schmitz, T.J. (Eds.). (1988). *Physical rehabilitation: Assessment and treatment*

(2nd ed.). Philadelphia: F.A. Davis.

Pedretti, L.W., Zoltan, B. (Eds.). (1990). *Occupational therapy: Practice skills for physical disabilities* (3rd ed.). St. Louis: Mosby.

Sabari, J.S. (1991). Motor learning concepts applied to activity-based intervention with adults with hemiplegia. *American Journal of Occupational Therapy, 45,* 523-530.

Silliman, R.A., Wagner, E.H., & Fletcher, R.H. (1987). The social and functional consequences of stroke for elderly patients. *Stroke, 18,* 200-203.

Toglia, J.P. (1991). Generalization of treatment: A multicontext approach to cognitive perceptual impairment in adults with brain injury. *American Journal of Occupational Therapy, 45,* 505.

World Health Organization. (1980). *International classification of impairments, disabilities, and handicaps.* Geneva: Author.

제 9 장

Learning to Use Adaptive Equipment

보조도구 사용 배우기

Tina Blue, OTR

보조도구는 약하거나 비정상적인 움직임 패턴을 보상하기 위하여 사용하는 것이다. 대부분의 보조도구들은 상업적으로 활용 가능하고 자기관리와 상황에 따른 활동을 위해 사용되고 있다.

보조도구는 환경을 변경하는 데 사용된다. 변경은 다음을 하기 위해 이뤄진다.

- 접근성 높이기(예: 출입구 넓히기, 변기 좌석 높이기, 휴대 가능한 거울)
- 안정성 제공하기[예: 가로대(그랩 바), 욕조 좌석, 자세 유지기, 목욕 매트]
- 안전 보장하기(예: 안전띠, 후방 탑재 휠체어 브레이크, 문에 안전 바)
- 클라이언트 관리 단순화하기(예: 샴푸 대야, 실금을 위한 옷, 개량 옷, 병원용 침대)
- 추가적인 의료 문제 예방하기(예: 압박 방지 쿠션, 의료 경고 태그, 자세 유지 스프린트)
- 에너지 보존하기(예: 벨크로 신발, 확장된 기기 손잡이, 리처)
- 새로운 방식으로 과제들 성취하기(예: 단추 보조도구, rocker knives, 화장실 휴지 보조기, 흡입 손 브러시)

이 장은 활동을 하는 데 기본적으로 중요한 앞에서 언급된 목적들을 인식하는 것이다. 이 장에서 보조도구를 효율적으로 사용하는 방법을 배우는 데 요구되는 수행의 방식들을 분석하였다. 클라이언트 또는 보호자가 앞에서 언급된 목표들 중 하나가 충족되기를 원하고, 상업적으로 활용 가능한 보조도구들을 가능하면 언제든지 사용하는 것으로 가정한다. 가정들이 합리적으로 만들어졌으면, 다음 질문은 보조도구들이 효율적이고 안전하게 사용될 수 있는지 하는 것이다. 그 질문에 답하기 위하여 인지적 지침이 제안되었다.

이 보조도구들의 균등함은 개인의 정보처리 체계에서 역학적이고 교육적인 요구들에 대한 섬세한 분석을 가능하게 한다. 제5장에서 언급된 소수점 체계는 사람이 보조도구를 사용하기 위해 배우는 데 요구되는 가장 낮은 수행 방식을 제시하기 위해 사용되었다.

활동 분석의 일반적인 틀은 인지 단계, 성취될 수 있는 보상 형태, 그리고 환경적 자극들에 의해 요구되는 반응 형태를 포함한다. 이 기준들의 개관은 [표 9-1]에서 제공된다.

표 9-1 보조도구의 인지활동 분석

인지 단계	보상	요구
1	수동	없음
2	수동	생체역학적
3	능동	기계적
4	능동	기계적
5	역동	교육적
6	역동	교육적

심각한 인지장애(레벨 1, 2)를 가지고 성공적으로 사용될 수 있는 보조도구들은 정상적인 움직임을 위해 수동 보상을 제공한다. 클라이언트들은 효율적으로 수동 보상을 사용할 수 있는지 생각할 필요가 없다. 보상은 외부적인 힘에 의해 만들어진다. 수동 보상들은 힘이 외부에 있기 때문에 정상 행동 또는 새로운 감각운동 모델의 형태로 변화가 요구되지 않는다. 클라이언트에게는 인지적인 요구가 없다. 수동 보상의 예는 포지셔너, 안전띠, 그리고 압력 방지 쿠션이다. 레벨 3, 4에서 사용될 수 있는 보조도구들은 능동 보상이 요구된다. 클라이언트들이 물건들을 움직이지만, 그들의 정상 움직임 패턴을 변경하는 방법을 알 필요는 없다. 역동적 보상은 레벨 5, 6에서 편하게 배울 수 있다. 역동적 보상은 정보처리 체계에 좀 더 복잡한 요구들을 얹는다. 능동과 역동적 보상 사이의 차이는 효율적으로 보조도구를 사용하기 위해 처리되어야 하는 정보의 인지적 복잡성에 그 기초가 있다.

보조도구에 의해 제공된 정보는 생체역학적, 기계적, 교육적인 세 가지 범주로 나눠진다[표 9-2]. 생체역학적 정보는 근골격계로부터 온다. 레벨 1에서 적응은 전체적으로 외부 힘으로부터 오고 생체역학적 또는 인지적 수준 둘 중 하나로부터 처리를 요구하지 않는다. 레벨 2에서 생체역학적 정보는 중력의 영향을 극복하고, 편안함 또는 통증을 지시하기 위해 처리될 수 있다. 기계적인 정보는 물질로부터 오고 보통 신체 움직임에 따라 처리된다. 기계적 요구들은 레벨 3과 4에서 처리될 수 있다. 교육적 정보는 물질로부터 오고 새로운 방식으로 하는 것을 배우기 위해 친숙한 움직임 패턴을 바꾸는 레벨 5와 6에서 편안하게 처리된다. 정보를 처리함에 따라, 개인들은 보조도구를 성공적으로 사용하기 위해 요구되는 인지적 요구를 충족한다.

표 9-2 보조도구에 의해 제공되는 정보

생체역학적 요구들(레벨 2)
(사람에 내재된)
- 감각
- 움직임 범위
- 근력
- 협응
- 균형
- 움직임에 따른 통증
- 부종
- 지구력

기계적 요구들(레벨 3, 4)
(보조도구에 내재된)
- 물건은 친숙하지 않은 외형을 가진다(새로운 감각신호들).
- 물건은 특정적인 방식으로 정상 움직임 패턴 사용을 요구한다(밀기, 당기기, 쥐기, 꼬집기, 돌리기, 들어올리기, 놓기 포함).
- 물건은 행동들을 단순화하고 저항을 극복하기 위해 지렛대를 적용한다.
- 물건은 설치가 요구된다(보호자에 의해 할 수 있음).

주된 교육적 요구들(레벨 5, 6)
(사람에 내재된)
- 보호자가 활동을 도와주는 것에 비해 기꺼이 보조도구를 사용하고자 한다.
- 새로운 행동들의 순서를 배우고 획득할 수 있다.
- 보조도구 사용의 효과를 향상시킬 표면과 공간적 특성에 대한 문제를 해결할 수 있다.

소수점 체계(Decimal system)

인지적 복잡성의 더 나아간 분리가 제5장에서 언급된 소수점 체계에서 이뤄질 수 있다. 보조도구를 조작하기 위해 요구되는 능동과 역동적 보상들이 독자를 세밀한 분석으로 향하도록 하기 위해 사용된다.

능동 보상들은 정상 행동과 결합된 새로운 감각신호의 확인이 필요할 수 있다. 정상 행동들은 밀기, 쥐기, 꼬집기, 돌리기, 들어올리기, 내려놓기가 있다. 정상적으로 물질과 연관된 외형의 변화가 있을 수 있다. 약간의 보조도구들은 빌트업되거나 무게를 늘린 도구들과 같이 적응을 가질 수 있고, 작동하기 위해 정상 조작 행동들이 요구된다. 이것을 3.2와 3.4레벨에서 성취할 수 있다. 다른 예들은 utensil cuff(보호자의 도움으로 착용), 확장된 컵 손잡이, 젖병식 컵의 사용이 있을 수 있다. 레벨 3.6에서는 직선적인 신호에 벨크로 버튼을 붙이도록 하고, 스쿠프 접시를 사용하여 행동들을 수정하도록 클라이언트를 훈련시키는 것이 효율적일 수 있다. 능동적 처리는 만약 새로운 행동들의 변경이 요구되거나 친순한 행동들의 순서를 변경하는 것 없이 단순 기계적 지렛대가 제공된다면 4.0~4.4의 범주에서 성공적일 수 있다. 이 같은 형태의 보조도구들의 예로 확장된 기기 손잡이, tab-grabber, looped scissor가 있다.

역동적 보상들은 레벨 4.6 이상에서 성취할 수 있고, 정상 동작들을 변경하거나 새로운 행동의 순서를 배우는 것이 요구된다. 4.6에서는 짧은 기간 동안에 자발적인 신경근육 조절들이 성공적이거나 성공하지 못할 수 있다. 레벨 4.8에서 클라이언트는 더 길거나 복잡한 단계들(보통 4개 이상)의 순서를 기억할 수도 있고, 한 번에 한 가지 새로운 조절로 새로운 신경근육 조절들의 연속을 모방할 수도 있다. 그러나 레벨 4.8에서는 장기간의 상황(특정 훈련)의 이득 없이 그리고 새로운 상황에서 계속적인 신경근육 조절을 요구하거나 명확한 특성에 반응하는 새로운 문제를 풀기 위해서 보호자의 도움을 받지 않고는 훈련 결과들에 융통성이 없고, 좌절감을 주며, 단념시킬 수 있다(다른 형태의 옷 입기에서 dressing stick 사용하기). 계속적인 신경근육 조절들을 만드는 동안 한 번에 여러 가지 새로운 단계들을 배울 수 있는 가능성은 레벨 5.0에서 조금 더 편안하게 학습된다. 보조도구가 표면과 공간적 특성에 반응하여 계속적인 신경근육 조절을 만드는 게 요구될 때, 효율적인 학습을 위한 요구는 레벨 5.4에서 증가된다(예: 버튼 보조도구 사용). 잠재적인 피부 손상 부위를 길이를 조절할 수 있는 거울로 일상적으로 점검하는 것처럼, 모든 명확한 특성에 적응하고 지루한 순서를 독립적으로 따라가는 것이 요구되는 보조도구는 레벨 5.6의 보다 높은 수행 방식에서 성공적으로 교육될 수 있다.

다음 부분에서 수동, 능동, 역동적 보상을 보이는 선택된 보조도구가 사용을 위해 요구된 최소 수행 방식으로 분석될 것이다. 보조도구 사용을 위해 기본적으로 최소 수준의 신체장애가 고려될 것이다. 증가된 신체장애는 보조도구를 효율적이고 안전하게 사용하기 위한 방법을 배우기 위해 증가된 인지능력이 필요하다. 예를 들면, 어깨관절범위에 제한을 가진 클라이언트는 목욕하기 위해 긴 스크럽 스펀지를 사용하는 것을 배우기 위해 레벨 4.6의 인지 단계가 필요할 수 있는 반면에, 자세 불안정성이 있는 클라이언트는 손이 닿기 어려운 부위를 씻는 동안 넘어짐을 예방하기 위해 필요한 자발적인 자세 조절하기 위해 레벨 5.4가 필요할 것이다.

만약 보호자 도움이 안전 예방책을 준수하고, 설치하며, 수행을 유지하고, 신호를 주거나 문제를 해결하는 데 요구된다면 추가적인 범주가 더해질 것이다. 보조도구는 세계보건기구의 장애(disability)에 대한 두 자릿수 범주(two-digit categories)로 분류될 것이다.

일부 보조도구는 그것이 많은 다른 방식들과 상황에서 사용될 수 있기 때문에 포함되지 않았다. 예를 들면, 레벨 4.3에서 마우스 스틱은 의사소통 보드에서 가리키기 위해 사용될 수 있다. 환경 조절 유닛을 조작하기 위해 마우스 스틱을 사용하는 것은 레벨 4.8에서 암기로 새로운 단계들의 순서를 배우기 위한 인지적 능력이 요구된다. 이동 보드는 레벨 2 클라이언트를 이동하기 위해 보호자에 의해 성공적으로 사용될 수 있다. 그러나 이동 보드를 가지고 독립적이고 안전하게 이동하기 위해 최소한 5. 인지 단계가 요구된다. 고관절인공관절전치환술 주의사항과 같은 중요한 정보를 기억하기 위한 필요는 또한 정보처리 체계에서 조금 더 복잡한 요구들에 놓여 있다. 그러므로 보조도구는 인지장애가 보조도구뿐만 아니라 활동에 의해서 영향을 받기 때문에 활동의 문맥에서 분석될 필요가 있다.

가끔 만약 클라이언트에게 매우 의욕적이고 근면하며, 지속적인 훈련에 동의하는 지지적인 보호자가 있다면, 교육적인 요구 수준 아래의 인지능력을 가졌어도 성공적인 결과를 얻을 수 있다. 최선의 수행 방식은 전문가의 판단에 의해 이루어질 수 있다.

1. 행동장애 — 학습습득장애(10~13)

보조도구/목표	요구	보상*	인지 단계	보호자
안전문 바, 잠금장치, 문: 혼동된 상태의 보행 가능한 클라이언트의 안전을 보증하기 위해 사용되고, 배회를 예방하기 위해 사용될 수 있다.	없음	P	N/A	준비하기 위해
부드러운 안전 띠, posey 재킷: 위약하고 이동 및 보행 시 도움의 필요를 인식하지 못하는 혼동된 상태의 충동적 클라이언트들의 안전을 보증하고 의료적 합병증을 예방하기 위해 사용될 수 있다.	없음	P	N/A	준비하기 위해
가정 인터콤 시스템: 다른 방에서 클라이언트의 행동과 의료상태를 보호자가 관찰하기 위해 사용될 수 있다.	없음	P	N/A	

2. 의사소통장애 — 듣기 장애(23~24)

보조도구/목표	요구	보상*	인지 단계	보호자
전화 확성기: 청각 메시지를 받는 능력이 감소되었을 때 전화기 수신기에 달 수 있다.	없음	P	N/A	
번쩍이는 전화기 불빛: 전화 벨 소리를 듣는 능력이 약하게 또는 중등도로 제한되어 있을 때 사용할 수 있다(확성기와 결합하여 사용할 수 있다).	번쩍이는 불빛 신호에 대해 눈에 보이는 환경을 탐색하는 훈련을 한다. 전화기를 조작하기 위해서 보통 움직임 패턴을 사용할 수 있다.	A	4.6	클라이언트에게 눈에 보이는 환경을 탐색하도록 상기시킨다.

시각장애(25~27)

보조도구/목표	요구	보상*	인지 단계	보호자
확대기: 읽기, 쓰기 그리고 시각 조작 같은 적절한 시력이 요구되는 과제를 실행할 능력의 제한이 있을 때 사용된다.	복사본에 확대기 주변을 맞추고, 보조도구를 옮기며, 한 번에 한 부분씩 순차적으로 복사하는 훈련이다.	A	4.0	잠재적으로 깨지기 쉬운 물건의 안전성을 점검한다.

*P=수동, A=능동, D=역동

시각장애(25~27) *(계속)*

보조도구/목표	요구	보상*	인지 단계	보호자
	필요하다면 프리핸드 버전을 끼거나 벗는다.			배치를 내려놓고 잊어버림으로 인한 손실을 예방한다.
프리즘 안경: 읽기, 텔레비전 보기 또는 재봉질 또는 보드게임 하는 것처럼 시각 조작이 요구되는 과제를 실행하기 위해 목 또는 자세가 움직이는 상태를 예방할 때 사용된다.	발 쪽에 있는 사물이 눈앞에 보이므로 방향감각의 혼동이 있을 수 있다. 동시적으로 사물을 조작하는 동안 공간관계, 공간에서 관계 안에 사물의 부피를 추정하는데 유연성을 가지는 능력을 기른다.	D	5.6*	

다른 의사소통장애(쓰기)(28~29)

보조도구/목표	요구	보상*	인지 단계	보호자
빌드업, 무게감 있는 쓰기 도구: 표시를 하는 능력의 감소가 있고, 이차적으로 쥐기가 약하고 불안정한 손일 때 사용된다.	정상적인 방식으로 우세손이 사용되도록 적응을 얻기 위한 능력을 기른다.	A	3.4	날카로운 사물에 대한 안전을 점검한다.

*P=수동, A=능동, D=역동

*각각 사용 후 획득과 저장에 보호자 도움이 있다면 더 낮은 수준 능력(4.0)이 텔레비전을 보기 위해 요구된다.

다른 의사소통장애(쓰기)(28~29) *(계속)*

보조도구/목표	요구	보상*	인지 단계	보호자
적응된 쓰기 도구(Writing Bird®, Writing Frame®): 표시를 하기 위해 쓰기 도구를 쥘 능력이 없을 때 사용된다.	손의 형태에 도구 모양을 맞추기 위해 정상 행동의 조정을 모방하는 능력. 쓰기에 요구되는 정상 손 움직임 패턴이 필요하다.	A	3.6	준비한다.
쓰기 스플린트: 써 있는 메시지를 실행하거나 약한 쥐기 패턴과 손목 불안정으로 표시를 할 능력의 손실 또는 감소가 있을 때 사용된다.	해부학적 형태에 맞추기 위해 한 번에 하나의 시각 특질을 맞추고 사전 조절된 벨크로 띠를 붙일 능력, 쓰기에 요구되는 정상 팔 움직임이 필요하다.	A	4.2	부종이 있을 때, 띠를 유지하고 교체하고 조절한다.

3. 개인 관리장애 — 배설장애(30~32)

보조도구/목표	요구	보상*	인지 단계	보호자
높인 화장실 변기: 체력 약화와 움직임에 대한 통증으로 표준 높이 변기는 너무 낮아서 굽히고 일어나기 어려울 때 사용될 수 있다.	없다. 보조도구는 정상 움직임 패턴을 조절하기 위한 외부 환경적 보상을 제공한다.	P	N/A	위생관리를 수행하고 준비한다.
변기 지지: 변기에 앉는 동안 균형에 결함이 있을 때 안전성을 제공하고 안전을 보증하는 데 사용된다.	없다.	P	N/A	안전을 점검한다.

*P=수동, A=능동, D=역동

배설장애(30~32) *(계속)*

보조도구/목표	요구	보상*	인지 단계	보호자
의자/침대 소변기: (남자) 화장실로 이동에 어려움이 있을 때 사용할 수 있다.	일반 화장실 접근에 제한을 가진 신체적 장애를 인식하고, 자신에게 필요한 보조도구의 필요성을 인정하며 스스로 요령 있게 사용할 수 있는 능력이 있다.	D	4.0	위생관리를 수행한다. 장비를 팔 높이에 둔다. 흘리는지 점검한다.
침대/의자 소변기: (여자) 화장실로 이동에 어려움이 있을 때 사용할 수 있다.	몸 아래에 도구를 위치시키기 위해 자세를 자발적으로 조절하고, 결과를 향상시키며, 흘림을 예방하는 공간적인 변화를 주는 제안들을 따르는 능력이 필요하다.	D	4.6	위생관리를 수행한다. 흘리는지 점검한다.
화장지 보조도구: 균형과 상지근력/관절가동범위에 결함이 있을 때 배설 후 위생을 위해 사용될 수 있다.	전형적인 방식에서 스스로를 청결하게 하는 능력의 상실을 인지하는 능력이 필요하다.	D	4.8	위생관리를 점검한다.

*P=수동, A=능동, D=역동

배설장애(30~32) *(계속)*

보조도구/목표	요구	보상*	인지 단계	보호자
	보조도구의 끝에 필요한 양만큼의 화장지를 붙이고, 닦아, 두드러진 결과물을 점검하여 효율성을 평가하고, 사용한 휴지를 레버 장치가 있는 휴지통에 넣는다. 그리고 필요하다면 과정을 반복하여 새로운 연속된 행동들을 배우는 능력이 필요하다. 용변 뒤처리 후 사용한 장비를 닦은 뒤 결과를 확인하는 능력이 요구된다.			

개인위생장애(33~34)

보조도구/목표	요구	보상*	인지 단계	보호자
미끄럼 방지 욕조/샤워 매트/디딤판(tread): 목욕하고 욕조로 이동하는 동안 안정성을 제공하고 안전을 보증하기 위해 사용된다.	없다.	P	N/A	유지한다.
씻기 장갑: 최소한의 손 기능으로 스스로 목욕하기에 어려움이 있을 때 사용될 수 있다.	정상 방식으로 사용하도록 우세 사지 사용을 허용하는 적응들을 받아들이는 능력이 필요하다.	A	3.4	준비하기: 활동을 따라간다. 하지와 등 부분 같은 확인되지 않은 부위의 목욕을 완료한다.

*P=수동, A=능동, D=역동

개인위생장애(33~34) *(계속)*

보조도구/목표	요구	보상*	인지 단계	보호자
긴 스크럽 스펀지/솔: 관절가동범위, 근력, 지구력의 제한으로 목욕 중 신체 부분에 닿기 어려울 때 사용된다.	친숙한 행동의 연속으로 늘린 도구를 사용하는 움직임의 자세, 근력, 그리고 기간에 대한 간단한 자발적인 조절 능력. 씻기의 효과 또는 효율성이 증가되는 공간적 변화의 시범들을 따라할 수 있는 능력이 필요하다.	D	4.6	
빨판 고정 솔: 편마비 또는 절단으로 손을 씻기 어려울 때 사용될 수 있다.	씻는 행동들을 안내하는 손 형태를 따라하는 능력, 행동을 수정하기 위해 반복 훈련(예: 지속, 손톱 문지르기, 손 뒤집기)이 필요하다.	A	3.6	준비한다. 활동을 따라한다(예: 비누 사용하기, 헹구기, 말리기).
빨판 고정 틀니 솔: 양측 움직임의 손실로 틀니를 씻을 수 없을 때 사용된다.	공간 변화들의 시범을 따라한다.	D	4.6	

*P=수동, A=능동, D=역동

개인위생장애(33~34) *(계속)*

보조도구/목표	요구	보상*	인지 단계	보호자
	친숙하지 않은 각도에서 나은 접근을 위해 틀니를 돌리는 능력, 틀니의 안쪽 공간을 씻기 위해 간단한 신경근육 변화를 만드는 능력, 헹구고 보관하고 또는 입에 위치하는 데 요구되는 정상 행동 순서가 필요하다.			
면도 크림 손잡이: 집기 또는 손 근력의 제한으로 면도하기 위한 손잡이 사용을 못할 때 사용할 수 있다.	저항을 극복하기 위한 단순 지렛대, 대략적으로 적당한 양의 거품을 만들기 위해 요구되는 미는 정상적인 행동이 필요하다.	A	4.2	준비하기: 액체량을 점검한다.
각도가 조절되는 돌아가는 면도기(두 가지 다른 면에서 360° 회전): 쥐는 근력 또는 관절가동범위에서 제한이 있을 때 신체 부위의 면도를 위해 사용될 수 있다.	새로운 행동의 순서를 기억할 수 있는 능력이 필요하다.	D	4.8	안전 관찰하기: 공간적 특성을 위해 새로운 문제들을 푼다.

*P=수동, A=능동, D=역동

개인위생장애(33~34) *(계속)*

보조도구/목표	요구	보상*	인지 단계	보호자
	치료사에 의해 미리 결정된 위치로 면도기 머리를 (정상 면도 순서, 관절, 각도 그리고 클라이언트의 곡면에 기초하여) 조절한다. 근접된 검사로 면도기 위치를 점검하고 변함없는 방식으로 모든 두드러진 특성을 수정하는 능력이 필요하다.			
드레싱 스틱: 상·하의 옷을 입거나 벗기 위해 끝에 큰 후크가 달린 것을 다양하게 사용한다. 반대 측 근력과 몸통 움직임에 제한이 있기 때문에 지퍼를 올리고 내리기, 큰 고리 형태의 지퍼를 올리기, 신발 끈 풀기에서 작은 후크가 사용된다.	상황의 특정 활동들에서 새로운 행동 순서를 기억하는 능력(옷 입는 자세 잡기, 새로운 옷 입는 절차 따라가기, 옷을 움직이기 위해 적절한 말단 장치 사용하기, 기본적인 행동의 결과들을 메모하고 공간 위치의 어려움을 수정하기, 이차적인 결과 조절하기)이 필요하다(예: 옷 입고 나서 끝단과 칼라 정리).	D	4.8	행동의 이차적 결과에 대해 신호하고 다른 형태의 옷의 공간 또는 표면 특성에 대해 새로운 문제를 해결한다.

*P=수동, A=능동, D=역동

개인위생장애(33~34) *(계속)*

보조도구/목표	요구	보상*	인지 단계	보호자
버튼 보조도구: 반대 측 약화와 통증 그리고 약한 악력이 있을 때 버튼을 잠그기 위해 사용될 수 있다.	계속적으로 근력, 관절 범위를 변경하고 좁은 공간에서 소근육 조절하고, 버튼과 옷의 표면과 공간 특성을 조절하는 능력이 필요하다.	D	5.4	
양말/스타킹 보조도구: 한 손 또는 두 손 사용 둘 중 하나로 양말 또는 스타킹을 신기 위해 사용될 수 있다.	장치에 양말/스타킹을 끼우고, 발에 보조도구를 두고, 보조도구 속에 발을 넣고 두 손을 사용하여 다리로 당기는 새로운 행동의 짧은 순서를 배울 수 있는 능력이 필요하다(만약 한 손만 사용한다면 계속적인 신경근육 조절을 만들기 위해 5.0 능력을 요구할 수 있다).	D	4.6	너무 좁거나 주름진 양말의 잠재적인 이차적인 영향을 관찰한다.

*P=수동, A=능동, D=역동

먹기와 다른 개인관리장애(37~39)

보조도구/목표	요구	보상	인지 단계	보호자
Rocker knives: 음식의 안전성을 방해하는 편측 약함이 있을 때 음식을 자르기 위해 사용된다.	음식을 자르기 위해 정상 운동 행동의 변화가 요구된다('흔들기' 대 얇게 썰기). 조금 더 저항적인 음식을 자를 때 신호와 함께 아래로 압력을 높이는 것이 효율적일 수 있다.	D	4.6	자르기 힘든 것을 돕기(예, 거친 고기)
길이를 늘린 도구들: 근위 상지 관절가동범위에 제한이 있을 때 입에 음식을 옮기는 데 사용된다.	주방 그릇에 음식을 조절하고 수정하며, 익숙하지 않은 거리에서 입으로 음식을 옮기는 것에 공간 위치의 어려움을 수정하는 능력이 필요하다.	D	4.8	
Swivel utensils: 손목이나 손가락 움직임이 없을 때 swivel 원리가 포함되어 음식을 유지하며 입에 음식을 운반하는 데 사용될 수 있다.	운동가동범위의 손실을 인식하는 능력과 전형적인 방식으로 도구 사용할 수 있는 능력, 불필요하고 힘든 자세 조절을 만드는 것 대신으로 입에 음식을 가져오기 위해 swivel 원리가 적용되는 동안 팔 위치 유지하도록 조절 배우기.	D	4.8	

*P=수동, A=능동, D=역동

먹기와 다른 개인관리장애 *(계속)*

보조도구/목표	요구	보상*	인지 단계	보호자
	흘림을 예방하기 위해 액체량을 수정할 수 있는 능력이 필요하다.			
Electric self-feeder: 팔의 사용 없이 음식을 입에 가져오고 다음 숟가락질을 위해 음식을 선택하는 데 사용될 수 있다.	스푼에 채우고 음식을 입으로 가져오는 전동화된 장치를 활성화하기 위해 턱 스위치에서 약간의 머리 움직임이 요구되는 다역학적 보조도구가 요구된다. 접시를 돌리기 위해 페달을 눌러서 음식 선택하기, 도움 없이 한 번에 한 단계씩 새로운 행동들의 순서를 기억하고 (접시의)공간 위치를 수정하는 능력이 필요하다.	D	4.8	준비하고 유지한다.

*P=수동, A=능동, D=역동

4. 이동장애 — 보행장애(40~47)

보조도구/목표	요구	보상*	인지 단계	보호자
오프셋 문 경첩: 여분의 휠체어 간격을 위해 문 폭에 2인치(약 5cm)를 추가하여 접근성을 높이기 위해 사용된다.	없다.	P	N/A	
가구 다리 확장기: 표준 높이 가구가 너무 낮아서 구부리고 일어나는 데 어려움을 조절하지 못할 때 사용될 수 있다.	없다.	P	N/A	
다른 이동장애(48~49)				
워커/바구니/트레이: 보행 도움으로 워커를 조작하는 동안 물건을 옮기는 데 어려움이 있을 때 사용될 수 있다.	모든 분명한 특성을 조절하는 능력: 건축상의 장애물을 협의할 때 워커에 튀어나온 부분의 여분 길이를 고려한다. 더 무거운 물건이나 가득 찬 트레이를 옮기기 위해 속도를 조절하고 신경근육을 조절한다. 잠재적인 위험을 피하기 위해 추가적인 도움 필요시 인식을 위해 지시에 대한 유연성이 요구된다(예: 무거운 것이나 과다한 물건을 옮기기 위해 누군가에게 요청하기).	D	5.6	안전 때문에 옮기는 데 물건의 무게, 크기 고려에 도움을 준다.

*P=수동, A=능동, D=역동

5. 신체기질장애 — 집안의 장애(50~51)

보조도구/목표	요구	보상*	인지 단계	보호자
단독으로 서 있기, 한 손을 사용하는 깡통 따개: 독립적으로 깡통을 여는 데 한 손 사용을 위해 제작되었다.	사용 전 다른 크기의 깡통을 조절하기 위해 장치를 변경하는 능력: 한 손으로 조작하기 전 장치와 연관해서 준비하기 위해 공간적 특성에 대한 문제를 해결하고 깡통을 안전화한다.	D	5.4	
한 손 무선 깡통 따개: 한 손 사용으로 깡통을 열기 위해 사용된다. 사용 전 안전화를 위해 깡통 아래에 미끄럼 방지 매트(Dycem) 두는 것을 추천한다.	한 번에 여러 단계를 배우고, 다른 크기의 깡통 가장자리에 자르기 장치를 배치하기 위해 계속적인 신경근육 조절을 요구하며, 자르는 행동을 위해 레버를 쥐는 동안 깡통을 안전화하도록 아랫방향 압력의 효율적인 양을 적용하고 지지하는 능력이 필요하다.	D	5.0	

*P=수동, A=능동, D=역동

집안의 장애 *(계속)*

보조도구/목표	요구	보상*	인지 단계	보호자
Zim® 병뚜껑 따개: 강한 한 손 또는 약한 두 손을 사용하여 병의 뚜껑을 제거하는 데 사용된다.	보조도구에 병뚜껑을 맞추고, 공간 위치 문제들을 해결하며, 아래로 밀어 돌리는 계속적인 신경조절을 만들어 내고, 효율적인 결과들이 성취될 때까지 과정을 반복하는 능력이 필요하다.	D	5.0	
캡 나사뚜껑 오프너: 벨 형태의 오프너는 아주 작은 병에서 잼 병까지 조절 가능하다.	간단하고 자발적인 근력조절 능력이 요구된다. 만약 꽉 조인 뚜껑 같이 조절이 지속되어야 한다면 성공을 못할 수 있다	D	4.6	
Gordon® 껍질 벗기는 기계: 껍질 벗기는 장치는 음식을 준비하기 위해 한 손으로 탁자 모서리에 안정화된다.	한 손으로 음식 껍질을 제거하는 데 정상적인 움직임 패턴을 변경하는 능력, 도움과 함께 공간 위치 어려움을 수정하고 기본적인 행동의 결과를 점검하고 오류를 수정하는 능력이 필요하다.	D	4.6	

*P=수동, A=능동, D=역동

집안의 장애 *(계속)*

보조도구/목표	요구	보상*	인지 단계	보호자
멀리 닿을 수 있는 스펀지 대걸레: 뻗기와 움직임 범위에 제한이 있을 때 수동 청소를 위해 집안일 장애에 사용될 수 있다.	일상적인 집안일을 하는 데 있어서 더 나은 결과를 만들기 위해 확장된 보조도구로 대걸레질하는 동안 움직임 범위와 근력을 효과적으로 바꾸는 능력이 요구된다.	D	*5.0 *만약 철저한 청소를 원한다면 5.4의 인지능력이 모든 분명한 특성에 반응하여 자발적인 신경근육 조절을 만들기 위해 요구된다(건축 구조상 코너와 귀퉁이, 아치 구조물에서 고려됨). 작업의 효과를 향상시키기 위해 자세 조절하기, 시력 손상이 없는 한 익숙하지 않은 거리에서 보이는 표면 특성(먼지)에 대해 행동 조절하기가 필요하다.	

신체 움직임 장애(52~57)

보조도구/목표	요구	보상*	인지 단계	보호자
리처(reacher): 관절가동범위, 근력 그리고/또는 지구력으로 인한 획득과 뻗기 장애에 사용될 수 있다.	물체와 장소의 관계에서 거리를 유동적으로 측정하여 계속적인 신경조절을 할 수 있고 물체의 공간적 양에 다한 문제 해결을 할 수 있다.	D	5.6	안전하게 획득하고 옮기기 위해 물건의 무게, 크기를 고려하는 데 도움을 준다.

*P=수동, A=능동, D=역동

보조도구/목표	요구	보상*	인지 단계	보호자
	잠재적인 위험을 피하는 것이 필요하면 부가적인 도움을 받을 때 지시는 유연하게 요구할 수 있다(예: 성가시거나 너무 무거운 물건을 옮기거나 찾을 때 누군가에게 도움을 요청하는 것).			
휠체어 브레이크 잠금 확장, ROM 제한/상지의 약화에 관련되어 밀고/당기기의 장애가 있어 더 큰 활용을 위해 기존 잠금장치보다 기구에 맞게 확장한다.	친숙한 운동 동작(밀고 당기기)을 조절하여 사용하는 능력. 사용하는 것에 대한 설명에 따랐을 때 동작의 영향을 판단하는 능력, 움직임과 동시에 관련된 하나의 선형 방향을 기억하는 것.	A	4.2	이동 시 브레이크를 잠그지 않고 안전을 위해 잠그는 것이 필요하다면 힌트를 준다.

기타 신체 자세 장애(58~59)

보조도구/목표	요구	보상*	인지 단계	보호자
뇌졸중 팔걸이(arm sling): 사전에 조정되어 있는 팔걸이(arm sling)를 착용함으로써, 다른 신체부위와의 적절한 관계를 유지하는 데 사용된다.	한 번에 한 단계씩 추가하며 새로운 단계들의 순서를 외우는 것을 훈련한다. 도움 없이도 공간 구역 장애를 고칠 수 있는 능력을 기르고, 보호대 착용에 익숙해져 끈(strap)이 비효과적으로 뒤엉키는 것을 예방하기 위해 보호대 착용의 이차 효과를 이해한다.	D	*4.8 (* 보호자가 착용을 도울 시, 요구 사항 불필요. 예: 수동적 보상)	자세를 확인하고, 안전을 위해 재조정하고, 이차 효과에 대한 신호를 준다.

6. 민첩성 장애 — 일상생활장애(60~61)

보조도구/목표	요구	보상*	인지 단계	보호자
자동차 도어 개폐기(car door opener): 관절염, 트라우마 및 기형에 준하는 손 약증(weakness)이나 기형이 있을 시, 자동차 문을 여는 데 사용될 수 있다. (*위로 당기거나 버튼을 누르는 두 가지 형식의 핸들이 있다.)	주어진 보조도구를 도어 개폐기의 걸쇠(coor opener latch)에 맞춰 사용할 수 있는지, 또한 효과성을 증진시키기 위해 제시된 공간적인 조정을 적용할 수 있는 능력. 문을 열기 위해 힘이나 의지 면에서 약간의 즉각적인 조정이 가능한지의 여부를 이해한다.	D	4.6	

*p=수동, A=능동, D=역동

기타 신체자세장애(58~59)

보조도구/목표	요구	보상*	인지 단계	보호자
개조된 키 홀더/터너: 손의 움직임이나 힘/악력과 관련하여 어려움을 겪을 때 키를 사용할 수 있도록 하는 데 이용된다.	경성 보조도구 사용 시, 효과성 증대를 위해 위치나 힘/악력을 즉각적으로 조절할 수 있는 능력이 필요하다.	D	*4.6 (* 연성 보조도구 또는 돌리기 힘든 키 사용 시, 열쇠를 돌리기 위해 지렛대 효과를 최대한으로 이용하며 위치와 압력을 지속시키기 위해 신경근의 조절을 할 수 있는 5.0의 능력이 요구될 수 있다.)	필요시, 손의 위치 변화를 위한 신호를 보낸다.
긴 문 손잡이: 움켜쥐거나 돌리는 데 어려움을 겪을 때 문 손잡이가 작동하도록 하는 데 사용될 수 있다.	활동을 위한 새로운 감각 신호, 확장된 핸들의 효율적인 사용을 위해 돌려 보고, 측면을 밀고 당기는 등의 일반적 행동조절을 해야 한다.	A	3.6	

손동작장애(62~66)

보조도구/목표	요구	보상*	인지 단계	보호자
유니버설 홀더: 약화, 기형 또는 절단 등에 준하는 손동작장애가 있을 때 물건을 잡기 위해 사용될 수 있다.	정해진 시간 내에 슬립 커프를 건네주는 짧은 일련의 단계들을 하나의 특징에 맞추고, 사전 조정된 끈이나 식기류를 커프 안으로 부착시키는 능력이 요구된다.	A	*4.2 (* 보호자에 의해 적용될 경우 3.4의 더 낮은 최소 수치의 수행 정도가 요구된다.)	필요시 끈, 식기류의 위치 등을 조절한다.

손동작장애(62~66) *(계속)*

보조도구/목표	요구	보상*	인지 단계	보호자
	식기류를 사용하는 데 요구되는 손 근위부의 일반적인 움직임 패턴(예: 먹기, 머리 빗기 등)			

7. 상황적 장애 — 장애의 의존과 지속(70~71)

보조도구/목표	요구	보상*	인지 단계	보호자
보행의자: 간헐적 휴식이 필요할 때 사용할 수 있다.	스스로 보행의자에 안전하게 앉기 위해 필요한 단계들을 한 번에 수행하도록 지시한다.	D	5.0	안전을 확인한다.

환경적 장애(72~77)

보조도구/목표	요구	보상*	인지 단계	보호자
양털 패딩: 온도나 습도에 문제가 있을 때 침구로 사용될 수 있다.	없다.	P	N/A	설치한다.
클램프 온 우산: 햇빛 알레르기가 있을 때 사용될 수 있다.	없다.	P	N/A	설치한다.
압력 방지 쿠션: 압력에 대한 불내성, 특히 일정 시간 이상으로 압력이 지속될 경우 추가적인 의학적 문제를 예방하는 데 사용될 수 있다.	없다.	P	N/A	설치한다.

윤리적, 법적 영향(Ethical and legal implications)

보조 기구 사용과 관련된 안전을 위협하는 요소들은 보조 기구 사용에 요구되는 인지 수준에 맞추어 평가되어야 한다. 많은 인지장애인들은 오직 최소의 인지적 주의가 요구되는 운동을 할 수 있기 때문에 잠재적인 윤리적 문제들이 법적 시사점들과 함께 존재한다. 클라이언트들이 보조 기구를 사용할 때 치료사들은 안전을 위협하는 요소들과 상응하는 치료에서의 클라이언트의 능력을 정확하게 평가하기 위한 법적 책임을 지고 있다. 예를 들어, 중간 정도의 인지 손상(레벨 4)을 가지고 있는 클라이언트의 손 뻗기가 문제되고, 집에서 안전을 책임지는 보호자가 없다면 안전을 위협하는 요소가 있을지 모른다. 이론적으로, 클리닉 상황에서 할 수 있는 특정한 운동을 집에서의 다른 상황들로 일반화시키거나 영향력을 고려하는 능력 없이는 생활하는 데 어려움이 있다. 예를 들어, 클라이언트가 불안정하게 찬장에서 무거운 짐을 꺼내려 할 것이고 균형을 잃게 된다. 그 결과로, 클라이언트는 넘어지거나 엉덩이 골절이 초래된다. 클라이언트의 더 심한 부상을 막기 위해, 클라이언트의 현재 수준보다 높은 단계가 요구되는 도구 사용을 제안하지 않는다. 앞으로 인지 수준 향상이 예상된다면, 최선의 예방은 그 지적 개선이 보일 때 보조도구에 대한 것을 다시 요청해서 받는 것이다.

감사 인사

Mary Lou Herdon, OTR 그리고 캘리포니아 로스앤젤레스 LAC-USC Medical Center에 있는 그녀의 작업치료 스태프들에게, 장비 사용을 허락하고 지지해 준 것에 대해 감사드린다.

참고문헌

World Health Organization. (1980). *International classification of impairments, disabilities, and handicaps.* Geneva: Author.

추천문헌

Allen, C.K. (1989). Treatment plans in cognitive rehabilitation. *Occupational Therapy Practice, 1,* 1-8.

Allen, C.K., Foto, M., Sperling, T.M., & Wilson, E. (1989). Outpatient occupational therapy Medicare Part B guidelines (DHHS Transmittal No. 565). *Health Insurance Manual.* Baltimore: Health Care Financing Administration.

Allen, C.K. (1985). *Occupational therapy for psychiatric diseases: Measurement and management of cognitive disabilities.* Boston: Little, Brown.

Earhart, C.A., & Allen, C.K. (1988). *Cognitive disabilities: Expanded activity analysis.* Colchester, CT: S & S Worldwide.

Hasselkus, B.R. (1991). Ethical dilemmas in family caregiving for the elderly: Implications for occupational therapy. *American Journal of Occupational Therapy, 45,* 206-212.

Hopkins, H.L., & Smith, H.D. (Eds.). *Willard and Spackman's occupational therapy, 7th edition.* Philadelphia: Lippincott.

Mann, W.C., & Lane, J.P. (1991). *Assistive technology for persons with disabilities: The role of occupational therapy.* Rockville, MD: American Occupational Therapy Association, Inc.

O'Sullivan, S.B., & Schmitz, T.J. (Eds). (1988). *Physical rehabilitation: Assessment and treatment, 2nd edition.* Philadelphia: F.A. Davis.

Pedretti, L.W., & Zoltan, B. (Eds.) (1990). *Occupational therapy: Practice skills for physical disabilities, 3rd edition.* St. Louis: Mosby.

카탈로그

Ableware. (1990). *Aids for daily living, home healthcare, rehabilitation.* Pequannock, NJ: Maddak Inc.

AdaptAbility. (1991). *Designs for independent living.* Colchester, CT: S & S Worldwide.

Enrichments. (1990). Grand Rapids, MI: Bissell Healthcare Corporation.

Rolyan. (1991). *Splinting and rehabilitation products for occupational therapists and physical therapists.* Menomonee Falls, WI: Smith & Nephew Rolyan Inc.

Sammons Catalog. (1991). *Your complete source for rehabilitation and ADL products.* Brookfield, IL: Fred Sammons, Inc., Bissell Healthcare Corporation.

제 10 장

Case Studies, Introduction

사례 연구, 소개

지적 장애 이론을 적용한 10개의 사례들이 소개되었다. 모든 저자는 급성기 후 치료환경에 초점을 맞추고 있다. 사례들 중 하나는 재활환경으로 보내는 것이고 또 다른 것은 장기적 치료를 위한 계획으로 클라이언트를 보조하는 것이다. 사례들 중 7개는 정신의학적 배경에서 왔지만 그들의 선택에 대한 이유는 아니었다. 정신의학적 사례들은 그 치료사들이 맡은 다른 역할들을 설명하기 위해 선택되었다. 세 가지의 신체적 장애 사례들은 어떻게 이 같은 역할들이 재활치료환경에서 채워질 수 있는지 비교하기 위해 제공되었다. 급성기 후 치료의 다른 유형들을 비교하고 대조하기 위한 것은 두 가지의 노인 병리학 사례가 있는 제4장에서 제공된다. 모든 클라이언트는 비밀 보장을 위해 가상의 이름을 사용하였다.

의사와의 협력

Catherine Earhart, OTR

다음 사례는 치료가 어려운 우울증에 대해 전기경련치료(electroconvulsive therapy; ECT)를 받고 있는 클라이언트에게 작업치료가 임상적인 관리에서 어떻게 도움을 주고 있는지 설명하고 있다. Cindy는 54살의 백인이고 이혼한 경험이 있다. ECT 시험을 위해 5년 동안 있었던 주립병원에서 급성 환자 전문 정신병원으로 옮겨졌다. 클라이언트는 다양한 약물요법에 반응하지 않았고, 실로 더 이상 스스로 먹기, 입기, 씻기, 치장하기 등을 할 수 없을 정도로 악화되었으며, 소리를 지르거나 침묵하거나 또는 침실에 하루 종일 누워 있었을 것이다. 감별진단은 심각한 우울증과 기분일치 정신병 환자의 특징, 추정진단 분열정동장애, 정신분열증, 만성편집증이다.

클라이언트의 병력

Cindy는 이탈리아인 가정에서 자랐다. 아버지는 알코올 중독이었고 조울증 증세가 있었다. 그녀는 환경에 잘 적응했고 음악과 춤의 재능이 있는 인기 있는 아이였다. 고등학교 졸업 후 Cindy는 뉴욕대학교에서 영어와 연극예술을 전공했다. 19세, 결혼하기 전, 첫 입원 후 발달장애 아동들을 위해 잠시 댄스와 음악치료사로서 일을 했다. 결혼생활 동안 그녀는 세 아이를 키우는 대신 일을 하지 않았다. 어머니에 따르면 그녀와 그녀의 남편은 둘 다 알코올을 남용했다. Cindy의 정신적 문제들은 낙태와 불륜 사건 이후 28세쯤 시작되었다. 그녀는 죄책감과 우울증에 시달리기 시작했다. 그녀는 30세 즈음과 2년이 지난 후 다시 짧은 입원을 요구했다. 그 후 5년 동안 댄스치료사로 일을 했고 그때 다시 1년간의 입원생활을 하였다. 남편은 이때 그녀를 떠났다. 퇴원 후, 어머니와 살기 시작했고, 일을 할 수 없음에도 불구하고 자급자족할 수 있었으며, 그 후 8년 동안 외래치료를 받았다. 49세의 나이에 우울증 증상들이 악화되었고, 그 결과 5년간 입원을 하게 되었다. 어머니는 Cindy의 치료 기간 동안 주말이면 주립병원을 방문했다. Cindy는 백혈구 극감소의 원인이 되는 효과를 가진 약인 항우울제와 신경이완제 시행에 반응하지 않았고 결국 투약을 중단해야 했다.

치료 과정

ECT는 주에 3번(월, 수, 금요일) 아침에 시행되었고, 초기평가는 8~12번 치료에 대한 것이었으며, 클라이언트의 개선이 입증된다면 다른 것들과 병행할 예정이었다. 치료 시작 단계에서 Cindy는 몇 시간 동안 소리를 지르거나 무반응상태로 하루 내내 침실에 누워 있었다. 그녀는 먹는 것과 화장실 가는 것을 스태프로부터 도움을 받았고, 주어진 약(Thiothixine, 10 BID)을 복용했다. 언어반응은 허무망상(예: 나는 죽는다, 내 얼굴이 없다)의 존재를 호소했다. 인지장애는 작업치료사에 의해 레벨 1.8로 평가되었다.

다음 2주 동안(7번의 치료) 소리 지르기가 줄었고 마침내 멈췄다. 식사시간이라는 말을 듣고 그녀 스스로 먹기 위해 주간 휴게실로 갔고, 화장실로 걸어갔다. 그녀는 옷 입기, 목욕하기, 또는 치장하기 등을 스스로 하지 못했다. 그녀는 사회적으로 내성적이었다. 인지 수준은 3.0으로 작업치료사들에 의해 평가되었다. 작업치료평가는 의사들이 요청하였다.

작업치료 초기 평가

작업치료 초기 평가(occupational therapy initial evaluation)는 인터뷰와 ACL test로 구성되었다. Cindy는 과거 병력의 특정한 질문에 답할 수 있었지만, 정신적 병을 가졌다는 언급 또는 자신의 장애의 심각함을 판단할 수 없었다. 그녀는 현재 하고 싶은 것에 대해 어떤 의견 또는 미래 목표가 없었다. 얼굴, 손, 발이 없다는 것에 대한 망상(delusion)을 표현했다. Cindy의 기분은 침울해졌고 정신운동지체가 심각했다. 클라이언트는 ACL 테스트에서 레벨 3.8의 점수를 만들기 위해 많은 노력을 기울이고 천천히 진행을 했다.

작업치료계획

단기 치료 목표들은 다음 사항과 같다.

1. 임상 그룹에서 지적 레벨 평가로 ECT 치료들과 관련된 장애의 변화를 확인한다.
2. 주관적인 기분, 영향성, 정신운동 지체, 특정한 망상, 급성 증상에 변화를 확인한다.
3. 특정한 혼란, 기억 손실과 치료의 부작용을 확인한다.

장기 치료 목표들은 다음 사항과 같다.

1. 장애를 남겨 둔 채 치료가 완료되었을 때 도움이 필요한 레벨을 확인한다.

작업치료 방법

Cindy는 치료사가 제안한 것들을 따르기로 했지만, 그녀가 치료 그룹에 대한 선호를 표현하지 않았기 때문에 두 가지 그룹에 참여하기로 계획되었다. 자조관리(self-care) 과제 수행을 관찰하기 위한 치장하기 그룹(치료 휴식일 오전)과 약간의 인지 변화를 찾아내는 데 있어 높은 정확성과 함께 표준화된 과제 수행을 알아내기 위한 기초공예(basic crafts) 그룹(매일 점심시간)이 이에 해당한다. 두 그룹에서 1시간 동안 과제가 진행되었다. 필요시 이 계획표에서 변경된다. 진척 상황(progress)은 의사들과 다른 스태프가 매일 기록했고 주간마다 차트에서 기록되었다. 증상들과 부작용들은 다음과 같이 평가되었다.

- (+++) = 매우 심각(very severe)
- (++) = 뚜렷함(marked)
- (+) = 있음(present)
- (0) = 없음(absent)

1~2주(8~12회차 치료)

>> 인지 단계: 공예 그룹에서 3.6~3.8까지 다양했다(Cindy는 즉각적으로 도구를 집었지만 과업을 완료하기 위한 그 행동들을 순서화할 필요가 있다). Cindy는 치장하기(거울 보는 것을 거부하기 때문에 빗 또는 솔 집기와 그 행동들을 계속하기 위한 유도가 필요)에서 잘하지 못하는 것처럼 보였고, 그녀의 얼굴을 잃었다는 것에 대한 망상이 능력을 발휘하는 것을 어렵게 하고 있었다. 이 그룹은 중단되었고 work 그룹으로 대체되었다.

>> 증상

- 망상(+++)
- 정신 운동성 지체(+++)
- 우울증(+++)
- 주관적 기분(비참함)
- 부작용: 관찰되지 않음
- 병동 행동: 자발적인 목욕·치장·옷 입기 없음, 온종일 침대에 있음, 스스로 먹기

의사들은 행동과 증상이 긍정적이 된 것을 보고 16회 연장하기로 결정하였다.

3주(13~15회차 치료)

>> 인지 단계: 치장하기와 공예 그룹에서 4.0으로 증가하는 것이 관찰되었다. Cindy는 도움 없이 3개의 폼들을 순서대로 맞추었고, 공예 그룹에서 다음 단계로 계속 진행했다. 그녀는 공예 과제를 하는 동안 샘플과 동일하게 물건을 만든다는 것을 깨달은 것처럼 보였으며, 실수하는 것은 볼 수 없었다.

>> 증상

- 망상(0): 언급되지 않음
- 정신 운동성 지체(++): 조금씩 빨라짐
- 우울증(++): 덜 비관적이 됨
- 주관적 기분(끊임없는 혼란)
- 부작용: 관찰되지 않음
- 병동 행동: 치장·목욕하지 않음, 일주일 중 하루 스스로 옷 입기, 하루 동안 자발적으로 침실 밖으로 나감

4주(16회차 치료)

>> 인지 단계: 마지막 주, 치장하기와 공예 그룹에서 4.2로 증가하고 가끔 4.4로 나타났다. 실수에 대해 인식했고 치장하기 과제에서 보조를 요청하고, 동시에 두 가지 공예 과제에 참여했다. 특히, 얼마나 느리게 다른 것들과 비교하는지와 결점에 대해 더 인식했다. 스스로 무엇을 할지 결정하는(바느질) 세 번째 그룹의 시작에 동의하였다.

>> 증상

- 망상(0)
- 정신 운동성 지체(+)
- 우울증(+): 덜 슬퍼함
- 주관적 기분: 보통
- 부작용: 관찰되지 않음

- 병동 행동: 치장하기가 더 나아졌다고 스태프에 의해 기록됨, 매일매일 옷 입기

의사들은 계속적으로 향상되는 인지와 증상들은 두고 치료를 계속하기로 결정했다.

5주(17~18회차 치료)

›› 인지 단계: 첫 주에 4.0으로 시작하였고 클라이언트가 감기 증상으로부터 회복되고 나서 4.2로 돌아왔다. 마지막 주쯤 4.4로 돌아온 Cindy가 과제 수행 중 더 효율적인 성과를 만들기 위해 종이들을 옮겼을 때 다양한 자발적 행동(4.6)이 관찰되었다.

›› 증상

- 망상(0)
- 정신 운동성 지체(+)
- 우울증(+): 짧은 자발적 웃음
- 주관적 기분: (여전히 좋지 않음)
- 부작용: 관찰되지 않음
- 병동 행동: 유도했을 때 목욕하기, 스스로 치장하기(빗질하기, 화장하지 않음) 그리고 매일 옷 입기

6주(19회차 치료)

›› 인지 단계: 치장하기, 공예, 바느질 그룹에서 4.4~4.6을 유지하고 있다(Cindy는 반복적으로 바느질을 하고, 유도 없이도 길이 조정을 위해 리본을 계속해서 자르며, 샘플과 다른 점을 확인한다). 피로가 누적되기 전까지 30분 동안 중단 없이 작업을 했다. 여전히 매우 우유부단하고 어떤 과제를 할지에 대한 결정을 다른 사람이 하기를 원한다.

›› 증상

- 망상(0)
- 정신운동 지체(+)
- 우울증(0): 지금은 무디지만 만날 때, 헤어질 때 그리고 농담할 때 웃음을 보임
- 주관적 기분: 보통. RT에게 내가 참여한 '작업치료가 나의 기분을 좋게 한다'고 말함
- 부작용(+): 최근 사건들에 대한 기억 손실이 치료한 날에만 기록됨
- 병동 행동: 스스로 옷을 입고 치장함, 간호사가 다른 사람과 짧은 대화한 것을 기록함, 목욕하는 데 격려가 필요함

7주(20~21회차 치료)

›› 인지 단계: 4.4로 떨어지고 치료한 날 4.0으로 떨어졌다. 클라이언트는 오후에 치료하는 날들을 약간 혼동하는 것처럼 보였고, 치료하지 않는 날에도 공간적 혼란을 보이기 시작하였다(복도 아래의 화장실을 찾을 수 없었다).

›› 증상

- 망상(+): ECT가 자신과 다른 클라이언트들의 귀 모양을 변화시키고 있다고 말함
- 정신 운동성 지체: (+)
- 우울증(0): 무뎌지는 것이 계속됨
- 주관적 기분: 보통
- 부작용(++): 최근 사건에 대한 기억 손실, 공간적 혼란, 약간의 혼동
- 병동 행동: 혼동을 제외하고는 변화 없음

의사는 ECT로 이미 최대한 효과를 보았고, 부정적인 효과와 부작용, 인지 단계 저하로 인해 치료의 중단을 결정하였다.

8주(치료 없음, 클라이언트는 같은 약물치료를 받음)

›› 인지 단계: 몇 번의 4.6과 함께 4.4 유지함. 여전히 정상보다 더 천천히 작업을 하고, 약간 거부적이지만 그녀는 그룹에 참여하는 것을 좋아하였다. 미래에 대한 계획은 없었지만 어머니와 함께 살기를 바라고 있었다.

›› 증상

- 망상(+): 의심됨
- 정신 운동성 지체(+)
- 우울증(0)
- 주관적 기분: 보통, 떠나고 싶어함
- 부작용: 공간적 혼란을 해결했고 기억 손실이 감소됨
- 병동 행동: 변화 없음

Cindy의 인지는 4.4의 레벨로 안정화되고, 이전 15년 동안보다 더 높은 기능과 초기 상태로부터 뚜렷한 개선이 있는 것으로 평가되었다. 약간의 손상 정도와 함께 사물들이 찾기 쉽고 눈에 보이는 위치에 있을 때 도움 없이 그녀는 일상생활(옷 입기, 목욕하기, 치장하기, 먹기)을 할 수 있을 것으로 예상되었다. 지역사회에서의 여행, 쇼핑, 음식 준비, 금전 관리, 약 복용과 같은 새롭거나 잠재적으로 위험한 활동은 다른 사람의 감독이 필요할 것이다. Cindy는 그녀의 시간 사용 결정에 대해 걱정하고 있고, 이 영역에서 보조를 받길 원했다. Cindy의 보조와 함께하는 수행은 보호자와 함께 있는 집 환경 또는 unlocked board와 care home과 같은 곳에서 주립병원보다 낮은 수준의 보살핌이 필요하다.

이 추천들은 사회복지사와의 만남에서 Cindy의 어머니에게 전달되었다. Cindy의 어머니는 딸에게 필요한 레벨의 감독을 기꺼이 제공하겠다고 했고, 이것을 하기 위한 능력이 되는지 스태프에 의해 평가되었다. Cindy를 어머니 집으로 보내기 위해 주립병원으로 다시 옮겼다. 후속 조치는 정신과 의사와 하기로 약속했다. Cindy와 엄마 둘 다 이 준비에 기뻐했다.

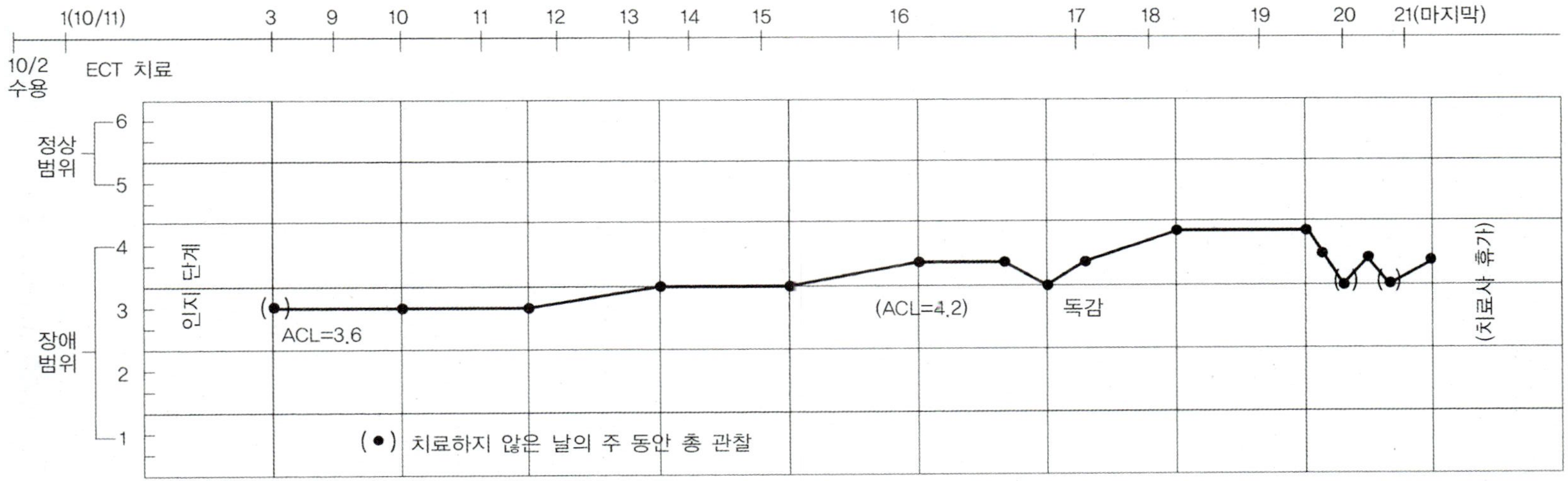

날짜	10.30	11.3	10.30	11.7	11.14	11.21	11.30	12.7	12.14	12.21
작업치료 프로그램 (Ref.)	B. 공예 ⋯→ 치장하기 ⋯→		D/C 치장	일, 작업 ⋯→	바느질 ⋯→					
증상 망상	얼굴, 손, 발이 없음 ⋯→			∅	∅	∅	∅	∅	청각이 변하고 있음	
정신운동지체	+ + +	+ + +	+ + +	+ +	+ +	+	+	+	+	
슬픈 감정	+ + +	+ + +	+ + +	+ +	+	+	자발적으로 웃음			
주관적 평가	"비참한" "지속적인 혼란" ⋯→				"좋지 않음" ⋯→			"중간" ⋯→ "내 작업물이 내 기분을 좋게 함"		
ECT의 부작용	∅	∅	∅	∅	∅	∅	∅	+기억력 / 치료한 날만	+기억력/모든 날/ +공간·방향 감각 상실	
병동 행동/ADL 능력 (소리 지르기) 최대 도움, 모든 ADL	침대에만 있음 ⋯→ 스스로 식사함 옷 입기/목욕하기 지원 없음 ⋯→		침대를 벗어남 옷을 입을 때 잘 치장하지 못함	옷을 입을 때 치장하는 것이 나아짐 ⋯→		매일 옷을 입고 치장함	⋯→	자발적인 대화 ⋯→		

그림 10-1 ECT 동안에 Cindy의 기능적인 변화들.

'블라인드' 약물 변경에 대한 민감도

Nancy G. Adams, OTR

Dimitri(가명)는 스스로 NRH(Neuropsychiatric Research Hospital)에 연구 지원자로 계약했다. 이것은 그가 할 수 있는 최선의 방법처럼 보였다. 그 후, 그는 일을 계속할 수 없었다. 집중하려면 '경청(listening)' 하기에 바빴다. 그의 집중력 문제는 사고의 결과일 수도 있었고, 누군가가 다치는 것에 대한 책임을 지고 싶지 않았다. 그래서 testing, 다양한 연구 조사와 NRH 프로그램 참여에 동의했다.

NRH는 National Institute of Mental Health(NIMH) Intramural Research Program(IRP)의 한 부분이다. NRH는 연방정부에 의해 지원되기 때문에 그 가족 또는 클라이언트의 참여에 최소한의 비용이 청구된다. 현재 NRH에서의 연구는 4종류(만성 정신분열증, 지속적인 지연 발생 운동이상증, 분열정동장애, 유년 시절의 치매 발생)의 클라이언트에 초점을 맞춘다. Dimitri는 정신분열증 연구들에 참여했다. Dimitri는 30대 초반의 아프리카계 독신 미국인이다. 그는 미국 중부 대서양 연안의 주(Middle Atlantic States)에서 자랐다. 그는 중산층 환경에서 자랐으며, 종교적 신념이 강하고, 그의 가족은 과도한 시간 또는 비용을 들이지 않고 가끔 방문하기 위해 NRH에 근처에 살았다.

작업치료를 위해 계획된 프로그램에서 인지장애의 모델은 두 가지 이유에 의해 선택되었다. 첫째로, ACL test는 연구에서 대상자들의 참여를 통해 변화하는 것을 양적으로 측정할 수 있다. 두 번째, 그 모델은 philosophy hospital과 호환될 수 있다.

> **정의: 인지장애는 일상과업행동에서 관찰할 수 있는 제한의 발생과 뇌의 화학적인 또는 신체적인 구조에서 비롯되는 수의적 운동에서의 제한이다(Allen, 1985).**

NRH는 NIMH 신경과학센터 입원실의 한 부분이다. 다양한 연구 방법이 뇌와 뇌의 기능들에 대해 정보를 얻기 위하여 센터에서 사용되었다. Kirch는 어떻게 각각의 방법이 뇌와 정신분열증에 대한 연구에 기여하는지 개념화시키는 방법으로서 'Reseach Windows on Schizophrenia'라는 문구를 사용했다(Darrell Kirch, MD, NIMH, oral presentation, personal communication, July 3, 1991). 그 'Windows'는 현상학, 생화학, 면역학, 방사선학, 전기생리학, 신경병리학, 역학, 약리학, 유전학, 신경생리학이다. Dimitri의 병이 심각함에도 불구하고 이 Windows는 뚜렷한 이상을 드러내지 않았다. Dimitri가 NRH에 입원했을 때 그에게 편집적 망상, 환청, 사고 주입과 통제 같은 양성 증상들이 나타났다. 그의 음성 증상들은 정서적 플래트닝(둔마), mild blocking, 반응에 대한 증가된 잠재, 약간의 쾌락 불감증과 사회적 고립이었다.

생화학과 면역학 분야에서 그는 요추천자를 받았는데, 뇌척수액은 모두 정상 수치였다.

방사선학 분야에서 그의 CT와 MRI 사진들은 모두 정상으로 나타났다. MRI 사진은 그의 뇌실이 크기와 정신분열증 연구 논문에서도 정상인 것을 보여 주었다. 그는 불규칙적으로 약을 복용하는 동안 국소뇌혈류량 연구에도 참여했다. 그 과정 동안 그는 배외측전전두피질(dorsolateral prefrontal cortex; DLPFC)을 요하는 위스콘신 카드 분류를 수행하기로 하였다. 이 연구에 의하면 정신분열증 진단이 내려진 실험군에서 더 많은 순환활동이 필요했을 때 dorsolateral prefrontal cortex에 혈액 공급이 감소했고 반면에 대조군은 증가했다. Dimitri의 뇌전도는 졸리고, 잠을 자고, 깨어나는 동안 측정되었고 모두 정상 수치였다. 그는 Brain Electrical Activity Mapping(BEAM)과 유발전위가 포함된 연구에 참여했다.

정신약리학은 Psychiatric Symptom Assessment Scale(PSAS)로 하루에 두 번 활동 참여에 대한 시간별 평가가 동반되었다. 그 후 Overall과 Gorham의 Brief Psychiatric Rating Scale(BPRS)로 추가 평가를 했다. PSAS는 클라이언트의 상태와 행동을 평가한다. 이 평가들은 Dimitri가 약을 복용하지 않는 동안 높은 점수(악화됨)를 받았다는 것을 보여 주었고, 신경 이완제는 그에게 효과가 있었다.

그는 병에 관련된 one first-degree에 정신분열증에 대한 유전적 취약성을 보였다.

초기 신경생리학 검사는 수행 IQ 88, 말하기 IQ 93과 함께 전체적으로 IQ 90의 결과를 보였다. 그는 ACL test에 상응하는 평가 block design에 대해 높은 점수인 12점을 받았다. Halstead-Reitan을 기반으로 그는 경증의 신경심리학적 손상으로 제안된 평균 1.42의 점수를 받았다. 광범위한 재평가에서 학습장애의 가능성은 찾지 못했고, 신경심리학적 결손의 증거도 보이지 않았다. 입원 중, 보다 같거나 조금씩 지적 기능이 나아지는 것을 보여 주었다.

그의 퇴원 전 신경심리학적 기능을 요약하면 '가벼운 만성 질환에서 뚜렷한 지적 능력 입증을 계속하고 있다'. 다음에 나타나는 평가 결과를 보면, 그는 California Verbal learning Test에서 회상과 재인 기억(recognition memory)이 적절했고, 복합적인 일상어의 이해가 포함되어 있는 The Boston Aphasias 하위 검사와 Hoopor Visual Organization Test에 대해 정상적인 범위 내에서 수행하였다. 같은 퇴원 전 기간 동안 ACL에서 그의 점수는 5.6이었다.

초기 작업치료 평가(occupational therapy evaluation)는 반구조화된 면접, 설문지와 2개의 수행 테스트로 구성되었다. Dimitri는 이전의 어떤 작업치료 경험도 가지지 않았다. 그는 환청뿐만 아니라 촉각도 묘사했다. 작업 수행에 관하여 그는 예산에서 보조를 받았다. 그는 몇 가지 단어를 읽기 어려워했다. '나쁜 생각' 때문에 그는 집의 유지관리 중 하나, 즉 접시 닦기를 실행하는 데 어려움이 있었다. 그는 미래에 일을 하길 희망했다. 그는 레저에 흥미가 없었고 모든 것을 혼자하기를 원했다. 감각운동 기능의 그 수행 요소에 관해 좋지 않은 균형과 자세를 보였다. 그가 확인했던 지적 기능에서의 문제들은 집중과 기억이었다. 그는 자신이 정신적 문제를 가지고 있다고 생각하지 않았다. 다른 사람으로부터 소외되었다고 느꼈다. 자기 강점을 표현할 수 없었지만 문제들과 같은 양성 증상들을 확인했다. 주어진 목록에서 그는 작업치료에서 치료를 하길 원했던 것을 향해 목표들을 선택할 수 있었다.

Dimitri의 ACL 초기 점수는 4.5점이었다. Note: 1986년 채점 검토는 연구를 위한 데이터 수집에 연속적으로 사용되었다. 또 다른 note: 작업치료는 지금 많은 연구 프로토콜에 포함되어 있다. Testing window 동안 ACL은 재검토되고, 클라이언트는 Comprehensive Occupational Therapy Evaluation Scale로 평가되었다(Brayman & Kirby, 1976).

초기 작업치료계획은 사회-작업적 손상에 대한 문제이다. 초기 작업치료 목표로서 그는 자발적으로 그룹 토의에 참여할 것이다. 그는 지적 스킬을 요하는 활동들에 참여할 것이고, 스스로에 대한 부정적인 태도 감소를 나타냈기 때문에, 과제 수행의 영역에서 하나 또는 더 많은 것들을 말할 것이다. Dimitri는 각 항목이 끝난 후 각 목적에 따라 평가된다. 매월 경과 기록뿐 아니라, 평가 그룹은 약물 연구 중 하나의 효과를 더 알아보기 위해 의사에 의해 평가된다. 작업치료사들은 이중맹검법 동안 블라인드 그룹으로 구성되었다. 이것은 치료사들이 평가에서 클라이언트의 능력이 약물 때문인지 아닌지 알 수 없게 하기 위해서이다. 약이 바뀌었을 때 인지 수준에서의 변화가 있을지도 모르기 때문이다.

Dimitri는 우선적으로 Occupational Therapy Task Skills Group과 Social Skills Group에 참여했다. 구성자는 지시를 따르는 능력과 같은 과제 수행에서 보이는 것처럼 인지기능에 대해 초점을 맞추었다. 인지 단계에서 미묘한 변화들을 관찰하기 위해 가장 효과적이기 때문에 평행한 그룹 구성 방식을 택했다. Social Skills Group은 그룹 구성원끼리 소통하는 동안 자신감과 명확성에 초점을 맞추었다. 이 그룹은 자기중심적인 협동 그룹 구성 방식이다(Mosey, 1970).

그는 또한 몇 시간 동안 진행하는 몇 가지 작업치료 그룹(금전관리, 작업진행기술, 안전, 사회적 판단과 감각통합)에 참여했다. 감각통합 그룹에 대한 사후 테스트에서 몇 항목에 대해 개선을 보였다. 가장 큰 변화는 눈을 뜬 채 서 있는 자세에서 균형을 유지하는 것이었다.

인지장애 모델의 적용에서, 각 클라이언트는 일어날지도 모르는 어려움(예: 개인의 인지 단계보다 위일지도 모르는 과정의 부분을 하기 위한 시도, 질환 또는 약에서의 변화 때문에 일어나는 인지 단계의 변화)을 예측하기 위해 예비 관리와 함께 인지 단계 안에서의 기능 최대한의 독립을 허용했다. 작업치료에서 공급의 조건, 활동 선택과 수정은 지적 레벨을 따른다. 부적절한 순환, 전기, 화학물질의 대해 주어진 증거는 문제해결에 포함된 뇌의 영역으로 들어가고, 정신분열증을 가지고 있는 클라이언트는 매 5분 그 이상 동안 휴식을 가지지 않는다. 계획은 뇌로 들어가는 다른 유형들과 그 요소들처럼 (예: 피로와 스트레스를 피함으로써) 이 클라이언트들을 더 치료하기 위해 만들어졌다.

Dimitri는 그의 인지 단계에 해당하는 목록 또는 제안으로부터 활동을 선택하고 결정하도록 권장되었다. 그는 집중을 방해했던 생각 또는 소리의 변화를 매일 보고하도록 하였다. 그는 쉬운 활동을 요청했으나, 그의 능력으로 가능한 활동 참여가 권장되었다. 특정한 상황에서 그를 개선시키기 위해 치료 팀 계획이 함께 진행 중이고, 작업치료 동안 그의 망상 체계(delusional system)에 대해 얘기하거나 쓰지 않기로 했다.

Dimitri는 몇 차례 Comprehensive Occupational Therapy Evaluation Scale에 의해 평가되었다. 상태의 변화 때문에 기능에서의 변화가 더 민감했던 항목들은 비생산적인 행동(nonproductive behavior)과 시간 엄수(punctuality)였다. 이때 그는 세션 중 1/4쯤에는 변화를 보이지 않았다. 그는 가능한 한 제시간에 도착하려 했지만 침실 밖을 나갈 수 없었을 정도로 증상이 심각했다. 대체로 그는 기억을 했고, 크게 동기부여되었던 그 약속들에 대해 시간을 엄수했다. 증상이 악화되었을 때 그는 오직 1/2의 세션에 대한 과제에 집중할 수 있었다. 세부적인 곳까지의 관심과 관련된 항목들에 대해 중등도의 문제를 가진 것으로 평가되었다. 예상했던 것보다 2배로 걸린 과제에 그가 너무 예민하게 반응할지도 모른다. 과도하게 예민했던 것과 매우 느리게 작업을 한 것뿐만 아니라, 그는 세션이 끝나기 전 정리를 위한 시간까지 집중해서 작업을 멈추지 않았다. 시간과의 문제는 사포질(sanding)의 레벨 5.0 부분에서 설명되었다. 그의 용모는 대체로 레벨 4로 보인다. 셔츠 자락은 종종 삐져나왔다. 자리에 누운 후 뒤통수 쪽 머리카락을 다시 빗지 않았다.

작업치료뿐만 아니라 그는 레크리에이션 치료, 재취업 그룹(re-entry group), 그룹 심리치료, 간호 스태프와 그의 병동 의료진 구성원과의 개인 심리치료가 공유된 역할들에 참여했고 unit과 buildingwide 활동들에 참여했다. 그의 망각과 환청이 악화될 때까지 industrial therapy에 참여했다.

한 세션 동안 목표 지향적 일을 하는 것보다 다소 레벨 3인 특정한 반복적인 움직임을 했다. 수개월간 그는 레벨 4에서 기능을 발휘했다. 1달간 그의 정신병적 생각 때문에 과제가 중단되었고 자발적으로 재개할 수 없었다. 이때 그는 구두 지시에 따라 가죽 모카신 1쌍을 만들고 있었다. 그의 수행은 레벨 4.8로 특정되어 있었으나 인지 단계 4.0으로 감소되었다. 그 후 레벨 5.0의 테스트 점수는 그가 그 레벨로 돌아올지 모른다는 희망을 이끌어냈다. 체계적인 과정의 새로운 방법들을 탐구하고 약간의 변화를 만들어 내기 시작함으로써 레벨 5로의 이동이 시작되었다. 변화는 더욱 빈번해졌다. Dimitri는 반복해서 다시 다른 미디어와 실험을 했다. 예를 들어, 그는 패턴을 만들기 위해 다양한 크리스털 장식의 세라믹 귀걸이를 몇 쌍 만들었다. 그는 무늬가 있는 벨트로 가죽을 염색하면서 유사한 실험을 했다. 시설에서 장기적인 실험 같은 기준틀(frame of reference)을 사용한다면 견디지 못할지도 모른다.

Scoreable Self-Care Evaluation(Clark & Peters, 1984) 평가를 하던 날 ACL 점수는 5.0이었다. 그의 느린 점이 평가에 영향을 미쳤다. 각 4개의 하위 점수들은 남성 평균 정상치보다 낮은 점수였다. 그의 전체 점수도 낮았다[레벨 4.9와 그 아래 점수를 받은 클라이언트들은 Kohlman Evaluation of living Skills(McGourty, 1979)]이 주어졌다. 병원 전체 클라이언트들에게 Dimitry는 인기가 있었다. 그는 키와 덩치가 컸음에도 불구하고 부드럽게 말하고 매너가 좋았다. 그는 다른 사람을 도울 수 있는 것에서 가치를 느꼈다.

다음은 작업치료계획과 퇴원 시 진행 상황이다.

>> 문제점: 정신병적 증상들

- 작업치료 목표 1: 과도한 지연 없이 활동에 참여하기 위해 충분히 잘 집중할 것이다.
- 클라이언트의 반응: 그는 10번 해당되는 세션 중 9번을 했다(90%). 상태: 달성되지 않음
  하나의 세션 동안 이전의 표현하지 않았던 편집형과 정신병적 사고를 표현했다.

>> 문제: 사회적 고립

- 작업치료 목표 2: 그는 시작 시간 5분 전에 도착할 것이다.
  클라이언트의 반응: 그는 10번 중 4번 했다. 상태: 달성되지 않음
- 작업치료 목표 3: 그는 각 세션마다 한 번 동료에게 말을 할 것이다.
  클라이언트의 반응: 그는 11번의 세션들 중에서 8번 했다(73%). 상태: 달성되지 않음

그는 이전보다 동료에게 덜 반응했다. 평가: 그의 사회적 기능은 개선되었다.

>> **인지기능:** 그의 옷을 수선하는 동안 그는 더 탐색적인 행동과 공공연한 시행착오 문제 해결을 보였다. 중재: 이 행동은 인지 단계 개선을 제안한다. 작업치료에 대해 그는 한번 기계적인 문제를 해결할 수 있었다. 레벨 5.6에 대해 제3장에서 설명했던 것처럼 그는 두 사물에 외부, 내부와 표면의 특징과 신경

근의 영향이 결합된 새로운 문제를 해결하기 위해 공공연한 시행착오 문제 해결을 했다. 그는 기여와 성취에 대해 기쁨을 느꼈다.

>> 사정(assessment): Dimitri의 음성 증상들 및 망상이 감소했다. 과거에는 어떤 가치 있는 것들을 하기를 거부했다.

>> 성공적인 방법들:

1. 그가 정신병적, 망상적인 문제를 표현한 후 이유와 관계없이 관찰할 수 있는 행동에 근거하여 그의 수행을 평가하기 위해 조언을 받았다.
2. 매일 몇 가지의 특정한 행동 평가는 마침내 성공적이었다. 몇 달 후의 그는 평가 사항들을 열심히 개선하려 했다.

ACL 테스트에 대한 그의 점수는 약 복용 상태 변화에 민감했다(Dimitri의 약물 복용 실태 표 참조).

>> Note: ACL 테스트에 대한 높은 수는 인지기능의 높은 레벨을 나타낸다. Psychiatric Symptom Assessment Scale에 대한 높은 수는 더 심각한 징후와 증상을 나타낸다. 상관관계는 부정적일지 모른다.

Dimitri의 약물 복용 실태

ACL 검사 점수	날짜	공개 실험 및 연구 투약	PSAS 평균값
4.5	89년 1월 11일	Prolixin, Cogentin	1.232
5.0	89년 10월 18일	Haldol*, Cogentin*	0.791
4.8	90년 3월 14일	Moban Liquid, Cogentin	2.045
4.8	90년 5월 16일	Moban*, Cogentin*, Sinemet**	2.200
5.6	90년 9월 19일	Haldol	1.755

* 연구 프로토콜 활동 중 코드화
** 연구 프로토콜 위약 중 코드화

마지막 PSAS의 항목은 부분적으로 퇴원에 대한 걱정이 반영될 수 있다. 약의 복용에 대한 그의 거부(ambivalence)는 퇴원에 앞서 decanoate 주사제 종류로 안정시킨다.

레벨 5.6의 ACL 테스트 점수는 그의 지역사회 복귀에 기여했고 그는 아파트 프로그램(Supervised apartment program)으로 옮겼다. 그는 계속 잘 해냈고, 일일 치료 프로그램에 참여했다. 그의 퇴원 진단은 정신분열증, 편집증, 만성질환이었다. 다른 진단은 없었다. Axis V, Global Assessment of Functioning은 40+, 일, 판단, 사고와 같은 영역에서 주 손상이었다.

요약하면, 인지장애의 모델은 행동에서의 변화를 해석하고 인지 단계에서의 개선을 증진하기 위해 틀로서 제공되었다. ACL 테스트는 치료 팀과 연구자들에게 유용한 정보를 주었다. Routine Task Inventory(RTI)와의 결합은 가족, 클라이언트, 스태프에 실제 기대에 대한 근거를 제공했다.

감사 인사

St. Elizabeth's에 있는 NIMH Neuropsychiatric Research Hospital과 NIMH Neurosciences Center에 있는 이전과 현재의 스태프들에게 이 사례 연구에 대한 그들의 기여에 감사를 전한다.

참고문헌

Allen, C.K. (1985). *Occupational therapy for psychiatric diseases.* Boston: Little, Brown.

Bigelow, L.B., & Berthot, B.D. (1989). The Psychiatric Symptom Assessment Scale (PSAS). *Psychopharmacology Bulletin, 25*(2), 168-179.

Brayman, S.J., & Kirby, T.F. (1976). Comprehensive Occupational Therapy Evaluation Scale. *American Journal of Occupational Therapy, 30*(2), 94-100.

McGourty, L.K. (1979). *Kohlman Evaluation of Living Skills.* Seattle, WA: KELS Research.

Mosey, A.C. (1970). *Three frames of reference for mental health.* Thorofare, NJ: Slack.

Overall, J.E., & Graham, D.R. (1962). The brief psychiatric rating scale. *Psychological Reports, 10,* 799-812.

Wyatt, R.J., Alexander, R.C., Egan, M.F., & Kirch, D.G. (1988). Schizophrenia, just the facts—What do we know, how well do we know it? *Schizophrenia Research, 1,* 3-18.

사회적 지지가 없는 급성기 후 클라이언트

Nancy Gierut-Wicker, MA, OTR

Harvey는 그의 만성적 망상형 정신분열증 악화 이후에 급성 성인 정신과 입원치료를 받기 위해 입원했다. 이 정신과는 지역병원으로 17병상을 제공하는 입원 서비스를 하고 있다. 평균 입원 기간은 6.5일이다. 서비스의 목표는 주로 평가, 공황 안정, 지역사회 재원을 알아보는 것이다. 이 33세의 이혼한 백인 남성은 작년에 살고 있었던 거주지 치료 센터에서 심각한 장애로 원치 않는 입원을 했었다. 그의 현재 스트레스는 좋지 않은 치아위생의 결과로, 거의 모든 치아를 발치하는 긴박한 수술이 예정되었다. 수술이 예정되었을 때 두려움을 느끼기 시작했고, 사람들이 그를 죽이고 불구로 만들려는 음모를 꾸미고 있다는 망상에 빠졌다. 또, 다른 거주자가 물건을 던졌다는 등의 비난을 하고 있는 것에 두려움을 느꼈다. 스태프는 이와 같은 사건을 부인했지만 Harvey는 프로그램에 참여하는 것이 두려웠고, 도시에서 60마일(약 96.6km)이나 떨어진 부모님이 살았던 곳으로 도망칠 계획을 세우고 있었다. 부모가 보살필 수 없어서 그는 치료를 위해 입원했었다. Harvey는 21세에 정신분열증을 진단 받았고, 치과진료가 필요해서 이전에 한 번 입원생활을 했다. 그는 현재 Halperidol, Cogentin을 함께 사용하여 치료 받고 있다.

입원한 다음 날, Harvey는 ACL Task Evaluation와 함께 인지기능에 대한 검진을 받았다. 그는 재봉은 모방할 수 있었지만 감치기는 모방할 수 없었다. "할 수 없다"고 말하고 두 번의 시위 후에 감치기 시도를 거절했다. 인지 단계는 3.2로, 생활 중 일상적 업무를 안전하게 달성하기 위해 인지적 보조의 중간 정도 레벨이 요구되는 심각한 인지손상을 나타낸다. 그러나 임상적인 관찰들은 ACL-90 점수를 지지하지 않았다.

Harvey가 작업치료 그룹 참여를 거부하는 동안 병동에서의 행동에 대한 관찰들은 수정된 RTI 2에서 설명되었던 것처럼 인지기능 레벨 4로 제안되었다. 그는 독립적으로 자기를 스스로 돌보기 시작할 수 있었지만, 얼굴에서 분명하게 보이는 부분만 면도를 하고 부분적으로만 머리를 빗질하는 것으로 보였기 때문에 단정하지 못했다. 그의 옷은 헝클어지고, 때 묻었으며, 몸에 맞지 않았다. 그는 담배와 음식을 찾는 동안 목표 지향적이었다. 약물 투여에 대한 필요성과 복용을 거부했다. 다른 사람과 접촉했을 때 방해를 했고, 그들에게 끼치는 영향에 대해 인식하지 못했다. 지역사회모임 동안 그는 치아 문제점에 대한 이야기를 반복적으로 했다. 이 시점에서, 작업치료 목표는 더 특정한 치료 목표들을 발전시키고 인지기능을 분명하게 하기 위해 초급 craft 그룹에 Harvey를 포함시키는 것이었다. Harvey가 참여한 첫 번째 craft 그룹에서의 수행은 레벨 4 정도의 기능을 확인했다. 구리 세공을 하는 동안 그는 샘플의 정확한 교합을 요청했다. 섬세하지 못한 제품 때문에 도구에서 사용된 압력의 양을 조절할 수 없었다. 금형으로부터 테이프를 제거하는 동안 그는 구리를 구부렸고, 그 과제물을 플라크에 부착하기 전에 구리 자국으로부터 점토를 제거했다(Earhart & Allen, 1988). 그는 즉각적인 환경에서 제안된 레벨 4.2 기능의 사물들에 주의를 기울였다. 이 추가적인 정보와 더 진행된 치료 목표들은 발전했고, 팀 모임의 구두와 차트 서류를 통해 모두 전문 분야 팀으로 전달되었다.

검사 목록 구성 방식은 작성된 서류를 위해 사용되었다. 이 구성 방식은 포함되었지만, 그의 인지 단계 4 기능(Allen & Allen, 1987)에 근거한 클라이언트들을 위해 잠재적인 사회적 결론들의 검사 항목, 평가 영역, 기초 craft 그룹에서의 관찰들, ACL 수행에 대한 정보는 제한되지 않았다. 각 인지 단계에 대한 잠재적인 사회적 결말들의 이 검사 항목들은 서류를 더 신속히 처리하기 위해 발전되고, 팀을 위해 분명하고 실용적인 정보를 제공한다([그림 10-2] 참조).

사정(assessment) 영역은 추상적인 사고, 일반적인 정보에서의 무능력과 새로운 학습계획과 문제 해결에 대한 어려움이 예상되었던 정보가 포함되어 있다. 간호 스태프를 위해 만들어진 권고는 일상생활동작의 마침을 모니터하고, 어떤 새로운 정보와 함께 단순하게 눈에 보이는 단서를 제공하며, 잠재적인 안전 위험들을 예측하고, 말로 진행되는 그룹들보다 사실적인 과업을 하는 그룹에서의 클라이언트를 포함시킨다. 그 클라이언트가 거주지 치료 센터로 돌아갈 것이라 예상했기 때문에 장기 추천은 후속 치료 접근에 대해 만들어졌다. 이것은 3개월 동안의 예상된 훈련과 어떤 새로운 동작을 시각적 데모를 통해 점진적으로 습득하는 것을 제안한다.

그림 10-2 인지 단계에 따른 잠재적인 사회적 결과 체크리스트.

추가적인 정보: ____________________

인지 단계: ____________________

평가: ____________________

인지 단계 4

<u>잠재적인 사회적 결과</u> (해당 부분에 체크)

____ 화장품을 독특하게 사용한다.

____ 부분적으로 면도를 하지 않는다.

____ 머리, 몸의 뒷부분을 무시한다. 머리를 빗으로 정돈하지 않는다. 샴푸를 깨끗하게 닦아내지 않는다. 신체의 뒷부분을 씻지 않는다. 옷이 더럽고 구멍 나 있다.

____ 옷의 색상과 패턴이 어울리지 않고 사이즈가 잘못되었다

____ 돈 관리: 돈을 잃어버리거나, 훔치거나 하루 사용하는 돈을 정해줘야 한다.

____ 열, 화학적 반응, 전기적 위험들을 인지하지 못한다.

____ 소지품을 안전하게 보관하지 않거나, 쓰레기 제거의 필요성을 인지하지 못한다.

____ 만약 길을 잃으면 구어적보다는 시각적으로 방향을 알려줘야 한다.

____ 보이는 것이 있으면 무엇이든지 먹고, 정해진 다이어트를 따를 수 없다.

____ 운전 문제들: 새로운 길에서 주차권을 발급받지 못하거나 위반, 사고, 길 잃기와 같은 문제가 발생한다.

____ 장애를 인식하지 못한다 - 도움 및 지원을 거절한다.

____ 투약을 거절한다 - 왜 약을 처방받는지에 대해 이해하지 못한다.

____ 직업을 1~2달 이상 유지하지 못한다.

____ 기관에 입원하거나, 도움 및 지원을 수시로 확인할 필요가 있다.

계획: ____________________

치료 목표들은 다음과 같이 언급되었다.

1. 인지 단계를 모니터하고 확인하기 위해 일주일에 6번, 하루에 1번씩 클라이언트는 작업치료에 참여할 것이다.
2. 클라이언트는 안전 위험들을 확인하기 위해 스태프의 감독과 함께 안정적으로 친숙한 활동에 참여할 것이고, 가르침을 위한 단계적인 시각적 데모와 동작을 위한 체제를 제공할 것이다.
3. 잠재적인 안전 위험들의 인식을 위한 감독과 금전/약물 관리에 보조와 생활의 일상적인 과업에서 진행 중인 훈련을 제공하는 거주지 치료 센터로 클라이언트는 떠날 것이다.

그의 입원 과정 동안, Harvey는 기초 craft 그룹에 한 번 더 참여했다. 이때 그는 다시 목표지향적인 행동을 입증했고, 대각선 타일 패턴을 시작하려 했던 것이 실패하였다. 그는 공간적 오류들을 인식했지만 그 문제를 해결할 수 없었고 치료사에게 도움을 요청했다. 그가 물품들을 찾기 위해 의자에서 일어났을 때 그의 환경의 인식은 넓어졌다. 이 행동에 근거하여 그는 레벨 4.2에서 4.6으로 개선된 것으로 인정되었다.

Harvey는 입원의 짧은 과정 동안 기능에서 개선을 보였던 반면, 초기 작업치료 권고 사항들은 퇴원에 해당되었다. 작업치료 서류의 복사본들과 Allen의 'Profiles of the Cognitive Levels'의 레벨 4 부분은 거주지 치료 센터에 대한 퇴원 패킷에 포함되었다. 그 치료 센터 스태프는 인지장애 이론의 사용에 관해 교육을 받았고 지역사회생활에서 이것의 적용은 익숙하였다. 이 사례는 ACL task evaluation, RTI-2, craft 그룹 동시적 관찰을 사용하는 통합된 체계로서 사용되어야 할 인지장애 모델을 설명하기 위해 선별되었다. 이 사례에서, ACL 점수 하나에 대한 신뢰는 클라이언트의 능력과 필요성에 대한 부정확한 청사진을 제공했을지 모른다. 그 유닛에서의 행동과 basic craft에서의 수행을 관찰함으로써, 그 치료사는 경과를 기록할 수 있고 클라이언트의 능력 안에서 안전하게 기능하도록 하는 계획을 발전시킬 수 있었다. 거주지 치료 스태프를 교육하고 작업치료 서류를 보냄으로써 계속적인 치료를 위한 후속치료에 대해 중요한 정보를 제공했다.

참고문헌

Allen, C.K. (1991). *Change within the Allen cognitive levels 3, 4 and 5.* Paper presented at the annual conference of the American Occupational Therapy Association.

Allen, C.K. (1990). *Allen cognitive level 9ACL) test manual.* Colchester, CT: S & S Worldwide.

Allen, C.K. (1988). Cognitive disabilities. In S. Robinson (Ed.), Focus. Rockville, MD: American Occupational Therapy Association.

Allen, C.K. (1985). *Occupational therapy for psychiatric diseases: Measurement and management of cognitive disabilities.* Boston: Little, Brown.

Allen, C.K., & Allen, R.E. (1987). Cognitive disabilities: Measuring the social consequences of mental disorders. *Journal of Clinical Psychiatry, 48,* 185-191.

Earhart, C.A., & Allen, C.K. (1988). *Cognitive disabilities: Expanded activity analysis.* Colchester, CT: S & S Worldwide.

사회의 보조를 받고 있는 클라이언트의 아급성기 후 재활

Mark S. Austin, MS, OTR

입원 및 다른 것과 관련된 사례

Matt는 22세의 백인 남성이다. 두 번째로 본 병원에 입원시키면서 그의 부모는 클라이언트가 자기 자신에게 스스로 이야기하는 이상한 행동을 보인다고 불평하였다. 클라이언트가 혼자 방에 틀어박혀 아무것도 하지 않는다는 것이 부모의 가장 큰 걱정이었다.

클라이언트의 입원을 시도했던 부모는 아들로부터 언어적 모욕과 공격을 받았다. 입원하기 3주 전쯤 Matt는 그의 약(Halperidol)의 복용을 중단했다고 말했다. 이것이 지난 3년 동안의 4번째 정신과 입원이었다. 클라이언트의 진단(Axis I)은 망상형 정신분열증[Axis II-6, AxisIII-0, AxisIV-정신병적 스트레스는 대인관계 관련과 가족 갈등 그리고 무직 상태 포함, (Axis V-현재=30, 과거=50)]이다.

Matt는 평균 3.5의 학점으로 고등학교를 마치고 졸업 후, 지역 대학에 들어가기 위해 집을 떠났다. Matt 가 경험한 첫 번째 정신병적 에피소드는 그의 첫 학기 동안 있었고 그 후 입원했다. 이 입원 후에 Matt는 학교를 자퇴해서 부모와 살기 위해 집으로 돌아갔다. 그는 public mental health system을 통해 외래진료(약물관리)를 계속했고, 두 번째 입원을 요하는 심각한 증상이 나타났을 때 20세까지 향정신성의 약에 상당히 의존했다. 차후 입원들에서 가장 최근에 포함된 것은 전형적으로 Matt의 약에 대한 주기적인 중단(의학적으로 뒷받침되지 않음)과 직장과 가족 내에서의 어려움 증가와 관련된 것이있다. 슈퍼바이저가 이 어려움에 대해 물었을 때, Matt는 자신이 전형적으로 괴롭힘을 당하고 있고 차후에 그만두거나 해고당할지도 모른다고 주장했다. Matt는 그가 일을 하길 원한다는 것을 강조했고 직장을 찾아 지속적으로 일을 하기 위한 욕구를 가지고 있었다. Matt는 부모로부터 약간의 용돈을 받는 것을 제외하면 수입이 없다고 한다.

그의 부모와 병동 간호사에 따르면, Matt는 자주 단정치 못한 모습을 보여 줌에도 불구하고 독립적으로 자조관리가 가능하다고 한다. 그의 부모는 Matt가 독립적으로 지역사회가 필요로 하는 일도 '할 수 있었다'고 말했다. 그러나 그의 부모는 Matt가 대체로 이 과제들을 하기 위한 '선택'을 하지 않는다고 했다. 예를 들어, Matt는 어떻게 세탁을 하는지 알고 있었음에도 불구하고 누군가가 그의 옷이 더럽거나 냄새가 난다고 말하지 않으면 독립적으로 그의 옷을 세탁하지 않았다. 생활능력에 대해 독립적으로 책임을 맡는 것을 꺼리는 아들의 행동 때문에, 어머니는 그에게 가장 쉬운 일이라서 이렇게 한다고 받아들였다.

Matt는 그의 부모가 그를 아이처럼 대한다는 느낌과 계속적인 갈등 때문에 더 이상 같이 살길 원하지 않는다고 전했다. 그의 부모는 Matt와 같이 사는 것에 대한 스트레스와 불만을 토로했다.

병원계획

Matt에 관한 보고, 병력과 발견된 필요성들에 근거하여 다음 영역들을 중재하기로 하였다.

1. 향정신성 약(Halperidol)의 재도입을 통해 질병을 안정시킨다.

2. 약물 중재에서 클라이언트의 반응을 평가하고 질병을 안정시키는 동안 클라이언트의 기능을 최상화시키기 위해 체계적 프로그램을 지원한다.
3. 문제를 해결하기 위한 계획을 시작한다. (a) 부모 교육, (b) 퇴원 후 클라이언트 생활 상황, (c) 약 복용 모니터링, (d) 부모의 재정, (e) 퇴원 후 환경에서 일상 구조(일 vs 다른 것)

작업치료 중재

초기 인지 단계 평가 — 초기 인지 단계 검사를 위한 ACL test의 사용은 입원 이튿날에 시행되었다. 초기 검사는 인지 단계 4.2점을 받았다. 이전에 입원했던 Colorado Psychiatric Hospital로부터 받았던 작업치료 기록들에는 클라이언트가 퇴원쯤에 인지 단계 4.6점을 받았다고 나타나 있었다.

작업치료계획 — 다음 문제들과 목표들은 클라이언트의 상태, 특정한 작업치료 평가, 입원에 대한 일반적인 치료계획, 현재와 앞으로의 지적 레벨에 근거하여 만들어졌다.

>> 1. 문제: 인지 보상작용의 상실과 관련된 정신병적 증상들의 급성 악화

클라이언트 목표: 클라이언트는 퇴원까지 4주간 작업치료에서 인지-운동 그룹에 있는 동안 실제 과업을 적어도 하나 이상 완료할 것이고, 작업치료 결과처럼 인지 단계 개선과 약물 사이에서의 관계를 얻을 것이다.

성과: 향정신성 약의 재도입과 함께 예측했던 것처럼, Matt의 인지 단계는 입원 9일째쯤에 4.8로 개선되었다. 작업치료사와 의논하는 동안 클라이언트는 기능에 대한 그의 개선된 레벨에서 약의 긍정적 기여 가능성을 인정했다.

>> 2. 문제: 부모 교육의 필요성과 클라이언트 생활 상황

목표: Matt의 부모, 클라이언트, 작업치료사는 평가된 클라이언트의 강점들과 제한점들을 검토하고 집에서 클라이언트에 대한 부모의 실질적인 기대를 알아내기 위해 1시간씩 세션 한 번에서 두 번 정도를 만날 것이다. 이 세션들을 바탕으로, Matt와 그의 부모는 퇴원에 앞서 대안적인 생활환경 또는 귀가에 관하여 결정할 것이다(사회복지사 또한 이 미팅에 포함).

성과: Matt와 그의 부모는 Matt의 능력과 그를 근거로 한 기대의 확립에 대한 다음 의논에 안도의 표현을 했다. Matt는 부모와 함께 살기 위해 집으로 돌아가기로 동의했다. 이때 Matt는 공중 정신건강 시스템을 통해 제공된 생활기술 훈련 프로그램에 참여하고, 주에서 지원하는 work 프로그램을 시작하기로 동의했다.

>> 3. 문제: 퇴원 후 환경에서의 체계화를 위한 필요성

목표: 클라이언트는 병원에서 퇴원 후 적어도 3달 동안 월요일에서 금요일까지 공중 정신건강 '생활기술 훈련 프로그램'에 참여하기로 동의했다.

목표: 퇴원에 앞서 작업치료에서 클라이언트는 State Vocational Rehabilitation Service(주립 직업 관련 재활 서비스) 연락을 할 것이고 이 서비스를 받기 위해 날짜를 정할 것이다.

성과: 생활기술 프로그램에 참여한 클라이언트가 독립성이 필요한 기술들을 개선하기 위한 잠재적인 방식을 보였을 때 Matt는 2~3달 동안 프로그램에 참여하는 것을 동의했다. Matt는 취업 재활 참여에 대해 매우 열성적이었고 일에 대해 높은 레벨의 의욕을 계속 표현했다. 퇴원에서 Matt의 찬성과 인지 단계를 바탕으로, 작업치료사는 Matt가 완료한 직업상담원에서의 직업 코치와 지원되는 작업환경을 추천했다(Matt를 위한 재정자원과 약물관리는 그의 입원 동안 다른 훈련법에 의해 다뤄졌다).

일반적 논의

이 사례에는 급성과 후급성 질병 단계 동안의 중재와 재활 단계에 대한 계획도 포함되었다. 초기 작업치료 중재들은 질병의 급성 단계에 관련된 인지능력과 장애의 레벨을 결정하기 위해 평가 지향적이었다. 초기 중재를 끌어내기 위해 데이터를 제공할 뿐만 아니라, 초기 인지 단계 점수는 주 약물 치료와 관련된 변화 측정과 모니터링에 대한 목적을 위해 차후 임상적인 인지 단계 평가들에서 비교를 하기 위해 사용되었다.

Matt의 질환이 후급성 단계로 접어들 때 지역사회에서 최상의 기능을 위해 환경적 적응에 대한 그의 필요성에 알맞은 추천과 중재들로 초점을 옮겼다. 클라이언트의 강점, 제한점, 실질적인 수행 기대들에 관한 가족 교육이 이루어졌고, Matt의 귀가와 관련된 자신감을 증가시켰다. Matt의 후급성 단계와 재활 프로그램의 부분으로서 성취했던 의사소통, 지역사회생활, 스스로 돌보기와 관련된 과업들을 반복으로 경험하길 강조하고 World Health Organization ICIDH Code 2 '신체적 독립장애(physical independence handicap)'와 Code 5 '사회적 통합장애(social integration handicap)'를 다루어 독립적인 생활기술 훈련 프로그램으로 보냈다.

Matt의 부모들은 암기 학습을 보강하고 집에서 체계적인 연습을 제공하기 위해 독립적인 생활 프로그램과 밀접하게 일을 하는 것에 동의했다. 적어도 취업 재활 자격이 결정될 때까지(대략 2~6달) 이 프로그램에서 클라이언트의 참여는 주된 것일지 모른다. 지원 고용과 직업 코치에 대한 추천과 함께 취업 재활 의뢰는 인지 단계 4.8에서 능력과 일치하였다. Matt의 '작업장애'(ICIDH Code 4)는 World Health Organization에 의해 정의되었으며, 부가적으로 '경제적인 자급자족장애'(ICIDH Code 6)이다. 클라이언트와 일하고 있는 정신건강 센터 치료사와 취업 상담사는 일과 성공적인 경쟁적 고용을 위한 Matt의 잠재성에 대한 경과 추적에 동의했다.

모든 후급성 중재들과 후급성 그리고 재활 단계 추천들은 새로운 행동들이 구체적이고 그 환경(암기학습 가능)으로부터 분명한 지원과 함께 막대한 시간에서 반복된다면, 인지 단계 4.8을 달성하는 클라이언트들이 새로운 학습에서 성공할지 모른다는 이론적 명제가 바탕이 되었다.

장기 치료를 위한 자문

Sarah P. Skinner, MEd, OTR/L

Paul은 집에서 자신의 어머니에게 칼을 들이대는 사건이 최근에 되풀이된 후 정신병원에 입원했다. 클라이언트는 33세이고 이전에 정신병적 행동의 악화 때문에 3번 입원했다. 그의 진단명은 정신분열증이었다. Paul은 작업치료사에 의해 ACL Test와 인터뷰를 하였다. 그의 ACL 점수는 4였다. 그 클라이언트는 작업 완료와 일상생활동작에서 인지레벨의 추가 평가에 대한 목표들과 함께 치료 세션 그룹의 체계적인 트랙에 배정되었다. 그는 이 그룹들에서 지속적으로 레벨 4 정도로 수행했다. 이에 대해서는 그의 어머니가 집에서의 행동도 한결같았다고 언급했다. 가족회의 동안, 클라이언트의 어머니가 더 이상 그와 같이 살지 않으려 했을 때 퇴원 후의 문제와 관련된 특정한 정보를 수집하기 위해 Routine Task Inventory(RTI)를 실행하기로 결정했다. Paul의 어머니는 근처 지역의 대학교 교수였다. 어머니는 아들이 할 수 있다고 느낀 과제들을 매일 그에게 할당하였고, 최근에는 클라이언트가 좀 더 나은 행동을 할 수 있었다. 이후 어머니와 토론 중, 클라이언트에게 친숙한 과제들이 무엇인지 분명해졌다. Paul이 이전의 전문 분야에서 했던 과제, 수없이 갔던 장소들, 가족을 위해 할 수 있는 다양한 의미 있는 과제들이 그에게는 친숙한 과제였다. 클라이언트의 기분이 좋지 않을 때 어머니는 집에서 할 수 있는 간단한 과제를 주었다. 때때로, 그는 하루 종일 침실에 있었지만 최근까지 Paul은 무의식적으로 신경질적인 태도를 보이지 않았다.

거주 장소에 대한 생각이 클라이언트의 어머니에게 큰 갈등이었다. 어머니는 자신이 아들 돌보기에 실패한 것처럼 생각했다. 가족회의는 어머니의 걱정과 죄의식에 대해 논의하기 위해 그녀에게 충분한 시간을 주고 시작되었다. 다른 전문가들의 질문 중 어머니가 집에서 아들의 기능에 대한 직접적인 지식을 가졌을 때 작업치료사는 그 어머니로부터 RTI 정보를 수집했다. 다음이 그 결과들이다.

신체적 척도

- 치장하기 4: Paul은 그의 일상 중에 치장하기를 시작할 수 있다. 그러나 그는 가끔씩 머리 뒤쪽을 빗질하는 것을 무시하고 면도도 불완전하다.
- 옷 입기 4: Paul은 혼자서 옷 입기를 한다. 그러나 색에는 신경을 쓰지 않고 결과적으로 어울리지 않게 옷을 입는다. 거울 앞에서 스스로를 확인했을 때 확실하게 눈에 띄지 않으면 단추나 주름에는 신경 쓰지 않는 것처럼 보였다.
- 목욕 4–5: Paul은 일반적으로 혼자서 목욕을 한다. 기분이 안 좋은 날은 샤워를 하지 않으려는 경향이 있다. 데오드란트를 사용하지만 종종 향수를 과도하게 뿌린다.
- 걷기 4: Paul은 친숙한 주변 장소에서 길을 찾을 수 있다. 새로운 장소에서 쪽지나 말로 지시가 주어졌을 때 그는 한결같이 길을 잃었다.
- 먹기 3: Paul의 식사 예절은 바르지 않다. 가족은 이 이유 때문에 레스토랑에서의 외식을 하지 않는다.

- 화장실 가기 4: Paul은 익숙한 화장실에서는 독립적이다. 그러나 새로운 장소의 화장실은 보조가 필요했다.

수단적 척도

- 집안일 4: Paul은 어머니의 지시 아래 먼지 청소, 접시 치우기, 청소, 자기 침실 정리를 할 수 있다. 그의 어머니는 자주 아들이 식기세척기 아래에 떨어진 은그릇 세트를 알아차리지 못했고 보이지 않는 위치는 청소를 하지 않는다고 기록했다. 몇 년 전, 어머니가 부엌에서 유리잔들을 다른 캐비닛으로 옮겼는데 Paul은 그 유리잔들의 위치를 알지 못했다. 어머니는 아들에게 좌절감을 주는 것을 피하기 위해 원래의 장소로 그것들을 다시 위치시켰다.
- 음식 준비 4: Paul은 냉장고 앞에서 쟁반 위에 그가 필요로 하는 모든 재료를 어머니가 준비해 놓는다면 샌드위치를 만들 수 있다. 또한 냉동식품 또는 캔에 담긴 음식을 데울 수 있었고 스크램블 에그도 만들 수 있었지만 버너 불 끄는 것을 잊었다. 더구나 자주 오븐을 떠나서 음식을 태웠다.
- 금전 소비 4: Paul은 매일 '용돈'을 받았고 집 근처의 잡화점과 약국에서의 단순한 거래는 할 수 있었다. 이웃들이 Paul의 사정을 알고 도왔다.
- 약 복용 3–4: Paul 혼자서 약물 요법을 따를 수 없었을 때 어머니가 약들을 복용시키기 위한 역할을 했다. Paul의 약을 매일 아침 그녀가 외출했을 때를 대비해 건네주고 점심과 저녁 약들을 집에 돌아와서 준비했을 것이다. 옆집에 살았던 삼촌은 필요할 때 어머니의 일을 대신했다.
- 세탁 3: Paul은 어렸을 때 세탁하는 것을 배우지 않았다. 세탁은 그가 집에서 할 수 있는 꽤 안전한 활동이라 생각했기 때문에 18세 때 아들의 신경쇠약 후 그의 어머니는 세탁 일을 가르치려 했었다. 그녀는 설명서를 쓰고, 그림을 그려 좋지 않은 결과들과 함께 단계적인 방법으로 시도했다. 마침내 그녀는 아들과 함께 가족의 옷을 세탁하였다.
- 여행 4: Paul은 친숙한 장소들로 대중교통을 이용해 찾아갈 수 있었다. 그의 부모는 운전이 아들에게 너무 높은 레벨의 역할이라 결정했다. 그는 24세 때부터 운전을 하지 않았다. Paul은 일상적으로 휘발유가 바닥날 때까지 차를 몰고, 차 밖으로 뛰쳐나간 듯 길거리에서 배회하는 것이 목격되었다. 그는 몇 번의 사소한 교통위반을 했다.
- 쇼핑 4: Paul은 친숙한 장소에서 몇 개의 익숙한 물품들을 산다. 대체로 이미 구입했던 브랜드의 가게가 아니라면 혼란스러워했다.
- 전화하기 4: Paul은 친숙한 번호로 전화할 수 있다. 그는 전화번호를 문의해서 번호를 받아 적을 때 번호를 뒤바꿔 쓰는 경향 때문에 일상적으로 411(전화번호 안내 번호)을 이용한다. '너무 힘이 들기 때문'에 그는 전화번호부에서 번호들을 찾지 않으려 했다.

가족회의 때 Paul의 어머니로부터 정보를 수집하는 도중 그녀는 몇 차례 "아하!"라며 감탄했다. 레벨 4에서의 개인적 제한은 경험에서 예상할 수 있고 그 레벨에 대해 그녀는 교육을 받았다. 클라이언트의 어머니는 또한 아마도 이것이 평생 진행되는 상황일 수 있으며, 아들을 위한 거주지는 협상 가능하다는 이야기를 들었다. 어머니는 나이프 사건에 의해 촉진된 분명한 안전상의 이유뿐만 아니라 자존심의 이유 때문에 다른 거주지가 필요한 33세의 아들을 위해 긍정적인 마음으로 거주지를 살펴보았다. 전문적으로 체계적인 생활 환경에서, 클라이언트는 몇 개의 새로운 독립적인 생활 과제들을 반복 학습할지도 모른다. 그는 여전히 가족의 구성원일 것이고, 주말 동안과 휴일에 방문하며 연락을 유지할 것이다. 가족은 충분히 돌보지 못했던 것에 죄책감을 느끼지 않아도 되었고, 끊임없는 관리 임무에 대해 안심할 수 있었다.

이것은 흔하지 않은 사례이지만 몇 개의 방식에서 중요한 포인트가 있다. 검사 도구처럼 ACL의 정확성을 설명하고, 만성적인 정신질환에 대해 감독된 생활 현황의 필요성을 입증할 수 있는 일상생활과제들의 특정한 정보를 주었다. 이 사례에서 그 밖의 이점은 가족 구성원들이 질병과 차후 제한점에 더욱 많은 이해를 했을 때 설명된다.

인지장애 기능상의 결과들

Greta Traugott Binkley, OTR

입원 상황과 사례

Lisa는 43세의 흑인 여성이며, 가족은 그 이상의 정보 제공 없이 응급 정신질환 부서에 그녀를 보냈다. 그녀는 헝클어진 모습으로 단정치 못했고 악취가 났다. 그녀는 실없이 혼자 중얼거렸고 선별적인 무언증과 적개심 때문에 다른 사람과 의사소통을 할 수 없었다. 그녀의 주 진단은 Axis 1: 정신분열증, 만성적 미분화 유형이었다. Lisa의 신분이 불확실했고 처음에 가족을 만날 수 없었음에도 불구하고, 여러 번의 정신병원 입원 경력에 의한 긴 기록들 때문에 그녀의 많은 정보와 배경을 일찌감치 알 수 있었다.

Lisa는 20세까지 다른 주에서 태어나서 자랐다. 그녀는 9학년을 마친 후 더 이상의 교육을 받지 않았다. 그녀의 과거 직업 경력은 성인기 초기에 3달 동안 지속했던 별다른 기술이 필요 없는 직업들로 구성되었다. Social Security Insurance(SSI: 사회보장보험)로부터 지원을 받았고, 3명의 아들이 있었는데 각각 25, 22, 21세였다. 그들은 대개 친척들에 의해 길러졌고 독립하여 살았다. Lisa의 큰아들이 최근 어머니의 도우미 노릇을 하려 했다. 그러나 자신이 책임져야 할 다른 일들 때문에 이따금씩만 방문했다. Lisa의 어머니와 동생이 지원했지만 하루 종일 Lisa를 돌볼 수는 없었다.

Lisa의 정신질환 병력은 18세에 시작되었다. 전해들은 바에 의하면 LSD의 의도하지 않은 섭취 이후 정신병적 행동을 보여 입원했다고 한다. 이 일이 반복된 정신병원 입원 과정의 시작인 것은 분명했지만, 그녀가 이 지역으로 이동한 20대 후반까지는 그 빈도와 기간이 알려지지 않았다. 28~43세까지 Lisa의 다른 급성 병원, 장기병원과 특별 치료 프로그램 외에 이 병원에서의 입원이 20번 이상으로 알려졌다.

정신질환에 의한 자연스러운 과정으로서 Lisa는 더 빈번하고 심각한 대상부전을 앓았고 몇 년이 지났을 때는 급성기 후 인지 회복이 적었다. 작업치료 기록과 관찰은 몹시 아플 때 Lisa의 행동이 Allen 인지 단계

2 또는 1로도 떨어졌다. 그때마다 그녀는 그녀의 환경에서의 자극에 전혀 반응하지 않았을 것이다. 다른 때라면 가령 머리빗으로 몇 번 때리는 것과 같이 순간적이고 자동적으로 이끌려서 하는 행동이 있었을 것이다. 익숙하게 보아 왔기도 했고, 서류 또한 Lisa가 그 증상들을 감소시킬 수 있는 향정신성 약에 잘 반응했으며 인지적 능력은 치료로 높일 것이라고 나타냈다. Lisa를 이 병원에서 처음 알게 되었을 때 그녀는 퇴원 시점에서 레벨 5 능력의 원상태로 돌아왔다(1983년 이전). 그러나 지난 6~7년간의 평가에서는 레벨 4 범위 안에 있었다(최근 4.4).

Lisa에게 질환이 생기기 전 장점이자 관심거리 두 가지는 사회생활(교회활동)과 외모였다. 이 활동들에 대한 기술의 친숙함과 관심 때문에, Lisa는 실제 과제 행동에서 보여 주는 것 다 더 높은 능력을 가진 듯한 피상적 인상을 주었으며, 한 번은 징후가 안정적이기도 했다.

불행히도, 이것이 지난 몇 번의 퇴원 동안 Lisa의 상황에 대해 가족, 도우미와 법적 전문가들에게 비현실적인 기대를 갖게 만들었다. 몇 년 전, Lisa는 보조금으로 지은 집을 얻었다. Lisa와 그녀의 도우미는 이것을 포기해야 하기에 실망하고 있었는데, 이것 또한 '(혼자 살기 위한) 또 다른 기회를 그녀에게 준다'는 퇴원 전 전략에 기여했다. 입원 동안 작업치료 인지 단계 평가들은 중도장애를 입증하고, Lisa를 위한 장기 거주지와 도우미 신분을 추구하기 위한 증거로서 점점 빈번하고 반복적이 된 입원들에 대한 그녀의 기록을 보충하도록 치료 팀에 의해 사용되었다. Lisa는 구조화된 시설 밖에서 정신병적 증상을 관리할 수 없었고, 그녀의 아들, 동생, 어머니는 충분한 보살핌을 제공할 수 없었다.

치료 팀 목록

1. 급성 정신분열은 향정신성 약(Prolixin, Cogentin, Tegretol)의 적정성과 재개에 의해 안정화된다.
2. 치료의 연속성과 개시를 정당화하기 위해 전체적으로 직장한 과정인지의 이전 상태를 감시, 평가, 관찰했다.
3. 법적 관련성과 적절한 보살핌을 위해 모든 관련 정보를 기록하고 수집한다.
4. 의도하지 않은 자해로부터 Lisa를 막고 그녀의 장애에 대한 보상을 위해 체계적인 환경과 안전을 제공한다.
5. 배치 계획을 착수한다.
6. 가족 서비스를 제공한다.

작업치료 목록

» 단계 1: 심각한 징후의 상태

- 병동에서 Lisa를 평가하고 관찰한다.
- 치료 팀에서 이전의 기록과 현재 관찰에 관한 정보를 제공한다.
- 입원 전 Lisa의 기능의 증거로서 레벨 4의 장애 결과를 팀 구성원(레지던트, 정신의학 사회복지사)들에게 설명하기 시작한다.

단계 2: 초기 증상 조절

- ACL을 과제 평가로 기준화한다.
- 작업치료 그룹에서 다양한 과제들을 수행하기 위한 Lisa의 능력을 평가한다.
- 초기 평가를 치료 팀과 공유한다.

단계 3: 증상 안정

- Lisa의 작업치료 그룹과 병동에서의 인지 단계, 약 부작용 가능성, 증상들에 대한 평가와 관찰을 진행한다.
- 초기 배치 계획과 행동관리, 약의 적정의 영향과 현재 평가들에 대한 주간 서면 보고와 빈번한 구두 보고를 제공한다.

단계 4: 아급성 증상 감소

- 작업치료 그룹과 병동에서 평가와 관찰을 진행한다.
- 결과와 평가에 대한 서면과 구두 보고를 진행한다.
- 가족에 대한 적절한 인지 단계 정보에 관해 정신보건 사회복지사와 상의한다.
- 거주지에 대한 적절한 인지 단계 정보에 관해 의료 케이스 워커와 상의한다.

치료 과정

단계 1

Lisa의 첫 입원 기간 동안 그녀는 심각하게 내향적·편집적이고, 불안해하며, 소리에 반응하고, 망상 가능성이 있었으며, 의미 있는 활동과 기초적인 자조활동도 참여할 수 없었다. 그녀는 실금을 했고, 음식과 물을 거부했다. 그녀의 자발적인 행동은 특이하고 예측할 수 없었다, 예를 들어, 침대 밑과 옷장 안에 숨거나, 시트로 자신을 감고, 다른 클라이언트들의 물품에 말을 걸거나 파손하였으며, 복도와 방에서 옷 벗기, 자위, 그리고 배설물 묻히기와 실금했을 때 주변에 소변을 보는 등의 행동을 했다. Lisa는 우선 이 단계에서 간호와 약물치료가 필요했다. 그녀의 작업치료 참여는 적절하지 못했다. 이때 치료 팀의 초점은 Lisa의 행동과 보살핌을 관리하고, 긴급 상황 시(그녀는 동의를 거부했다) 약을 제공하며, 동의 없이 치료에 법적 권한을 추구하고, Lisa의 치료와 배치 계획에서의 원조를 위해 그 이상의 정보를 모으는 것에 있었다.

이때 직접적으로 관여되지 않았음에도 불구하고, 작업치료의 초점은 이전의 입원과 병원 밖에서 Lisa의 장애에 대한 인지 단계의 중요성을 설명하고, 이전의 입원으로부터 기록된 정보를 제공하기 위한 것이었다. Lisa는 입원 중 1 또는 ACL 3.2에서 대상부전이 되었던 병력을 가졌다. 최근 회복에서 언급되었던 것처럼 4.4 능력에는 도달하지 못했지만 오해시킬 만큼의 피상적인 느낌을 제공할 수 있다. 인지 단계 4.4에서 그녀가 독립적 생활을 해낼 것이라는 기대를 하지 말았어야 했다. 그녀는 매 일상의 과정 동안 일어날지 모르는 갑작스러운 변화에 대한 문제 해결이나 그녀의 재정문제 관리로 인해 그 후의 치료 달성 또는

maintaining medication을 할 수 없었다. Lisa 가족의 방문은 그녀를 위한 적절한 보살핌을 제공하기에는 너무 드물었고 사회적(쇼핑용, 방문용)이었다. 그녀의 아들이 같이 살면서 보살피겠다는 이전의 의도는 실행되지 않았다.

>> 단계 2

Lisa는 초기에 작업치료에 의한 상호작용의 시도들을 묵살하였다. 그녀의 증상들이 감소하기 시작했을 때, Lisa는 이전의 지인들을 인정하고 짧은 반응을 하기 시작했지만 크게 반응하지는 않았다. 그녀는 ACL test 수행을 거절했고, 인터뷰 동안 충분히 상호작용할 수 없었다. 하지만 치장하기(grooming) 그룹에 참여하는 것은 동의했다. 그때 Lisa는 증상들에 의한 간헐적 혼란이 계속되었고, 그 환경에서 사물들과 상호작용을 했다. 그녀는 즉각적으로 앞에 놓이거나 그 환경에서 주어진 물품들만 사용했다. 그녀는 어떤 적합성이나 사회적인 기준보다 그녀가 만들어 낼 수 있는 그 영향에 더 관심을 보였다. 자신 얼굴의 윤곽과 형태의 둘레를 따라 목적에 영향 받지 않고 화장을 했다. 그 결과, 눈 주변이 너구리 눈 같았고 분홍색 립스틱으로 'T'자가 이마와 코 아래로 그려져 있었다. 한 번의 유도로 Lisa는 티슈로 그 분홍색을 지우거나 덧칠했고, 예를 보이면 그에 따라 입술에 립스틱을 발랐다. 그러나 나중에는 T자를 다시 그렸다.

Lisa는 최상의 상태에서 레벨 3.6으로 평가되었다. 두 번 더 치장하기 그룹에서 유사한 수행을 하는 동안 이것을 확인했다. Lisa는 다른 활동들은 거부했다. 평가는 팀과 공유되었고 차트에 기록되었다(초기 평가의 논평).

>> 단계 3

이때쯤에, Lisa는 사건 또는 거부 없이 일상적으로 약을 복용했다. 증상들이 감소하였고 인지 단계는 개선되었다. Lisa는 치장하기 그룹뿐만 아니라 기초 공예(basic craft)와 가끔씩 바느질 그룹에 참여하기 시작했다. 그녀가 환경에 대한 인식을 가지고 더 체계적이 되었을 때 평가들은 몇 주 동안 점차적으로 향상되었다(3.6, 3.8/4.0, 4.2). 병동에서 동료 및 스태프와의 사교와 병동의 규칙에 따라, 그녀는 점점 더 적합해지고 상호적이 되었다.

Lisa가 호전되었을 때 갱신된 평가들은 그녀의 장애와 그 결과에 대한 특별한 주안점과 함께 치료 팀에 공유되었다. 그 중심에서 부정적인 것이 겉으로 드러났음에도 불구하고, 그녀의 기능적 제한점들을 감소시키는 것이 중요했다.

>> 단계 4

지난 주 또는 두 번의 입원 동안 Lisa는 그녀가 아파트를 잃은 것에 대해 비난했던 그녀의 정신과 의사를 제외하고, 병동에서 적절하게 상호작용했고 그룹 참여는 계속되었다. 증상은 감소되었고, 그녀가 안정되었던 것처럼 인지 단계 역시 안정상태를 유지했다. 법적 절차 완료 후 Lisa를 위한 공공 도우미와 함께 보호 절차가 보장되었다.

작업치료의 평가들은 대개 4.4, 다양한 과제 그룹에서 가끔씩 4.2였다. Lisa는 샘플을 모방하기 위해 성실히 작업했고 주어진 기준에 따랐다. 그녀는 자신의 물품들을 비교함으로써 행동의 방침을 결정하거나 샘플을 보며 계획했을 것이고, 종종 "이게 맞는지요?"라고 확인을 했다. Lisa는 대체로 크기, 색깔, 모형과 같은 2~3개의 두드러진 시각적 단서를 고려할 수 있었지만, 특히 오류를 해결, 인식하려 하거나 도움을 줬을 때 가끔 하나의 특징만 봐야 했을 것이다.

작업치료의 서면과 구두 보고가 계속되었다. Lisa의 레벨 정도 사람들의 기능은 전형적으로 공개적인 곳, 감독된 환경에서 전형적으로 잘할 수 있음에도 불구하고, Lisa에 대한 권고는 그에 따른 대상부전과 반복적인 치료 불응에 대한 그녀의 기록에 의해 체계적이고 구조화된 거주지에서 진행될 것이라고 설명되었다. 메디컬 케이스 워커와 정신보건 사회복지사와 함께 전문적으로 의사소통을 하기 위해 노력했다. 그 사회복지사는 Lisa 인지 단계에 대한 미래 보상의 제공과 이해에서 그 가족들을 원조하기 위한 전형적인 기능의 결과들에 대해 설명을 들었다. Lisa의 능력과 비교하여 그들의 내적인 기대들과 장소의 대안들은 메디컬 케이스 워커와 논의되었다. 그녀가 다른 거주지를 얻기 전 체계적인 장기 치료 시설(주립병원)이 오픈하여 그곳으로 이송되었다.

이 사례 연구에서 주안점은 정신질환의 자연적인 과정에 대한 기록을 설명하기 위한 것뿐만 아니라, 치료와 배치 계획에서 클라이언트의 인지능력 고려에 대한 중요성이다.

감각통합과 인지장애

Sandra K. David, OTR, MHE

두 사례 연구들은 클라이언트의 인지 단계에서 임상적인 경험에 대한 채점 반영이 제공되었다. 유사하지 않은 클라이언트들의 성공적인 치료가 포함되었기 때문에 이 특정한 사례들이 선택되었다. 치료를 받았던 클라이언트들은 다른 연령이었다. 1명은 약이 투여되었고 다른 1명은 투여되지 않았으며, 1사람만 이전에 작업치료 경험이 있었다. 사례 연구에 대한 적절한 관점을 제공하기 위하여 우리는 그 사례 연구 클라이언트들이 치료받았던 정신의학 작업치료 클리닉의 상세한 설명과 함께 시작했다.

작업치료 클리닉에서 캐비닛들은 인지 단계에 따라 정리되었다. 3개의 캐비닛들은 치료 세션 동안 열려 있었고, 클라이언트의 프로젝트가 진행 중인 한 캐비닛과 또 다른 하나에는 세라믹 샘플을 담고, 마지막에는 비세라믹 샘플들의 표시와 프로젝트를 위한 물품들을 두었다. 비세라믹 캐비닛은 중앙에 위치했고 눈높이에 두었던 물품은 색깔과 형태가 현저하게 대조되는 샘플 품목들이었다. 이 캐비닛에서 다른 선반들에는 가죽, 타일, 나무, 구리, 구슬, 형판지 채식과 수공에 대한 섹션들로 나눠진 사용 준비가 된 물품들이 포함되어 있었다. 각 섹션에서 상자들은 기준화된 과제 순서에 의해 정렬된다. 두 선반들과 박스들은 크고, 밝은 색깔의 라벨과 검정색 큰 문구로 구별된다. 착색 솔, 착색 도구를 포함하고 있는 일반적인 물품들은 샘플들 바로 아래 선반에 위치한 라벨이 붙어 있는 낮은 높이의 통들에 넣어 놓는다.

세라믹 샘플 캐비닛에는 인지 단계 4.0만큼 낮은 클라이언트의 기능에 대한 적절한 프로젝트들이 포함되었다. 그 샘플들은 수행의 표준단위로서 제공된다. 클라이언트에게 첫 번째로 어려움이 생겼을 때 치료사의 지도와 함께 명령의 순서들을 부여한다. 세라믹 프로젝트의 선택은 공동 부분의 대한 뚜렷함과 단순성, 유용성에 바탕을 둔다. 세라믹 틀은 일상적인 삶의 한 부분 또는 기능적인 사물들에 대한 것들이다. 프로젝트의 예로 조개껍데기 모양의 샐러드 그릇이 있다. 이것은 가로로 10인치(25.4cm)이고 하나의 이음 부분을 가졌다. 이 이음 부분은 껍데기 모양의 모서리를 따라 이어지고 뒤쪽으로 가로질러 있다. 현저하게 대조적으로 만들었기 때문에 껍데기 뒤쪽에 솟은 부분은 수직으로 접합된다. 이 구역의 청소에 대한 정확한 실행을 위해 치료사에 의한 지도가 요청된다. 종종 접합부에 대해 더 잘 볼 수 있도록 깨끗한 스탠드 위에 위치시켜 놓는다. 이것은 자기 자신감 높이는 것이 필요한, 성공적인 과제 실행 제공을 위해 클라이언트의 인지능력에서 그 과제 요청에 맞는 예가 된다. 청소 후, 세라믹 프로젝트물을 가마에서 굽고, 클라이언트는 바닥에 붙인 금속용기의 외관에 적용했던 색깔들 중에서 유약을 선택한다.

그 세라믹 방은 작업대를 제외하면 치료사의 지도에 따른다. 클라이언트들은 세라믹 틀에 붓고 감싸기 위해 치료사와 협동 작업을 했다. 작업대 섹션에서는 작고 큰 바구니와 열려 있는 작은 세라믹 붓 케이스와 함께 레벨 4 준비를 했다. 큰 바구니는 뚜껑 위에 적힌 대로 물감들이 들어 있다. 작은 바구니에는 작은 타일 밑그림용 색 샘플의 밑그림용 섹션뿐만 아니라 스펀지, 청소도구들의 칸이 포함되었다. 반대쪽 아래의 서랍에는 쉽게 보고 접근할 수 있게 가까이 둔 물 컵들과 세라믹 붓 케이스가 포함되어 있다.

일상생활에서의 적절한 항목들은 큰 움직임과 활동에 참여하도록 성인들에게 동기를 부여한다. 감각 통합을 증진하는 활동들은 선상의 전정 가속화와 크고 섬세한 운동 협응, 촉각의 다양성, 반복, 깊은 고유수용감각의 입력이 포함된 기준을 사용하기 때문에 선택되었다.

목재 조립용품은 길이가 적어도 14인치(35.56cm)인 나무 한 조각이 있어야 한다. 혼합된 자기 타일을 지름 9인치(22.86cm), 높이 8인치(20.32cm)인 바구니에서 꺼낸다. 세라믹 조각의 평균 크기는 최소 한 면에서 10인치(25.4cm)이다. 구리 도구와 천공기 물품들은 사용 가능한 목공 프로젝트들에 붙여 두었다.

사례 1

28세의 여성 클라이언트 Janice는 가족에 의해 입원되었다. Janice는 근본적으로 가족과의 관계가 불편했던 것과 남자친구에 의해 2년 동안 성적으로 신체적 남용을 당했던 것이 주요 사회적 스트레스였다고 그녀의 가족이 보고했다. 그녀의 진단은 심각한 우울증으로, 두통을 호소했고 우울한 이유가 있다고 주장했다. 다른 사람들과의 상호관계에서 그녀는 매우 방어적이고, 유도된 대화에서 그녀는 종종 자신이 스트레스 받지 않고 있다고 강조했다. 그러나 그녀는 정신운동 지체, 슬픈 감정, 엉성한 치장과 옷 입기를 보였다. 그녀는 화장을 하지 않았고 머리 빗기나 감기 중 하나에 신경을 쓰지 않는 것으로 나타났다.

Janice는 ACL 4.5로, 오른손잡이이고, 필요한 과제를 하는 동안 정중선을 가로지르는 것을 피했다. 그녀는 입원 기간에 향정신성 약을 복용하지 않았고, 하루에 1시간씩 14세션으로 이루어진 작업치료 클리닉에 10일간 참여하였다. 치료를 하면서, 그녀는 입원 기간 동안 세라믹과 목공 프로젝트를 교대로 작업하였다. 그녀는 첫 번째 세션에서 4~5분 동안 집중했다. 첫 번째 몇 세션을 하는 동안 과제 참여와 도움 없이 결정하는 것에 어려움이 있었다. 그녀는 요청했을 때 과제 문제 해결에 대한 지시를 받았다. 3번째 세션 쯤 그녀의 주의 지속 시간은 25분으로 증가했다. 클라이언트에게는 그리기 또는 색칠하기 전에 톱밥 1/4컵 만들기가 권장되었다. 그녀의 질문은 과제를 실행하고 정리하기 위한 기술적 측면에 초점을 맞추었다. Janice는 나무 프로젝트 1회당 대략 톱밥 1컵을 만들었다.

입원 기간 동안 그녀는 전체 3개의 목공 프로젝트를 완료했다. 이 모든 것들은 같은 색으로 색칠되었다. 그녀는 목공 프로젝트물에 장식(예: 구리 장식 무늬)들을 넣지 않기로 선택했고, 그 프로젝트에 많이 참여했음에도 불구하고 그녀는 서로 다르게 보이는 목공 프로젝트를 만드는 것에 관심이 없었다. 그녀는 과제 수행에 참여하지 않을 때 다른 사람과 상호작용을 했다. Janice는 네 번째 세션 동안 오지그릇 생바탕(green ware) 프로젝트 작업을 하기 시작했다. 그녀는 도기 접합부를 깨끗이 하기 위한 절차에 대해 설명을 들었다. 그녀는 볼 수 있는 부분의 접합부만 수행했고, 더 깨끗해져야 하는 부분들의 점검을 위해 프로젝트를 다시 작업하라는 지시가 내려졌다. 세라믹 방에서 초기 오리엔테이션 후 그녀는 프로젝트 재료들을 배치했다. 세라믹 유약은 비스크(bisque: 유약을 바르지 않은 도자기) 그릇과 현저하게 대조되는 원색 때문에 선택되었다. 덧칠하지 않았던 곳에 남김없이 3개의 유약들을 적용시키기 위해 그녀가 세라믹 과제물을 돌려야 한다는 것을 알아차리게 하는 게 중요했다. 그녀는 자신의 구역을 완전히 치우는 것이 필요했다. 그녀는 종종 세라믹 붓을 헹구었지만 붓 속에서 여전히 남아 있는 생 유약을 볼 수 있었다(레벨 4.6).

그녀의 인지 단계는 입원 동안 변화가 없었다. Janice는 퇴원 이틀 전 현저한 호전이 보였다. 그녀의 용모와 치장은 깔끔했고, 머리는 깨끗하게 스타일링 되었으며, 화장도 했다. 퇴원 시 그녀의 주의 지속 시간은 45분으로 증가했고, 밝은 모습을 보여 줬으며, 운동 속도는 정상 범위 안에 있었다. 그녀는 3일 동안 두통을 느끼지 않았다. 활동을 하고 있는 동안 정중선(midline)을 빈번하게 가로질렀다.

또한 퇴원할 때 Janice는 방어적인 태도 없이 다른 클라이언트와 가족 구성원들의 대화에 참여했다. 기분이 더 나아졌는지 치료사가 질문했을 때, 그녀는 내내 기분이 괜찮았다고 응답했다. 작업치료사는 또한 어떤 활동들에서 스트레스가 감소했다고 느꼈는지 질문했다. 그녀는 어떤 스트레스도 받지 않았다고 대답했다. 자기관찰에 대한 무능은 전형적인 레벨 4에서의 클라이언트의 상태이다.

사례 2

Emma는 사설병원의 정신과 입원 과거력을 가지고 있는 60세 여성이다. 그녀의 진단명은 주로 우울증과 범불안장애였다. 가장 최근 입원 기간은 이전 3개월이었다. Emma는 가족이 곁에 없으면 스스로 돌볼 수 없을 만큼 망상을 가지고 있었다. 그녀의 불안은 사고를 냈던 남편에 대한 두려움과 관련되어 있었다. 그녀의 내과의사는 불안을 감소시키고 우울증 개선을 위해 약물을 재조정하고 있었다.

Emma는 화장은 하지 않았지만 머리를 빗질하고 깔끔하게 한 채 바지와 블라우스 의상으로 캐주얼하고 정돈되게 입었다. 그녀는 경증의 관절염을 앓고 있었고 피로하다고 불평하기 전까지 5~7분 정도의 적절한 활동을 견뎠다. Emma는 오른손잡이였고, 정중선을 횡단하는 것을 꺼려했으며, 공간에서 느리게 움직이는 경향이 있었다. 그녀는 목표 지향적이었고, ACL 4.8, 주의 지속 시간은 2~3분이었다. 그녀는 자존감이 감소해 있고, 매우 불안하며, 산만하였다. Emma가 클리닉에 들어왔을 때 그녀는 몇 번이나 작업치료를 받았다고 언급했고 창의적인 예술작품은 만들 수 없다고 하였다. 그녀가 16일의 입원 기간 동안 실행하려고 선택한 기술은 구리세공(copper tooling), 목공예(woodworking), 도자기공예(ceramics)였다. 구리세공이 그녀의 첫 번째 과제였다. 치료사에 의한 수정 지시 없이 정확한 모방을 효과적으로 하기 위해 그녀는 앞에다 상세한 샘플을 두었다. 그녀는 보여 줄 세부사항을 얻지 못했을 때 바로 막대기의 크기를 줄이라고 지시받았고 그렇게 했다. 샘플들은 분명하게 대조를 이루고 있고 상당한 세부사항을 표현한다. 골동품 처리 과정 동안 그녀는 황간(황갈색의 황화칼륨 제제)이 구리에 끼쳤던 효과에 대해 언급했다. 그녀는 구리를 검사하는 데 주의를 기울였고 정확하게 혼합된 모서리는 얻지 못할 것이라고 언급하였다. 치료사는 만약 필요하다면 이러한 부분이 지워질 수 있다고 그녀에게 말했다. 세 번째 세션 동안, Emma는 그녀의 구리 프로젝트를 다듬질하기 위해 나무로 된 못 받침대를 선택했다. 샌딩 블록들은 관절보호를 돕는 데 사용되었고, 클라이언트가 반복적 자기 수용 활동에 참여하도록 하였다. 염색 과정을 위해 나무를 준비해야 할 때 오직 톱밥 1/4컵이 권장되었지만 그녀는 1/2컵을 만들어냈다. Emma는 치료사에게 목공 프로젝트에 적합한 구리를 자르라고 하였다. 그녀는 구리를 나무 가운데에 두는 것과 지시 사항대로 정확하게 고정시키는 것을 어려워하였다.

Emma의 집에서 고양이는 삶의 중요한 부분을 차지하였기 때문에 특별히 호소력이 있었다. 도자기 프로젝트를 완벽하게 하기 위해 그녀는 한 번 더 층(the seams)을 검사하고 바닥에서 시작을 할 필요가 있었다. 그러나 시각과 구두 신호가 있음에도 그녀는 과제물 바닥의 거친 표면을 놓치고 말았다. 그녀는 치료사에게 고양이 밑그림의 세부사항을 만들어 달라고 요청했다. 치료사가 그것을 하는 대신에 클라이언트는 새로운 기법의 지도를 위해 클리닉의 다른 위치에서 필요한 물품들을 모아야 했다. 이것은 도자기 방 작업대와 펼쳐진 종이타월과 필요한 물품을 모으기 위한 작업대 사이에서의 3개의 짧은 여정으로 구성되어 있다. Emma는 볼 수 있던 구역에선 정확하게 지시 사항을 따르는 데 성공하였다. 그녀는 물체를 돌려 그녀의 이니셜을 새기도록 지시받았다. 이 과정에서 대상이 되는 고양이가 층과 매끄럽지 않은 구멍을 시각적으로 노출시켰다. 치료사는 그녀에게 깨끗해질 필요가 있는 거친 부분이나 어떤 층이 있는지 물어보았다. 그녀는 보지 못했다고 표현했고 그대로 고양이에 이니셜을 남겼다. Emma는 과제물 바닥 표면 부분을 인식하지 못했다. 그녀는 고양이 눈과 동공 만들기 같은 세부사항에 집중했다. 그녀는 아이라인을 길게 또는 짧게 하며 홍채 부분을 완전하게 완성하였고 동공을 적절하게 위치시켰다. Emma는 자신이 수행한 것을 검사하기 위해 서로 다른 크기의 붓들을 사용하였다. 그리고 완성된 과제의 수행과 관련하여 다른 클라이언트로부터 감각적 지지를 받았다. 그러나 첫 번째 고양이가 완성되었을 때 Emma는 고양이의 눈을 실행하지 못했다고 치료사에게 확인 받으려는 노력을 계속하였다.

전에 했던 과정을 정확하게 따랐기에 그녀는 다음 고양이에서도 비슷한 성공을 거뒀다. 그녀는 정말로 정확한 과정을 따랐는지 보기 위해 치료사에게 확인을 받았다(유약 칠하기 전 도자기 굽기, 눈 완성하는 기술). 그러나 이 시기에 그녀는 조용히 자신의 과제 수행을 수용하는 것처럼 보였다. Emma는 집 고양이 복제물을 만드는 데 있어 마지막 고양이에게 큰 시도를 했다. 그녀는 사진을 가져와 치료 기간 동안 이 동물의 역사를 공유하며 집 고양이에 대해 말해 주었다. 그녀는 과제의 안구 부분에 만들어진 실수를 알아차리고 수정하였다. 그러나 과제물 바닥에 숨겨진 거친 부분과 층은 여전히 알아차리지 못했다. 그녀의 인지 단계는 5.0으로 개선되었다.

퇴원 시기에 그녀의 주의 집중 시간은 45분이었다. 과제 수행 동안 그녀는 필요시 자동적으로 정중선을 넘어가곤 했다. Emma는 불평 없이 적정한 강도의 활동을 40분 견뎌냈다. 그녀의 운동 움직임은 정상 범위 내에 있었다. 그녀는 머리를 스타일링한 채로 깔끔하게 준비된 옷을 입은 채 나타났다. Emma는 수행에 있어 자신감을 표현했다. 퇴원 중 가장 눈에 띈 사건은 마지막 기간 동안 발생했다. 그녀는 자신이 그렇게 정교한 작업을 할 수 있을 것이라고 믿은 적이 없다고 말했다. 실제로 혼자가 되어 집중적으로 집에서 시간을 보내고, 한 번에 몇 시간 동안 혼자 다른 장소에 있는 것이 가능할 것처럼 느꼈다. Emma는 이것이 작업치료 클리닉에서의 치료 시간 덕분이었다고 했다. 그녀는 정확하게 무엇이었는지는 잘 모르겠지만 우리가 했던 것이 전에 해왔던 작업치료 클리닉에서와는 모든 것이 달랐다고 말했다. 이전에는 하지 못했던 것이지만 현재는 수준에 맞는 과제들을 완성할 수 있기 때문에 마치 유능한 사람인 것처럼 느껴진다고 말했다.

다른 이들에게 행동에 관한 가능한 설명을 연구하도록 독려시키기 위해 다음 해설에서 왜 이 두 클라이언트 모두 개선됐는지에 대해 추측해 본다. 이것은 자연적인 치유인지? 어떠한 유형의 활동 참여가 치유 특성을 가지고 있는지? 우리가 치료사로서 활동 분석의 적용을 거쳐 자연적 치유를 촉진시켰는지? 감각통합을 이루는 수행의 인식 형태를 결합시키면서 얻는 부가적인 이익이 있는지?

몇몇 과정들은 활동에 참여하는 동안에 발생하고 있다. 움직임의 원시적 감각 시스템, 접촉, 압각은 신체의 생존 메커니즘의 부분으로서 기능을 위한 뇌를 구성한다. 아마도 과제의 단계들을 완성하는 데 사용되는 심부 압력, 다양한 촉각, 공간에서의 선의 움직임, 관절가동범위 활동 동안에 기회들을 제공하며 이 조직들은 촉진될 것이다. 뇌기능의 효율성을 증진시키는 핵심은 신경계의 입력의 양에 놓여 있다. 작고 정제된 움직임은 신경계에 너무 적은 정보를 만들고 이러한 이유로 다감각 통합 효과가 활동되지 않는 경우가 있다. 대조적으로 크고 큰 움직임은 뇌기능의 효율성을 증진시키는데, 상당량의 일정한 정보를 제공한다. 적응반응은 지각적 움직임 과제 동안 개인의 공간지각과 다감각 통합의 정확성에 영향을 끼친다.

개인의 능력에 맞도록 단계를 등급 매겨, 클라이언트의 기능적 능력이 최대한 활용될 수 있는 환경에서는 공예활동에 클라이언트가 참여하는 것이 적응 반응을 만든다. Janica의 활동 선택은 "인간은 뇌의 발달을 촉진시키는 것들을 즐기도록 디자인되었기에 우리는 자연적으로 우리의 뇌를 조직하는 데 돕는 감각들을 찾는다"는 Ayre의 언급을 반영할 것이다. 아마 Janica의 선택인 나무세공과 도자공예는 자율 형성 행동을 반영했을 것이다. 개선된 구성은 아마 그녀에게 이미 존재하고 있는 기능적 능력에 대한 접근성을 증진시켰을 것이다. 혹은 능력을 뛰어넘는 기능을 수행하는 데 있어 좌절감을 줄였을 것이다.

두 번째 케이스는 약물의 효과 때문에 해석하기 더 어렵다. 감각 과정의 효율성을 증진시키기에 관련된 활동들이 결국은 이미 존재하고 있는 능력보다 더 개선된 사용을 야기할 것이라고 Emma는 입증할 것이다. 그녀 자신의 자신감은 아마 성공적인 수행을 인지하는 데 필요한 추가적인 에너지에 영향을 끼칠 것이다. 즉, 그녀는 자신의 향상을 추후 조사될 가치가 있는 이러한 특정한 활동들과 연결 지었다.

참고문헌

Ayres, A.J. (1979). *Sensory integration and the child.* Los Angeles, CA: Western Psychological Services.

개두술 – 급성기 후

Tina blue, OTR

다음은 비악성 뇌종양에서 두 번째 개두술 후 치유의 후급성 단계에서의 클라이언트를 관찰하기 위해 어떻게 ACL이 사용되었는지에 대한 예이다. 수술 후 상태 2주 반~3주 반에서 끝났던 ACL 과제 평가의 확인은 치장하기와 임상적인 활동들에서 과제 수행의 관찰을 통해 완료되었다.

짧은 병력

Jill은 이전의 병력이 없는 43세의 기혼 여성이다. 그녀는 남편, 두 아이들과 이층집에 살았는데, 아이들은 각각 3, 5세이다. 그녀는 수술 전에 비서로 일했다. 직업적 흥미에 읽기와 요리하기가 포함되었다. 그녀는 재활 후 퇴원하여 집으로 돌아갈 계획이다.

수술 후 2주 반의 현황

Jill은 기능적인 운동 범위와 그녀의 위쪽 상지의 손상된 반사, 저항적인 조작과 함께 약간의 과긴장, 선택적인 움직임과 그녀의 왼쪽 상지에 대한 협응력과 힘이 약간 손상되었다. 왼쪽의 움켜쥐는 힘은 30파운드(약 13.6kg)였다. 그녀 상지의 오른쪽 우세는 힘, 선택적 움직임과 정상적인 톤과 반사가 좋았다. 그녀의 감정은 제한된 범위에서의 둔함이 보였다. 혼란스러워했고, 무슨 치료를 했는지 또는 전날 치료를 했는지 기억할 수 없었다. 자신의 장애에 관해 무관심함을 나타냈고, 한 단어 또는 짧은 문장들로 개방형 질문에 대해 답했다. 첫 번째로 그녀가 무엇을 하길 원하는지 물었을 때 그녀는 단조롭게 "네가 원하는 뭐든지"라고 답을 했다. 작업치료에서 그녀의 치료계획은 치장하기, 왼쪽 상지 강화, 협력 활동과 인지 과제가 포함되었다. 그녀의 ACL 점수는 3.3이었다. 바느질하기의 설명을 들은 후, 결과에 대한 확인 없이 그녀는 무작위로, 구멍을 건너뛰고, 안팎으로 들락날락하며 바느질을 하기 시작했다. 오류가 지적되자 그녀는 좌절했고 "더 이상 이것을 하고 싶지 않아"라고 말하며 그만두고 가 버렸다.

과제 수행에 대한 관찰

- 치장하기: Jill은 습관적인 태도로 화장(눈썹연필, 마스카라, 립스틱)을 할 수 있었다. 그녀는 눈썹을 그리기 위해 이마 위에 라인을 울퉁불퉁하게 그렸다. 마스카라는 얼룩지고 불규칙적이었다. 립스틱이 그녀의 입술(입술 라인 아래와 위) 모양을 따라가기 위해 시도했던 곳은 울퉁불퉁했다.

- 양손에 무게를 달고 사포 문지르기: Jill은 몇 차례의 설명에도 불구하고, 반복적인 직선 방향에서 사포를 당기고 밀기 위해 핸들을 잡는 대신 두 손을 앞·뒤로 굴리기 위해 원통형 사포를 계속 원했다.
- MRMT(Minnesota rate of manipulation test): Jill은 다른 색의 면이 드러나도록 디스크를 뒤집기 위해 왼쪽 상지를 조작하여 수행하라고 지시 받았고 그것들을 앞쪽 슬롯에 위치시켜 놓았다. 반대를 보여 주는 반복적인 구두 지시와 시범에도 불구하고 무작위 방식으로 그 디스크를 위치시켜 놓거나 뒤집기 위해 그녀는 자발적으로 두 손을 사용하기 시작했다. 그녀는 짧은 기간 동안 한 손을 사용할 수 있었고, 오류를 인식시키기 위한 심사 없이 앞쪽 슬롯에 이것을 위치시키거나 그 디스크를 뒤집는 것에서 둘 중 하나는 잊지 않을 것이다.
- 12가지 모양을 갖고 보드 만들기: Jill은 성공적으로 큰 크기의 사각형, 원형과 삼각형 모형을 매치하여 집을 수 있었지만, 오각형과 팔각형과 같은 더 복잡한 모양의 모형들과 크기의 정합 차이 인식에 어려움이 있었다. 더 알아보기 위해, 초기에 무작위로 슬롯에 모형들을 반복적으로 밀어 넣으려 한 후 보드의 지름이 서로 맞도록 남은 조각들을 돌려서 그녀의 행위를 수정할 수 있었다(Note: 이것은 초점의 지각력 손실처럼 보일지 모른다).

과제 수행에 대한 분석

친숙한 치장하기 활동에서의 수행은 ACL 3.3 점수보다 높은 인지 단계 3.6이 지속되었다. 양손의 사포(sander)와 함께 수행한 과제는 3.2점 기준에서 지속되었다(밀가루 반죽 또는 밀방망이와 같은 친숙한 사물과 관련되어 있을지 모르는 앞과 뒤로의 자발적인 기초적 움직임). 그녀는 또한 3.2에서 지속되는 MRMT 운동 수행 중에 사물을 보면서 자신의 행위들을 지도 또는 설명에 따라 유지할 수 없었다. 그러나 그녀는 3.6에서 지속되는 단서에서 단순히 인식할 수 있는 부분을 지도하기 위한 모형들은 따를 수 있었다. 세션에 대한 전체적인 평가는 새로운 학습활동(sander, MRMT) 또는 친숙함에서 3.2(low 3)와 친숙한 활동(치장하기, 친숙한 모형 매치하기)에서 3.5(high 3)기능을 발휘할 수 있었다.

수술 후 3주 반의 현황

전체적인 힘과 협응력은 Jill의 왼쪽 상지에서 더 정상적인 톤과 움켜쥐는 힘이 36파운드(약 16.3kg)로 증가함과 함께 향상되었다. 그녀의 감정은 여전히 근본적으로 무뎠지만 호전된 범위에서 밝은 모습이었다. 그녀는 "내가 무엇을 하길 원합니까?"와 같은 목표 지향적인 질문들과 함께 눈에 띄게 언어의 향상이 있었다. 그녀는 주의 산만이 덜했지만 여전히 무슨 치료를 하고 있었는지 기억하는 데 어려움이 있었다. 그녀는 전주에 같이 치료했던 치료사를 기억하지 못했다.

Jill의 ACL 점수는 그때 4.2였다. 그녀는 하나의 설명으로 3개의 감치기를 완료할 수 있었지만, 끈을 정확하게 휘감을 수 없었다. 그리고 single cordovan 시도를 거부했다.

과제 수행에 대한 관찰

Jill은 자신에게 친숙한 치장하기 물품들을 준비할 수 있었고, 적용 결과들은 눈에 띄게 향상되었다. 그녀는 양손으로 사포 문지르기와 설명 없이 MRMT를 수행할 수 있었고, 정상적인 속도 안에서 신호 또는 보조 없이 12개의 모형들을 매치할 수 있었다.

과제 수행에 대한 분석

Jill의 수행은 ACL 점수 4.2에서 지속되었다. 그녀는 자발적으로 목표 지향적인 모습과 양손으로 사포 문지르기에서 운동을 수행하기 위한 행위에 대해 처방된 횟수를 독립적으로 따라갈 수 있을 뿐만 아니라 직선 방향과 색, 모형에 대한 특징을 매치함으로써 자신의 행위 결과들을 판단할 수 있었다. Jill의 인지/지각적 과제에서의 향상이 나타나면 수행에 대한 그녀의 방식 또한 향상되었다. 그 방식의 측정에 대한 평균은 퇴원 후 Jill의 의도된 활동과 관련된다. 레벨 4.2에서, 치료사는 비서 직업으로의 복귀 또는 그녀의 아이들을 독립적으로 보살피는 것을 추천하지 않을 것이다.

뇌졸중: 손상의 비교 대 장애 ─ 치료를 위해 주도된 모델

Tina, Blue, OTR

단일 사례는 재활의 두 가지 접근 방법을 보여 준다. Impairment-Driven 모델은 현재 자주 사용되고 있다. Disability-Driven 모델은 클라이언트와 사회 보조 시스템에서 더욱더 의미 있게 제시되고 있다.

병력

John은 뇌졸중 후 우측 마비와 11주 진단을 받은 74세 은퇴한 남성이다. 그의 병력은 당뇨, 고혈압, 만성 골수성 백혈병, 괴기 장절제술과 위장출혈에 대한 절제술, 뇌혈관장애 후 약간의 상지 약화가 있다. 그는 왼손잡이이고, 다중초점 안경을 사용하며, 약간의 양쪽 청각 손실이 있다. John은 현관문이 2개인 단층집에서 부인과 살고 있다. 이전의 취미들은 요리와 정원 꾸미기이다. John은 그의 재활 목표를 언급할 수 없었지만 그의 부인은 “그가 스스로 이동하고 옷을 입을 수 있길 원한다”고 말했다.

발병 후 2주의 현황

John의 질병 상태는 안정적이다. 그의 오른쪽 상지는 손상된 심부건반사와 함께 축 늘어져 있었고 감각 자극에 반응이 없었다. 왼쪽 상지는 기능적인 운동 범위와 좋은 움켜쥐기 힘으로 손에 위치한 사물을 집을 수 있었다. 오른쪽 하지는 수동 범위에서 신전 톤이 증가했지만 자발적인 움직임은 없었다. 왼쪽 하지 운동 범위와 힘은 자발적인 움직임들의 관찰에 근거하여 선택적인 운동 제어와 함께 기능적인 제한들이 보였다. 앉기와 서기 균형은 좋지 않았고, 지구력은 매우 좋지 않았다. 삼키기 또는 씹기에서의 문제점은 없었고 머리 조절은 좋았다. 그는 스스로 식사를 하지 못했다. 감각 또는 인지 평가는 John의 인지와 의사소통 제한의 문제 때문에 적절하게 평가될 수 없었다. 그는 말하지 않았지만 얼굴을 찡그렸다. 손 글씨는 간신히 알아볼 수 있는 것도 있었지만 무의미했다. 그러나 그는 왼쪽 상지에서 위·아래로 큰 움직임의 지시를 따를 수 있었다. 대·소변 둘 다 조절할 수 있었다. 작업치료에서, 물품들을 조작하고 운동하기 위한 그의 정상적인 상지운동 시작에 대해 최대한의 보조가 필요했다. 짧은 기간 동안 그는 목표물에 콩주머니를 던지고 비치볼을 맞추기 위한 자세운동을 따라할 수 있었다. 기초적인 자기 보살핌의 참여를 이끌어 내기 위해 최대의 보조를 요청했다. 그는 지시에 따라 안전하게 가로대를 움켜쥘 수 있었지만, 그것을 놓기 위해서는 보조가 필요했다. 그는 ACL 테스트를 수행할 수 없었지만 과제 수행은 인지 단계 2.8 기준으로 지속되었다.

손상 중심의 재활 단계

John은 재활병원에 내원하여 9주 동안 작업, 물리, 언어치료를 받았다. 작업치료의 목표는 일상생활 기술(예: 독립적으로 옷 입기, 목욕은 도움에 의해 준비하기, 몸단장 독립적으로 하기, 이동 독립적으로 하기, 기능적 움직임은 감독하에 하기) 향상, 스스로 먹기 향상, 정상의 근육 긴장도와 자세 반응 촉진, 기형 예방, 앉고-서기, 지구력 증가, 지각/인지 기술 증가, 감각 결손에 대한 보상과 인식 향상, 재활 프로그램에 대한 클라이언트/가족의 교육 증가에 초점을 맞추었다.

- 치료 방법 포함: 자기 관리 활동(한 쪽으로 옷 입기를 배우는 것, 보조도구를 사용하는 것), 이동 훈련(휠체어에서 침대, 화장실, 샤워 의자, 매트, 다른 기구로 안전한 범위 내에서 이동하는 것 포함), 지역사회 재인식(가능하다면 집에 방문하는 것, 병원식당에 가는 것 포함), 먹는 활동(보조도구를 사용하는 것 포함), 객관성을 증가시키기 위한 병원 내 기능적인 활동(예: 공예, 주방 활동, 콩주머니 던지기, 비치볼 주고받기 등), 치료운동(수동적, 능동적, 도움이 있는 능동적 ROM, Swedish 슬링), 점진적인 앉고 일어서는 활동(예: 유압식 테이블, 기능적인 활동 동안의 스탠딩 박스), 신경 발달적이고 촉진시키는 기술, 스플린트와 자세 잡기, 지각적/인지적 활동(순서에 맞는 과제, 디자인 블록, 퍼즐, 페그, 인지 연습 문제지, 잔존 기능의 보상 전략), 감각 자극, 보조도구[휠체어 사용 포함, 안전 레일, 이동보드, 샤워 의자, 미끄럼 방지 매트, 옷 입는 보조도구(dressing stick), 단추 잠그는 보조도구], 클라이언트/가족 교육(가정 프로그램, 보조도구 사용하기, 환경적인 변화, 지역사회 재인식, 도움의 필요와 안전)
- 퇴원계획: John의 아내는 집에서 개인 간호 도우미와 가족에 의해 남편이 케어 받기를 원한다. 퇴원하기 일주일 전에 클라이언트가 필요한 것을 알아보기 위해 John과 그의 아내와 함께 집에 방문하였다. John이 집에 왔을 때 기본적인 병원 침대를 포함해서 보조도구와 장소가 영향을 준다. 다음과 같은 보조도구를 포함시킨다. 팔·발받침이 제거된 기본적인 휠체어, 휠체어 팔걸이, 이동보드, 침대 옆에 이동변기, 소변기, 샤워 의자, 안전 레일, 샤워 호스, 강직 손 스플린트, 슬링 등이다. 휠체어 램프는 현관 앞에 가족에 의해 설치되어야 한다. 치료 후에는 집에서 건강을 돌봐주고, 작업치료·물리치료·언어치료는 주당 2~3회 계속 지속해 주어야 한다.

장애 중심의 재활 모델

>> 단기 목표: 확인된 인지 단계 2.8의 클라이언트가 할 수 있는 활동[예: 빗, 칫솔, 세척용 글러브(wash mitt)를 두는 것과 움직임을 안내 받는 것, 클라이언트에게서 잘못된 움직임이 보인다면 자세, 목욕, 옷 입기, 이동에 대해 촉각적 힌트를 제공해 준다. 운동, 비치볼 때리기, 목표물에 콩주머니 던지기와 같은 움직임의 자세잡기를 따라한다.)

>> 보호자 교육: 신체적·인지적 도움(cognitive assist)의 필요성과 치유의 자연 과정의 지식을 바탕으로 적어도 2달 동안 예측되는 도움의 양을 설명한다(말하자면, 뇌졸중 대부분의 명백한 향상은 합병증이 없다면 발병 이후 처음 6주 내로 나타난다. John은 이미 2주가 지났고 심각한 인지·신체 손상이 있다. 예측되는 실제적인 기대는 아마도 인지의 향상이 레벨 3 정도, 적어도 신체적 제한이 중증도인 잔여 능력 레벨 4 정도 될 것이다).

>> 보호자의 의지에 접근한 가정된 장기 케어 책임: John의 아내와 가족은 그를 집에서 돌보고 치료 방법을 전달받아 책임을 져야 한다고 가정하고 있고, 지속적인지 않은 전문적인 치료를 할 때 의학적인 합병증을 예방해야 한다.

>> 보호자가 클라이언트에게 하는 일의 협상된 활동: John의 아내는 옷을 입거나 이동할 때 John에게 도움을 줄 수 있을 것이다.

>> 신체적 손상의 증진, 의학적 합병증의 예방, 개인 케어의 향상, 신체훈련 과정, 신체장애 준비:

- 오른쪽 상지에 감각 자극 기술
- 오른쪽 상지에 수동적, (도움이 있는)능동적 ROM 운동: 의학적 합병증을 예방하고, 어깨의 이완을 보호하기 위해 보호자에게 방법을 교육한다.
- 정상의 근긴장도와 자세운동 촉진을 위한 감각운동/신경발달적인 기술 적용(예: Rood 기술, Bobath 매트/침대 활동 또는 Bruunstrom 방법): 클라이언트 케어/자세 잡기를 위한 방법을 보호자 대상으로 훈련하고, 포지셔너 사용을 포함한다.
- 위험 방지를 위해 앉기와 서기에 균형에 손상된 부분을 보상: 보호자에게 보상 전략을 가르친다.
- 스스로 밥을 먹고, 보조 기구를 통한 이동과 옷을 입고 목욕을 하는 협조적인 옳은 방법의 기능적 사용 촉진(예: 자세적인 활동 촉진)
- 클라이언트의 기본 자기관리를 고려하여 보호자를 훈련하고 간호하는 것을 결합(예: 효과적인 자세 잡기, 협조를 시도할 수 있도록 도출해 내기, 자세적인 활동 촉진하기, 모니터링하고 클라이언트의 실금 다루기)
- 보조도구나 안전기구를 통해 안전한 이동 기술 훈련(예: 휠체어, 이동 보드의 조절, 안전벨트 사용, 안전 레일 사용)
- 클라이언트의 안전을 증가시키고, 의학적 합병증을 예방하며, 신속하게 클라이언트 케어 하기 위한 보조도구 사용을 보호자에게 훈련시킴(예: 스플린트, 포지셔너, 슬링, 샤워호스 등)

- 인지 단계 변화를 모니터: 다음 짝수 번호를 확인해야 하고(예: 3.0이나 가능한 최대) 나타난 향상으로부터 훈련 과정을 조절해야 한다.
- 나타난 향상에 대한 도움의 수준을 보호자 조절을 가르친다.
- 가능한 감각과 인지에 대해 접근한다.
- 간호, 신체적, 언어치료의 통합적 치료를 협업한다.
- 사회복지사와 협업하여 클라이언트와 가족의 남아 있는 신체장애와 인지장애를 정신사회적으로 조절한다.
- 지역사회자원, 잠재적인 가정환경 수정에 대한 생각의 시작을 보호자와 협업하여야 한다.

장애에 대한 치료는 손상에 대한 전형적인 방법보다 더 일찍 보호자를 포함시킨다. 이것은 클라이언트의 향상에 대해 희망을 억제하는 방법은 아니다. 하지만 퇴원 후 클라이언트들이 필요로 하는 도움의 정도에 대한 현실적인 기대에 준비하는 시작이다. 조기 치료 과정에서 보호를 받은 사람의 안전을 확인하고, 의학적 합병증을 예방하며, 능력을 최대화하기 위해 효과적인 도움을 어떻게 주는지 공부해야 한다.

퇴원 시 조건

퇴원 시 John의 상태는 손상과 장애 중심의 모델과 거의 동일했다. John과 그의 보호자의 퇴원을 위한 준비와 손상 방지에는 차이가 존재한다.

John의 오른쪽 상지는 비기능적이고, 통증이 있으며, 수동적 움직임 범위에서 강직이 있다. 오른쪽 상지로 체중 지지를 할 수 없고 어깨에 잠재적인 아탈구가 있다. 오른쪽 상지와 하지 피부와 운동학적인 감각에 손상이 있었다. 왼쪽 상지-하지의 감각은 정상으로 나타났다. 앉은 균형은 fair, 서 있는 균형은 poor이다. 전체적인 지구력은 fair이다. 오른쪽 집중도가 자연스럽게 감소되었고 환경을 살피지 못한다. 그는 쉽게 혼란스러워하고 충동적이다. 과도한 실어증이 있고 반복적이다. 쓰기를 이용한 의사소통기술은 조금 남아 있다. 그는 지속적으로 설명을 따르는 것과 언어적 지시를 어려워한다. 현재 운동실조증 가능성이 있고 시공간 문제 가능성이 보인다.

» 일상생활활동: John은 치장, 옷 입기, 개인위생, 이동하기, 화장실 사용을 위해 그의 보호자로부터 중간 정도의 인지적·신체적 도움을 필요로 한다. 그는 미리 준비되고 잘린 음식을 스스로 먹을 수 있으며, 손을 사용하여 음식을 먹는 것이 가장 효과적이다. 보호자는 그 스스로 일상을 관리하고 신체적 장애에 대한 보상을 할 수 있도록 순서화를 할 필요가 있다. 그는 종종 오른쪽 상지의 통증 때문에 자세를 취하기 위한 노력과 운동하는 것을 회피할 수 있으며, 슬링 착용을 좋아하지 않을 수도 있다. John은 스스로 관절가동 순서를 따라할 수 없다. 그는 무엇을 잡거나 그의 흥미를 유발할 수 있는 물건을 조작하기 위해 자발적으로 왼쪽 상지를 사용한다. 부엌활동에서 충동적이고 안전하지 않다. 정상측 신경근조절과 목표 방향을 필요로 하는 도구 사용을 배우기 위한 시도에 실패해 왔다(예: 옷 입기 보조 스틱, 단추 채우기 보조장치, 구두주걱, rocker knife). 그는 이동도움 판 없이 안전하게 이동하기 위해 지속적인 신호(cue)와 신체적 도움을 필요로 한다. 소변, 대변 기능에 있어서는 일관성이 없었다. 그는 휠

체어를 사용한다. 하지만 휠체어를 타고 이동하면서 자주 벽이나 가구 등으로 돌진한다. 고정시켜 두지 않으면 침대에서 떨어진다. ACL 점수는 3.2점이며 이는 그의 과제 수행 점수와 일치한다.

추천되는 도움

John은 안전을 위협하는 것을 제거하고 그의 행동을 감독하기 위해 24시간의 도움이 필요하다. 신체적 장애에 대해 잔여 기능을 사용한 보상, 일상생활활동을 위해 그의 앞에 필요한 물건을 놓고 가능한 결과를 위해 움직임 완료하기, 가능한 결과를 이끌 수 있는 활동을 완료하기 위해 일 대 일로 감독하기 등이 필요하다. 보호자는 안전하게 적용할 수 있는 도구들을 사용하여 이동을 완료하기 위한 신체적 도움을 제공해야만 한다. 보호자들은 자세의 안전성과 휠체어의 등받이 조절 장치를 통해 자세에 따른 합병증을 예방해야 하며 필요에 따라 John을 제재해야 한다. 의료적 합병증 또한 예방되어야 하며, John이 편하도록 돌보기 위해 부드러운 관절가동, 신경발달적, 부종 조절 기술 능력을 키워야 한다. John은 실금에 대해 감시되어야 하며 인지 단계 3.4에 맞게 할 수 있는 것들이 탐색되어야 한다. 치료사는 존의 재평가를 위해 향상된 능력에 대해 주의를 기울여야 된다.

참고문헌

Bonita, R. & Beaglehole, R. (1988). Recovery of motor function after stroke. *Stroke,* 19, 1497-1500.

Dombovy, M.L., Basford, J.R., et al. (1987). Disability and use of rehabilitation services following stroke in Rochester, Minnesota, 1975-1979. *Stroke, 18,* 830-836.

Evans, R.L., Matlock, A.L., et al. (1988). Family intervention after stroke: Does counseling or education help? *Stroke, 19,* 1243-1249.

Reding, M.J., & Potes, E. (1988). Rehabilitation outcome following initial unilateral hemispheric stroke. *Stroke, 19,* 1354-1358.

추천문헌

Earhart, C.A., & Allen, C.K. (1988). *Cognitive disabilities: Expanded activity analysis.* Colchester, CT: S & S Worldwide.

Hasselkus, B.R. (1991). Ethical dilemmas in family caregiving for the elderly: Implications for occupational therapy. *American Journal of Occupational Therapy, 45,* 206-212.

O'Sullivan, S.B., & Schmitz, T.J. (Eds.). (1988). *Physical rehabilitation: Assessment and treatment, 2nd edition.* Philadelphia: F.A. Davis.

World Health Organization. (1980). *International classification of impairments, disabilities, and handicaps.* Geneva: Author.

재활시설에서의 급성기 이후

Lori Bridges, OTR
Karen Richardson, OTR

도입

뇌졸중 환자의 경우 운동 및 지각결함으로 인해 친숙한 활동을 일상에서 수행할 수 없다. 심지어 기초적인 관리도 새로운 감각운동 형식의 배움을 통해서만 수행될 수 있다. 학습 과정은 자발적인 소멸로 인한 변화에 의해 복잡해지게 된다. 작업치료사들은 친숙한 활동들을 하기 위한 새로운 학습 방법을 자극해야 하며 치료 방법으로 의료적, 운동적, 지각적, 인지적 그리고 의욕 요소에 대한 변화를 고려해야 한다. 인지손상은 재활을 하는 데 있어서 새로운 기술을 획득하는 과정에 제한을 준다.

본 사례 연구에서는 1주일 동안 인지 단계의 범위가 수행도와 일치함을 보여 준다. 몇몇의 행동들은 의욕, 친숙함 또는 특별한 지각 때문에 범위에서 벗어난다. 명확한 클라이언트의 상태 변화는 중재와 수행의 설명으로부터 언급될 수 있다.

사례 배경

클라이언트는 65세의 여성으로 우측대뇌 뇌졸중으로 인한 왼쪽 편마비 상태이다. 그녀는 고혈압과 심장질환을 앓았다. 그녀는 그녀와 같이 심장질환을 앓았던 남편과 함께 뉴욕에서 살고 있으며, 그녀의 신체 왼쪽 부분의 약화 및 어지러움이 발생했을 때 가족들과 함께 Space Mountain(롤러코스터 놀이기구 명칭)을 즐기고 있었다.

침실생활 평가는 양호한 수준으로 드러났으나 불안정한 앉은 자세 균형 능력과 낮은 지구력을 보이는 환측(왼쪽)으로 인해 혼동을 겪었다. 기능적 과제에서는 편측무시로 인해 지각적인 문제를 보였으며, 스스로 돌보기 과제 수행에서 최대의 인지적, 신체적 도움이 필요하였다. 편마비에 대한 보상을 적용하기 위해 ACL이 적용되었다. ACL 점수는 3.2로 심각한 인지적 결함을 보였다. 치장하기, 옷 입기와 같은 클라이언트의 일상생활 과제 수행들은 Allen's RTI 단계 2에 부합하였다. 머리 빗기와 같이 반복적인 움직임을 유지하고 자발적으로 시작하기 위한 능력에서 심각한 문제가 관찰되었다. 옷 입기를 하는 데 있어서 자세 변화와 같은 대근육조절을 효과적으로 할 수 없었기 때문에 치료사가 그녀의 셔츠를 입혀 주었다. 그녀가 스스로의 행동에 대한 결과를 인지할 수 없음이 증명되었다.

그녀의 가족은 평가를 통하여 클라이언트의 결함에 대한 기능적 영향에 대해 낮은 통찰력을 보였다. 자식들은 하루 종일 일을 하며 손자는 시외의 대학에 다니고 있는 중이다. 클라이언트의 남편은 "우리는 괜찮다"고 말했지만 그의 딸은 아버지의 건강문제와 취미활동에 참여하는 횟수가 줄어드는 것을 걱정하고 있었다.

본 연구에 참여하기 이전에 클라이언트는 운전을 포함하여 모든 활동에 있어 독립적이었다. 부담이 되는 집안일은 고용된 도우미가 1달에 1번 처리하였다. 클라이언트와 그녀의 남편은 그들의 재산을 관리하는 데도 관여하였으며 교회 활동과 오락 활동에도 투자를 했다.

퇴원 목표

- 남편과 딸로부터 24시간의 도움을 받아 딸의 집으로 퇴원하기
- 기본적인 자기관리를 위해 최소한의 인지적, 신체적 도움 주기
- 화장실, 의자, 침대, 자동차로의 기능적 이동을 위해 최소한의 인지적, 신체적 도움 주기
- 가족은 집에서 클라이언트를 위해 안정적인 환경과 적절한 도움을 제공할 수 있는 능력을 보여 주기

치료계획

- 자기관리 재교육
- 기능적 이동 훈련(화장실, 목욕의자, 침대, 의자, 자동차), 적용할 수 있는 도구 교육, 치료적 기능 활동(집안일, 게임, 수공예 등)
- 신경근치료
- 가족 훈련
- 가정의 기능적 평가

첫째 주

도입

자기관리와 기능적 이동(화장실로)에서 최대한의 신체적, 인지적 도움이 필요하다. 몸통과 사지 제어와 자세잡기에 의한 집중된 고유수용성 힌트로 구성된 도움(ACL 2.8~3.0)으로서, 손을 통한 촉감 힌트 가이드, 한 번 손에 물체를 놓은 것에 관한 시각적 힌트, 단어와 함께 구어적 힌트를 준다. 환경은 감정적으로 자유로울 수 있도록 구성된다. 치료사의 목표들은 자세조절을 강화하는 것과 (과제의 순차적인 단계보다) 과제에 대한 즉각적인 행동에 초점을 맞추기 위한 능력이다.

클라이언트는 몸치장과 같은 기본적인 자기관리를 하기 위해 치료사와 협력하는 것을 즐긴다. 적절하게 수행될 수 있는 직업을 얻기 위한 방향 수정에는 적극적이지 않다. 클라이언트는 치료사의 자세 지지와 보호를 위한 좌측 환측 조절을 알지 못한다.

필요한 도구로는 무릎쟁반(laptray)이 있으며 이는 좌측 팔의 위치를 잡는 데 있어 편측(좌측) 무시와 변기 겸용 의자(commode chair)에서 발생할 수 있는 위험을 줄인다.

가족을 훈련시키는 데 있어서 치료사의 목표는 친밀한 관계를 유지하고, 질병이 발생하기 전 클라이언트의 삶에 대한 정보를 얻으며, 가족이 뇌졸중으로 인한 기능적인 영향과 작업치료 제공에 협조하도록 하는 것이다. 가족은 조정할 수 있는 옷에 대한 제안을 받는다(밸크로 신발, 큰 사이즈의 스웨터 등).

자기관리

일반적인 수행

클라이언트는 제공된 개인 치장 체제를 무시하며, 머리빗 사용하는 법을 보여 주었을 때 "넌 그거 해"라고 말한다. 클라이언트는 솔의 뒷면으로 머리의 오른쪽 부분을 3번 친다. 클라이언트는 머리 빗기를 계속하기 위한 구어적 힌트와 신체적 가이드를 무시한다. 클라이언트는 세면대에서 칫솔을 흔들고, 물 잠그는 것을 잊으며, 자신의 눈을 찌른다. 옷 입기 활동에서 클라이언트는 오른쪽 손을 옷의 목 부분에 넣으며 자신의 딸에 관해 이야기하며, 이러한 행동을 멈추기 위한 치료사의 노력을 의식하지 못한다. 목욕탕에서 클라이언트는 변기에 가서도 치료사로부터 제공되는 구어적 힌트나 신체적인 가이드를 의식하지 못한다. 클라이언트는 그녀의 다리가 움직일 준비가 되지 않았다는 사실을 인지하지 못한 채 일어서기를 시도한다. 클라이언트는 화장실 이동 훈련을 꺼려 하지만 충고를 하면 도움을 수락할 것이다. 만약 화장실이 보이면 클라이언트는 화장실을 사용하겠다고 요청할지도 모른다.

중재

- 방의 환경: 혼동을 줄이기 위해 방을 잠가 둔다.
- 옷 입기: 안전하고 쉽게 침실에서 바지를 입는다. 휠체어에서 셔츠를 입는다. 적절한 신체 부위 옆에 옷을 놓고 기술적인 순서를 통해 클라이언트의 움직임을 돕는다.
- 치장하기: 세면대 앞에 휠체어를 위치시킨다. 물건을 준비하고 클라이언트에게 제공한다(최대한의 준비, 예: 컵 안에 물 받아 주기, 칫솔에 치약 발라 주기). 치료사는 클라이언트의 손을 잡고 가이드 함으로써 도움을 제공하고 칫솔에 물을 묻히거나 입으로 가져갈 시 지속적으로 클라이언트와 접촉해 가이드를 제공한다. 간단한 지시들은 구어적 상호작용으로 제한한다.
- 화장실 사용: 클라이언트를 보호하고 최대로 조절함으로써 일반적인 움직임 패턴을 촉진한다. 휠체어를 가져다 놓고 조작하며(브레이크, 발 받침대, 팔 받침대) 안전한 이동을 위해 클라이언트의 몸을 적절하게 위치시킨다. 이동을 할 때는 안전한 속도로 클라이언트를 조절하며, 위험한 상황이 발생하지 않도록 클라이언트를 억제할 수 있어야 한다. 이러한 자연스러운 협조와 촉진된 일반적 움직임을 화장실에서 이끌어 내어 최대한의 운동학습이 되도록 클라이언트의 절박함을 활용한다.

두 번째 주

Introduction

중간 정도의 신체적, 인지적 도움이 필요하다. 인지적 도움(ACL=3.0-3.2)은 지도를 위해 지속적으로 제공되지만 설명과 구어적 힌트 또한 사용한다. 작업치료사의 목표들은 안전을 확보하는 것이다. 사물과 효과적인 상호작용을 촉진함으로써 독립심과 역량에 대한 감각을 상승시킨다. 일상으로의 반복적인 노출을 통해 보상기술을 소개한다. 일반적인 자세 조정을 자극한다.

클라이언트는 특히 움직임을 제한하는 옷 입기 실수들과 같은 큰 실수들은 인지하지만, 올바르게 과제를 수행하기 위해 힌트는 필요했다. 클라이언트는 오직 치료사가 주의를 기울이라고 했을 때만 왼쪽 손의 위치를 파악했다. 클라이언트는 손상된 움직임에 대한 보상의 시도로 이동하기를 했을 때 큰 신경근육조절이 효과적이지 않다는 것을 보여 주었다. 오히려 이동하기를 하는 데 있어서 안전이 더 큰 고려사항이 되었다(예: 화장실, 침대). 클라이언트의 시작하기 능력과 제한된 운동 능력을 알지 못하는 상태가 호전되었기 때문에 클라이언트의 증가하는 충동을 빠르게 조절하기 위해 조심하는 것이 필수적이었다. 무릎쟁반(laptray), 부종을 위해 조절할 수 있는 팔받침대, 그리고 변기 겸용 의자(commode chair)와 같은 적용된 도구들이 이 단계에서 필요했다.

가족은 인지/지각적 결함의 잠재적인 결과에 대해 알지 못했다. 퇴원에 관한 그들의 현재 기대들은 현실적이지 않았다. 그들은 하루 종일 일을 해야 했기 때문에 가족을 훈련시키기에는 제한적이었다. 가족 훈련은 치료를 관찰하고, 구어적인 교육 그리고 최소한의 훈련을 하는 것으로 구성되어 있다. 교육은 인지/지각적 기술과 보통의 근긴장을 유도하기 위한 활동들을 선택하고 자세를 잡는 방법이 제공되었다. 치료사들은 가족에게 클라이언트가 집에서 할 수 있는 기능적인 고려들에 대해 소개해 주었다.

자기관리

일반적인 수행

클라이언트는 우측을 사용하여 옷을 입고 벗었으며, 좌측 가슴과 등 부분은 노출되어 있었다. 힌트를 주고 손목을 넘어 소매를 걷어 주었을 때 클라이언트는 팔까지 좌측 소매를 올리기 시작했으나, 집요하게 소매를 어깨까지 올리곤 했다. 클라이언트는 두 다리를 바지의 다리 한 쪽에다 모두 넣고 "이것은 잘못되었다"고 말했으며 힌트를 주었을 때 우측 다리를 잡아당겼고, 바지를 훑어보았다. 브래지어, 단추, 지퍼, 양말, 신발 그리고 발목 보조도구들을 착용하는 것은 즉시 포기하였다. 세면대에서 클라이언트는 치약을 너무 적게 사용하거나 완전히 칫솔 사용법을 잊어버렸다. 클라이언트는 세면대의 좌측에 놓여 있는 물체들에 대해 전혀 알지 못했다.

욕실에서 클라이언트는 바지를 아래로 내린 채 이동을 시도했다. 클라이언트는 팔 거치대 또는 화장실 가로대를 잡기 위해 돌진했으며, 균형을 잡기 위해 끌어당겼고, 벽을 거칠게 두드렸다. 화장실에서 볼일을 본 후 클라이언트는 바지 우측을 올리면서 "이제 갑시다"라고 치료사에게 말했다. 그녀의 좌측 팔은 클라이언트의 인지 없이 무릎받침대(lap tray)에서 떨어져 있었는데, 무릎받침대는 문설주와 휠체어 사이에 위치해 있었다.

중재

- 방의 환경: 문을 닫는다. 구어적 상호작용을 제한한다.
- 개인 치장: 휠체어를 세면대 앞에 놓는다. 클라이언트의 반경 2피트(약 60.7cm) 안에 물건을 놓는다. 편측무시(좌측)를 줄이기 위해 좌측 측면에 물건을 놓는 데 매우 친숙하고, 매일 사용되며, 알아채기 쉬운 물건들로 선택한다. 그 물건들을 필요로 할 때 클라이언트의 팔을 물체로 뻗게 가이드 함으로써 주의를 환측(좌측)으로 집중시킨다.

- 옷 입기: 침대 위에 올바르게 인지할 수 있도록 옷들을 깔아 놓고 휠체어를 앞에 위치시킨다. 적은 개입으로 가이드 한다. 설명을 늘리고 반복되는 과제 순서에 대해서는 간단한 구어적 힌트를 준다. 행동을 가이드 하기 위한 명확한 힌트가 있는 기술들을 가르친다. 예로, 옷에 붙어 있는 표를 찾거나 바지를 입을 때 발이 보일 때까지 위로 끌어당긴다.
- 화장실 사용: 휠체어를 설치한다(화장실과의 거리, 발 받침대 및 브레이크의 위치 등). 구어적 힌트는 충동을 억제하는 데 효과적이지 않기 때문에 낙상을 초래할 수 있고, 안정되지 않은 움직임을 통제하기 위해 강한 신체적 도움을 유도한다(예: 가로대를 잡게 하는 것). 무릎받침대를 놓고 좌측 팔의 위치를 지각하게 하기 위해 신체적인 도움과 기본적인 구어적 지시를 제공한다.

집안활동: 섞기/닦기

일반적인 수행

클라이언트는 혼합물의 섞이지 않은 부분은 알아차리지 못한 채 섞는다. 무엇을 만들고 있는지 물어보았을 때 클라이언트는 "잘 모르겠다"고 응답한다. 클라이언트는 시작하는 것을 멈추고 그녀의 가족에 관해 이야기한다. 클라이언트는 탁자의 지저분한 부분을 알아채지 못한 채 바로 앞에 있는 부분만 원을 그리면서 닦는다.

중재

바쁜 부엌 강습(busy kitchen clinic)은 큰 테이블에서 이루어지는 그룹 과제이다. 산만한 환경에서 젓기, 닦기, 뿌리기와 같은 반복되는 움직임을 줄인다. 시야가 확보된 곳에서 전체적으로 설치한다. 클라이언트를 위해 그릇을 놓거나 잡는다. 강습의 질을 확보하기 위해 최대의 도움을 주거나 바쁜 환경에서 참여를 유지할 수 있도록 재지시를 제공한다.

세 번째 주

도입

자기관리와 기능적 이동하기는 중간/최소의 신체적 그리고 인지적 도움을 필요로 한다.

인지적 도움(ACL 3.4~3.6)은 설명과 구어적 힌트를 늘리는 쪽으로 유도하고, 가이드를 감소시킨다. 구어적 힌트들은 일상과제에서 기초적인 문제 해결을 스스로 할 수 있도록 연장한다. 지각, 운동, 인지적인 기술 통합을 자극하기 위해 가이드를 제공한다. 옷 입기와 이동하기 순서의 반복적인 훈련을 지속한다.

설명을 듣고 나서 클라이언트는 따라할 수 있고 움직임의 보상 기술을 유지할 수 있지만 차후의 치료 단계에서 검토가 필요하다. 클라이언트는 옷 입기에서 큰 실수들을 바로잡기 위해 훈련된 방법을 사용한다. 기술들이 향상될수록 클라이언트는 신체적인 능력 안에서 더 많은 과제들을 익히고 인내하기 시작하며, 미래에 복잡한 순서, 지각-운동과 결합된 활동들을 목표로 한다. 클라이언트는 같은 공간 안에서 물체들에 접근하기 위해 휠체어로 이동한 후 익숙한 순서의 단계로 재개할 수 있다. 향상된 신경근조절 기술은 기능적인 부분에서 휠체어 사용과 이동하기를 훨씬 더 수월하게 할 수 있도록 돕는다. 가족은 현재 결함에 대한 기능적인 결과에 대해 이해가 증가하게 되지만, 오랜 기간 동안의 상태와 결과들에 대한 통찰력은 제한되어 있다. 가족은 욕실 도구, 클라이언트의 일상에 도움을 주기 위한 시간, 전형적인 역할의 재개에 대한 예후와 같은 퇴원 후 필요로 하는 도움과 기대되는 기능적 문제에 관한 질문들을 요청하기 시작한다. 가족 훈련은 자기관리를 적절하게 하는지 감독하는 것과 기능적인 이동, 환경적인 위험과 혼동 등을 알아차리는 것, 적절한 가정활동을 선택하는 것, 적용할 수 있는 도구와 위치를 살피는 것으로 구성되어 있다. 이러한 경험은 만족스러운 결과를 성취하기 위해 보호자가 얼마나 많은 시간과 도움을 투자해야 되는지를 명확하게 제공해 줄 수 있다. 기능적인 가정 평가와 교육은 퇴원 후 클라이언트의 안전과 독립성을 최대화하기 위해 응용하는 것을 강조하고 있다.

자기관리

일반적인 수행

"무엇을 입고 싶습니까?"라는 질문을 받았을 때, 클라이언트들은 가장 좋아하는 손때 묻은 상의와 바지를 고를 것이며, 선택을 변경하라는 요청에 항의할 것이다.

옷을 입는 동안 클라이언트들은 2개의 다리를 바지 한쪽 다리에 집어넣고, 실수를 수정하면서 경험한 대로 스스로 터득할 것이다. 좌측 소매 단을 위팔 위에 부적절하게 높게 말아 올리고도, 그 문제를 셔츠를 머리 위로 뒤집어쓰기 전까지는 알지 못할 것이다. 클라이언트는 드러난 왼팔을 보고 경험에 따라 소매를 그 위로 당긴다.

아침을 먹은 뒤 클라이언트는 "이를 닦고 싶어요"라고 말한다. 양치용품을 모으라는 지시와 함께 침대 협탁이나 세면대 좌·우에서 필요한 물건들을 찾을 것이다. 클라이언트는 왼손으로 치약 튜브를 열고 몇 차례 칫솔에 묻히려고 한 뒤, 치약 튜브를 더 효율적인 오른손으로 바꿔 잡지만 너무 많이 짜낸다.

화장실에서 클라이언트가 "급해요"라고 말하면 참고 있는지 체크하고 추가적인 신호와 준비를 기다린 뒤 시작하게 한다. 변기를 사용한 후에 클라이언트가 닦긴 하겠지만 효과적인 결과를 얻기 전에 멈출 것이다. 클라이언트는 손을 씻으러 세면대로 가기 위해 도움을 요청하지 않을 것이다.

세면대 의자로 옮기는 동안 클라이언트는 갑자기 세면대에서 너무 먼 쪽으로 움직이며 거의 균형을 잃을 것이다.

클라이언트는 출입구를 통과하면서 건측만을 이용하여 천천히 휠체어를 조작할 것이고, 왼쪽 바퀴 테가 문가에 부딪칠 때 자세를 고칠 것이다. 클라이언트는 종종 무릎쟁반 위에서 왼쪽 팔을 오른손으로 떠받치지만, 갑자기 팔이 쟁반 아래로 미끄러져 옆으로 달랑거릴 것이다. 클라이언트는 가끔 통증이 느껴질 때 그 팔을 끌어당길 것이다.

중재

- 방 환경: 구조물을 줄여라. 문을 열어라. 야간 조명, 장롱, 침대 가장자리와 같은 장치 크기를 늘려라. 물건들에 접근하기 위한 과제 순서와 간호하는 과정의 중단 시간을 늘려라. 휠체어에서 수행되는 자조활동, 동작에 방해되는 팔걸이를 제거해야 한다.

- 옷 입기: 클라이언트에게 필요한 것의 이름을 알려주고 옷에 접근하고 돌아오는 것을 보조하라. 적합한 옷 선택지를 제한하라. 옷을 침대 위에 순서대로, 필요에 근거하여 쌓아 두라. 명백한 실수가 일어났을 때 클라이언트에게 문제점을 해결하기 위해 연습한 테크닉을 시행할 시간을 주어야 한다. 쉬운 물건들에 관해서 간결한 언어적 지시와 시범을 매일 지속하도록 하고, 잠금장치, 브라, 양말, 신발, 단하지보조기 착용 등은 클라이언트에게 가이드를 해주어야 한다.
- 개인 치장: 클라이언트에게 필요한 물건을 모아 세면대로 가져가도록 지시하라. 좌측으로 집중하도록 유도하고, 개인 치장을 순서에 따라 수행하는 것을 시각적으로 지시할 수 있도록 물건을 좌·우 시야 안에 위치시켜라(옷, 빗, 칫솔, 컵). 의치를 닦거나 수납장을 여는 것과 같은 양측성 과제를 할 때 크게 잡기의 보조 기능을 하는 왼쪽 팔·다리 기능의 정상 움직임 패턴을 가이드 하라.
- 화장실 이용: 변기 위생 정도를 점검하고, 클라이언트에게 결과를 점검하도록 지시하거나 전략을 수정하게 한다. 손을 씻도록 지시한다. 충동 억제를 위해 익숙하지 않은 이동을 할 때 신체와 인지 보조를 늘려라.

가정활동: 전자레인지 믹스

일반적인 수행

클라이언트는 상자를 보고 "못하겠어요. 나는 이런 것들을 사용할 수 없어요"라고 말한다. 섞을 뜨거운 물을 가져오라는 지시를 받았을 때 클라이언트는 수도꼭지에서 데워진 물이 나오는 것을 기다리지 않고 물을 받는다. 클라이언트는 작업 중간에 멈추고, 섞이지 않은 마른 부분을 내버려 둔다. 버터를 팬에 고르지 않게 바르고, 장갑을 프라이팬 가장자리에 내버려 둔다. 클라이언트는 브라우니 위에 초콜릿 코팅을 바르기 위해 스패츌라를 프라이팬 가장자리를 따라 움직이지만 놓친 부분을 보지 못한다. 클라이언트는 기구를 과제 중간에 갑작스레 흘린다.

중재

적용 범위에 대한 색상 및 모서리의 신호를 제공하기 위해 초콜릿 설탕과 노란색 가루를 섞는 것 같이 시각적 대비가 되도록 눈에 띄는 작은 크기의 mix-in-the-pan mix를 사용하라.

물건들에 접근하기 위해 찬장을 열 때 바퀴 움직임을 도와라.

급탕전에서 뜨거운 물을 얻기 위해 신호를 주거나 설명해 주어라.

완료를 위한 순서를 쉽게 하기 위해 일반 단서를 제공해야 한다.

왼손 사용을 효과적으로 가이드 해야 한다.

네 번째 주

도입

재활치료 마지막 주에, 치료사는 최소한의 신체적 및 인지적 도움(ACL 3.8~4.0)과 함께 기술 개선을 증진시키며 보호자/가족의 도움에 대한 세부사항을 확인한다. 치료사는 전반적으로 도움을 감소시킨다. 그러나 가이딩 형식으로 양측 협응, 하의를 입거나 이동하기 위해서 서는 것과 같은 기능적 이동, 휠체어 이동에서 최소한의 도움이 요구된다. 혼합된 활동에서의 균형 능력에 신체적 도움은 필요하지 않다. 왼손의 제대로 발달하지 못한 잡기와 집기 기술은 실제적인 시간 프레임 내에 꽉 닫힌 뚜껑과 작은 잠금장치를 조작하는 것에 대한 효과적인 양측 협응을 불가능하게 만든다. 클라이언트는 지금 일상생활 단계를 시작하지만, 지난주의 큰 실수(속옷을 입기 전에 바지를 입는 것)와는 반대로 단계의 순서(칫솔을 헹구는 것을 잊어버리는 것 등)에 있어 작은 실수를 한다. 클라이언트는 목표에 개입되지 않는 큰 세부 요소들(예: 흐트러진 뒷머리와 등 쪽 셔츠)을 놓친다. 기술은 계속되지만 실수를 수정하기 위한 노력의 효율은 충분하다. 클라이언트는 큰 세부 요소들과 질에 대한 자기 모니터링의 증가를 위한 기술로 도움을 받는다.

가족 훈련은 분명하고 집중적이다. 가족은 가족의 일상, 의지, 적절한 안내를 제공할 수 있는 능력과 맞물리는 가정 프로그램을 제공받는다. 가정/지역사회 활동에 대한 가족들의 생각은 최대한의 안전과 성공을 위한 팁과 함께 지원받는다. 독립적인 이동이나 흡연에 대한 충동적인 시도를 예방하기 위해 안전에 대한 지속적인 감독이 강조된다.

클라이언트의 목 주위의 벨 착용은 이동 시 도움에 대한 요구의 신호를 위한 '보조도구'로서 권고되지만, 안전성 확인에서의 제한이 강조된다.

자기관리

일반적인 수행

옷을 입는 동안 클라이언트는 좌측 소매를 찾을 수 있으나 그것을 팔에 끼우기 전에 적절하게 준비할 수 없다. 왼손이 움직이지 않게 되었고, 클라이언트는 완전한 수행을 위해 다소 비효율적으로 밀어 넣는 행동을 만든다. 클라이언트는 단추 하나에 5분의 시간을 보낸다. 옷을 입고 난 후, 클라이언트는 옷의 칼라가 뒤집어져 위로 튀어나와 흐트러져 있고, 좌측 어깨 주변으로 셔츠가 뭉쳐 있으며, 단추가 잘못 끼워져 있고, 속옷 고무줄이 밖으로 노출되어 있으며, 머리 뒤쪽이 흐트러져 있는 모습이다. 클라이언트가 양쪽에서 하의를 올릴 때 균형을 잃고 다시 의자로 넘어져 앉게 된다. 클라이언트는 양말과 단하지보조기(AFO)를 착용하기 위해 기를 쓰는 동안 한쪽으로 넘어지고 10분 정도 계속 그 자세를 유지하게 된다. 클라이언트는 grab bar에 매달려 다리로 선 다음 "바지 입는 것을 도와주세요"라고 말하게 된다.

가족을 위한 중재 기술들

가족들에게 안전상의 위험, 전형적인 오류, 그리고 가정에서 시행할 수 있는 보상 전략에 관해 조언하라.

- 방 환경: 적절한 옷을 선택할 수 있도록 권하거나 또는 클라이언트를 위해 옷을 준비하라.
- 옷 입기: 옷을 더 쉽게 입을 수 있도록 짧은 소매의 셔츠를 이용하라. 완료 단계 전에 어려운 조작을 위한 가이딩 지원을 제공하고 단추 1개와 같은 제한된 목표를 세워라. 분명한 오류에 대해 클라이언트에게 말하는 것을 늦춰라. 머리/옷 정렬의 덜 분명한 오류를 체크하기 위해 거울을 사용하는 단서를 제

공하고, 수정하는 모습을 보여 주어라. 하의를 입을 때 양말, AFO, 신발을 신을 때의 다양한 균형 유지에 도움을 주어라.

>> 화장실 이용: 가정의 욕조에서 안전을 보장하기 위해 설정된 자세(브레이크, 신체 자세)를 감독하고, 이동에 도움을 주어라. 가정의 안전을 위해서 24시간 감독을 하고 인접한 방에서 자주 클라이언트를 확인하라. 클라이언트가 독립적으로 이동을 시도하기보다는 도움(neck bell)을 요청하도록 교육시키고, 기분 좋게 도와주어라. 낙상 예방이 벨에 대한 반응으로서의 도움의 지속적인 효율을 필요로 한다는 것을 유의하라. 클라이언트가 보호자를 '귀찮게 하는 것'을 피하기 위해 낙상의 위험을 안고 가거나 또는 착용을 거부할 수 있기 때문에, 클라이언트가 벨 사용에 관해 적절한 판단을 할 것이라고 기대하지 마라.

가정활동

일반적인 수행

샌드위치를 만들기 위한 재료들을 받았을 때 클라이언트는 냉장고로 다가가서 손잡이를 향해 다리를 뻗어서 다리 안쪽으로 문을 연다. 클라이언트는 냉장고 문을 닫는 동안 뒤의 탁자 쪽으로 세게 밀면서 돌아온다. 문은 캐비닛 안으로 흔들린다. 그리고 샐러드 소스는 바닥에 떨어진다. 클라이언트는 일반적으로 친숙한 비즈니스 문제에 대해서 이야기한다. 클라이언트는 그녀가 집에 갈 때 친숙한 비즈니스적 문제와 완전한 참여의 재개에 대한 그녀의 의사에 대해 일반적으로 말한다.

중재: 가족을 위한 기술들

문 열기와 물체 옮기기를 포함한 기능적 휠체어 이동에 대한 최소한의 도움을 규정하라. 그릇들을 준비하고 안전한 식기류(기계, 칼 등을 제외)를 선택하라. 완전한 준비를 제공하거나 클라이언트에게 필요한 자료를 가지고 한 번에 하나씩 접근하도록 도와라. 난간이 달린 바닥 부착 빵 도마(suction cup bread board with sandwich guard rails)와 같은 보조도구를 사용하라. 클라이언트가 도전할 수 있도록 대비가 높은 물질, 여러 성분, 단계, 행동의 유형(확산, 계층, 정렬, 조립 순서)을 선택하라. 클라이언트에게 재차 말하지 마라. 가족들은 클라이언트가 전자레인지 사용, 차가운 시리얼, 샌드위치를 준비하는 것 등의 간단한 주방 과제들에 참여할 수 있도록 북돋아 주어라. 클라이언트가 일상생활에서 재인식해야 할 쇼핑 목록을 작성하는 것을 도와주어라. 전화 통화하기, 메일 분류하기, 수표에 서명하기 등의 기본적인 비즈니스형 과제 수행을 도와주어라. 기본적인 수준의 사교와 지역사회활동(친한 친구와의 인사 및 짧은 방문, 교회활동 참여, 외식)을 하도록 장려해 주어라. 그리고 사회적 모임 시도 전에 카드 놀이와 같은 친숙한 활동에 참여하는 능력을 평가하라.

후기

클라이언트는 남편의 감독 아래 그녀의 어린 시절의 집에서 떠나는 것을 허락받았다. 클라이언트와 그녀의 남편은 몇 주 뒤에 뉴욕의 집으로 돌아갔다. 몇 달 후에 그녀의 딸이 클라이언트가 독립적으로 화장실 사용을 시도하다가 외상성 뇌손상과 고관절 골절에 시달리게 되었다고 보고하였다.

제 11 장

Rehabilitation and Learning

재활과 학습

Claudia Kay Allen, MA, OTR, FAOTA

치료사의 고유한 지식과 기술은 이론적 맥락에 의해 정해져 있다. 이 책에 제시된 치료 목적은 보통의 뇌가 어떻게 작동하는지, 이상이 어떻게 발생하고 수정될 수 있는지 그리고 사람들이 세한된 능력에 어떻게 정신적으로 적응할 수 있는지에 대한 우리의 현재의 이해에 의해 영향을 받았다. 뇌가 어떻게 작용하는지에 대한 보편적인 의견은 이 글에서 더 이상 존재하지 않는다. 선택은 가능하며 결정은 내려져야만 한다. 이 책의 구성을 결정한 이론적 위치가 이번 장에서 논의된다.

치료의 주된 목적은 일상적인 활동을 할 때의 안전성이다. 일상적인 활동은 직립보행을 하고, 언어를 사용하며, 손으로 사물을 조종하는 인간의 독특한 능력에 바탕을 둔다. 안전을 위해, 사람은 외부적 환경에 대한 지식을 습득해야 한다. 의식은 외부적 환경에 대한 정보를 처리하며, 그 맥락에 따라 행동을 지시한다. 움직임은 관련된 감각정보가 처리되고 운동 동작과 결합되면 안전하다. 감각운동 시스템은 일상적 행동 속 안전성의 주된 결정 요인으로 간주된다.

기능적 안정성의 척도(인식 수준)는 안정성의 정도를 나타내는데, 이는 환경에 대한 지식을 습득하고 적용할 수 있는 개인의 능력에 따른다. 기능적 안정성의 척도는 개인이 배우고 사용할 수 있는 감각운동 모델에 의해 결정된다.

학습(Learning)

학습은 감각적 신호를 처리하고, 외부적 물질에 의미를 부여하는 감각연합을 형성하며, 행동의 목적을 제공하는 감각운동 모델을 상기시키고, 발견하며, 저장하고 추론적 감각운동 모델(speculative sensorimotor model)을 만들어 냄으로써 이루어진다. 새로움을 제공하는 감각적 신호에 관심이 집중된다. 그 감각적 신호는 이미 처리된 정보에 작은 정보만을 제공한다. 만약 이미 과도하게 많은 정보가 있다면, 비록 새로운 정보가 있을지라도 그것은 처리되지 않고 무시될 수 있다. 이용 가능한 감각적 신호에 주목하지 못하는 것이 인식장애를 앓고 있는 사람들의 주된 문제이다.

감각연합은 신호에 주의를 집중시키고, 그 신호를 과거의 경험과 비교하는 맥락을 형성한다. 안전상 위험의 인식은 감각연합의 형성을 요구한다. 감각연합은 대뇌피질에서 형성되며, 치료사는 클라이언트가 연합에 의해 행동하기 전까지 연합이 형성되었다고 단정하면 안 된다. 감각운동 모델은 감각연합에 의한 행동양식이다. 운동기능은 어떤 일을 할 때 학습되고 연습된 감각운동 모델이다. 내부적 혹은 외부적 피드백은 감각운동 모델을 개선함으로써 성능을 향상시키기 위해 사용된다(밀러, 1981). 모델의 발견과 개선은 귀납적 추리에 근거하는데, 이는 구체적인 양식에서 보편적인 양식으로 나아가는(행동함으로써 또는 시행착오를 통해 학습하는) 방식이다.

추론적인 감각운동 모델은 계획적인 행동을 개선하기 위해 형성된다. 추론적인 감각운동 모델은 연역적 추리에 근거하는데, 이는 보편적인 감각운동 모델을 사용해서 구체적인 현상을 보여 주는 방식이다(밀러, 1981). 추론적인 감각운동 모델은 물질에 적용될 수 있는 상상적 행동 방침이다. 이러한 상상된 행동은 영상, 단어, 또는 도표를 통해 제시될 수 있다. 물질에 의해 제공된 인지할 수 있는 문제와 관련된 추측이 이루어지고, 그 추측은 추상적이기보다는 구체적이다. 그 물질은 존재할 필요는 없지만, 물체의 가시적이고 상상된 변화와 함께 언급된다. 연역적 추리는 감각운동 모델이 저장된 귀납적 추리 기억에 의해 형성된다(밀러). 추론적인 모델은 행동의 사회적 기준에 대한 언급을 포함한다. 추론적인 모델은 인지할 수 없는 문제들과 물체의 무형의 속성들을 제외한다.

개인이 모든 형태의 감각운동 모델 정보를 처리할 수 있을 때 안전하게 활동하기 위해 배울 수 있는 능력이 형성된다. 결론에 도달하기 위해 언어와 상징을 사용하는 연역적 추론은 연역적 추리를 할 수 있는 능력에 의해 형성된다고 추정된다. 심리학과 철학 문헌은 추론에 대한 논의가 풍부하고, 더 나아간 연구는 시도되지 않았다. 감각운동 시스템의 묘사는 연역적 추리의 전제 조건으로서 연역적 추리의 형성으로 마무리된다.

의식과 학습 사이에는 긴밀한 연관이 있는데, 이는 생물학적 기형에 영향을 받는다. 의식의 경험은 기억의 형성뿐만 아니라 내적인 주관 인식도 수반한다. 전인적 인간으로서의 주관적인 자아의식은 의식적인 경

입력(input)	처리(throughput)	출력(output)
불확실한(uncertainty) 상황	**학습(learning)**	**보통의 활동들(ordinary activities)**
특별한(out of ordinary) 상황	능력(ability)	안전한(safe)
위험(hazards) 상황	동요(fluctuation)	능숙한(competent)
긴급(emergencies) 상황	자극, 유도(motivation)	독립적인(independent)
	장애(disability)	불안전한(unsafe)
		무능력한(incapacitated)
		도움 필요(assistance needed)

그림 11-1 인지능력과 장애.

험이며, 개인은 의식적 경험들로부터 배운다. 의학적 문제가 의식에 영향을 줄 수 있는 것처럼, 그것은 학습에도 영향을 줄 수 있다. 장애의 정도는 어떤 유형의 정보가 처리되고 처리될 수 없는지에 대한 추론을 이끌어 냄으로써 측정된다.

6개의 인식 수준에 대한 순서 척도는 물질을 다룰 때 처리되는 정보의 복잡성을 분류하기 위해 사용된다. 레벨 1은 기본적인 감각, 유해 자극으로부터 철수를 통해 추론된(의미를 가진 유해 자극으로부터 시작한다. 레벨 2에서 처리된 정보는 중력(바로 앉기)과 건축상의 장애물(계단 오르기)에 대한 감각운동반응으로 여겨지며, 이는 큰 움직임을 위한 축적된 모델도 포함한다. 레벨 3 정보는 손으로 조종될 수 있는 대상의 연합과 그렇게 하는 것에 대한 축적된 모델들(칫솔)을 포함한다. 평범하지 않은 상황들, 위험 그리고 대부분의 비상사태는 레벨 1~3에서는 인식되지 않는다. 보통에서 벗어남은 현저한 감각신호, 특히 시각적 감각으로 제시될 때 레벨 4에서 인식된다. 저장된 모델은 알려진 문제를 해결하기 위해 사용되며, 새로운 모델은 모방된다. 새로운 운동 기술을 위한 새로운 모델들은 레벨 5에서 형성된다. 저장된, 새로운 그리고 추측에 근거한 모델들은 레벨 6의 예상된 결과에 따라 판단된다. 레벨 6에서 나온 연역적 추론은 언어의 사용을 통한 학습의 전제 조건으로 여겨졌다.

레벨 1~5의 인식 수준에서, 인간은 동물과 감각운동 과정을 공유한다. 레벨 6에서 처리된 정보는 예상된 사건을 계획하고 판단하는 능력을 수반하는데, 이는 인간에게만 있다. 사람들이 항상 인간의 고유한 절차에 따른다는 가정은 받아들여지지 않는다. 일상의 많은 사건들은 다른 종과 공유되는 정신적 절차에 의해 행해진다. 인간의 뇌가 보수적이라는 가정은 일상활동을 위한 정보, 그 이상의 어떤 것도 사용하지 않은 채 형성된다. 하루의 많은 부분에 대한 일반적인 사람들의 효과적인 대상 조종은 레벨 3~5의 인식 수준에서 가능하다. 저자는 사람들이 이러한 낮은 수준의 작용을 선호하며, 따라서 우리가 가끔 계획을 요구하는 상황에 짜증을 낸다고 생각한다. 중요한 것은 우리가 해야만 한다면 할 수 있다는 것이다. 인간의 고유한 측면은 평범한 사람도 필요와 욕구가 있을 때 레벨 6의 기능을 할 수 있다는 것이다.

척도를 통틀어 자신과 타인의 위험을 줄이기 위한 연합, 모델, 판단에서 안정성이 강조되고 있다. 이미 축적된 모델들과 새로운 모델들의 형성 사이의 구분이 생긴다. 예상하지 못한 상황에서 안전은 보통 새로운 모델의 형성을 요구한다. 외적인 환경은 끊임없이 변화가 계속되는 상태 안에 있는 것이며, 공동체 안에서 하나의 안전 예측 변수는 새로운 감각운동 모델을 형성하기 위한 능력이다. 그렇지만 새로운 학습은 척도의 가장 꼭대기 부분이 아니다; 새로운 감각운동 모델의 형성은 레벨 5에서 나타난다. 사고를 예방하기 위해서는 사건이 일어날 수도 있다는 것을 추측할 수 있어야 한다. 레벨 6에 해당하는 사람들은 예상하기 위해 판단을 하며 문제들을 피할 수 있다. 문제들이 발생하기 전에 그것들을 해결할 수 있고, 사고나 손상을 피해 갈 수 있다.

사고/생각의 감각운동적 측면에 초점을 맞추는 것은 연관된 말하기 능력을 포함시키기 위해 확장되었다(Allen, 1985). 언어병리학자들은 인지 단계와 일치하는 언어능력을 설명하는 데 도움을 주었다(C. Hagen, personal communication, 1987). 말하기, 소통하기의 의미를 추가하는 것은 운동능력과 언어 사이의 양분(이분)을 설명하기 편하게 만들었을 뿐만 아니라 관절염, 척수손상과 같이 운동능력에 제한이 있는 클라이언트들의 학습능력을 평가하기 쉽게 만들었다.

시기 선택 능력(timing ability)은 인지 6단계의 범위 밖에서 발생하는 새로운 주안점을 받아들이는 것이다. 시간 경과, 행동 및 활동의 순서와 자신의 행동 페이스를 인지하는 것은 의식적인 수행의 주관적 감각으로부터 나타나는 것으로 보인다. 시기 선택(timing)은 운동능력에 제한이 있는 사람들의 학습능력을 평가하기 위한 다른 방향을 제공할지도 모른다.

일반적인 활동을 하기 위해 요구되는 인지적 요소들은 연구의 초점을 맞추기 위해 지속된다. 일반적인 활동들을 하기 위해서는 많은 양의 정보처리 과정이 필요하다. 대부분의 성인들은 쉽게 정보를 처리하고 그것을 하기 위해 능력을 펼친다. 이러한 능력이 상실됐을 때 인간의 뇌는 놀라운 정보처리능력을 발휘한다.

개방 시스템(Open system)

정보처리 배경에서 입력은 외부환경 내의 불확실한 상황이다. 처리는 학습이다. 그리고 출력은 보통의 활동을 하는 데 있어서의 안전이다. 이러한 정보처리 체계의 관점은 좀 더 기능적인 용어를 묘사하기 위한 노력을 보여 준다(Allen, 1985). 정보처리는 인간의 행동을 이끌어 내기 위한 내적인 지휘본부로 여겨진다. 학습은 불확실한 상황이 발생했을 때 개인의 안전을 결정한다. 인지 단계의 증가와 함께 더 많은 활동 내에서 안정성이 증가한다.

개인이 일반적인 활동을 수행할 때 감각이 연관될 수 있지만 저장되지는 않는다. 자동차 키를 놓고 후에 그것을 찾을 수 없는 것이 그 예이다. 능력은 존재하지만 그것이 항상 사용되지는 않는다. 그러한 체계의 정도 안에서 몇몇 변동이 정상으로 여겨진다. 사람의 능력을 평가하기 위해서는 정보를 처리하는 데 개인의 최대 능력이 요구되는 상황이 필요하다. 정상적인 변동들은 최대 능력보다 덜 사용하는 경향이 있다. 보통의 활동을 하는 동안 발생하는 예기치 못한 상황은 최대 능력이 발휘될 필요성을 보여 준다. 특별한 상황은 새로운 것이며, 무엇을 할지 모르는 불확실한 상태이다. 개인은 일상생활을 하는 동안 다른 것들이 발생할 때 학습 과정을 거쳐야만 한다. 보통의 상황들로부터 벗어나는 것은 인지손상 클라이언트의 안전을 위협하는 상황들이다.

사람들은 본능적으로 학습을 하며 자신뿐만 아니라 다른 사람의 안전을 보호한다. 음식과 같은 어떠한 물질에 주의를 기울이는 것 또한 본능이라 할 수 있다. 그러나 자신의 안전에 대한 목적과 의미는 정보처리 과정의 또 다른 설명들을 나타낸다. 자살이나 살인이 발생한다. 인지단계 4와 5는 동기와 관련된 고질적인 질문과 연관된다. 사람이 하기를 희망하는 것과 할 수 있는 것과의 차이점은 종종 애매모호하다. 정보를 처리하지 않기 위해 타당한 이유를 없애는 방법이 요구된다. 동기적인 이유가 항상 제거될 수는 없다는 것이 진실이다.

최고의 기능 수준(Maximal functional level)

레벨 6은 보통의 활동들을 안전하게 수행하는 데 요구되는 최대의 기능적 능력으로 여겨진다. 물론 엔지니어링 같이 물체를 조작하는 데 필요한 높은 인지능력이 포함된다. 그러한 능력들은 보통 활동들의 범위를 넘어선 것으로 여겨진다. 평균적인 사람은 안전이 위협받을 때 레벨 6 기능을 할 수 있으며, 열, 두통, 피로나 자극, 동기부여가 적거나 너무 많을 때 일시적으로 레벨 6 기능을 하지 못할 수 있다. 모든 사람들은 레벨 1~5 기능의 경험들을 공유한다. 차이점으로는 인지손상이 있는 사람들이 필요에 따라 높은 수준의 능력을 끌어낼 수 없다는 것이다. 치료사들이 장애가 있는 사람들의 남아있는 기능 수준을 활동에 필요한 작업에 맞췄을 때 최고의 기능 수준이 나타나게 된다.

능력의 순서는 정보처리를 위해 증가된 능력을 반영하는 것과 같은 행동의 윤곽을 보여 준다. 원래의 인지수준 6단계는 유지하였지만, 척도의 민감성을 증가시키기 위해 소수점을 추가하였다. 묘사된 능력의 순서는 정신적으로 비정상인 성인을 교육하는 것에 기초한다. 아이들의 보통 학습과 연관된 무언가가 기대되지만, 차이점들 또한 예상된다. 비정상적인 성인을 위한 학습이론은 학습능력의 제한과 사전 학습을 고려해야만 한다.

각각의 소수점은 수행의 방식이며, 문제 해결 또는 행동하는 것의 모형이다. 0부터 6.0까지 방식의 범위, 움직이기, 말하기에 대한 52개의 방식 제공, 활동 수행 동안 시기 선택이다. 각각의 인지 단계는 .0~.9까지 10개의 방식을 담고 있다(수준 4.0~4.9). 정보는 일반적 척도인 수와 관련된 순서에 따라 추가된다. 정보처리가 손상되었을 때 가장 높은 수행 방식은 장애인에게 어떤 유형의 인지적 도움이 필요할 것인지와 그들이 도움 없이 처리할 수 있는 정보에는 무엇이 있는지 예측하는 데 사용된다.

재활 서비스의 가치(Vale of rehabilitation services)

Cognitive level의 묘사는 잔존하는 규약인 전형적인 틀 안에서의 설명으로는 어려움이 많다. 운 좋게도 저자는 이 어려움 속에서 혼자가 아니며, 세계보건기구(WHO)에서 major assistance를 지원받았다. WHO는 일전 저자의 "Health Problem 속에서 급성과 만성 상태의 분리 시도"(Allen, 1985, 1987)와 부합하는 2개의 유형론(typologies)을 제공한다([그림 11-2] 참조). 전문용어의 세계적인 이해를 촉진시키기 위해 저자는 WHO 분류와 함께 관습을 따르기 위해 가능한 한 많이 저자의 언어를 변화시킬 것이다. WHO는 2개의 분류 체계를 발표했다. 첫 번째 시스템은 일반적으로 의학적 모델(medical model)이라 불리고 이것은 9번째 교정판인 ICD(International Classification of Diseases)9에서 발표되었다. ICD9은 수십 년간의 생각의 이익을 즐기고 인과관계론, 병리학, 징후, 세 가지 카테고리로 세분화한다. 두 번째 유형 분류 체계는 ICIDH(International Classification of Impairments, and Handicaps)라 불린다. ICIDH는 결과물에 따른 제목과 세 가지 카테고리로 나눠진다. 그 결과물은 설명되지 않는 규약으로 구분된다. 이런 몇몇의 규약들은 long-term care가 요구되고, 반면에 다른 것들은 그러지 아니한다. Long-term care를 필요로 하는 이에게 이를 제공하는 것은 한 국가의 health care system 품질을 측정하는 다른 하나이다. 이 두 가지 유형론은 전체적으로 다른 목적으로 만들어졌고, 매우 다른 변화를 위한 예상을 가지고 있다. 치료사들은 두 가지 유형론의 장점과 단점을 이해할 필요가 있다.

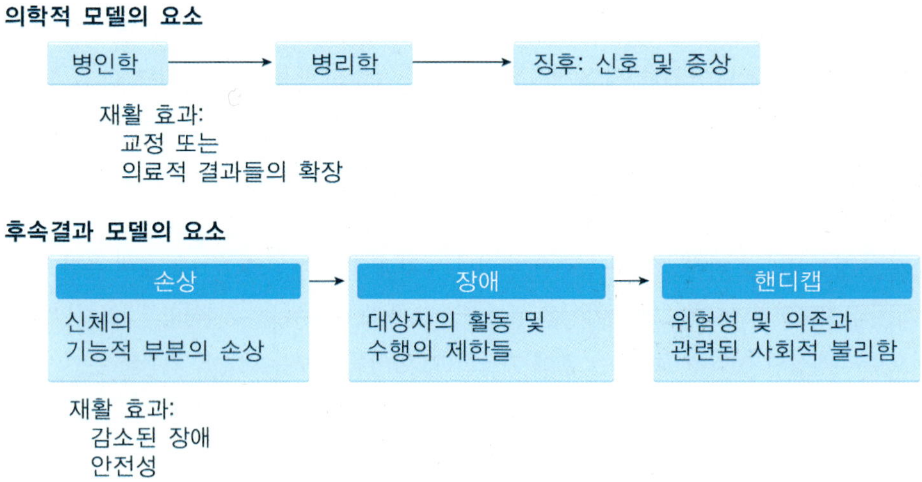

그림 11-2 재활 서비스의 가치.

의학적 모델(Medical model)

의학적 모델(medical model)은 자기 제한적이거나 예방 또는 치료에 잘 순응하는 질병의 야기로 운용이 된다. 의학적 모델은 건강문제 야기의 설명에 초점을 맞춘다. 뇌의 병리학 정의처럼 말이다.

의학적 모델은 클라이언트 관점의 목적을 가진다. 전체적으로 의학 작가는 주제의 의미나 의료 과정의 목적을 함께 쓰지 않는다. 예상되는 결과는 인과관계의 제거, 병리학적 수정 또는 징후의 감소에 의해 건강이 회복된다. 이전의 재활 문헌에서는 의학적 관점의 변화가 차용되었다. 게다가 의학적 관점의 변화는 오직 오랜 시간 동안 재활 서비스의 가치만 받아들여졌고 그 영향은 여전히 명백하다.

의학적 정보(medical information)는 치료사들에게 왜 질병이 발생하였는지, 얼마나 오랫동안 질병이 지속될 수 있는지, 배경 정보에 도움이 된다. 뇌병소의 위치 또는 정신병의 야기는 의학적 모델에서 가장 중요하나 재활치료사들에게는 덜 중요하다. 재활치료사들은 많은 효과적인 치료들을 어떤 병리학적의 위치나 원인 정보 없이 다룰 수 있다. 이 글은 신경과학(neuroscience) 문헌과 함께 논리적으로 한결같이 시도되고 있다. 뇌병리학 일부분의 존재는 추정된다.

조짐과 증상들은 질병의 특정한 원인과 연관되어 있는 의료적 모델 용어(medical model term)이다. 조짐과 증상들은 다른 진단들의 방향을 제시하고, 의료적 개입(medical intervention)의 영향, 결과를 평가하곤 하였다. 이런 많은 징후들은 ICIDH에서 장애로 실린다. 장애와 증상들은 의료진의 관심사를 지켜보는 치료사과 관련이 있다.

의료적 모델 내에서, 치료의 목적은 인과관계학, 병리학, 조짐과 증상 같은 생물학 기형의 수정에 있다. 복구, 절약 그리고 교정은 의료적 모델 관점의 변화와 이 글에서 급성(acute)과 급성기 후(postacute)의 일부분과 부합하는 치료의 목적이다. 이런 조건(용어)들이 종종 애매모호함과 정확함, 명확함으로 사용되곤 한다[표 11-1].

표 11-1 치료 결과의 정의

- 의학적 모델은 질병의 원인으로부터 이끌려 왔으며, 자기통제 및 예방 또는 치유할 수 있는 상태일 때 효과적이다. 클라이언트들이 갖는 생각과 느낌들은 치료 결과에 큰 효과를 미치지 못할 수 있다. 건강을 관리하는 사람들은 치료 방법을 선택하는 데 있어서 첫 번째 책임을 갖는다. 인지장애에 있어서의 재활은 의학적 변화를 설명할 수 있는 세 가지 큰 방법을 갖는다.
- 회복은 정상적으로 되돌아가는 이론적인 구조이다. 회복은 남아 있는 징후나 손상이 없는 상태를 의미한다.
- 잔여(sparing)는 발병 후 3~6개월에 가장 많이 정상적으로 돌아가고, 1년 안에 약간의 향상이 나타나는 회복의 느린 과정이다. 발병 후 1년 후의 향상은 극히 드문 것으로 보고되며, 향상을 보이는 사람들 또한 그 원인을 알지 못한다. 잔여 징후나 손상이 예상된다.
- 교정(remediation)은 병적인 측면을 극복하기 위해 정상적인 과정들에서 정신적인 계획 수립 및 신체 내부의 반응체와 수용체를 변화시키는 것이다. 결과는 징후와 손상의 감소에 의해 측정되며 이러한 징후, 손상의 감소가 장애 또한 줄일 것이다. 이러한 가정은 좀처럼 검사되거나 입증되지 않는다(Finger & Stein, 1982).
- 후속결과 모델은 질병 과정의 결과인 기능적 손실에 의해 유래되었다. 후속결과들은 자연치유가 완료되거나 의학적 치료 후 남아 있는 제한점들이다. 후속결과에 따른 삶에서의 문제점들은 클라이언트의 남아 있는 능력을 최대화시켜 주는 재활치료사들에 의해 감소된다. 클라이언트 및 사회적 지원 시스템에서 그들을 지원하는 사람들의 느낌과 생각들은 치료 결과에 상당한 효과를 미칠 수 있다. 치료 방법들은 건강 관리 제공자, 클라이언트, 그리고 그들을 오랜 시간 관리하는 보호자들 사이에서 공유된 책임감이다. 그리고 그곳에는 남아 있는 능력을 최대화할 수 있는 두 가지 방법이 있다.
  - 환경적 보상들은 남아 있지 않은 능력에 대한 대체물로서 물질적인 사물을 사용한다. 적응적 도구, 기억 일지 그리고 구조화된 일상과 작업 상태를 그 예로 들 수 있다. 많은 환경적인 보상들은 과제 수행을 시작할 때나 그 과정 동안 다른 사람에 의해 그 장소에서 제공되어야 하지만 여전히 노동의 강도보다는 사회적 도움으로 사용된다. 이러한 물질적인 사물이 장소에 있을 때 장애가 있는 사람은 제한점을 극복하고 잔존하는 능력을 사용할 수 있다.
  - 사회적 도움은 사라진 능력을 대신하기 위해 과제 수행 동안 다른 사람의 감독 및 관리에 의존하는 것이다. 활동의 시작, 지속적 힌트 제공과 확인 작업, 위험 요소들의 제거, 실수의 올바른 교정이 일반적인 예이다(부상을 당할 수 있는 잠재성과 다른 불운한 일들의 발생에 대한). 치료사들은 클라이언트나 다른 보호자들에게 이러한 가능성들에 대해 경고해 주어야 한다. 이러한 교육들이 제공됨으로써 주의를 기울이게 되면 클라이언트들은 활동을 하는 데 있어서 보다 안전하게 남아 있는 능력들을 사용할 수 있을 것이다.

회복(recovery)은 잃어버렸거나, 제 기능을 못하는 기능들의 완벽한 복구를 위한 이론적인 구조이다. 급성(acute) 또는 일시적인 의학적 상태들은 기능의 복구와 연관이 있다. 회복은 존재하는 현상이나 제 기능을 못하는 것들이 없다는 것을 의미한다(Finger & Stein, 1982). 회복은 종종 어떤 발전을 묘사할 때 잘못 사용되는 용어이다. 이 용어의 가장 좋은 사용은 인지장애(cognitively disabled)를 위한 현실적인 효과들을 분명히 하는 재활 프로그램이다. 회복은 사람이 부상 또는 질병 전의 능력을 되찾는 것을 의미한다.

잔여(sparing)는 뇌의 자연적인 치유 과정과 연관되는 회복의 느린 과정이다. 뇌손상 후 나타나는 징후나 증상들은 점차적으로 줄어든다. 발병 후 3~6개월 사이에 가장 눈에 띄게 회복되지만 몇 년 간 조금씩 회복이 나타날 수 있다(Finger & Stein, 1982). 제5장에 나와 있는 수행의 52가지 방식은 재활 서비스 없이 발생할 수 있는 잔여(sparing)를 파악하는 데 유용할 수 있다. 기술적인 종단 연구는 자연적 치유 과정의 더 나은 이해를 위해 부당하게 요구된다.

회복과 잔여는 인지 단계에서의 변화를 해명할 수 있는 설명서와 같다. 재활 서비스는 변화와 연관되어 있지만, 오직 그것이 변화의 유일한 원인이 아닐 수 있다. 인지 단계 변화가 재활치료 없이도 발생할 수 있다는 것을 의미한다.

교정(remediation)은 뇌의 병리학에 대한 생리학적 메커니즘을 대체하는 것으로써 생리학적 위치 또는 반응기와 수용체를 변경하는 것이다. 재매개는 질병에 대한 증상과 신호 완화를 목적으로 두고 있으며, 이러한 완화가 대부분의 기능적인 활동들 하는데 있어서 발생할 수 있는 고충을 감소시킬 것이라는 사실을 가정하지만 좀처럼 증명되지 않고 있다. 일찍이 많은 재활 개념 모델들은 이와 같은 변화의 관점에서 구상되었다. 신경과학 쪽에 있는 사람들이 남아있는 손상이나 장애에 대해 점점 더 정교해 졌기 때문에 재활 문헌들에서는 재매개에 대한 설명들을 고수하는 측면이 줄어들었다(Finger & Stein, 1982).

감각통합이나 신경발달치료와 같은 교정적 접근(remedial approach)은 변화에 대한 보편적인 해석을 제공한다. 의학적 모델 안에서 치료는 변화를 이끌어 낼 수 있어야 한다. 변화에 대한 의학적 모델의 관점을 지지해 줄 수 있는 증거들은 없지만, 이것을 기반으로 한 재활 서비스들은 뇌의 병적인 측면에서 변화를 야기한다. 치료를 할 때 무작위 할당과 대조군을 두는 것은 변화에 대한 일반적인 설명을 지지하기 위해 필요하다. 대조군은 현재 최대한으로 발휘할 수 있는 능력과 부합되는 활동들을 수행함으로써 재활 서비스를 받을 수 있을 것이다.

제5장에 나와 있는 인지 단계의 확장된 서술은 이러한 교정적 접근법에 의해 유발되는 변화를 감지하는데 충분히 민감할 수 있다. 만약 민감하다면 변화를 일으키는 데 요구되는 정도, 의미, 상태와 같은 것들이 확인될 필요가 있다. 그렇지 않을 경우에는 재활 서비스의 가치에 대해 대안적인 설명이 요구되며, 이러한 대안적 설명들은 치료 결과들의 비교 방법을 제공한다.

의학적 모델 안에서 대안들은 의료관리의 효과를 평가하기 위한 도움과, 의학적 모델이 중단되어야 할지를 결정하는 데 있어서의 도움 그리고 질병에 따른 어떤 결과에 적응하는 것을 돕는 것이 포함된다.

이러한 대안들 안에서 치료사의 특별한 지식은 손상이 어떻게 개개인과 그들의 사회 지원 시스템에 영향을 미치는지에 대해 이해하는 것으로부터 생겨나게 된다.

후속결과 모델(Consequence model)

후속결과 모델(consequence model)이란 장기 기능의 손실에서 초래하며 질병 또는 상처로 드러난다. 후속결과(consequence)는 자연치유 또는 치료 후에도 클라이언트에게 제한을 준다. 이 논문에서 제시하는 치료의 궁극적인 목적은 클라이언트가 지닌 능력으로 할 수 있는 활동 요구에 상응하도록 계획되었다. 후속결과(consequence)에서 초래되는 삶의 짐은 클라이언트의 능력을 최대한으로 높여 주는 재활치료사에 의해 상당히 감소된다.

교정치료와 후속결과 접근법(consequence approach)의 차이점을 살펴보면 흥미로운 점을 찾을 수 있다. 저자는 교정치료가 클라이언트가 지닌 각각의 최대 능력치를 조합하는 것보다 나은 방법이라고 말할 수 없으므로 두 방법은 실험을 통해 검증될 필요가 있다고 생각한다. 치료 결과는 활동 능력의 질이라 할 수 있는 기능적인 요소로 평가해야 한다. 저자는 여러 차례 반복해서 실험할 수 있는 집단 평가(group study)가 개인 평가(single study)보다 더 정확한 결과를 가져올 것이라 확신한다. 그러한 이유에서 이 논문에서는 활동 능력의 질을 세심하게 평가할 수 있는 그룹 평가에 대한 재활 전문치료에 초점을 맞추고 있다.

의료사고의 많은 경우가 방문진료에서 발생한다는 것을 확인할 수 있었다. 이러한 문제를 해결하고자 1970년대부터 세계보건기구(WHO)는 국제적인 학과 연구를 시작하였다. ICD9과 ICIDH의 공통 부분은 특히 징후(manifestation)와 장애(impairment)에서 예상되며 존재한다. 징후란 병리학적인 원인과 관련이 있는 질병의 특정한 진단이라고 볼 수 있다. ICIDH에서는 장애를 어떠한 원인에 의해서 발생하는 신체 장기 기능, 신체 구조 및 외형의 이상이라고 정의하고 있으며, 이론적으로 장애는 신체 장기 단계에서의 장애라고 할 수 있다(ICIDH, 1980, p.14). 장애가 있는 환자에 대해 실험을 하였다. 여기서 장애란 단기간에서부터 장기간, 그리고 장애 정도를 모두 고려하였다. 더 나아가 스스로 의학적 치료가 필요하지 않다고 생각하는 이들에 대해서까지도 장애가 있을 수 있다고 고려하였다. 뇌적 장애는 크게 정신지체, 기억장애, 사고능력 및 내용 저하, 자아의식, 지각 및 주의의식 저하, 감정 및 의지 능력과 행동 양식 기능 저하를 모두 아우른다. 이러한 장애의 기준 및 측정 방법을 심리학 문헌에서 찾을 수 있다.

현대의 대부분 인지 재활치료 문헌은 장애에 기반을 두고 있다. 저자는 두 가지 이유로 이와 같은 접근 방법을 이해하지 못했다. 심리학자들은 이미 수많은 평가 장비와 시스템을 개발했다. 여기서 더욱 중요한 점은 장애 감소와 활동 능력 발달의 상호관계가 단지 추측이고 증명이 되지 않았다는 사실이다. 그리하여 인지 재활치료의 가치 및 중요성은 아직까지 의문으로 남아 있다. 전통적인 작업 요법(occupational therapy)에서는 이러한 의문들에 대답할 수 있는 활동 및 연구 제안에 초점을 맞추고 있다.

WHO는 재활치료 서비스의 주된 초점은 장애에 있어야 한다고 규정하였으며, 저자도 이에 동의하는 바이다. 장애는 개인의 신체 능력 및 활동에 관한 장애를 반영하며, 인간의 기준에 준하는 장애를 의미한다(ICIDH, 1980, p.14). 장애는 개인의 장애를 비교적 쉽게 측정할 수 있을 정도로 세분화할 수 있다. 장애는 클라이언트가 활동을 하는 복합적인 과정 중에 장애와 능력을 같이 하나로 묶을 수 있다. 장애의 사전적 의미는 격리된 활동에 국한되어 있어서 보통 과대 또는 과소 평가된다. 사람들은 장애에 대한 정확한 의미를 이해하지 못한 채 건강문제의 결과를 올바르게 이해하지 못할 수 있다. 인간은 활동을 하면서 자아의식을 느낄 수 있다. 이러한 활동은 또한 그 행동에 의미와 목적을 부여하기도 한다. 주관적인 인상이 형성이 되면 그 활동의 질의 차이점을 이해하려고 과거의 활동 과정을 비교하게 마련이다. 위험 경고가 눈에 띌 만한 활동을 할 경우에는 안전 위험 요소가 즉각적으로 영향을 미친다. 활동은 또한 동기부여 질문을 불러오기도 한다. 사회적 차원의 지원 시스템을 받는 클라이언트들 또는 다른 이들의 감정이나 사고가 치료 결과에 큰 효과를 가져 올 수도 있다. 그러므로 치료 방법과 목적은 재활치료사, 클라이언트, 보호자 모두의 공동 책임일 수밖에 없는 것이다. 인지적 장애가 있는 클라이언트의 경우 안전 위험 요소의 사회적 의미에 대한 이해가 올바르게 형성되지 않았을 수 있다. 이럴 경우 재활치료사와 보호자의 긴밀한 의사소통이 적극 필요하다.

핸디캡(handicap)은 장애 및 불구로 인하여 클라이언트 개인이 겪는 불편을 의미하며, 그로 인해 개인적 환경에 상호작용을 한다(ICIDH, 1980). 핸디캡은 클라이언트들의 평범하고도 기본적인 사회적 역할을 충족시키지 못할 정도의 사회적 불편함을 가져온다. WHO는 이러한 이유에서 사회 복지 시스템의 주된 초점이 핸디캡에 있어야 한다고 주장한다. 재활치료사는 장애와 핸디캡에 더욱 적극적인 관심과 참여가 기대되며, 그 정도는 종종 그들의 고용 형태에 따라 결정되기도 한다. 큰 병원에서 근무하는 재활치료사의 경우 주로 장애에 관련된 업무를 하는 반면, 지역별 재활 센터에서 근무하는 재활치료사의 경우 핸디캡 클라이언트들을 주로 상대한다.

환경적 보상(environmental compensation)과 사회적 지원은 클라이언트의 능력을 최대한으로 올릴 수 있는 요소들이다. 환경적 보상이란 클라이언트의 잃어버린 능력을 대체할 수 있는 물질적인 보조 기구라고 볼 수 있다. 보조 기구가 환경적 보상의 가장 흔한 예라고 할 수 있다. 이 문헌에서는 인지적 능력에 관한 보조 기구에 대해 초점을 맞추고자 한다. 인지적 장애를 가진 클라이언트에게 필요한 사회적 지원은 활동 개시, 지속적인 신호 및 신호에 대한 확인, 위험 요소 제거와 실수 교정 등을 뽑을 수 있다. 재활치료사는 보호자들이 클라이언트들에게 실질적인 재활훈련을 제공할 수 있도록 클라이언트들의 시간과 에너지 수요를 파악할 수 있게 이해시키도록 노력해야 한다. 이러한 재활훈련은 클라이언트들이 장기간 처해 있는 상황적 제약 안에서 가능한 많은 능력을 사용할 수 있게 도와준다.

장기 간병인(long-term caregiver)의 경우 간병 중 어떤 활동을 최우선적으로 선택할 것인지에 대해 생각해 볼 필요가 있다. 재활치료사는 장기 간병인이 보유한 능력 및 자원 안에서 현실적으로 적용할 수 있는 장기 재활 프로그램을 장기 간병인과 연구해야 한다. 장기 간병인은 클라이언트에게 효과적이고, 위험 요소를 제거할 수 있으며, 필요한 재활훈련을 어떻게 수행할 수 있는지 교육을 받는다.

재활치료사에게 보호자와 함께 새로운 인지장애 재활치료 업무를 한다는 것은 어려운 일이다. 일상생활을 하는 도중 클라이언트의 일부 성격이상은 객관화될 수 있다. 참으로 안타까운 현실이다. 많은 이가 상태가 호전될 것이라는 희망을 붙잡고 고통스런 재활치료가 일시적이라고 믿는다. 당신은 재활치료사로서 이러한 상황에 힘들어할 필요는 없을 수 있어도,보호자들에게 클라이언트들에게 희망을 주라는 말은 아마 하지 못할 수 있다. 그러므로 단기 치료의 경우 현재 건강상태에 머무르며 미래의 좋지 않은 상황에 대해 기피하는 것이 치료 목적이 될 때도 있다.

재활치료사가 퇴원 바로 직전까지 이러한 좋지 않을 수 있는 불확실한 미래에 대한 주제에 대해 회피할 때 문제점이 종종 발생한다. 임상치료 경험에 따르면 클라이언트와 클라이언트 가족의 경우 더 많은 금액을 지불하고서라도 장기 치료에 대한 현실 부정을 하고 싶다는 것이 일반적이다. 보호자들의 경우 클라이언트의 새로운 미래에 대해 감성적으로 준비되지 않았을 뿐만 아니라 추후에 닥칠 현실적이고 금전적인 문제에 대해서도 걱정하게 마련이다. 클라이언트 가족들의 경우 그들이 감당하기 힘든 치료 부담은 감내할 수 있을지 모르나, 클라이언트의 불확실한 회복 여부를 두고 제한적인 의료보험 혜택과 개인의 경제력이 소비되는 것에 힘들어할 것이다. 재활치료사는 최소한 클라이언트에게 장기 치료로 지속될 수 있을 가능성에 대해 객관적인 그림을 클라이언트 및 가족들에게 그려주는 것이 도의라고 할 수 있다. 인지적 단계의 재활치료를 통해 재활치료사가 어려워하는 이러한 부분에 대해 큰 발전이 있을 수 있기를 바란다. 여러 논문에 따르면 인지적 단계의 재활치료가 장기 치료 여부를 가늠하는 데 큰 도움이 될 수 있는 척도가 될 수 있음을 말해 준다.

재활치료사는 모든 보호자들이 6단계의 교육 과정을 수료할 수 있을 것이라고 함부로 예측해서는 안 된다. 가끔은 5단계 교육 과정으로 조율이 될 필요가 있으며, 4단계 교육 과정을 수강하는 보호자의 경우 클라이언트 및 보호자 모두를 위해 사회복지 시스템 또는 가족 구성원의 손길이 필요한 경우가 있을 수 있다.

의학협회(IOM)는 최근 ICIDH가 정의하는 장애(disability)와 핸디캡 용어의 미사용에 대해 조금 다른 명명법을 제시했다(Pope & Tarlov, 1991). 이 논문에는 새로운 분야 및 기능 제약이 추가되었다. 기능 제약이라 함은 장애와 제한적 활동 능력, 이 두 가지로 구성된다. 인지적 단계는 활동 능력의 평가 기준으로 여겨지지만 제한에 기반을 두는 원칙이 골칫거리이다. 클라이언트의 활동 능력을 향상시키기 위해서는 클라이언트에게 남아있는 능력을 확인하는 작업에 초점을 두어야 한다. 저자가 우려하는 점은 핸디캡이란 용어의 삭제와 장애가 사회적 개념으로 여겨지는 것이다. IOM은 사회적 지원 시스템에 치료 부담을 하는 것이 아닌 의미로 핸디캡을 정의하고 있다. 삶의 질과 클라이언트 개인이 중요시하는 활동들은 개인적인 단계(level of individual)에서 일어난다. IOM은 장애(disability)의 개념을 사회적 지원 시스템의 도움을 받지 않을 수 있을 정도의 개념으로 명명법을 발전시키고자 한다(Pope & Tarlov). 재활치료의 궁극적인 목적은 현재 장애 상태에 클라이언트들이 더욱 적응할 수 있게 도와주는 것이다. 대다수의 장애인들은 사회복지제도나 제3자의 도움에 의존하려는 경향이 있는데, 재활치료의 평가는 이러한 사회적 도움 없이 얼마나 클라이언트가 장애에 잘 적응하고 홀로 일어설 수 있는지를 중점에 두고 있다.

치료 방법으로서의 교육

재활치료사들은 보호자 및 클라이언트들의 능력 발달 수업에 있어서 제각기 다른 교육 방식을 가지고 있다. 이 논문에서 제시하는 교육의 목적은 다음의 교육 방식과 같다. 교육(teaching)이란 언어를 통해 지식, 지도 및 상담을 전달하는 하나의 수단이다. 이러한 교육은 보통 수준의 능력과 다양한 의료 전문가들이 쓴 서적과 교육 방식으로 구성되어 있다고 보면 된다. 그러나 대부분 사람들은 서적에 대해서는 재활치료사의 능력이나 고유 지식으로 가르치는 것이 아니라는 이유로 재활치료사의 교육 프로그램에 돈을 지불하지 않는다.

가르치고 훈련시키는 등의 여러 재활훈련 방법들은 재활치료사들만이 가지고 있는 고유 지식이며 자산이다. 설명(instruction)의 경우 클라이언트에게 예상되는 일반적인 그림을 그리며 클라이언트의 구체적인 활동 양식 등을 제공하며 보통 5 및 6단계에 해당한다. 훈련(training)은 어떠한 특정 상황에 국한되고 클라이언트에게 예상되는 그림을 그려 주지 않으므로 4단계에 해당한다. 연습(drilling)은 대부분 반복적이고 꾸준한 감독이 필요한 단계이며 3단계에 해당한다. 클라이언트들은 보편화되고 일상적인 방식으로 연습을 하게 된다. 1~2단계는 클라이언트를 치료하는 목적이 아니라 보호자를 교육하는 단계이다.

인지장애 발견에 있어서의 문제점들

정상인과 장애인을 구분할 때는 반드시 주의를 기울어야 한다. 사람들은 대부분 색안경을 낀 채 정상과 이상의 차이를 두지 않은 채 선입견을 가지게 마련이다. 선입견(label)은 비합리적이고 부당한 방법으로 여겨지고, 이러한 문제점을 방지하기 위해서는 보호장치가 필요하다. 여기에서는 안전장치에 대해서 설명하고자 한다.

한편, 선입견은 사회적 지원 시스템의 변화를 요구하기도 한다. 사람들은 선입견을 이용하여 언제 어떠한 도움이 필요한지 이해한다. 그러므로 사회는 개인이 겪는 불편을 해소시킬 수 있도록 사회적 비합리 제도는 무엇인지, 사회가 개인에게 무엇을 해 줄 수 있는지 설명할 수 있어야 한다.

오명/낙인: 장애로 그 사람을 단정 짓는 것

어떤 이들은 숫자 또는 그 어떤 것으로도 장애를 구분 지어서는 안 된다고 주장한다. 저자는 애매모호한 선입견 및 구분이 지속되고 있으며 인지적 장애인들에 대한 학대로 확산된다고 생각한다. 더 나아가, 인지적 장애인들에게 필요한 수준의 조금 더 신뢰 있는 의료지원계획이 나오길 기대한다.

재활치료사는 불치병 장애인들에게 필요한 도움을 지지해야 할 의무가 있다. 재활치료사야말로 선입견을 가지고 있기 때문에 선입견으로부터 발생하는 실수와 사고에 대해 더욱 조심하고 책임감을 가져야 한다. 가장 안전한 방법으로는 이 논문을 통해 배운 것을 토대로 학습한 행동 관찰 내용에 lay 언어(lay language)를 사용하는 것이다. 행동을 구분 짓고, 위험 요소를 확인하는 내용은 제3, 5~10장에서 확인할 수 있다. 저자들은 앞으로 일어날 수 있는 상황에 대한 정확한 추측을 이해할 수 있는 규격을 제시한다. 오류 및 누락에 대한 피드백도 요구된다. 임상치료사는 이러한 오류 및 선입견에 대한 잠재 여부를 반드시 사전에 알려주어야 한다.

부가적인 요소들에 대한 논란으로 장애인들에 대한 평가가 혼란스러울 수 있다. 가장 중요한 것은 활동이 불편한 분들에 대한 선입견을 피하는 것이다.

일반적인 동요 또는 장애

정상적인 인지능력은 일상생활에서의 평범한 활동을 구분해 줘야 한다. 인간이 할 수 있는 활동의 질은 활동의 기능적인 요소에 따라 크게 구분될 수 있다. 어려운 점이 있다면 우리 모두가 일상생활 내내 항상 100% 자신의 몸을 움직여 활동하지 않는다는 것이다. 인간의 뇌가 24시간 동안 항상 최대치로 사용되는 것은 아니지만, 환경적 변화나 비상 상황을 대비하여 뇌 용량의 최대치가 언제든지 요구될 수 있다.

하루 일과 중 발생하는 사고의 질의 변동은 보통 정상으로 분류된다. 인간의 뇌는 어떠한 특정 업무를 할 때에 최소한의 에너지를 사용하며 에너지를 절약하는 것처럼 보인다. 만약 그 업무가 자동적이고 반복적인 업무라면 우리는 보통 그렇게 하도록 내버려 두곤 한다. 인지적 장애는 사람이 일정한 순간에 할 수 있는 활동 범위에 영향을 미친다. 일반적으로 모든 사람들이 고열, 감기몸살, 또는 심한 스트레스를 겪을 때 일시적 인지장애를 경험한다고 여긴다. 대부분의 일시적 인지장애는 개인 또는 사회의 작은 결과일 뿐이다. 그러므로 보통 아스피린을 먹는다거나, 숙면을 취하거나, 휴가를 보내거나, 위험한 상황을 피함으로써 일시적 인지장애를 극복한다. 사회적으로도 이러한 인지장애는 극복할 수 있도록 허용한다. 2주가 넘는 병가와 같이 사회적 도움이 필요한 경우도 종종 볼 수 있다.

인지장애가 있는 것을 자주 거부하는 행동은 일반인들이 하루 평균 생각하는 양과 정상적인 변동인 것으로 착각해서 오는 경우가 있다. 일반인이 최대 뇌 용량을 사용할 경우와 인지장애가 있는 클라이언트가 생각하는 평균 차이는 격차가 크다. 이 논문에서 표현하는 사회적 동의(social agreement)라 함은 법률용어이며, 일반 시민에게 기대할 수 있는 사회적 동의를 의미한다. 재활치료사에서 6단계 수준의 문제 해결이 법적으로 필요한 경우 클라이언트에게 재활치료사 개개인의 기준을 적용하는 대신 법을 통해 문제를 해결할 수 있다.

6단계에 해당하는 모든 인지적 장애는 일반 청소년 및 성인에게도 나타날 수 있다. 현재 6단계에 해당하는 평균연령은 확실하지 않다. 임상실험을 통해 청소년기에도 6단계에 도달할 수 있으나, 18세 이전의 소아에게는 법적인 책임이 없다. 일반 소아에 대한 연구는 현재 진행 중이며, 다양한 적용 범위 이해에 초점을 두고 있다(T. Turgov, Personal Communication, 1991).

장애 또는 동기

인지는 행동적 동기와 능력에 대한 2개의 대안적 설명을 나타내기 위해 사용되는 포괄적 용어이다. 인지단계는 능력의 명확한 평가를 허용하기 위하여 동기적 설명을 제거하려고 한다. 인지라는 것은 동기부여를 제외한 능력을 말한다. 동기부여를 제거하기 위해서는 그 사람이 하고 싶은 것을 시키면 된다. 동기적 설명은 클라이언트가 하기를 원하는 활동을 선택함으로써 제거될 수 있다. 클라이언트는 활동의 의미와 목적에 반드시 동의해야만 한다. 치료사가 클라이언트에게 활동 선택을 시행할 때, 동기적 설명은 낮은 수행에 대한 타당한 근거가 된다. 능력/장애의 평가는 그 개인이 지금 최고의 능력을 발휘하고 있는지에 따라서 결정된다. 추정은 개인에게 활동의 의미와 목적이 부족할 때 지속될 수 없다. 치료사는 종종 인지적으로 장애를 가진 사람들의 협력을 끌어 낼 수 있는 활동을 제안하기 위해서 매우 지략적이 될 필요가 있다.

정보 처리는 사람의 머리 안에서 이루어진다. 외부의 관찰자는 항상 다른 사람의 마음속에서 무슨 일이 일어나는지에 대한 추론을 그릴 수 있는 자리에 있어야 할 것이다. 가능한 객관적인 추론의 수준을 유지하기 위해서, 주의를 잡을 수 있는 감각 단서와 결과적인 행동이 수준을 묘사하는 것에 사용된다. 행동 관찰은 정보를 처리하는 클라이언트의 능력을 확인하는 데 사용된다. 하지 않는 것과 할 수 없는 것의 차이는 반드시 있다. 활동 수행에서의 어려움은 종종 활동을 좋아하지 않는 것으로 설명된다. 문제를 더 혼동할 때 사람들은 그들이 할 수 없는 활동을 좋아하지 않는다. 클라이언트는 반드시 활동하는 것에 동의하여야 한다. 활동을 하는 목적이 반드시 클라이언트에게 의미가 있어야 한다. 그 외에는 동기적 질문이 클라이언트의 기능적 능력에 대한 치료사의 평가를 모호하게 할 수 있다.

정보가 한 사람의 머리에 들어가면 외부에 있는 관찰자는 보이는 것에서 추론을 할 수밖에 없다. 이것을 객관적으로 만들기 위해서는 하고 싶지 않은 것과 할 수 없는 것을 명확히 해야 한다. 하지만 여기서 어려운 점은 사람들은 거의 하지 못하는 것을 하기 싫어한다는 것이다. 클라이언트는 어떤 활동을 할 때 그것을 하고 싶어 해야 하며, 그 활동이 그 사람에게 의미 있어야 한다.

최악의 상황은 클라이언트가 치료사가 제안한 어떤 것도 거부할 때 발생한다. 클라이언트가 하지 않는다면 능력과 동기부여의 차이를 알기 어렵다. 클라이언트가 어떤 것도 시도하기를 거부할 때는 인지적 수준을 평가할 수 없다. 이 거부하는 경향은 활동 분석에 대한 치료사의 지식을 늘린다. 치료사는 클라이언트가 시도하고자 하는 의지가 있는 어떤 활동이라도 분석할 수 있도록 준비해야 할 필요가 있다. 저자는 잦은 거부는 공예의 작업치료적인 전통적인 사용의 뒤에 있을 것이라는 의심을 한다. 3~4의 기능 수준을 가진 클라이언트들은 다른 모든 것들을 시도하기를 거부할 때에도 종종 공예는 하고 싶어 한다. 컴퓨터는 훌륭한 동기부여자로서 공예를 대체할 수 있을 것이다. 한 가지는 명확하다. 활동의 선택은 클라이언트에게 큰 협상의 문제가 되고, 치료사는 그들이 동의할 수 있는 것 주위의 일을 하여야 한다.

활동 선택(Selecting activities)

ICIDH는 신체적 장애의 존재로 인해 제한될 수 있는 활동의 포괄적인 목록을 제공한다. 제8, 9장은 이 목록을 신체적 장애를 가진 사람들의 인지적 수준에 적용하기 위해서 사용한다. 불행하게도 ICIDH는 큰 결점이 있다. 인지적 장애와 결합된 행동적 장애는 활동들과 연관되지 않는다. 활동과 연관되지 않으면 장애의 의미를 잃게 된다. 인지적 장애를 가진 사람들을 위한 활동의 유형 분류 체계는 정확히 이 결점을 요구한다.

인지적 장애에 영향을 받는 많은 활동들은 옷 입기나 먹기와 같은 신체적 장애 활동과 비슷하다. 모든 사람은 이러한 활동들을 한다. 그러나 신체적 장애를 가진 사람들과 인지적 장애를 가진 사람들을 비교하였을 때 나타나는 어려움에서 많은 차이가 있다. 임상적 신중함의 정도에서 같은 점수상에 있는 관절염과 알츠하이머 치매에서, 하나는 실제로 옷 입기와 먹기를 평가할 수 없다. 별개의 평가 점수와 유형 분류 체계가 요구된다. 활동 목록 중에서 겹쳐지는 몇 개는 기본적인 사람의 활동이기 때문에 기대될 수 있다. 오직 인지적 장애를 가진 사람 또는 신체적 장애를 가진 사람에게서만 볼 수 있는 몇 개의 다른 차이 또한 기대된다.

ICIDH에서 행동적 장애에 작성된 2개의 코드는 인지적으로 장애가 있는 사람들을 생각하고, 활동들을 포함시키기 위해 바뀌어야 할 필요가 있다. 다른 주제들은 데이터 조사 보고 또는 문서화할 때 도움을 줄 수 있도록 신체적 장애와 인지적 장애 사이의 차이를 두는 것을 보조하기 위해 추측된다. 실제로, 그리고 이 문서에서 용어들은 상호 교환적으로 사용된다. '행동장애'라는 용어는 다음의 ICIDH 패턴을 따르는 숫자 시스템상의 제목으로 바뀔 수 있다.

1. 행동장애

10. 자기-인식장애

11. 상황적 인식장애

12. 작업적 역할장애
13. 사회적 역할장애

거의 모든 사람이 하는 몇 개의 활동이 있고, 그 활동들은 분석되면 자기-인식과 상황적 인식 카테고리에 들어맞는다. 자기-인식장애와 상황적 인식장애 목록의 16개 항목은 재활에 관한 문헌에서 일반적인 동의를 얻는 많은 기능적 재고에서 찾을 수 있다. 신체적으로 그리고 인지적으로 장애를 가진 사람들이 수행하는 활동에서 겹쳐지는 것은 다음을 의미한다. 문제는 정신적 과정이다. 정신, 인지, 행동은 교대적으로 사용된다.

자기-인식장애는 신체에서의 자연적 요구와 직면하는 능력의 정신적 장애이다. 자기-인식 활동은 꾸미기, 옷 입기, 목욕하기, 걷기와 운동하기, 음식 먹기, 화장실 이용, 약물 복용, 보조도구 사용하기를 포함한다. 자기-인식은 신체적 장애에서의 자기관리 활동으로부터 이러한 활동들을 구별하기 위해 사용된다.

상황적 인식장애는 일상생활의 문맥에서 사물과 사람 사이의 관계를 등록하고 이해하는 능력의 정신적 장애이다. 일상생활의 문맥에서 행해지는 활동들은 가정 유지 활동, 음식을 준비하고 얻는 것, 돈 사용, 빨래, 여행, 쇼핑, 전화하기, 변화에 적응하는 것을 포함한다. 일상생활활동(ADLs) 또는 수단적 일상생활활동(IADLs)은 신체적 장애로 인해 제한되는 활동들을 언급한다.

"작업적 역할의 장애는 일의 수행에 국한되지 않고, 작업과 연관 있는 일상의 생활을 조직하고 참여하는 능력의 정신적 장애이다"(ICIDH, 1980, p.152). 장애는 누군가가 주요 역할의 활동을 계획하고, 수행하며, 여가활동을 할 때 알려지게 될 것이다. 정신적 과정은 타이밍, 노력, 결과 판단, 발화를 포함하는 활동을 하는 것을 요구한다. 정신적 과정은 사람들이 하는 주요 역할과 여가활동의 막대한 목록을 분석하는 것이 비현실적이기 때문에 사용된다. 작업적 역할은 또한 안전 금기 사항을 따르는 것과 응급상황에 대처하는 것을 포함한다.

사회적 역할의 장애는 다른 사람들과 교류할 때에 사회적 기대와 마주치는 능력에서의 정신적인 장애이다. 장애는 다음의 활동을 하는 동안 잘 관찰된다. 의미 있는 의사소통, 지시 수행, 가족의 활동에 기여하는 것, 부양하는 이들에 대한 배려, 다른 사람들과의 협력, 독립적인 사람들을 감독하는 것, 소식통 유지, 좋은 시민의 자질로 종사하는 것 등이다.

노력은 치료사들이 분석해야만 하는 활동의 수를 제한시키기 위한 경험적인 기획으로서 대부분의 사람이 하는 활동의 전체적인 목록을 증가시킨다. 사람들이 해야 할 의무가 있는 것들을 정의하려는 의지가 없다. 그러한 의지는 개인적인 차이와 선택을 재인식하는 재활의 전통과 반대될 것이다. 활동 분석 기준은 치료사들이 흔치 않은 활동을 분석할 것이라는 기대와 함께 규정된다.

참고문헌

Allen, C.K. (1985). *Occupational therapy for psychiatric diseases: Measurement and management of cognitive disabilities.* Boston: Little, Brown.

Allen, C.K. (19877). Activity: Occupational therapy's treatment method; 1987 Eleanor Clarke Slagle Lecture. *American Journal of Occupational Therapy, 41,* 563-575.

Finger, S., & Stein, D.B. (1982). *Brain damage and recovery: Research and clinical perspectives.* New York: Academic Press.

Miller, R. (1981). *Meaning and purpose in the intact brain: A philosophical, psychological, and biological account of conscious processes.* New York: Clarendon Press.

Pope, A.M., & Tarlov, A.L. (Eds.). (1991). *Disability in America: Toward a national agenda for prevention.* Washington, DC: National Academy Press.

World Health Organization. (1991). *International Classification of Diseases,* 9th revision, 4th edition. Geneva, Switzerland: Author.

World Health Organization. (1980). *International Classification of Impairments, Disabilities, and Handicaps.* Geneva, Switzerland: Author.

찾아보기

ㄱ

개방 시스템 368
건강 경고 신호 14
걷기 76, 120, 184
과실 11
광택 147
교정적 접근 372
급성기 단계 26
급성기 후 단계 27, 30
기능적 활동 16, 257

ㄴ

뇌졸중 41
능숙함 9

ㄷ

다양성 비교와 변화 130
동기 377
똑바로 걷기 120

ㅁ

목욕하기 179
목적 지향적 활동 124
목표 완수 127
문서화 29, 167
문제 해결 63

ㅂ

바느질 154
반사적 행동 116
법적 영향 316
보편적인 반사적 행동 116
보호자 257
부주의 11
붙이기 144
빨래하기 239

ㅅ

사포질 138
사회적 기준 고려 133
사회적 보조 15
사회적 역할장애 49
삶의 질 15
상황인식장애 46
상황적인 각성장애 207
서기 120
세척 147
소수점 체계 295
쇼핑하기 235
수동적 동작 121
순서화 126
식별 132
식사하기 191
신뢰도 61, 134

ㅇ

안전바 사용 121
알렌 인지 단계 40
암기 학습 129
약물 복용하기 199
역량 9
염색 141
옷 입기 173
운동하기 184
윤리적 영향 316
음식 준비 213
음식 차리기 213
의논 133
의사소통 120, 122
의학적 모델 370
이동 122
이동하기 244
인지 단계 113, 372
인지 수행 검사 59
인지능력 258, 259
인지장애 52, 259
인지적 도움 353
일상 과제 척도 39, 70

ㅈ

자기 주도적 학습 132
자기인식장애 45
자기화 128
자세 조절 119
자조활동 122
작업 역할장애 47
작업치료 평가 327
장기적인 보호 30, 33
장애 377
재봉 154

재활 29
재활 능력 3
재활 서비스의 가치 369
적응 장비 173
적응 장비 사용하기 202
전화하기 250
절단 150
정위반사 120
중등도 도움 122
중력 대항하기 120
지출하기 231
집안일하기 207

ㅊ

최고의 기능 수준 369
측정 158
치료 목표 32, 33
치매 43, 58
치장하기 168

ㅋ

코드 35

ㅌ

타당도 61, 134
타당성 12
타당한 행동 10
탐색적 활동 130
태만 11
특이성 13
특징 구별 127

ㅎ

학습 365
행동계획 134
행동장애 44
혼수상태 17, 116
혼합 161
화장실 이용하기 196
활동 분석 19, 50, 135
활동 선택 378
후속결과 모델 372

A

ACL 40, 327
Activity analysis 19, 50, 135
Acute phase 26
Adaptive equipment 173
Allen cognitive level 40
Ambulation 122
Automatic actions 116

B

Bathing 179
Behavior disability 44

C

Caregiver 257
Cleaning 147
Codes 35
Cognitive ability 258
Cognitive assist 353
Cognitive disability 52
Cognitive level 113
Cognitive performance test 59
Coma 116
Communication 120
Comparing and changing variations 130
Competence 9
Completing a goal 127
Consequence model 372
Considering social standards 133
Consulting 133
Cutting 150

D

Decimal system 295
Dementia 58
Differentiating features 127
Directed walking 120
Discriminating 132
Documentation 29, 167
Doing laundry 239
Dressing 173

E

Eating 191
Eccentricity 13
Ethical implications 316
Exercising 184
Exploratory actions 130

F

Functional activity 257

G

Generalized reflexive actions 116
Gluing 144
Goal directed activity 124
Grooming 168

H

Health warnings 14
Housekeeping 207

L

LACL 52
Large Allen cognitive level 52
Learning 365
Legal implications 316
Long-term care 30, 33

M

Manual actions 121
Maximal functional level 369
Measuring 158
Medical model 370
Mixing 161
Moderate assistance 122

N

Negligence 11

O

Obtaining food 213
Occupational role disability 47
Occupational therapy evaluation 327

Open system *368*
Overcoming gravity *120*

P

Personalizing *128*
Planned actions *134*
Polishing *147*
Postacute phase *27*
Postural actions *119*
Preparing *213*
Problem solving *63*

Q

Quality of life *15*

R

Reasonable *12*
Reasonable conduct *10*
Rehabilitation *29*
Rehabilitation potential *3*
Reliability *61*
Remedial approach *372*
Right reaction *120*
Rote learning *129*
Routine task inventory *11, 39*
RTI *11, 39*

S

Sanding *138*
Selecting activities *378*
Self awareness disability *45*
Self-care *122*
Self-directed learning *132*
Sequencing *126*
Sewing *154*
Shopping *235*
Situational awareness disability *46, 207*
Social assistance *15*
Social role disability *49*
Spending money *231*
Staining *141*
Standing *120*
Stroke *41*

T

Taking medication *199*
Telephoning *250*
Toileting *196*
Traveling *244*
Treatment goal *33*

U

Using adaptive equipment *202*
Using grab bars *121*

V

Vale of rehabilitation services *369*
Validity *61*

W

Walking *76, 120, 184*

【한국알렌인지연구회 역】

편집위원장
정 민 예 (연세대학교 작업치료학과)

편 집 위 원
김 선 호 (영광재활병원)
김 재 남 (국립재활원)
김 지 예 (연세대학교 대학원 작업치료학과)
문 미 숙 (국민복지재단 단양다사랑노인요양원)
박 지 혁 (연세대학교 작업치료학과)
박 흥 석 (삼성서울병원)
백 선 웅 (서남병원)
오 윤 택 (세브란스 재활병원)
이 유 나 (경복대학교 작업치료학과)
이 인 선 (경인의료재활센터병원)
이 주 현 (연세대학교 대학원 작업치료학과)
정 윤 주 (충청남도광역치매센터)
정 준 식 (서울의료원)
정 해 인 (국민복지재단 단양다사랑노인요양원)
(가나다순)

작업치료를 위한 **알렌인지모델**

발행일 2016년 9월 5일
저 자 Claudia Kay Allen · Catherine A. Earhart · Tina Blue
역 자 한국알렌인지연구회
발행인 최 용 원
편 집 장 순 임
표 지 장 순 임
교 정 염 정 혜
발행처 **대한나래출판사**
등 록 제2012-000051호(1994.6.10)

주 소 서울특별시 성동구 성수이로 147 (성수동2가 289-319번지)
아이에스비즈타워 903호
전 화 (02) 922-7080
팩 스 (02) 922-0841
이메일 nrpub@naver.com

ISBN 978-89-5741-401-9 **정가 35,000원**